医学影像技术学

总 主 编 秦维昌

编 委 会（按姓氏笔画为序）

王鸣鹏　石明国　李　萌

余建明　秦维昌　黄　林

章伟敏

编写秘书 刘传亚

人民卫生出版社

医学影像技术学

MR检查技术卷

主　　编　章伟敏

副 主 编　黄敏华　倪红艳　郑君惠

编委名单　章伟敏　浙江大学医学院附属第二医院
黄敏华　海军总医院
倪红艳　天津市第一中心医院
郑君惠　广东省人民医院
汪家旺　南京医科大学第一附属医院
马新武　山东省医学影像学研究所
冯祥太　新疆石河子大学第一附属医院
罗　维　广东省人民医院
华建明　浙江大学医学院附属第二医院
孙建忠　浙江大学医学院附属第二医院
汪启东　浙江大学医学院附属第一医院
路　青　上海交通大学医学院附属仁济医院
刘　伟　江苏省人民医院
李文美　广西医科大学第一附属医院

人民卫生出版社

图书在版编目（CIP）数据

医学影像技术学．MR 检查技术卷/章伟敏主编．
—北京：人民卫生出版社，2014
ISBN 978-7-117-18359-8

Ⅰ．①医… Ⅱ．①章… Ⅲ．①核磁共振成象-诊断学 Ⅳ．①R445

中国版本图书馆 CIP 数据核字(2014)第 021402 号

医学影像技术学
MR 检查技术卷

主　　编：章伟敏
出版发行：人民卫生出版社（中继线 010-59780011）
地　　址：北京市朝阳区潘家园南里 19 号
邮　　编：100021
E - mail：pmph @ pmph. com
购书热线：010-59787592　010-59787584　010-65264830
印　　刷：人卫印务（北京）有限公司
经　　销：新华书店
开　　本：889×1194　1/16　　印张：14
字　　数：434 千字
版　　次：2014 年 3 月第 1 版　2022 年 9 月第 1 版第 6 次印刷
标准书号：ISBN 978-7-117-18359-8/R · 18360
定　　价：65. 00 元

丛书总前言

一百多年来，随着科学技术的发展、临床实践和理论的丰富，以及教育的提高，医学影像学技术学科体系进一步健全。进入数字化时代后，影像技术得到快速发展。检查技术和方法的不断更新、技术队伍的迅速扩大，影像技术需要一套涵盖本专业技术发展现状，供中青年学习提高使用的参考书。为此，中华影像技术学会第四届委员会把学会出书作为一项工作计划。

本书是以学会的名义，举学会的力量，组织本专业国内各方面具有丰富实践经验的专家学者编写的系列原创专著。丛书力求规范各种影像技术实践，尽可能解决存在争论的实际问题；希望对专业技术的标准化、规范化具有指导意义；对引领和推进我国影像技术的发展发挥一定作用。

本书以各种成像技术为纲，共设7卷，包括：总论、X线摄影技术、X线造影技术、CT检查技术、MR检查技术、急诊影像技术、影像设备质量控制管理。在内容安排上，各卷自成系统，保持各种检查技术的系统性，又有所侧重，避免过多重复，保持丛书的整体性。内容力求抓住相关成像技术的最新进展，在继承传统经典影像技术学内容的基础上，注重专业的发展和现状，保证丛书的时代性和实用性。希望丛书能成为广大影像技术工作者有用的常备参考书。

应邀参与的编者都是在某一方面很有经验的专家。同时，作者来源又照顾到地域性和老中青结合，力求具有广泛的代表性，并通过写作得到锻炼提高。

本丛书在每卷独立会审之后，又组织各卷主编对每卷进行会审，以力求完善和尽量避免错误。但由于编写时间等因素的限制，难以组织更多有经验的学者参加，一起讨论的机会不够充分等原因，书中欠缺之处难以避免，欢迎广大读者批评指正。

2011年2月28日

前　言

《MR 检查技术》是中华医学会影像技术学会编写的医学影像技术学系列专著丛书之一。本书重点介绍了1.5T磁共振的临床应用，注重临床的实用性和可操作性。编著者结合自身的临床工作经验，根据病变的病理生理特征和临床需要，推荐相应的扫描脉冲序列，优化设计扫描序列中的成像参数。鉴于磁共振检查成像质量受多方面因素影响，本专著较为详尽地阐述了解决方案，并针对性地提出提高磁共振检查质量的经验和技巧，满足磁共振技术员进一步提升操作技能的需求。

本书共分为八章，第一章磁共振成像原理，叙述了磁共振的基本成像方法与理论；第二章脉冲序列，叙述了脉冲序列的基本概念和分类，脉冲序列的基本构建；第三章磁共振流体成像，叙述了流体的基本概念，流动效应及影响因素，同时讲述了磁共振血管造影的原理，磁共振流量分析；第四章设备构成，叙述了磁共振的分类与磁体的性能参数指标；第五章磁共振对比剂，叙述了磁共振对比剂物理基础，对比剂的作用机制，讲述了对比剂的分类及临床应用，毒副作用以及安全性；第六章磁共振图像伪影及图像质量评价方法，叙述了磁共振的各种伪影分类、产生原因及解决方案，并讲述了 MRI 图像质量的评价方法；第七章磁共振检查技术，详尽叙述了颅脑、胸腹部、骨关节等各系统磁共振常规扫描参数，图像优化和各类病变的特殊检查要求；第八章磁共振功能成像技术，包括弥散加权成像和弥散张量成像，磁共振波谱基本原理与成像技术，血氧水平依赖成像的基本原理与临床应用等。

本书在编写过程中得到了中华医学会影像技术学会前主任委员秦维昌教授的特别指导，同时也得到了中华医学会影像技术学会多位专家委员的支持。浙江大学医学院附属第二医院王鑫宏技师在图文整理中做了大量的文案工作，在此一并致谢。

尽管各位编者在编写过程中付出了艰辛的劳动和努力，但是医学是一门不断发展的学科，磁共振成像技术的发展更为迅猛，固然我们对书中的内容进行反复审阅，但由于编者水平有限，其中的不足、不妥之处在所难免，恳请同道们批评和指正，我们将不胜感谢。

主编　章伟敏

2013 年 11 月 10 日

目　录

第一章

磁共振成像原理

第一节 简　　介

2003年10月6日，瑞典卡罗林斯卡医学院宣布，74岁的美国科学家保罗·劳特布尔和70岁的英国科学家彼得·曼斯菲尔德，因在核磁共振成像领域的突出贡献而共获2003年诺贝尔生理学或医学奖。这两位科学家在使用核磁共振技术拍摄不同结构的图像上获得了关键性发现，他们的研究导致了现代核磁共振诊断手段的产生，利用这一技术可产生人体器官的三维图像，对获取脑部和脊髓的详细图像及诊断癌症具有重要意义，它代表了医学诊断和研究领域的一个重大突破。从核磁发现到磁共振成像(MRI)的70年时间里有关核磁共振的研究领域曾在三个领域(物理、化学、生理学或原子)内获得了六次诺贝尔科学奖，足以说明此领域及其衍生技术的重要性。

核磁共振(nuclear magnetic resonance，NMR)成像，现称为磁共振成像(magnetic resonance imaging，MRI)。从原理的发现到目前临床各种先进成像技术的应用，都是基于科学家们对原子结构的不断认识。1924年Pauli发现电子除对原子核绕行外，还可高速自旋，有角动量和磁矩，1946年美国哈佛大学的Percell及斯坦福大学的Bloch分别独立地发现磁共振现象并接收到核子自旋的电信号，同时将该原理最早用于生物实验，在物理学、化学方面作出了较大的贡献，并于1952年荣获诺贝尔物理奖。而磁共振成像的设想出自Damadian，Damadian于1971年将核磁共振现象引入医学界，并于当年发现了组织的良、恶性细胞的MR信号有所不同。1972年P. C. Lauterbur用共轭摄影法产生一幅试管的MR图像。1974年作出第一幅动物的肝脏图像。1982年，核磁共振成像技术从美国开始正式应用于临床医学，并逐渐成为最先进的医学诊断手段之一。与此前的人体组织成像诊断手段X线和X-CT(X射线计算机断层扫描成像)相比，核磁共振成像具有两个优点：一是对人体无有害辐射；二是能够对多种病变进行早期诊断。病变首先影响人体组织的化学变化，到一定程度才会引起形态变化，如果发现形态变化说明病变已经发展到一定程度了，即使是同样获得诺贝尔医学奖殊荣的X-CT技术也只能检查出人体组织的形态变化。而核磁共振成像则能反映人体组织内的化学变化。

磁共振扫描现在已经成为一项常规的医学检查，全球估计共有3万多台全身磁共振扫描仪投入使用，每年扫描总数超过8000万次。

第二节 核磁共振原理

磁共振成像(magnetic resonance imaging，MRI)是利用电磁波(radio frequency，RF)对置于磁场中的含有自旋不为零的原子核的物质进行激发，发生磁共振，用感应线圈采集共振信号，经处理建立数字图像。磁共振简单讲是核与磁相互作用产生共振，因而磁共振的产生需要具备三大要素，原子核，外磁场和电磁波。

一、原　子　核

不是所有的原子核都会产生磁共振现象，而必须符合一定条件。这一条件又是什么呢？大家都知道，原子是由原子核及位于其周围轨道中的电子构成的，电子带有负电荷。原子核由中子和质子构成，中子不带电荷，质子带有正电荷。原子核有一个特性，可以一定的频率绕着自己的轴进行高速旋转，原子核的这一特性称为自旋(spin)。由于原子核是带正电荷的粒子,原子核的自旋就形成电流环路,根据麦克斯韦的电磁场理论,变化的电场产生磁场,从而产生具有一定大小和方向的磁化矢量。能自旋的核有循环的电流,会产生磁场,形成磁矩(μ),不能自旋的核则不产生磁矩。这种由带有正电荷的原子核自旋产生的磁场称为核磁,如图 1-1。

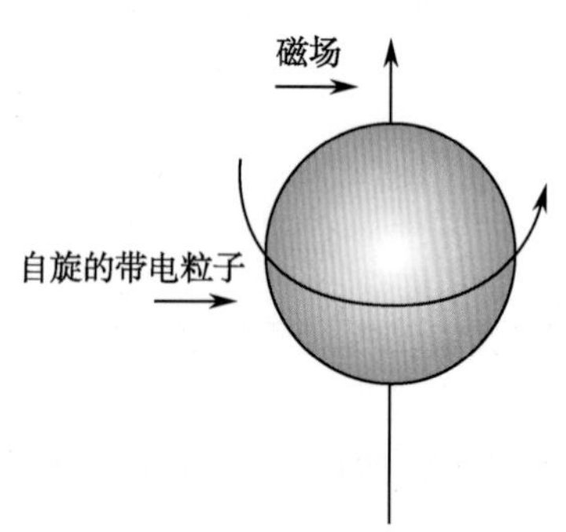

图 1-1 自旋的带电粒子产生磁场

并非所有原子核都有自旋运动,不同的原子核,自旋运动的情况不同,它们可以用核的自旋量子数 I 来表示。I 为零的原子核可以看作是一种非自旋的球体,I 为 1/2 的原子核可以看作是一种电荷分布均匀的自旋球体。I 大于 1/2 的原子核可以看作是一种电荷分布不均匀的自旋椭圆体。根据量子学理论,只有含奇数质子的原子核其自旋过程中会产生核磁,这种原子核被称为磁性原子核。磁性原子核需要符合以下条件:①中子和质子均为奇数;②中子为奇数,质子为偶数;③中子为偶数,质子为奇数。人体内有许多种磁性原子核,表 1-1 所列的为人体内常见的磁性原子核。

表 1-1 人体内常见的磁性原子核

磁性原子核	平均摩尔浓度	自旋量子数(I)
^{1}H	99.0	1/2
^{31}P	0.35	1/2
^{13}C	0.1	1/2
^{23}Na	0.078	3/2
^{17}O	0.031	5/2
^{19}F	0.0066	1/2

从表 1-1 中可以看出,氢原子核(^{1}H)在人体中的摩尔浓度最高,达到 99,^{19}F 的摩尔浓度仅为 0.0066,仅为^{1}H 的 1/15 000。氢原子核在人体组织中含量丰富,分布最广,它可以自旋,如同一根小的不停运动的磁化方向随时变化的磁棒,并且氢原子核具有最强的磁矩,因此在医用核磁共振中我们主要利用的就是人体内的大量氢质子。

二、外 磁 场

要产生磁共振现象,仅有自旋的氢原子核还不够,产生磁共振现象还需要对质子施加一外磁场,施加外磁场前和后,质子的状态将发生变化。下面部分将详述质子在施加外磁场前和后的状态及其相互作用。

1. 人体内质子未进入外磁场前的核磁状态 人体的质子不计其数,每个质子自旋均能产生 1 个小磁场,人体内如此多的质子自旋将产生无数个小磁场,但人体并不对外表现为大磁体,原因就是尽管每个质子均能产生 1 个小磁场,但这种小磁场的排列是随机无序的,从而使每个质子产生的磁化矢量相互抵消(图 1-2a),因此,人体自然状态下并无磁性,即没有宏观磁化矢量的产生。宏观磁化矢量是指单位体积样品中大量的微观自旋磁矩的统计分布的总和所表现的宏观结果。由于我们仅能探测到宏观磁化矢量的变化,而不可能区分每个质子微观磁化矢量变化,因而我们对人体施加一个大磁场(即主磁场),主要的目的就是产生宏观磁化矢量。

2. 人体内质子进入外磁场后的核磁状态 进入主磁场后,人体内的质子产生的小磁场不再是杂乱无章,呈有规律排列(图 1-2b)。从图中可以看出,进入主磁场后,质子产生的小磁场有两种排列方式,一种是与主磁场方向平行且方向相同,另

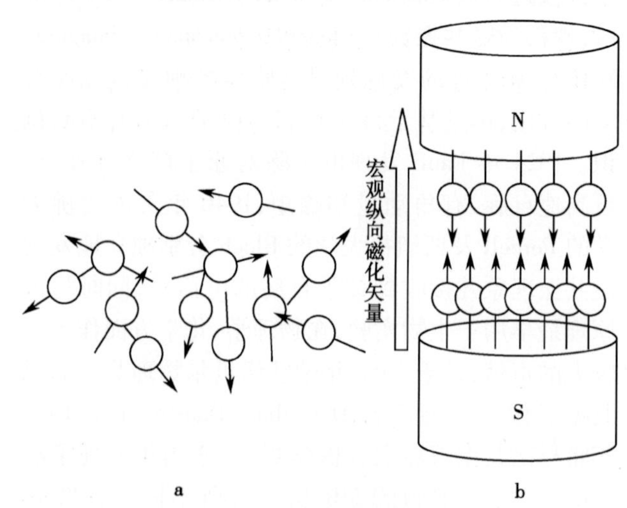

图 1-2a,b 进入外磁场前后人体内质子的核磁状态变化

一种是与主磁场平行但方向相反，处于平行同向的质子略多于处于平行反向的质子。从量子物理学的角度来说，这两种核磁状态代表质子的能量差别。平行同向的质子处于低能级，因此受主磁场的束缚，其磁化矢量的方向与主磁场的方向一致；平行反向的质子处于高能级，因此能够对抗主磁场的作用，其磁化矢量尽管与主磁场平行但方向相反。由于处于低能级的质子略多于处于高能级的质子，因此进入主磁场后，人体内产生了一个与主磁场方向一致的宏观纵向磁化矢量 M（图 1-2b），在这个过程中 M 按照时间常数 t1 增长，即质子群以 t1 决定的速率沿外磁场排列，可以描述为表达式 $1-e^{-t/t1}$（图 1-2c）。

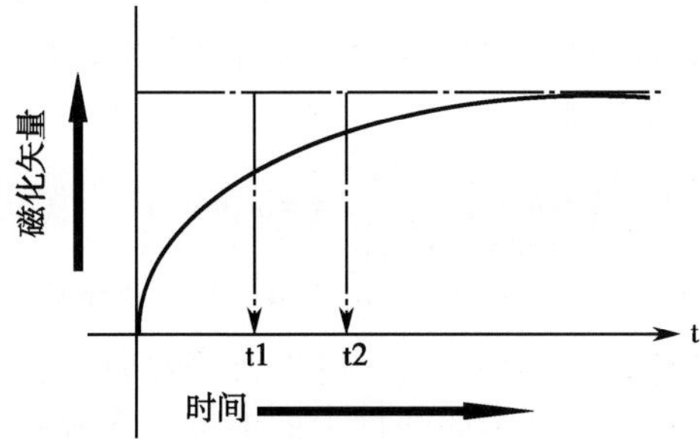

图 1-2c　净磁化矢量 M 按（$1-e^{-t/t1}$）增长

3. 人体内质子与外磁场相互作用　大家都知道陀螺在自旋力（以虚线为轴）与地球引力的相互作用下，不仅存在旋转运动，而且还出现绕着地球引力（以带箭头的黑实线为轴，箭头表示地球引力方向）的旋转摆动，这种旋转摆动的频率远低于自旋运动（图 1-3a）。同样在无外加磁场 B_0时质子绕自身轴旋转产生一个磁场，这时若施外磁场后，则质子不仅绕自身轴旋转也绕 B_0轴旋转。如图 1-3b 所示，处于外磁场的质子也是一样，除了自旋运动外，还绕着主磁场轴（虚线，箭头表示主磁场方向）进行旋转

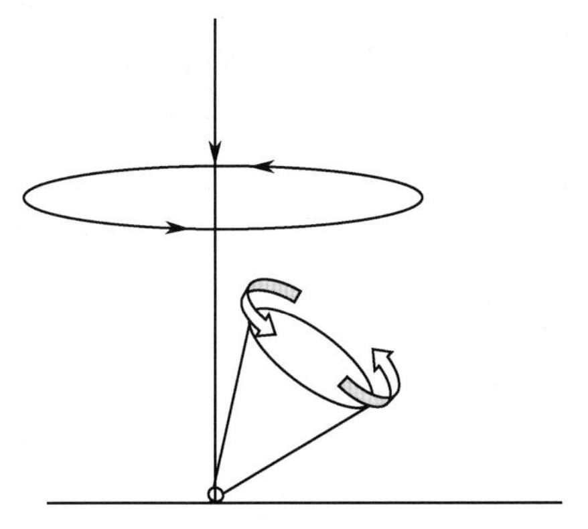

图 1-3a　陀螺旋进运动示意图

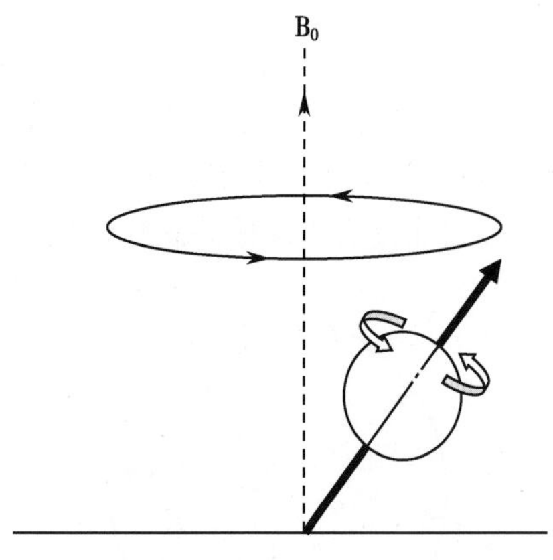

图 1-3b　质子自旋及进动示意图

摆动，我们把质子的这种旋转摆动称为进动（precession）。

进动是磁性原子核自旋产生的小磁场与外磁场相互作用的结果，进动频率明显低于自旋频率，但对于磁共振成像的来说，进动频率比自旋频率重要得多。进动频率也称 Larmor 频率，其计算公式为：ω＝γ・B，式中ω为 Larmor 频率，γ为磁旋比（γ对于某一种磁性原子核来说是个常数，质子的γ约为 42.5mHz/T），B 为主磁场的场强，单位为特斯拉（T）。从式中可以看出，质子的进动频率与主磁场场强成正比。

如图 1-4a 所示，由于进动的存在，质子自旋产生小磁场又可以分解成两个部分，一部分为方向恒定的纵向磁化分矢量（条状虚线箭头），处于高能级者与主磁场方向相反，处于低能级者与主磁场的方向相同；另一部分为以主磁场方向（B_0）即 Z 轴为轴心，在 X、Y 平面旋转的横向磁化分矢量（圆点虚线箭头）。就纵向磁化分矢量来说，由于处于低能级的质子略多于处于高能级者，最后会产生一个与主磁场同向的宏观纵向磁化矢量。就横向磁化分矢量来说，如图 1-4b 所示，我们沿 Z 轴方向看 XY 平面

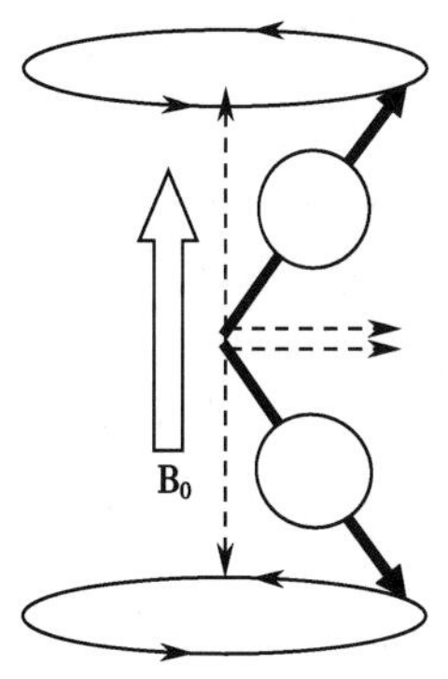

图 1-4a　处于低能级和高能级状态下的质子由于进动产生纵向和旋转的横向磁化分矢量

上的横向磁化分矢量的分布，圆圈及其箭头表示质子进动产生的横向磁化分矢量是绕Z轴旋转的，圆点虚线箭头代表各质子的横向磁化分矢量，由于每个旋转的横向磁化分矢量所处的相位不同，磁化矢量相互抵消，因而没有宏观横向磁化矢量产生。

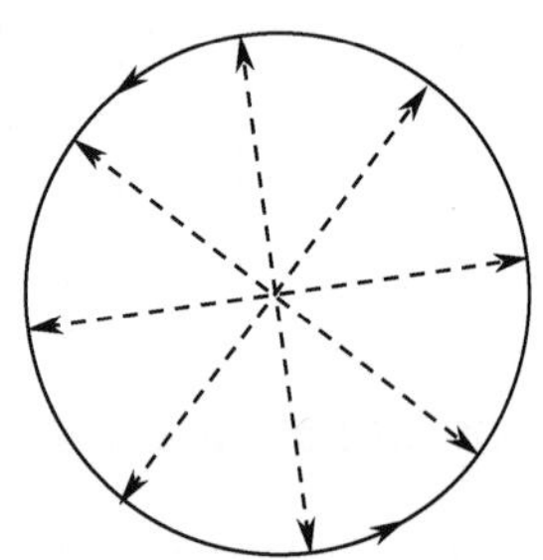

图1-4b 各质子旋转的横向磁化分矢量由于相位不同而相互抵消，没有宏观横向磁化矢量产生

因此，人体进入外磁场后被磁化了，但没有宏观横向磁化矢量产生，仅产生了宏观的纵向磁化矢量，某一组织（或体素）产生的宏观矢量的大小与其含有的质子数有关，质子含量越高则产生宏观纵向磁化矢量越大，但是MRI仪的接收线圈并不能检测到宏观纵向磁化矢量，也就不能检测到这种宏观纵向磁化矢量的差别。接收线圈能够检测到的是旋转的宏观横向磁化矢量，因为旋转的宏观横向磁化矢量可以切割接收线圈产生电信号。为了产生接收线圈能够探测到的旋转宏观横向磁化矢量，那就需要施加电磁波（即射频脉冲）。

三、电磁波（射频脉冲）

1. 施加射频脉冲的目的　这一节将介绍发生磁共振最关键的因素，即要对外磁场下的氢质子施加电磁波，这个电磁波通常称为射频脉冲，这是因为我们施加的电磁波的频率较低，处于无线电波的频率范围内，因而称为射频脉冲。

在上一节中我们获得的Z轴宏观纵向磁化矢量不是一个振荡函数，因而我们需要施加射频脉冲来产生振荡的宏观磁化矢量。另外我们对沿Z轴方向的振荡不敏感，因此我们需要将振荡的宏观磁化矢量“翻转”到横向的x-y平面，从而可以产生一个可读取的信号。这就是我们施加射频脉冲的目的。

2. 对射频脉的要求　在这里我们首先要回顾氢质子量子理论，根据量子理论，微观磁矩在外磁场中的取向是量子化的，自旋量子数为I的原子核在外磁场作用下只可能有2I+1个取向，每一个取向都可以用一个自旋磁量子数m来表示，m与I之间的关系是：

$$m=I, I-1, I-2\cdots-I$$

原子核的每一种取向都代表了核在该磁场中的一种能量状态，其能量可以从下式求出：

$$E=-\mu\cdot B_0=-h\cdot\gamma\cdot B_0\cdot I_z/2\pi \quad （式1-1）$$

这里h为普朗克常数，γ是原子核的磁旋比（gyromagnetic-ratio）。对于氢原子核来说，它的自旋量子数有两种取向，与外磁场顺向的$I_z=1/2$，与外磁场逆向的$I_z=-1/2$，所以与外磁场顺向排列的位能为$E=-h\cdot\gamma\cdot B_0/4\pi$，其核能量较低，逆向排列的位能为$E=h\cdot\gamma\cdot B_0/4\pi$，其核能量较高。它们之间的能量差为$\triangle E=h\cdot\gamma\cdot B_0/2\pi$。原子核从低能态跃迁到高能态，必须吸收$\triangle E$的能量，这个能量是由射频脉冲提供的，

$$即\triangle E=h\cdot\gamma\cdot B_0/2\pi=\omega_0 h=h\upsilon \quad （式1-2）$$

到这里大家就明白了，当让处于外磁场中的自旋核接受一定频率的射频脉冲辐射，而同时辐射的能量恰好等于自旋核两种不同取向的能量差时，处于低能态的自旋核吸收电磁辐射能跃迁到高能态（图1-5）。在（1-2）式中，ω_0是自旋核进动频率，υ是射频脉冲频率，这也就是说自旋核若要发生能量跃迁，射频脉冲频率与质子进动频率需要相同。

3. 施加射频脉冲后的微观和宏观效应　射频脉冲能量的大小与脉冲强度及持续时间有关，当宏观磁化矢量的偏转角度确定时，射频脉冲的强度越大，需要持续的时间越短。当射频脉冲的能量正好使宏观纵向磁化矢量偏转90°，即完全偏转到X、Y平面，我们称为90°翻转（图1-6），激发脉冲称为90°脉冲。如果射频脉冲使宏观磁化矢量偏转的角度小于90°，我们称为部分翻转（图1-7），激发脉冲称为小角度脉冲。如果射频脉冲脉冲的能量足够大，使宏观磁化矢量偏转180°，即产生一个与主磁场方向相反的宏观纵向磁化矢量，我们称为180°翻转，我们把这种射频脉冲称为180°脉冲。

如前所述，接收线圈仅能接收旋转的宏观横向磁化矢量，因此在MR成像中必须有宏观横向磁化矢量的产生。在各种角度的射频脉冲中，90°射频脉冲产生的横向宏观磁化矢量最大。90°脉冲是MRI序列中最常用的射频脉冲之一，让我们来看看90°脉冲激发后的微观效应。

图1-8所示为90°脉冲的微观效应。从微观上

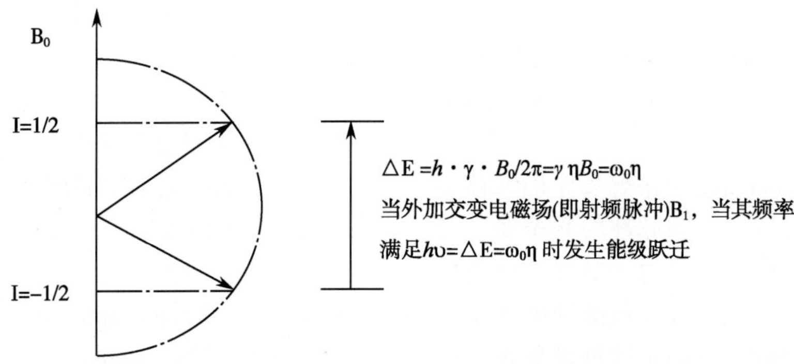

图 1-5 氢原子核的磁矩在磁场中的取向及能级和跃迁条件

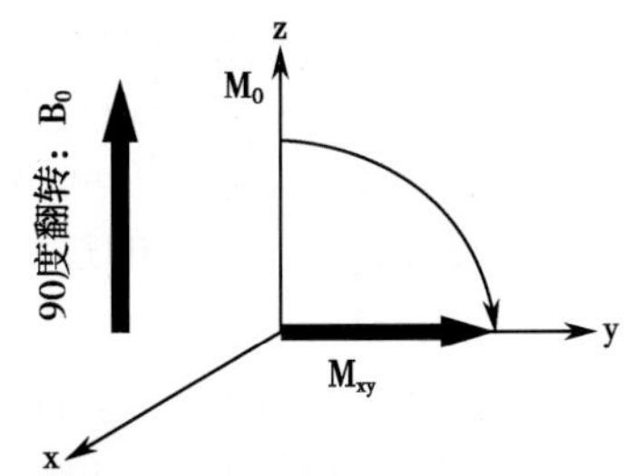

图 1-6 90°翻转：宏观纵向磁化矢量偏转到 x-y 平面

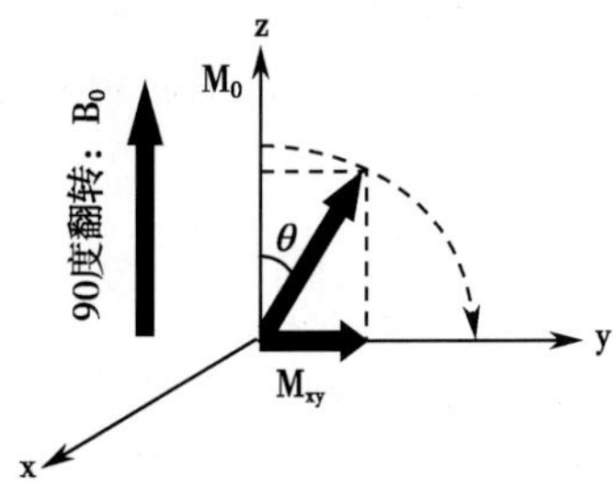

图 1-7 部分翻转：横向磁化矢量小于初始纵向磁化

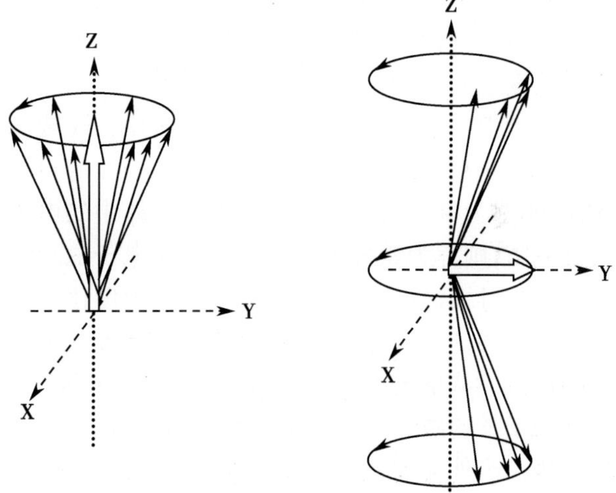

图 1-8 90°脉冲激发前后微观和宏观磁化矢量的变化

讲，90°脉冲的效应可以分解成两个部分来理解：①由前述可知在外磁场内，处于低能级的质子多于处于高能级的质子，它们二者间有一个质子数差，当90°脉冲使这部分质子差的一半获得能量进入高能级状态，这就使处于低能级和高能级的质子数目完全相同，两个方向的纵向磁化分矢量相互抵消，因此宏观纵向磁化矢量等于零。②90°脉冲前，质子的横向磁化分矢量相位不同，90°脉冲可使质子的横向磁化分矢量处于同一相位，因而产生了一个最大旋转宏观横向磁化矢量。

X、Y、Z 虚线坐标分别代表 X、Y、Z 轴。图 1-8 左图为 90°脉冲激发前，表示平衡状态下，处于低能级的质子略多于处于高能级者（图中标出多出 8 个），从而产生与主磁场同向的宏观纵向磁化矢量（纵向空箭），但由于质子相位不同，没有宏观磁化矢量产生。右图为 90°脉冲激发后，低能级超出高能级的质子有一半（4 个）获得能量越迁到高能级，此时处于高能级和低能级的质子数完全相同，宏观纵向磁化矢量消失；同时由于 90°脉冲的聚相位效应，产生了旋转的宏观横向磁化矢量（横向空箭）。

90°脉冲激发后所产生的横向宏观磁化矢量的大小与脉冲激发前（即平衡状态下）的宏观纵向磁化矢量的大小有关。宏观纵向磁化矢量越大，90°脉冲激发后产生的宏观横向磁化矢量越大，MR 信号就越强；宏观纵向磁化矢量越小，90°脉冲激发后产生的旋转宏观横向磁化矢量越小，MR 信号就越弱。我们知道，平衡状态下宏观纵向磁化矢量的大小与组织中的质子含量（即质子密度）有关，由于 90°脉冲能够使宏观纵向磁化矢量偏转到 X、Y 平面，产生旋转的宏观横向磁化矢量，这就为我们接受信号创造了条件，这样 MRI 就能区分质子密度不同的人体组织了。

四、磁 共 振

共振是广泛存在于日常生活中的物理学现象。

物理学上，共振被定义为能量从一个振动着的物体传递到另一个物体，而后者以前者相同的频率振动。从这个概念可以看出，共振的条件是相同的频率，实质是能量的传递。

如前所述，如果我们给处于主磁场中的人体组织施加一个射频脉冲，这个射频脉冲的频率要求与质子的进动频率相同，只有这样射频脉冲才可将能量传递给处于低能级的质子，处于低能级的质子获得能量后将跃迁到高能级，我们把这种现象称为磁共振现象。从微观角度来说，磁共振现象是低能级的质子获得能量跃迁到高能级。从宏观的角度来说，磁共振现象的结果是使宏观纵向磁化矢量发生偏转，偏转的角度与射频脉冲的能量有关，能量越大偏转角度越大。

若产生磁共振的磁矩是顺磁体中的原子（或离子）磁矩，则称为顺磁共振；若磁矩是原子核的自旋磁矩，则称为核磁共振。若磁矩为铁磁体中的电子自旋磁矩，则称为铁磁共振。核磁矩比电子磁矩约小 3 个数量级，故核磁共振的频率和灵敏度比顺磁共振低得多；同理，弱磁物质的磁共振灵敏度又比强磁物质低。从量子力学观点看，在外磁场作用下电子和原子核的磁矩是空间量子化的，相应地具有离散能级。当外加高频电磁场的能量子 hv 等于能级间距时，电子或原子核就从高频电磁场吸收能量，使之从低能级跃迁到高能级，从而在共振频率处形成吸收峰。

以上我们知道了磁共振信号的形成要素，那么简单讲这个过程如下，如果将患者置入一外磁场，则患者体内的氢质子的排列会从无序到有序，然后对患者发射一个特定频率的射频波（属于无线电波，能量处于电磁波的低端），如果该射频频率和氢质子的进动频率相同，则此时会发生共振现象，这时氢质子吸收能量从而在其能级间发生共振跃迁，这个过程就是核磁共振。

第三节 核磁弛豫

临床中磁共振信号的获取并不是在共振过程获得的，而是在共振的恢复过程获得的，这个恢复过程称为弛豫过程。那么弛豫简单讲就是，当停止射频脉冲后，被激发的氢原子核把所吸收的能逐步释放出来，其相位和能级都恢复到激发前的状态，即发生核磁共振的质子会有一个从激发态到平衡态的过程，同时组织的宏观磁化矢量逐渐又回到平衡状态，我们把这一恢复过程称为弛豫过程（relaxation process）。这个过程包含同时独立发生的两个过程，一个是纵向磁化矢量开始恢复，产生纵向弛豫，一个是横向磁化矢量逐渐减小直至消失，称为横向弛豫，这两个过程都对外释放能量。而恢复到原来平衡状态所需的时间则称之为弛豫时间（relaxation time），相对应于两个弛豫过程，则有两种弛豫时间，一种是自旋-晶格弛豫时间（spin-lattice relaxation time），又称纵向弛豫时间（longitudinal relaxation time），反映自旋核把吸收的能传给周围晶格所需要的时间，也是 90°射频脉冲质子由纵向磁化转到横向磁化之后再恢复到纵向磁化激发前状态所需时间，称 T1 弛豫。另一种是自旋-自旋弛豫时间（spin-spin relaxation time），又称横向弛豫时间（transverse relaxation time）反映横向磁化衰减、丧失的过程，也即是横向磁化所维持的时间，称 T2 弛豫。T2 衰减是由共振质子之间相互磁化作用所引起，与 T1 不同，它引起相位的变化。人体不同器官的正常组织与病理组织的 T1 是相对固定的，而且它们之间有一定的差别，T2 也是如此。这种组织间弛豫时间上的差别，是 MRI 的成像基础。下面分别对纵向弛豫和横向弛豫两个过程做一介绍。

一、纵向弛豫

由上节可知当紧随 90°脉冲之后，初始磁化矢量 $M_z = M_0$ 被翻转到 x-y 平面，即 M_{xy}，所有的质子以同相位绕 z 轴旋转震荡（图 1-9），这里同相位是指所有的自旋质子都沿相同的方向排列，以相同的频率自旋。此后，90°射频脉冲立即关闭，那会发生什么呢？我们知道射频脉冲的作用是使低能级的质子获能跃迁到高能级，即发生核磁共振现象。纵向弛豫则相反，即获能后处于高能级的质子释放出能量回到低能级。射频脉冲关闭后，在主磁场的作用下，宏观纵向磁化矢量将逐渐恢复到平衡状态，我们把

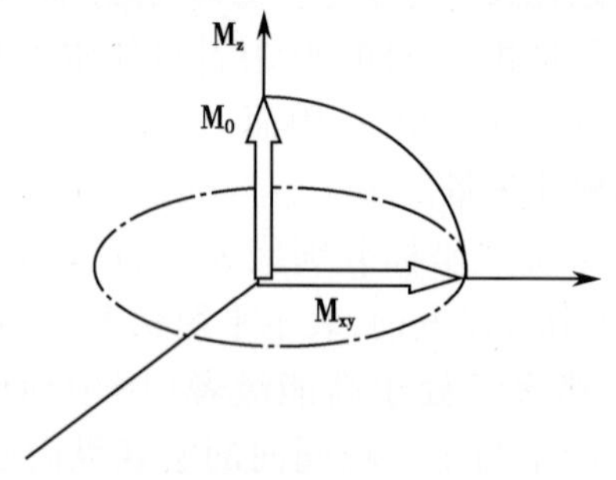

图 1-9 在射频脉冲以后，纵向磁化矢量被翻转到 x-y 平面

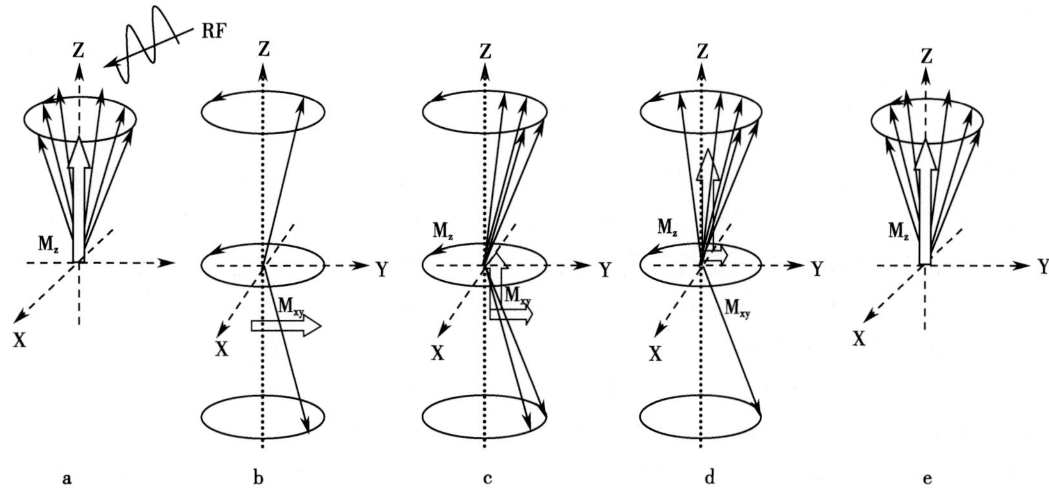

图 1-10　a 到 b 是一个翻转过程，b、c、d、e 表示纵向弛豫过程

这一过程称为纵向弛豫（图 1-10），高能级的质子释放能量的速度与其周围分子的自由运动频率有关，周围分子的自由运动频率与质子的进动频率越接近，能量的释放越快，组织的纵向弛豫就越快。周围分子的自由运动频率明显高于或低于质子的进动频率，则这种能量释放很慢，组织的纵向弛豫所需时间就很长。磁共振物理学中，常把质子周围的分子称为晶格，因此纵向弛豫也称自旋-晶格弛豫。不同的组织由于质子周围的分子自由运动频率不同，其纵向弛豫速度存在差别，即 T1 值不同（表 1-2），即 M_z 恢复到 M_0 的速率由 T1 时间决定，这个 T1 时间实际上和我们第二节中所讲的质子群以 t1 决定的速率沿外磁场排列中的 t1 时间是一个概念，t1 = T1。如图 1-11 所示，紧随 90°脉冲后，所有的磁化矢量都位于 x-y 平面内，随后 M_z 分量开始以 T1 所指定的速率恢复，即

$$M_z(t)=M_0(1-e^{-t/T1})\qquad \text{（式 1-3）}$$

我们用 T1 值来描述组织的纵向弛豫速度。以 90°脉冲关闭后某组织的宏观纵向磁化矢量为零，以此为起点，以宏观纵向磁化矢量恢复到最大值的 63% 为终点，起点和终点的时间间隔即该组织的 T1 值（图 1-12）。T1 时间定义为纵向磁化矢量从最小恢复至平衡态的 63% 所经历的弛豫时间，不同的组织 T1 时间不同，产生 MR 信号强度上的差别，从而图像上表现为灰阶的差别。

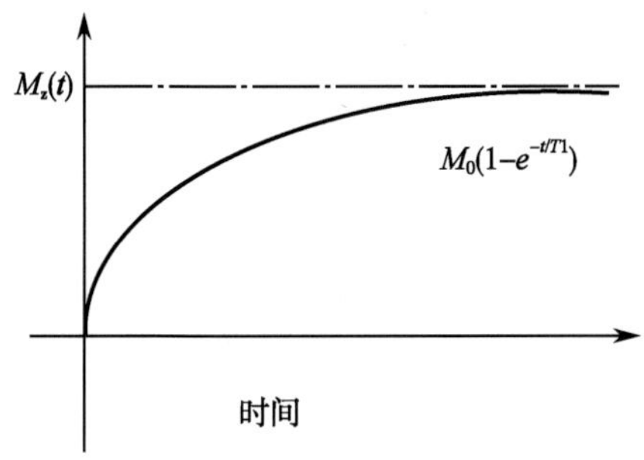

图 1-11　纵向磁化矢量 M 按（$1-e^{-t/T1}$）恢复

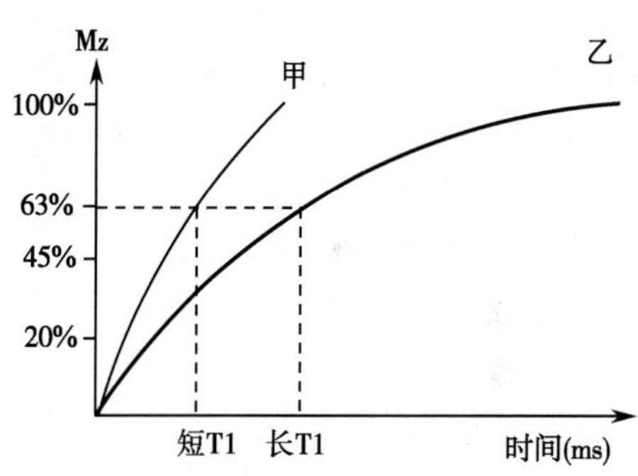

图 1-12　不同组织的纵向弛豫

纵坐标为纵向磁化矢量（Mz）的大小（以% 表示），横坐标为时间（以 ms 表示）。图中细曲线为甲组织的纵向弛豫曲线，粗曲线为乙组织的纵向弛豫曲线。由于甲组织纵向弛豫快，其 T1 值短于乙组织的 T1 值

人体组织的 T1 值受主磁场场强的影响较大，一般随场强的增高，组织的 T1 值延长，例如生物组织在 1.5T 场强比在 0.5T 场强下有更长的 T1 时间。

二、横向弛豫

90°脉冲关闭后，横向磁化矢量将逐渐减小，最后将衰减到零。前面我们已经讲到，90°脉冲产生宏观磁化矢量的原因是使质子小磁场的横向磁化分矢量聚相位。90°脉冲关闭后，宏观横向磁化矢量衰减的原因与之相反，即处于同相位的质子发生了相位的离散（失相位），其横向磁化分矢量逐渐相互抵消，因此宏观横向磁化矢量衰减直至到零（图 1-

13)。导致质子失相位的原因有两个:①质子周围磁环境随机波动。每个质子都暴露在周围无数个其他原子核和电子的磁环境中,而周围这些带电粒子一直处于热运动状态,这样质子感受到的磁场就会有轻微波动,且这种波动是随机的,由于质子周围磁环境的这种随机的轻微波动,各个质子所感受到的磁场就会有差别,也就造成了质子之间的进动频率出现差别,其结果引起质子逐渐的失相位,宏观横向磁化矢量逐渐衰减。②主磁场的不均匀。尽管我们追求主磁场的绝对均匀,但实际上这是不可能,主磁场总是一定程度的不均匀,这种不均匀性一般认为是较为恒定的,也就是说某处一直轻微偏高,而另一处则一直轻微偏低,主磁场的这种不均匀同样会造成质子失相位,引起宏观磁化矢量的衰减。

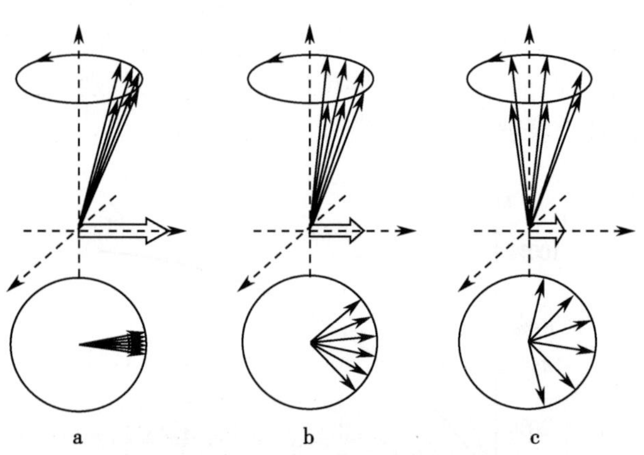

图 1-13　横向弛豫示意图

图 a 示 90°脉冲使质子聚相位,产生宏观横向磁化矢量(水平空箭);图 b 图 c 示 90°脉冲关闭后,质子逐渐失相位,宏观横向磁化矢量逐渐衰减(水平空箭)

不同的组织由于结构不同,T2 弛豫快慢不同。图中细曲线为甲组织的 T2 弛豫曲线,粗曲线为乙组织的 T2 弛豫曲线。以 90°脉冲后横向磁化矢量达到最大值(100%)的时间点为 t_0,以甲组织的横向磁化矢量衰减到最大值的37%的时间点为 t',t_0与 t'的时间间隔为甲组织的 T2 值;以乙组织的横向磁化矢量衰减到最大值的37%的时间点为 t'',t_0与 t''的时间间隔为乙组织的 T2 值。由于甲组织 T2 弛豫快,其 T2 值短于乙组织。

剔除了主磁场不均匀的影响,质子周围其他磁性原子核的随机运动引起的宏观横向磁化矢量的衰减我们称为横向弛豫,即 T2 弛豫,也称自旋-自旋弛豫(spin-spin 弛豫),我们用 T2 值来描述组织横向弛豫的快慢。90°脉冲后,某组织宏观横向磁化矢量达到最大值,以 90°脉冲关闭后的零时刻为起点,以 T2 弛豫造成的横向磁化矢量衰减到最大值的 37% 为终点,起点与终点之间的时间间隔即为该组织的 T2 值。即在纵向磁化矢量 M_z 恢复的同时,横向磁化矢量 M_{xy} 以 T2 所描述的速率进行衰减(图 1-14):

$$M_{xy}(t)=M_0e^{-t/T2} \qquad (式 1\text{-}4)$$

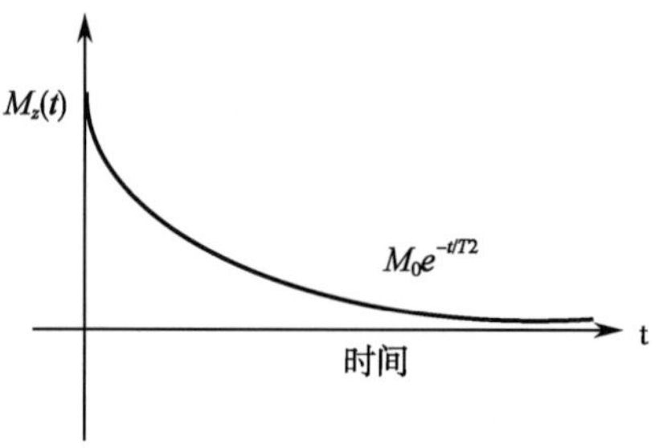

图 1-14　横向磁化矢量 M_{xy} 以($e^{-t/T2}$)衰减

不同的组织由于质子周围微观磁环境不同,T2 弛豫速度存在差别,即 T2 值存在差别(图 1-15,表 1-2)。同时需要指出的是,即便是同一组织,在不同的主磁场场强下,T2 值也会发生改变,一般场强越高,组织的 T2 值越短。但组织的 T2 值受主磁场场强的影响不如 T1 值受后者的影响大。通常 T1 长于 T2,生物组织的 T1 和 T2 的大体范围,T1:300 ~ 2000ms;T2:30 ~ 150ms。

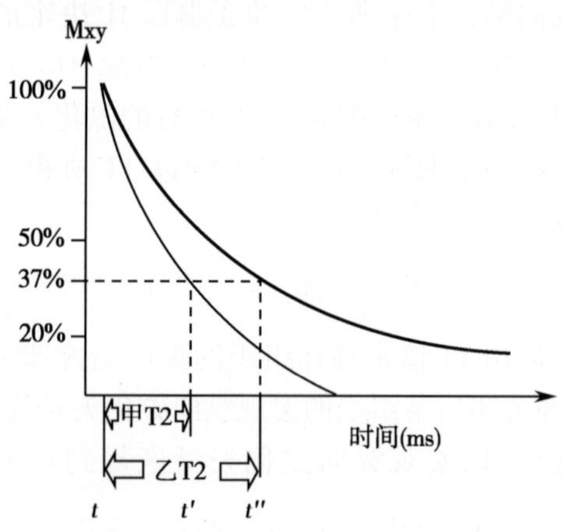

图 1-15　不同组织的 T2 弛豫差别

纵坐标为横向磁化矢量(Mxy)的大小(以%表示),横坐标为时间(以 ms 表示)

前面讨论的 T2 剔除了主磁场不均匀的影响,现在我们加上主磁场不均匀的影响,则横向磁化矢量的衰减时间我们称为 T2*,T2*并不是固定的,T2*衰减总是快于 T2 衰减,图 1-16 表明了两者的关系。

表 1-2　1.5T 场强下正常人体组织的 T1、T2 参考值

组织名称	T1 值	T2 值
脑白质	350～500ms	90～100ms
脑灰质	400～600ms	100～120ms
脑脊液	3000～4000ms	1200～2000ms
肝脏	350～400ms	45～55ms
脾脏	400～450ms	100～160ms
肾皮质	350～420ms	80～100ms
肾髓质	450～650ms	120～150ms
骨骼肌	500～600ms	70～90ms
皮下脂肪	220～250ms	90～130ms

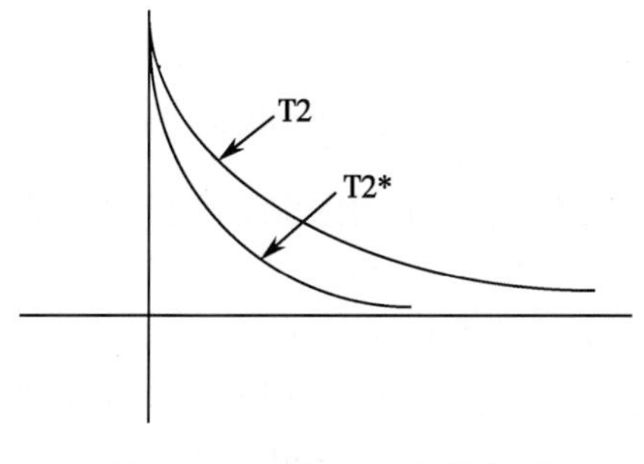

图 1-16　T2 和 $T2^*$ 衰减关系

第四节　信号的检测与接收

通过前面的讨论我们已知共振的过程其实质就是个能量交换的过程，弛豫过程就是一个能量释放的过程，我们施加射频脉冲产生共振最后出现弛豫的目的当然是想获得磁共振信号。

根据电磁理论，带电粒子可以产生磁场，翻过来磁场也可以造成带电粒子的运动。如果我们有一根直导线和一个绕这根导线的振荡磁场，这个磁场就会引发导线内的电压和电流。这就为我们获得磁共振信号提供了帮助，我们的目的就是要通过接收线圈获得电信号，这就是我们所要得的磁共振信号。

我们知道有纵向弛豫和横向弛豫两个过程，由于磁共振信号的测量只能在垂直于主磁场的平面进行，因而获得磁共振信号的重点就放到了对横向弛豫信号的检测与接收上，在弛豫过程中通过测定横向磁化矢量 Mxy 可得知生物组织的核磁共振信号。横向磁化矢量 Mxy 垂直并围绕主磁场 B_0 以 Larmor 频率旋进，依据法拉第定律，横向磁化矢量 Mxy 的变化使环绕在人体周围的接收线圈产生感应电动势，这个可以放大的感应电流即 MR 信号。讲到这里磁共振信号我们就获得了，当然实际中我们通过不同的方法可以获得不同性质的 MR 信号，下面我们就分别讨论。

一、自由感应衰减信号

首先我们在不考虑自旋失相位的情况下（是指自旋-自旋相互作用和外磁场的不均匀性导致失相），即产生理想信号的情况。当我们施加 90°脉冲后，纵向磁化矢量被翻转到 x-y 平面内以 ω_0 旋转，当横向磁化矢量位于射频接收线圈的相同方向时，此时在射频接收线圈内可以产生一个非常大的信号。因此，在 t=0 时（图 1-17b），所有质子都沿射频线圈方向排列，此时信号最强，在 t=t1 时，横向磁化矢量在 x 轴无分量，由于射频线圈只能发现沿 x 轴的磁化分量变化，因而此时信号为零。当继续旋转到 t=t3 时，则可以产生一个与初始信号方向相反的信号。在 t=t4 时，则又回到 t=t0 时情况，产生最大信号。

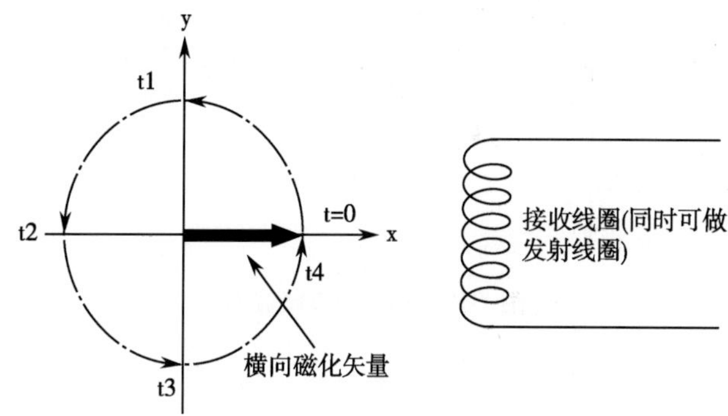

图 1-17a　接收线圈与横向磁化矢量

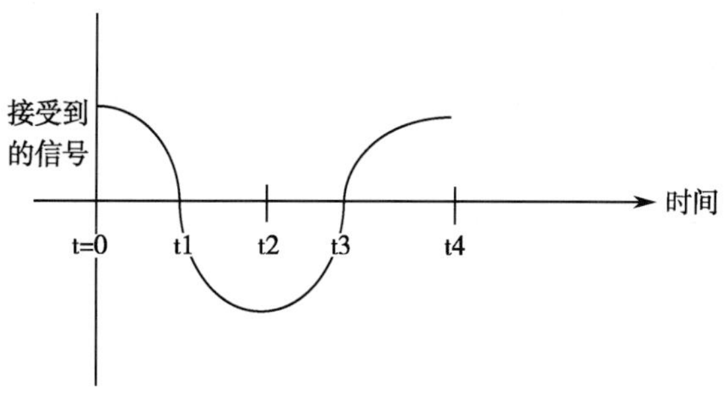

图 1-17b　横向磁化矢量（A）与接受信号之间的关系

当我们考虑自旋失相位后，当自旋达到 t4 时，由于自旋失相位的原因，横向磁化矢量会减弱，因而由自旋产生的信号将比 t0 时弱。随着时间的推移，信号会越来越小，信号会呈螺旋形走向（图 1-18）。

此时接收线圈中会产生一个振荡、衰减的信号,这个信号被称为自由感应衰减信号(FID)(图 1-19)。我们把宏观横向磁化矢量的这种衰减称为自由感应衰减(free induction decay,FID)。

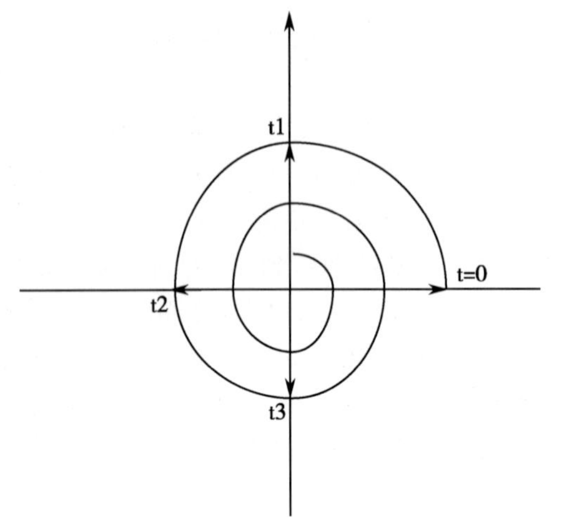

图 1-18 横向磁化矢量的螺旋样衰减

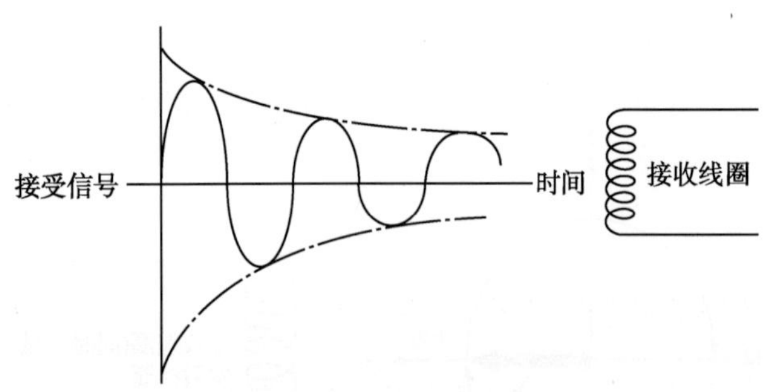

图 1-19 FID 的衰减波形

受横向弛豫和主磁场不均匀的双重影响,横向磁化矢量很快衰减,称为 FID(圆点虚曲线);剔除主磁场不均匀造成的质子失相位,得到的横向磁化矢量衰减为真正的 T2 弛豫(实曲线)。从图 1-20 中可以看出,同一组织的 T2 弛豫要远远慢于 FID。以该组织的 T2 弛豫曲线为准,以 90°脉冲后横向磁化矢量达到最大值(100%)的时间点为 t_0,以横向磁化矢量衰减到最大值的 37% 的时间点为 t',t_0与 t'的时间间隔为该组织的 T2 值。

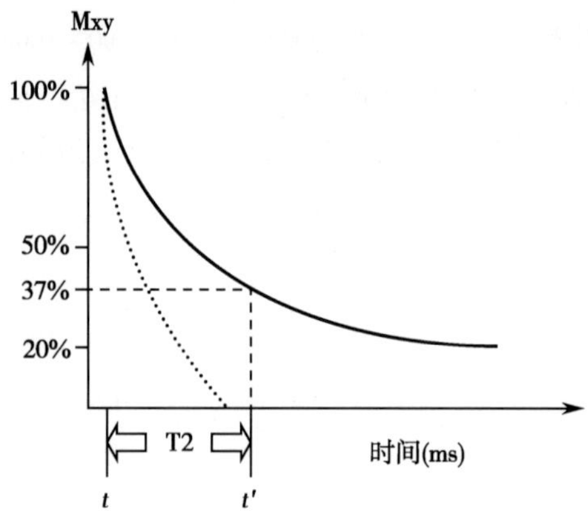

图 1-20 组织自由感应衰减(FID)和 T2 弛豫的差别

纵坐标为横向磁化矢量(Mxy)的大小(以% 表示),横坐标为时间(以 ms 表示)

二、自旋回波信号

由于机械电子性能限制,我们要采集到这个 FID 是很困难的,正如前面讲到的横向磁化矢量会在 XY 平面旋转,在 t=0 时刻我们往往难以获得信号,那么旋转一周后的 t=4 时刻当然就是我们获得信号的最佳时刻,实际情况也是如此,我们往往是先产生一个回波,达到一个时间延迟,然后才采集。但讲到这里我们不能忽略一点,考虑到主磁场不均匀导致的自旋失相位后,当横向磁化矢量旋转一周后,此时我们等到的结果是信号的衰减,那有什么办法来解决这个问题呢? 在这里就引入了 180°回波脉冲。180°回波脉冲的作用就是剔除主磁场不均匀造成的横向磁化矢量衰减。

180°回波脉冲施加在 90°脉冲之后。180°相脉冲只能在主磁场的不均匀必须是恒定的情况下才可以纠正这种质子失相位,也就是说甲乙两处的磁场强度差别是保持不变的,甲乙两处的质子进动频率的差别也是保持不变的。我们用图 1-21 来演示

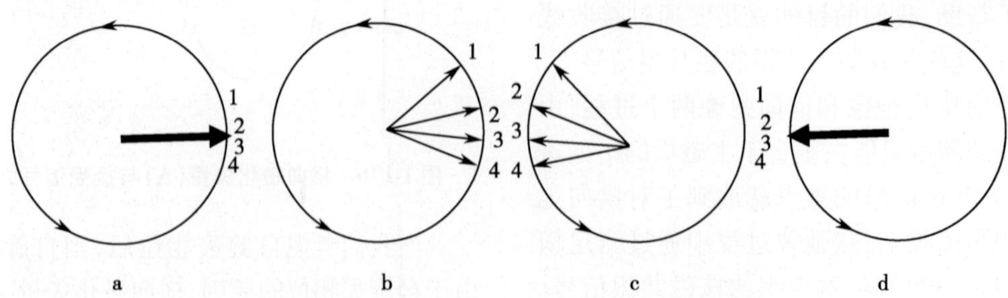

图 1-21 180°复相脉冲的聚相位作用示意图

a. 90°脉冲后;b. 质子失相位;c. 180°脉冲后;d. 质子相位重聚

180°相脉冲的聚相位作用。

90°脉冲激发后同步旋进的质子群很快变为异步,相位由一致逐渐变为相互分散,这个过程为去相位过程,如图 1-21a 和图 1-21b。横向磁化矢量强度由大变小,最终为零。90°脉冲后横向磁化矢量好像一把合起来的折叠扇,90°脉冲后的相位分散就如同把扇子逐渐张开。质子的横向磁化分矢量逐渐失相位,180°复相脉冲施加后如图 1-21c 和图 1-21d 示,所有质子的相位反转了,相互趋向一致,称为相位重聚。

第五节　傅立叶变换

本节我们简要回顾一下傅立叶变换。我们知道看待信号可以有多种方式,而从频率的角度分析信号则需要借助一种数学工具,那就是傅立叶变换,它提供的是一个信号的频率范围,即可用傅立叶变换分解每个(在时间域内的)信号中的一系列的频率组成。傅立叶变换实质就是一种用频率表示信号的方法。傅立叶变换代表在频率域内的函数,它的振幅随信号内所存在的频率而变化。带宽,简单地说,就是衡量信号内所包括的频率范围(用 Hz 或弧度/秒表示)。当时域的磁共振信号经傅立叶变换变成频率域信号,为我们分析信号提供了便利。

傅立叶变换是将强度-时间的对应关系,转变为强度-频率的对应关系(图 1-22)。某种含有多种频率的信号,如复色光、射频、MR 信号等,强度随时间的变化关系可转变为强度-频率的关系,转换后的每条线位置对应于其频率,高度对应相应频率信号的幅度,这种将混合频率信号的强度与频率的对应关系在一维数组上的表达方法称一维傅立叶变换。

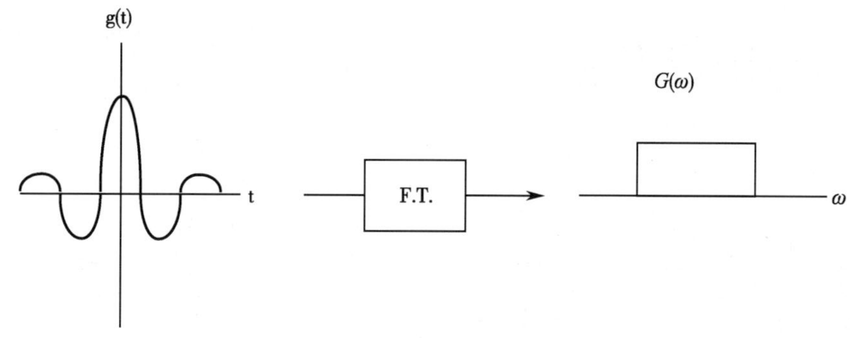

图 1-22　时间强度关系的信号 g(t) 被傅立叶变换为频率强度关系的信号 G(ω)

有些信号的频率,具有矢量性,如空间频率,一维傅立叶变换不能完全表达其物理意义,必须将信号与频率的对应关系在二维空间上才能完全表达出来,这种方法称二维傅立叶变换。如将一幅连续空间频率的图像进行二维傅立叶变换,结果是产生一个二维频率图(图 1-23)。

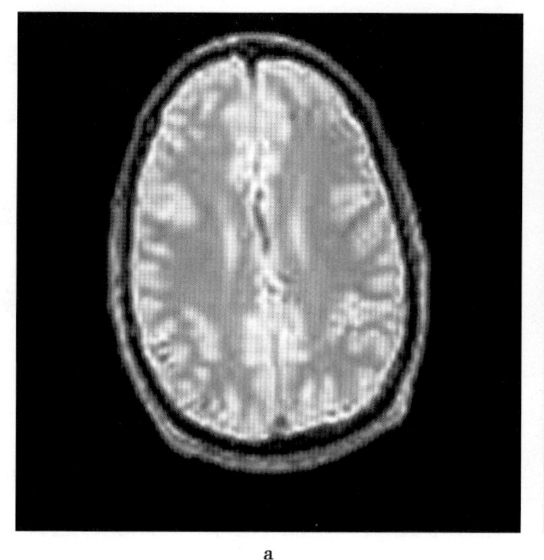

a

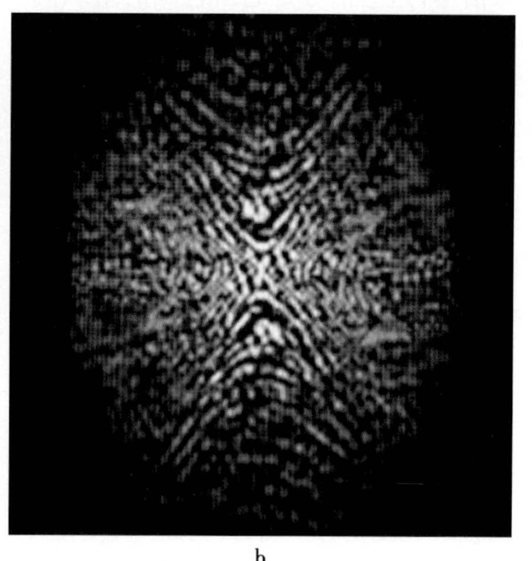

b

图 1-23　一幅头颅 MR 图像 a 经二维傅立叶变换转变成二维频率图像 b

在第一章我们知道如何获得组织的磁共振信号，但获得磁共振信号并不是我们的最终目的，我们的目的是利用这些信号能够重建出有价值的图像。我们知道，对于二维 MR 成像来说，接收线圈采集的 MR 信号含有全层的信息，我们必须对 MR 信号进行空间定位编码，让采集到的 MR 信号中带有空间定位信息。图 1-23 就给了我们启示，要从全层的信号中重建出 a 图像，那么如果我们可以获得 b 图像信息，通过傅立叶逆变换，就可以得到 a 图像。也就是说要实现图像重建，我们的重点就要放在获得 b 图像的频率信息上，而这一部分内容就是我们下节要讲述的磁共振图像空间定位。

第六节 磁共振图像空间定位

我们知道共振核子发生共振的频率与它所在的位置的磁场强度成正比。如果能使空间各点的磁场值互不相同，各处的共振频率也就不同，从而把共振吸收强度的频率分布显示出来，再经过傅立叶逆变换，则我们就可以获得共振核子的分布，也即核磁共振自旋密度图像。

磁共振成像技术的发展产生了许多成像技术方法，但总的设计思想是利用磁场值来标记受检体中共振核子的空间位置，从而获得体内氢质子的分布图。在成像过程中，来自每个体素的 NMR 信号必须同来自其他体素的信号相分离，方可转换成相应体素的亮度信号，为了达到这一目的，一般先要通过层面选择和空间编码两个步骤建立体素的空间坐标，然后才能重建图像，否则，线圈中获得的将是同一频率的共振信号，这些信号是它所包围的组织同时发出的，而无任何空间信息可利用。

由于成像的灵敏度、分辨力、成像时间和信噪比（S/N）等要求不同，产生了多种成像方法，归纳起来可分为两大类：一是投影重建法；二是非投影重建法，包括线扫描成像法和直接傅立叶变换（fourier transform）成像法。

本章主要探讨的磁共振成像方法是目前广为应用的傅立叶变换成像法。磁共振图像实际上是人体组织体素发出的共振信号在平面上（指二维图像）的分布。根据拉莫方程，$\upsilon=\gamma B_0$，质子的进动频率 υ 与其所处的磁场强度 B_0 成正比。若在主磁场 B_0 上加一个随着位置线性变化的小磁场，例如 Gz，使得 Z 轴上不同位置的质子感受到略微不同的外加磁场强度，从而产生了不同的进动频率，这个小磁场我们也称为梯度磁场。这样就把质子的共振频率与其空间分布联系起来，从而达到空间编码的目的。应用傅立叶变换技术，很容易得到信号的频率分布。

MR 信号的空间定位包括层面和层厚的选择、频率编码、相位编码。MR 信号的空间定位编码是由梯度场来完成的，我们将以头颅横断面为例介绍 MR 信号的空间定位。

为了获得并区分各个体素的信号，需要在受检体的 X，Y 和 Z 每个方向上都施加一个梯度，梯度磁场是一个随位置而变化的磁场，通常是以线性方式变化。根据它们的功能，称它们为层面选择梯度、读出或频率梯度和相位编码梯度。我们把在 X，Y，Z 轴上的梯度磁场分别以 Gx，Gy，Gz 来表示（图 1-24）。以下讨论均以轴位扫描为例，即选层梯度为 Z 轴方向（Gz），相位编码梯度为 Y 轴方向（Gy），频率编码梯度为 X 轴方向（Gx）。在 MRI 的空间定位技术中，梯度场起着至关重要的作用，当然这三个梯度磁场的方向是可以变换的。

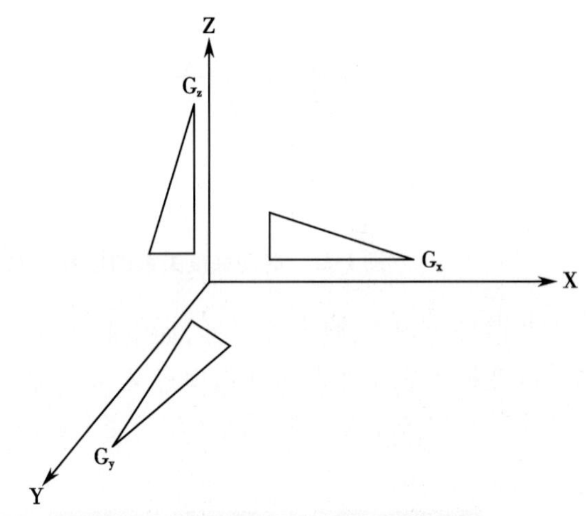

图 1-24 三个梯度磁场沿坐标轴线性变化

1）矢向梯度磁场：平行于 Y 轴、梯度磁场自后向前变化，从而明确前后关系。

2）横向梯度磁场：平行于 X 轴、梯度磁场自右向左变化，从而明确左右关系。

3）轴向梯度磁场：平行于 Z 轴、梯度磁场自上向下变化，从而明确上下关系。

一、层面层厚选择

现实中我们是通过控制层面选择梯度场和射频脉冲来完成 MR 图像层面和层厚的选择。

假设有一躺在与 Z 轴方向相同的主磁场 B_0 内的患者，我们现欲对其头颅选择一无限薄的层面成像，假定这时患者体内氢质子的拉莫频率为64MHz，我们发射一个也为64MHz的射频脉冲，并得到了一个FID信号，但这个信号来自于整个患者，我们并没有获得我们所欲成像层面的信号。

现在我们施加选层梯度Gz，Gz从脚到头方向磁场强度逐渐降低，因而质子进动频率逐渐变慢，头顶部组织内质子的进动频率最低，这时我们再发射一个64MHz的射频脉冲，则此时只有进动频率为64MHz的质子层面才发生共振，产生一个无限薄层面的信号。这里我们就实现了层面的选择（图1-25）。

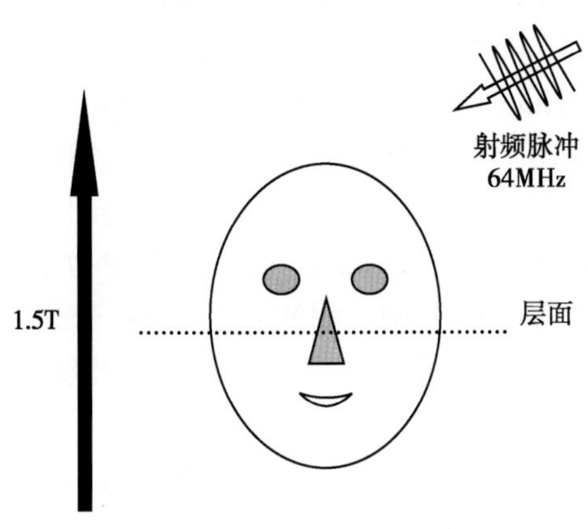

图1-25 选择层面

当然现实中我们获得的往往是具有一定厚度的层面（图1-26），要实现这一点，我们有两种选择，第一，我们可以控制射频脉冲的宽度，即施加一定频率范围的射频脉冲，而不仅仅是单一频率脉冲。通过控制脉冲频率范围，我们就实现了层厚的选择。第二，我们可以控制梯度场场强差别，大梯度场可以产生薄的层厚。

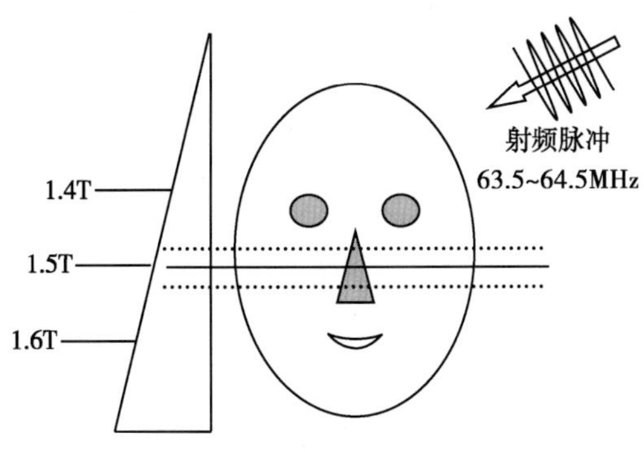

图1-26 选择特定厚度的层

层面选择的原理，不同的层面磁场强度不同，那么这些层面的质子进动频率也不同，当选用与质子进动频率相同的RF脉冲激发后，则该层质子才会产生共振，产生磁共振信号。

以1.5T磁共振仪为例，在1.5T的场强下，质子的进动频率约为64MHz。图1-27反映了层厚与梯度场强及带宽的关系，从图中可以看出在检查部位与层面选择梯度线圈的相对位置保持不变的情况下，层面和层厚受梯度场和射频脉冲影响的规律如下：脉冲频率范围又称为带宽，带宽越宽，层厚越厚。梯度场不变，射频脉冲的带宽加宽，层厚增厚；射频脉冲的带宽不变，梯度场的场强增加，层厚变薄，图像的空间分辨力越高。

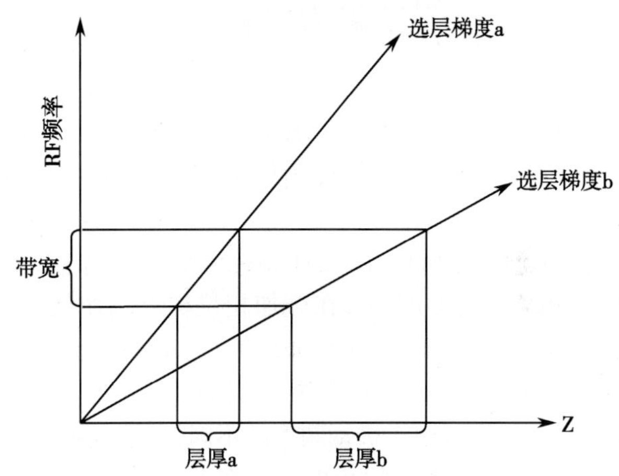

图1-27 层厚与梯度场强及带宽的关系

二、空间编码

经过上面的选层过程，NMR信号已经被限定在指定的平面内，这时MRI线圈中可以得到成像层面内所有质子同时发出的复合共振信号，但我们还不能确定在选定的层面内每个信号成分的来源位置，因为它们具有相同的进动频率和相位，因此我们无法识别每个像素的位置差别，那么我们如何获得它们的空间位置差别呢？这就需要空间编码技术来解决，在二维傅立叶成像技术中，我们通过施加频率编码梯度和相位编码梯度，从而使得层面内的每一个像素具有不同的进动频率和相位，从而实现了对此信号空间位置的分辨，重建出二维的图像。空间编码的目的就是找出频率、相位与位置所具有的一一对应关系，既然频率、相位和位置是一一对应的，那么我们将层面中的频率、相位分离出来，也就能获得层面的位置关系。我们让来自不同位置的MR信号包含有不同的频率和相位，当采集到混杂有不同频率和相位的MR信号后，通过傅立叶变换解码出不同频率和相位的MR信号，而不同的频率和相位代表不同的位置,这样频率、相位与位置的一一对应关系就找到了。通过这种一一对应关系,我们可以编码此像素的 x 和 y 坐标。

空间编码包括频率编码和相位编码,两者的不同主要是:①梯度场施加方向不同,相位编码同频率编码的施加方向相互垂直。②施加的时刻不同,频率编码必须在 MR 信号采集的同时施加,所以又称读出梯度。而相位编码梯度场必须在信号采集前施加。按照施加的先后顺序,下面分别对这两种编码技术进行详述。

三、相 位 编 码

以 1.5T 磁共振仪为例,在 1.5T 的场强下,质子的进动频率约为 64MHz。现在以一个共有 9 个像素的三行和三列的矩阵层面为例子,看一下空间编码是如何实现的。在相位编码前,层面质子的进动频率相同(图 1-28a)。随后在相位编码中,我们需要施加相位编码梯度 Gy,在施加相位梯度场期间,相位编码方向上(以上下方向为例)的质子将感受到不同强度的磁场(如上高下低),因而将出现上快下慢的进动频率,由于进动频率的不同,上下方向各个位置上的质子进动的相位将出现差别(图 1-28b)。这时关闭上下方向的相位编码梯度场,上下方向的磁场强度的差别消失,各个位置的质子进动频率也恢复一致,但前面曾施加过一段时间梯度场造成的质子进动的相位差别被保留下来,这时采集到的

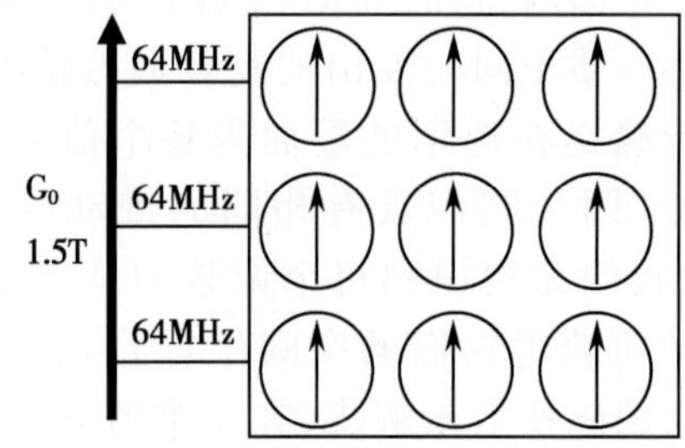

图 1-28a 1.5T 场强无相位编码质子进动频率

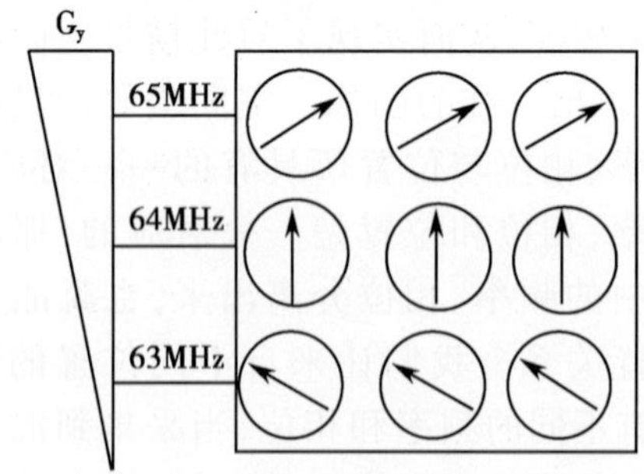

图 1-28b 施加相位编码梯度质子进动频率

MR 信号中就带有相位编码信息,通过傅立叶变换可区分出不同相位的 MR 信号,而不同的相位则代表上下方向上的不同位置。

四、频 率 编 码

相位编码完成后,把相位编码梯度场关闭,上下方向上体素内的质子进动频率又回到 64MHz,即上下方向的进动频率差别消失,但由于相位编码梯度场造成的左右方向上各体素内质子的相位差别被保留下来(图 1-28c)。在读出信号的同时,我们打开左右方向上的频率编码梯度 G_x,这时层面内左右方向上质子所感受到的磁场强度就不同,其进动频率即存在差别,左部的质子进动频率高,而右部的质子进动频率低(图 1-28d)。这样采集的 MR 信号中就包含有不同频率的空间信息,经傅立叶变换后不同频率的 MR 信号就被区分出来,分配到左右方向各自的位置上。图中为了说明的简便起见,用 63MHz、64MHz、65MHz 来代表频率编码方向上 3 个不同体素内质子的进动频率,实际上真正的频率编码时,体素间的质子进动频率差别不可能有这么大。

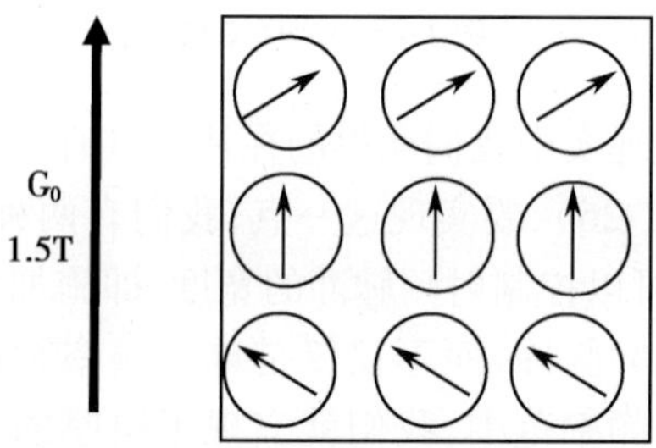

图 1-28c 相位编码后保留的质子左右方向相位

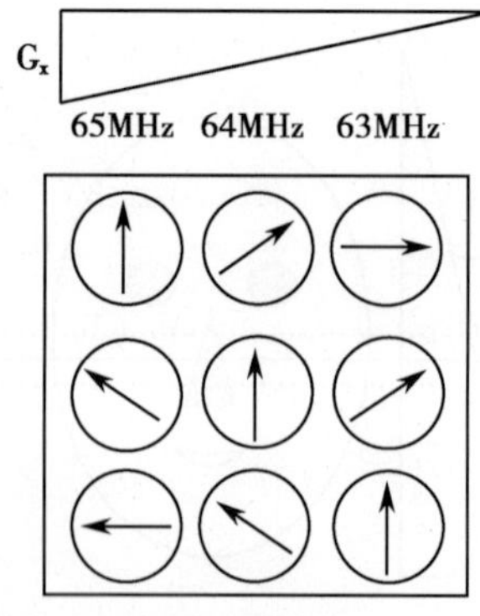

图 1-28d 施加频率编码梯度质子进动频率

我们知道当我们从频率域的角度看待一幅图像时,则图像是由多个频率成分组成的,高频部分代表细节成分,低频部分代表轮廓。同理当我们通过空

间编码获得图像的频率信息后，通过傅立叶逆变换就可以重建出图像。在这里相位编码步数决定了重建图像的空间分辨力。

对于固定FOV大小的体部空间，当采用128乘256矩阵重建时，习惯上第一个数是指频率编码数，第二个是指相位编码数，256决定了相位编码步数。

当相位编码梯度场强与相位编码时间为一定值时，其对应的K空间值是一定值。因而需要在每一个相位编码步中，改变相位编码梯度场强Gpe，以便在相位编码方向，对应不同的空间位置，获取不同的K空间数据。

显然，Kx和Ky值越大，信号的空间分辨力就越高，对应于梯度场的变化就是需要强的频率编码梯度和相位编码梯度。换句话说，K空间所覆盖的面积越大，图像的空间分辨力就越高。

为了获得相位轴上128个像素的分辨力，必须进行128次扫描。

SE序列与GRE序列相比，前者更加适合应用傅立叶成像技术，这是因为GRE序列对磁场的变动过于敏感，在短TE的GRE序列中应用半傅立叶法也能取得高质量像。读出方向上的半傅立叶方法特别适合用于磁共振血管成像，因为它不仅能有效缩短回波时间，而且可以减少由于流动相关失相造成的信号损失。

第七节　图像重建与K空间

上一节我们进行了空间编码获得了原始数据，如果我们将每次频率和相位编码所采集的信号都以一定的形式填充数字数据点阵空间，那么这个数据空间，我们称为K空间。K空间可以认为是数据空间的数字化形式，对K空间的数据进行傅立叶变换就得到我们欲成像的图像。K空间的概念对于理解MR成像技术，特别是快速成像技术至关重要。

图像的分辨力取决于能够分辨的采集数据的最小频率差，$\Delta\phi=\gamma\Delta Gt$，梯度场强G越强，分辨力越高；读出时间t越长，分辨力越高。K空间较小，K值低，即编码数少，图像不清晰。

自由感应衰减（FID）代表叠加在一起的正旋震荡，需要用数学方法将振幅随时间变化的函数转化成为振幅按频率分布变化的函数，这个按频率分布变化的函数即为磁共振波谱。这个转换称为傅立叶变换。

一、K空间的基本概念

K空间也称傅立叶空间，是带有空间定位编码信息的MR信号原始数据的填充空间。每一幅MR图像都有其相应的K空间数据。对K空间的数据进行傅立叶变换，就能对原始数据中的空间定位编码信息进行解码，得到MR的图像数据，即把不同信号强度的MR信息分配到相应的空间位置上（即分配到各自的像素中），即可重建出MR图像了。

数据采集可以看成是K空间的填充过程。数据采集完成后，就得到完整的数据矩阵，对这个数据矩阵进行二维傅立叶变换（2DFT），就可重建出原来物体的图像。K空间与图像的二维信息并无直接对应关系。K空间内的数据，只是与成像组织当时所感受的不同的磁场条件相关，这些磁场条件是随着人们选择编码过程的不同而变化的。这些选择不仅包括脉冲序列和采集矩阵，还包括一些成像选项，例如采集次数（NEX）、矩形FOV、呼吸补偿等。

二、K空间的基本特性

下面就以矩阵为512×512的二维MR图像为例来介绍一下K空间的基本特性，二维K空间又称为K平面。如图1-29a所示。K空间其实是一个共轭的矢量空间，在施加相位编码及频率编码后，得到的一组回波信号，就记录在K空间。在二维K空间中，横轴Kx代表频率编码，纵轴Ky代表相位编码。列数Nx等于取样点数，行数Ny等于相位编码步数。1个回波填充K空间的1行，行与行之间的时间间隔等于TR。在二维图像的MR信号采集过程中，每个MR信号的频率编码梯度场的大小和方向保持不变，而相位编码梯度场的方向和场强则以一定的步级发生变化（图1-29b），每个MR信号的相位编码变化一次，采集到的MR信号填充K空间Ky方向的一条线（图1-29a），因此把带有空间信息的MR信号称为相位编码线，也称K空间线或傅立叶线。K空间填充的过程可以这样描述，射频激发样体在二维梯度场的作用下，每次产生一组具有Ky空间频率相同，而Kx空间频率不同的MR信号，并按其Kx空间频率顺序依次写入一行K-空间线，改变相位编码梯度磁场强度，Ky值随之改变，每改变一个Ky值填写一行K-空间线，直至所有Ky对应的K-空间线完全填写，便产生了一个由MR信号组成的二维K-空间或二维傅立叶平面。二维傅立叶平面内的每一点都对应于一列具体的波，因此将K-空

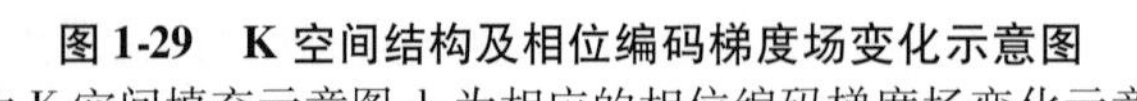

图 1-29 K 空间结构及相位编码梯度场变化示意图

a 为 K 空间填充示意图；b 为相应的相位编码梯度场变化示意图

间的数据进行逆向傅立叶变换，即将所有的波相互叠加产生 MR 图像。图 1-29a 中并未把所有 512 条 K 空间线全部画出，仅画出几条作为示意。

一般的 K 空间是循序对称填充的。填充 Ky=-128的 MR 信号的相位编码梯度场为左高右低，梯度场强最大。填充 Ky=-127 的 MR 信号的相位编码梯度场仍为左高右低，但梯度场强有所降低。保持梯度场方向不变，但梯度场强逐渐降低。到填充 Ky=0 的 MR 信号时，相位编码梯度场等于零。此后相位编码梯度场方向变为右高左低，梯度场强逐渐升高，到采集填充 Ky=+128 的 MR 信号时，相位编码梯度场强达到最高。K 空间相位编码方向上 Ky=0 的两侧的各 MR 信号是镜像对称的，即 Ky=-128与 Ky=+128 的相位编码梯度场强一样，但方向相反，Ky=-127 与 Ky=+127 的关系也是如此，以此类推。

MR 图像上每一点与 K-空间内每一点不是一一对应关系，图像上每一点的信号来源于 K-空间所有点；K-空间内每一点参与图像上所有点信号的形成。

当我们使用照相机照相时，缩小照相机的光圈后，原来可以成像的物体仍可成像，但其亮度下降，如果在镜头正中央贴上一片不透光物，则图像上无法显示对比，只能显示边缘影像。由此可见，镜头的边缘区域（高频率区域）信号主要影响图像的分辨力，而中心区域（低频率区域）则决定图像的对比，且镜头越大则图像越清晰。

同样，MR 成像中 K-空间的中央区域（低频率区域）数据决定 MR 图像的对比，而边缘区域（高频率区域）则影响图像的空间分辨力，且 K-空间越大（包括的空间频率范围越大）则图像越清晰。因此我们可以借用光学成像原理来理解抽象的 K-空间对 MR 图像质量的控制作用，并通过对 K-空间的控制，优化 MR 图像质量。

我们知道当相位编码梯度场为零时，由于在该方向上的质子相位、频率均相同，因而对外表现的横向磁化矢量最大，信号的散相程度最小，获得的信号最强。这时我们从 Ky 方向看，将此时获得的信号填充在 K 空间中心，因而这条 K 空间线将主要决定图像的对比，而不能提供相位编码方向上的空间信息，我们把这一条 K 空间线称为零傅立叶线（Ky=0）（图 1-29a）。而填充 K 空间最周边的 MR 信号的相位编码梯度场强度最大（Ky=-255 和Ky=+256），其对外表现的横向磁化矢量最小，获得的信号最弱，但得到的 MR 信号中各体素的相位差别最大，能提供相位编码方向的空间信息（图 1-29a），因而其 MR 信号主要反映图像的解剖细节，对图像的对比贡献较小。从 K 空间中心到 K 空间的边缘，其间各条 K 空间线的相位编码梯度场是递增的，越靠近 Ky=0 的 MR 信号幅度越大，越决定图像的对比，但能提供的空间信息越少；越靠近 K 空间周边的 MR 信号所含的空间信息越多，越决定图像的解剖细节，但 MR 信号的幅度越小，能提供的对比信息越少。简单地说，就是填充 K 空间中央区域的相位编码线主要决定图像的对比，而填充 K 空间周边区域的相位编码线主要决定图像的解剖细节。

另外，需要指出的是，许多人会把 K 空间的数据阵列与图像的阵列相混淆。其实这两者之间不是一一对应的，K 空间阵列中每一个点上的信息均含有全层 MR 信息，而图像阵列中的每个点（即像素）的信息仅对应层面内相应体素的信息。

总结一下，K 空间的特性主要表现为：①K 空间中的点阵与图像的点阵不是一一对应的，K 空间中每一点包含有扫描层面的全层信息；②K 空间在 Kx 和 Ky 方向上都呈现镜像对称的特性；③填充 K 空间中央区域的 MR 信号（K 空间线）主要决定图像的对比，填充 K 空间周边区域的 MR 信号（K 空间线）主要决定图像的解剖细节。

三、K 空间的填充方式

在频率编码梯度的开通时间内，由此得到的 K 空间采样点图称为采样轨迹。在常规 MRI 成像过程中，K 空间的数据是被逐行采样的。由于种种原因，有时为了改善图像的某种特性，人们开发出一些特殊方法对 K 空间数据点进行采样。每条 K 空间线上的数据点可以是等距离排列（线性采样），也可以是非等距离排列（非线性采样）。

目前常用的填充方式有：

1. 循序对称填充　常规 MRI 序列中，K 空间最常采用的填充方式为循序对称填充，即在图 1-29a 中是先填充 Ky = -255，然后是 Ky = -254，……，Ky = 0，……，Ky = +255，最后为 Ky = +256。从这一填充方式的过程可知，采集时间的一半时获得的 K 空间线决定了图像的对比，因而当我们利用梯度回波 T1WI 序列进行肝脏动态增强扫描（NEX = 1）时，如果整个序列采集时间为 20 秒，则决定图像对比的 MR 信号的采集应该在扫描开始后第 10 秒，因而要想获得开始团注对比剂后第 25 秒的肝脏动脉期，扫描的开始时刻需要提前 10 秒，即开始团注对比剂后的第 15 秒就应该启动扫描序列。

2. K 空间中央优先采集技术　K 空间中央优先采集技术即扫描一开始先编码和采集填充 Ky = 0 附近的一部分相位编码线，决定图像的对比，然后再采集决定图像解剖细节的 K 空间周边的相位编码线。这一技术在利用透视实时触发技术进行的动态增强扫描和对比增强磁共振血管成像（CE-MRA）时有较多的应用。

3. K 空间放射状填充技术　单纯 K 空间放射状填充技术中，只需要进行频率编码，而无需相位编码。每个 TR 周期在一定角度填充一条放射线，下一个 TR 周期旋转一个角度后再填充一条线，直到填满整个 K 空间。为保证图像的空间分辨力，实际采集中需要保证 K 空间周边区域的信号填充有足够的密集度，因而需要采集较多 MRI 信号，导致成像速度很慢，临床实际中往往极少采用。

而实际应用中通常将该 K 空间填充技术与 FSE（TSE）序列相结合，也就形成了目前常用的螺旋桨技术（propeller，GE 公司）和刀锋技术（blade，西门子公司）。常规的 FSE 序列的 K 空间填充为平行线，每个 TR 周期填充的平行线数目与回波链数目一致。平行填充使 K 空间周边区域在较短的采样时间内具有较高密度，保证了图像的空间分辨力；放射状填充使 K 空间中心区域有较多的信号重叠，提高了图像的信噪比。由于 K 空间中心区域较多的信号重叠以及放射状填充，Propeller 技术减少了运动伪影。因而临床常用于运动伪影的消除。

4. 迂回轨迹采集技术　该采集技术主要应用于 EPI 平面回波成像序列的图像采集中，由于 EPI 回波是由读出梯度场的连续正反向切换产生的。因此，产生的信号在 K 空间内的填充是一种迂回轨迹，与一般的梯度回波或自旋回波类序列显然是不同的。这种 K 空间迂回填充轨迹需要相位编码梯度场与读出梯度场相互配合方能实现，相位编码梯度场在每个回波采集结束后施加，其持续时间的中点正好与读出梯度场切换过零点时重叠。

第八节　磁共振加权成像

不同的组织存在质子含量（质子密度）的差别、T1 值差别及 T2 值的差别，因而我们获得的信号中既有 T1 成分，也有 T2 成分，这些信号成分正是常规 MRI 能够显示正常解剖结构及病变的基础。下面我们看看如何利用不同组织间的这些差别来显示解剖和病变。

一、"加权"图像

在一般的成像过程中，组织的各方面特性（例如：质子密度、T1 值、T2 值）均对 MR 信号有贡献，几乎不可能得到仅纯粹反映组织一个特性的 MR 图像，为了将不同组织、不同疾病的信号区分出来，我们需要利用成像参数的调整，使图像主要反映组织某方面特性，而尽量抑制组织其他特性对 MR 信号的影响，这就是"加权"。T1 加权成像（T1-weighted imaging，T1WI）是指这种成像方法重点突出组织纵向弛豫差别，而尽量减少组织其他特性如横向弛豫等对图像的影响；T2 加权成像（T2-weighted imaging，T2WI）重点突出组织的横向弛豫差别；质子密度（proton density，PD）图像则主要反映组织的质子含量差别。

下面来看看加权成像是如何实现的，由前述可知，MRI 仪的接收线圈不易检测到宏观纵向磁化矢量,而只能检测到旋转的宏观横向磁化矢量。这里还要补充一点,在MR成像中,无论是什么序列,什么加权成像,在MR信号采集时刻,组织的宏观横向磁化矢量越大,MR信号就越强。

二、质子密度加权成像

质子密度加权图像主要反映不同组织间质子含量的差别,这就需要我们在成像时将T1和T2的差别降低到最小。我们以甲、乙两种组织为例,当选用比受检组织甲和乙的T1显著长的TR(1500～2500ms)时,那么甲和乙组织的质子群宏观纵向磁化矢量在下一个周期的90°脉冲到来时已全部得到恢复,这时回波信号差别与甲乙组织T1无关,而与组织的质子密度和T2有关。如再选用比受检甲和乙组织T2明显短的TE(15～25ms),则回波信号差别仅与甲乙组织质子密度(即受检组织氢原子数量)有关,这时的成像被称为质子密度加权像(图1-30)。

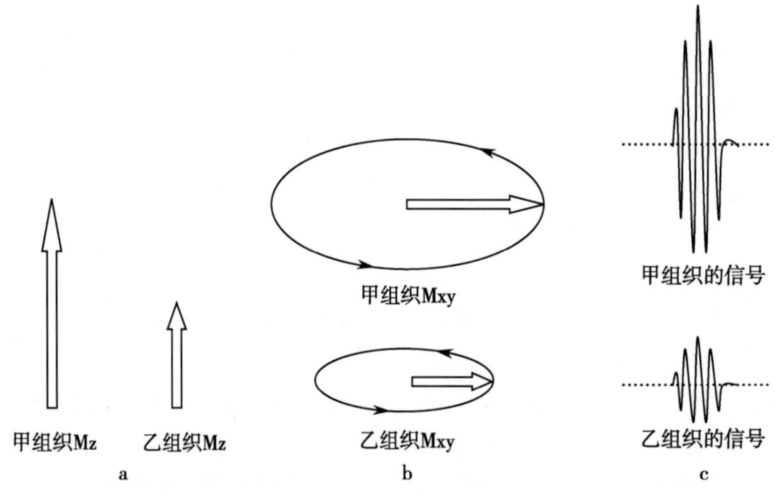

图1-30 质子密度加权成像示意图

三、T2加权成像

T2WI主要反映组织横向弛豫的差别,这就需要我们在成像时将T1和质子密度的差别降低到最小。以甲、乙两种组织为例,甲组织的横向弛豫比乙组织慢(即甲组织的T2值长于乙组织),进入主磁场后甲乙两种组织产生各自的宏观纵向磁化矢量(图1-31a),当选用长TR时,下一个90°脉冲后将产生的宏观横向磁化矢量(图1-31b)中已将T1对组织成像的影响降低到最小,我们不马上检测MR信号,甲乙两种组织的质子将发生横向弛豫,由于甲组织横向弛豫比乙组织慢,到一定时刻(由TE控制),甲组织衰减掉的宏观横向磁化矢量少于乙组织,其残留的宏观横向磁化矢量将大于乙组织(图1-31c),这时检测MR信号,甲组织的MR信号强度将高于乙组织(图1-31d),这样就实现了T2WI。TE越长,两个不同T2组织的信号强度的差别越显著。

T1WI主要反映组织纵向弛豫的差别。我们还

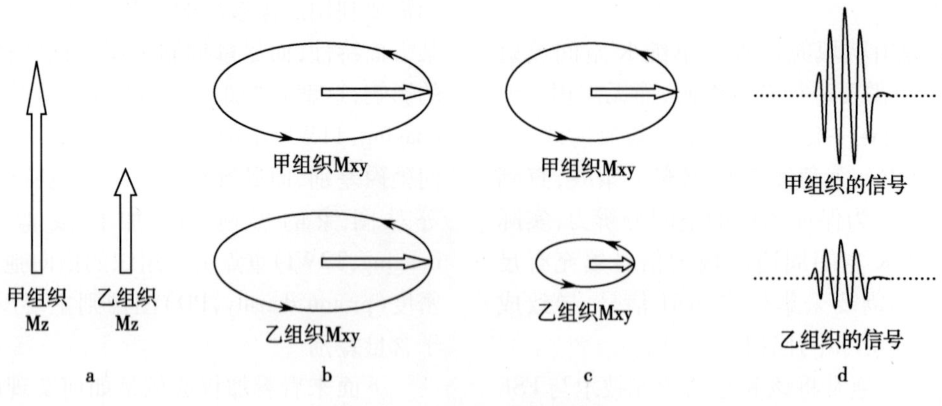

图1-31 T2加权成像示意图

是以甲、乙两种组织为例，甲组织的纵向弛豫比乙组织快（即甲组织的 T1 值短于乙组织）。进入主磁场后甲乙两种组织将产生纵向磁化矢量（图 1-32a），90°脉冲后产生宏观横向磁化矢量，我们先不去理会这种横向磁化矢量，也不马上检测 MR 信号。射频脉冲关闭后，甲乙两种组织将发生纵向弛豫，由于甲组织的纵向弛豫比乙组织快，过一定时间以后，由 TR 和 TE 控制，甲组织已经恢复的宏观纵向磁化矢量将大于乙组织（图 1-32b）。由于接收线圈不能检测到这种纵向磁化矢量的差别，必须使用第二个 90°脉冲。第二个 90°脉冲后，甲、乙两组织的宏观纵向磁化矢量将发生偏转，产生宏观横向磁化矢量，因为这时甲组织的纵向磁化矢量大于乙组织，其产生的横向磁化矢量将大于乙组织（图 1-32c），这时马上检测 MR 信号，甲组织产生的 MR 信号将高于乙组织（图 1-32d），这样就实现了 T1WI。

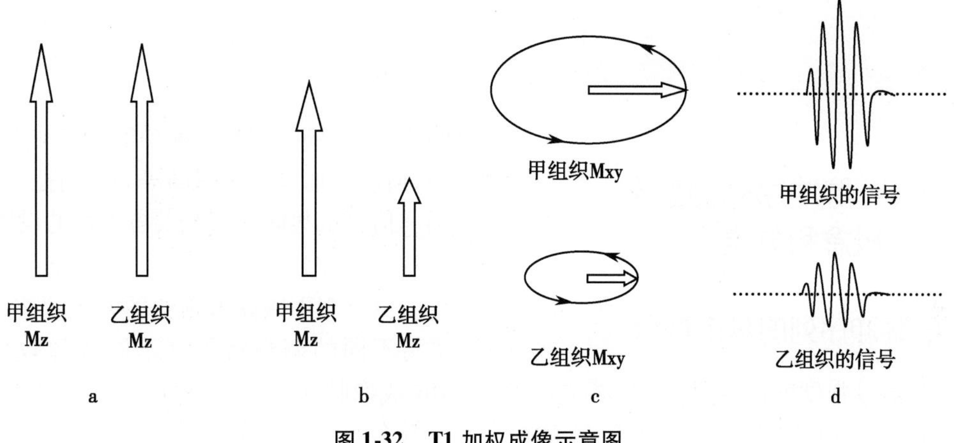

图 1-32　T1 加权成像示意图

第二章

脉冲序列

第一节 脉冲序列的基本概念和分类

一、脉冲序列的基本概念

影响磁共振信号强度的因素是多种多样的，如组织的质子密度、T1 值、T2 值、化学位移、液体流动、水分子扩散运动等都将影响其信号强度，如果所有的影响因素掺杂在一起，我们通过图像的信号强度分析很难确定到底是何种因素造成的信号强度改变，这显然对于诊断非常不利。我们可以调整成像参数，来决定何种因素对于组织的信号强度及图像的对比起决定性作用。

实际上我们可以调整的成像参数主要是射频脉冲、梯度场及信号采集时刻。射频脉冲的调整包括带宽（频率范围）、幅度（强度）、何时施加及持续时间等；梯度场的调整包括梯度场施加方向、梯度场场强、何时施加及持续时间等。我们把射频脉冲、梯度场和信号采集时刻等相关各参数的设置及其在时序上的排列称为 MRI 的脉冲序列（pulse sequence）。

由于 MR 成像可调整的参数很多，对某一参数进行不同的调整将得到不同成像效果，这就使得 MR 成像脉冲序列变得非常复杂，同时也设计出种类繁多的各种成像脉冲序列，可供用户根据不同的需要进行选择。而对于用户来说，也需要深刻理解各种成像序列，特别是常用脉冲序列，才能在临床应用中合理选择脉冲序列，并正确调整成像参数。

二、脉冲序列的基本构建

一般的脉冲序列由五个部分构成，即射频脉冲、层面选择梯度场、相位编码梯度场、频率编码梯度场及 MR 信号。在 MRI 射频脉冲结构示意图中，这五部分一般以从上往下的顺序排列，每一部分在时序上的

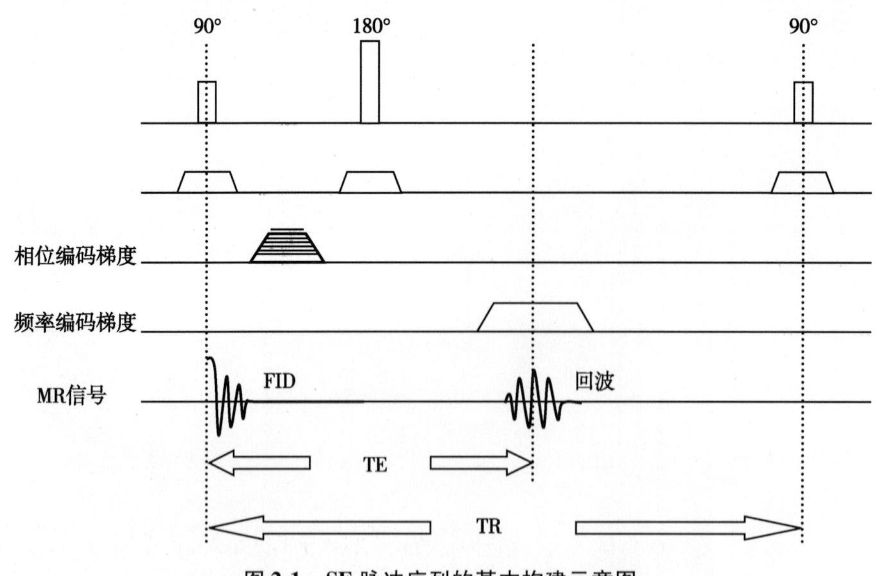

图 2-1 SE 脉冲序列的基本构建示意图

先后和作用时间一般是从左到右排列的。我们以 SE 序列为例来介绍脉冲序列的基本构建(图 2-1)。

图 2-1 所示为 SE 序列的基本构建。其他脉冲序列的基本构建也由上述五个部分组成,只是所给的参数及其在时序上的排列有所变化而已。在本章后面各节讲述 MRI 脉冲序列时,为了简便起见,在序列结构示意图中并不一定把上述五个基本构建全部标出。

上述脉冲序列的基本构建还可以简化成两个部分,即自旋准备和信号产生(图 2-2)。所谓的自旋准备就是利用梯度场匹配进行的射频脉冲激发,在需要成像的区域产生宏观横向磁化矢量的过程,也可在这个阶段对某些组织信号进行选择性抑制。而信号产生是指生成 MR 信号(可以是 FID、自旋回波或梯度回波)并对信号进行空间编码的过程。信号产生后由接收线圈采集,经过傅立叶变换即可重建出 MR 图像。

第一行是射频脉冲,SE 序列的射频脉冲由多次重复的 90°脉冲和后随的 180°脉冲构成。第二行是层面选择梯度场,在 90°脉冲和 180°脉冲时施加。第三行是相位编码梯度场,在 90°脉冲后 180°脉冲前施加。第四行是频率编码梯度场,必须在回波产生的过程中施加。第五行是 MR 信号,SE 序列中 90°脉冲后将产生一个最大的宏观横向磁化矢量,由于主磁场的不均匀和组织的 T2 弛豫的双重作用,宏观横向磁化矢量呈指数式衰减,表现为 MR 信号很快减弱,这种信号变化方式即自由感应衰减(FID)。由于 180°脉冲的聚相位作用,在 TE 时刻将产生一个自旋回波,回波是从无到有,从小到大,到最大强度后又逐渐变小直到零的 MR 信号。

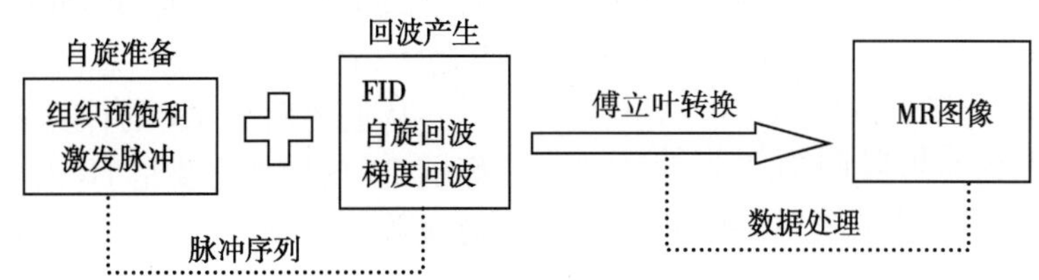

图 2-2 MRI 脉冲序列结构示意图

一般的 MRI 脉冲序列都由自旋准备和回波产生两个部分组成。

三、MRI 脉冲序列的分类

MRI 脉冲序列的分类方法有多种,可按脉冲序列的用途分为通用序列和专用序列。按成像的速度可把脉冲序列分为普通序列和快速成像序列。目前最常用的是按采集信号类型进行的分类方法:①FID类序列,指采集的 MR 信号是 FID 信号,如部分饱和序列等;②自旋回波类序列,指采集到的 MR 信号是利用 180°复相脉冲产生的自旋回波,包括常规的自旋回波序列,快速自旋回波序列等;③梯度回波类序列,指采集到的 MRI 信号是利用读出梯度场切换产生的梯度回波。包括常规梯度回波序列、扰相梯度回波序列、稳态进动成像序列等;④杂合序列,指采集到的 MRI 信号有两种以上的回波,通常是自旋回波和梯度回波,如快速自旋梯度回波序列和平面回波成像序列等。

第二节 MRI 脉冲序列相关的概念

在介绍 MRI 脉冲序列之前,有必要先了解一些与 MRI 脉冲序列相关的基本概念。这里介绍的仅为 MRI 常用脉冲序列中共有的一些相关概念,某些特殊序列的相关概念我们将在各自序列中介绍。

一、时间相关的概念

前面已经介绍过,MRI 脉冲序列实际上是射频脉冲和梯度场的变化在时序的排列,因此每个脉冲序列都将会有时间相关的概念,主要包括重复时间、回波时间、有效回波时间、回波链长度、回波间隙、反转时间、激励次数、采集时间等。

(一)重复时间

重复时间(repetition time,TR)是指脉冲序列执行一次所需要的时间。在 SE 序列中 TR 即指相邻两个 90°脉冲中点间的时间间隔;在梯度回波 TR 是指相邻两个小角度脉冲中点之间的时间间隔;在反转恢复序列和快速反转恢复序列中,TR 是指相邻两个 180°反转预脉冲中点间的时间间隔;在单次激发序列(包括单次激发快速自旋回波和单次激发 EPI)中,由于只有一个 90°脉冲激发,TR 等于无穷大。

(二)回波时间

回波时间(echo time,TE)是指产生宏观横向磁化矢量的脉冲中点到回波中点的时间间隔。在 SE

序列中TE指90°脉冲中点到自旋回波中点的时间间隔。在梯度回波中指小角度脉冲中点到梯度回波中点的时间间隔。

（三）有效回波时间

有效回波时间（effective time of echo，TE）在快速自旋回波（fast spin echo，FSE）序列或平面回波（echo planer imaging，EPI）序列中，一次90°脉冲激发后有多个回波产生，分别填充在K空间的不同位置，而每个回波的TE是不同的。在这些序列中，我们把90°脉冲中点到填充K空间中央的那个回波中点的时间间隔称为有效TE。

（四）回波链长度

回波链长度（echo train length，ETL）的概念出现在FSE序列或EPI序列中。ETL是指一次90°脉冲激发后所产生和采集的回波数目。回波链的存在将成比例减少TR的重复次数。在其他成像参数保持不变的情况下，与相应的单个回波序列相比，具有回波链的快速成像序列的采集时间缩短为原来的1/ETL，因此ETL也被称快速成像序列的时间因子。

（五）回波间隙

回波间隙（echo spacing，ES）是指回波链中相邻两个回波中点间的时间间隙。ES越小，整个回波链采集所需时间越少，可间接加快采集速度，提高图像的信噪比。

（六）反转时间

反转时间（inversion time，TI）仅出现在具有180°反转预脉冲的脉冲序列中，这类序列有反转恢复序列、快速反转恢复序列、反转恢复EPI序列等。一般把180°反转预脉冲中点到90°脉冲中点的时间间隔称为TI。

（七）激励次数

激励次数（number of excitation，NEX）也称信号平均次数（number of signal averaged，NSA）或信号采集次数（number of acquisitions，NA），是指脉冲序列中每一个相位编码步级的重复次数。NEX增加有利于减少伪影并增加图像信噪比，但同时也增加了信号采集时间。一般的序列需要两次以上的NEX，而快速MRI脉冲序列特别是屏气序列的NEX往往是1，甚至小于1。

（八）采集时间

采集时间（acquisition time，TA）也称扫描时间，是指整个脉冲序列完成信号采集所需要时间。在不同序列中TA的差别很大，一幅图像的TA可以在数十毫秒（如单次激发EPI序列），也可以是数十分钟（如SE T2WI序列）。

二维MRI的采集时间可以按下式计算：

$$TA = TR \times n \times NEX$$

式中TA表示采集时间；TR为重复时间；n为NEX=1时TR需要重复的次数；NEX为激励次数，NEX越大，TR需要重复的总次数越多。对于没有回波链的序列如SE序列或GRE序列，n就是相位编码的步级数，对于具有回波链的序列如FSE或EPI等序列，n等于相位编码步级数除以ETL。

三维MRI由于是容积采集，需要增加层面方向的相位编码，容积内需要分为几层则需要进行同样步级的相位编码，因此其采集时间可以按下式计算：

$$TA = TR \times n \times NEX \times S$$

式中S为容积范围的分层数，其他同二维采集。S越大，TR需要重复的总次数越多。

从上述两个TA的计算公式可以得知，实际上影响TA的因素主要是TR的长短和TR需要重复的总次数。

二、空间分辨力相关的概念

任何脉冲序列在实际应用中都会涉及空间分辨力的问题，实际上空间分辨力就是指图像像素所代表体素的实际大小，体素越小空间分辨力越高。空间分辨力受层厚、层间距、扫描矩阵、视野等因素影响。

（一）层厚

MRI的层厚（slice thickness）是由层面选择梯度场强和射频脉冲的带宽来决定的，在二维图像中，层厚即被激发层面的厚度。层厚越薄，图像在层面选择方向的空间分辨力越高，但由于体素体积变小，图像的信噪比降低。因此在选择层厚的时候既要考虑到空间分辨力，也要考虑到图像信噪比。

（二）层间距

层间距（slice gap）是指相邻两个层面之间的距离。MRI的层间距与CT的层间距（slice interval）概念不同。CT的层间距是指相邻的两个层面厚度中心的间距，如层厚和层间距均为1mm，实际上是一层接着一层，两层之间没有间隔。而MR成像时，如果层厚为1mm，层间距为0.5mm，则两层之间有厚度为0.5mm的组织没有成像。MR的层面成像是通过选择性的射频脉冲来实现的，由于受梯度场线性、射频脉冲的频率特性等影响，实际上扫描层面附近的质子也会受到激励，这样就会造成层面之间的信号相互影响(图 2-3),我们把这种效应称为层间干扰(cross talk)或层间污染(cross contamination)。为了减少层间污染,二维 MR 成像时往往需要一定的层间距。

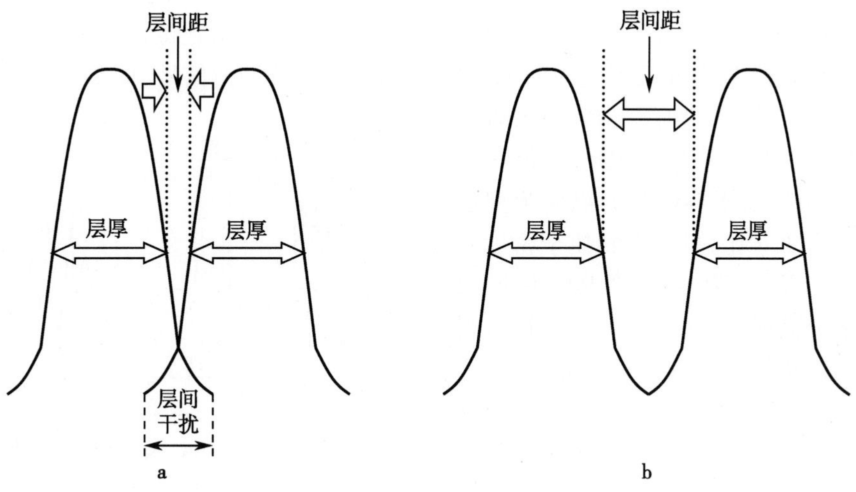

图 2-3 层间干扰示意图

由于梯度线性和射频脉冲选择性的限制,层面邻近的质子将同时受到激发。当层间距较小时(图 2-3a),邻近层面内的质子受到激发因而出现层间干扰。增加了层间距后(图 2-3b),层间干扰减少或基本消失。

(三) 矩阵

矩阵(matrix)是指 MR 图像层面内行和列的数目,也就是频率编码和相位编码方向上的像素数目。频率编码方向上的像素多少不直接影响图像采集时间;而相位编码方向的像素数目决定于相位编码的步级数,因而数目越大,图像采集时间越长。MR 图像的像素与成像体素是一一对应的。在其他成像参数不变的前提下,矩阵越大,成像体素越小,图像层面内的空间分辨力越高。

(四) 视野

视野(field of view,FOV)是指 MR 成像的实际范围,即图像区域在频率编码方向和相位编码方向的实际尺寸,如 30cm×30cm,因而是个面积概念。在矩阵不变的情况下,FOV 越大,成像体素越大,图像层面内的空间分辨力降低。

(五) 矩形 FOV

一般的 FOV 是正方形的,但有些解剖部位各方向径线长度是不同的,如腹部横断面的前后径明显短于左右径,如果采用正方形 FOV,前后方向有较大的区域空间编码是浪费的,如果采用前后径短左右径长的矩形 FOV,如 30cm×40cm,则可充分利用 FOV。矩形 FOV 的短径只能选择在相位编码方向上,采用矩形 FOV 后,在空间分辨力保持不变的情况下,需要进行的相位编码步级数减少,因而采集时间成比例缩短。

三、偏转角度

在射频脉冲的作用下,组织的宏观磁化矢量将偏离平衡状态(即 B_0方向),其偏离的角度称为偏转角度(flip angle)或称激发角度。宏观磁化矢量偏转的角度取决于射频脉冲的能量,能量越大偏转角度越大。而射频脉冲的能量取决于脉冲的强度和持续时间,增加能量可通过增加脉冲的强度或(和)持续时间来实现。MRI 常用的偏转角为 90°、180°和梯度回波序列常用的小角度(<90°)。偏转角度越小,所需要的能量越小,激发后组织纵向弛豫(释放能量)所需要的时间越短。

第三节 自由感应衰减类序列

我们把采集到的 MRI 信号为自由感应衰减(FID)信号的脉冲序列统称为 FID 类序列。MRI 发展的早期,FID 序列曾经在低场强的 MRI 仪上有较多的应用,目前这类序列已经很少使用。本节中仅简单介绍饱和恢复序列和采集 FID 信号的反转恢复序列。

一、饱和恢复序列

饱和恢复(saturation recovery,SR)序列也称部分饱和(partial saturation)序列。我们在前面一节已经介绍过,90°射频脉冲将产生一个最大的宏观横向磁化矢量,90°脉冲结束后宏观横向磁化矢量将以指数式衰减,即产生 FID 信号。SR 序列是结构最为简单的序列,利用连续的 90°脉冲进行激发,在每个 90°脉冲后采集 FID 信号(图 2-4)。由于 FID 信号衰减很快,一般难以利用该序列来反映组织的 T2 对比。如果 TR 很短,则几乎所有组织将被饱和,难以接受下一个 90°脉冲,因而组织信号很弱。如果 TR 很长,则每一次 90°激发前所有组织的纵向弛豫已经完成,图像失去了 T1 对比,可以得到质子密度对比。如果选择一个合适的 TR,每一个 90°脉冲前,组织的纵向弛豫部分完成,因而存在的 T1 对比,得到的将是 T1WI,这时组织只有部分被饱和,这也是该序列称为部分饱和序列的原因。目前在临床上几乎不再采用 SR 序列。

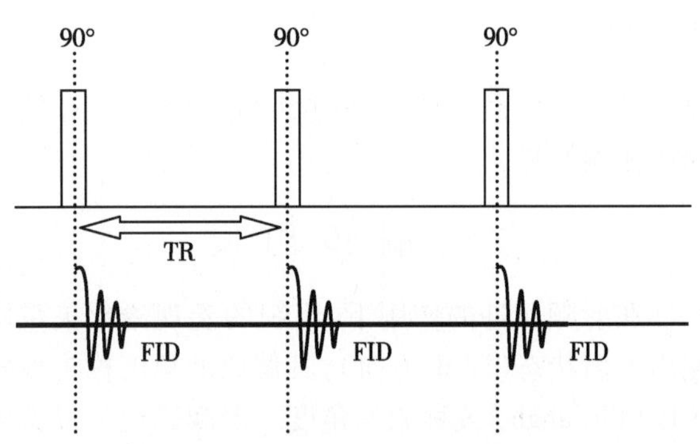

图 2-4 饱和恢复(SR)序列结构示意图

SR 序列由连续的 90°脉冲构成,每个 90°脉冲后采集 FID 信号。选择合适的 TR,利用 SR 序列可得到 T1WI,选用长 TR 则可得到质子密度加权图。

二、采集 FID 信号的反转恢复序列

反转恢复(inversion recovery,IR)序列的特点是利用 180°射频脉冲把组织的宏观纵向磁化矢量偏转 180°,即反转到与主磁场相反的方向上,在组织发生纵向弛豫的过程中施加 90°脉冲,来记录不同组织间纵向弛豫的差别。90°脉冲后可以采集 FID 信号,也可以利用 180°复相脉冲采集自旋回波信号。早期的 IR 序列多采集 FID 信号,目前临床上常规应用的 IR 序列则一般采集的是自旋回波信号(详见 IR 序列一节)。

第四节 自旋回波序列

自旋回波(spin echo,SE)序列是一个二维(two-dimensional,2D)的脉冲序列,在一个 TR 周期内包括一个初始的 90°激发脉冲,以及后续最少一个 180°脉冲相位重聚脉冲(图 2-5)。90°射频脉冲的作用是产生横向弛豫,180°脉冲的作用是使相位重聚产生自旋回波信号(图 2-6)。

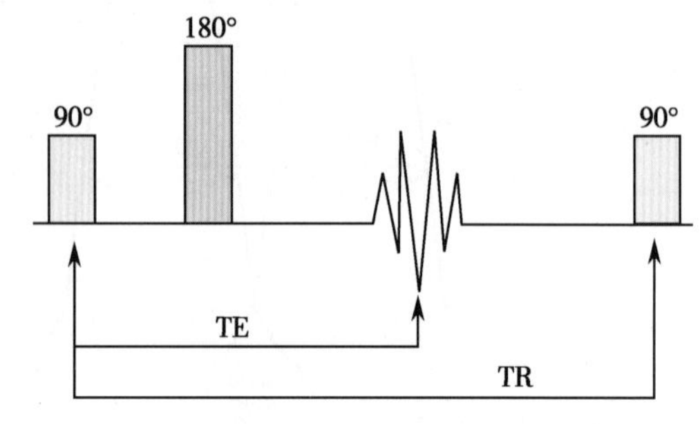

图 2-5 SE 序列结构示意图

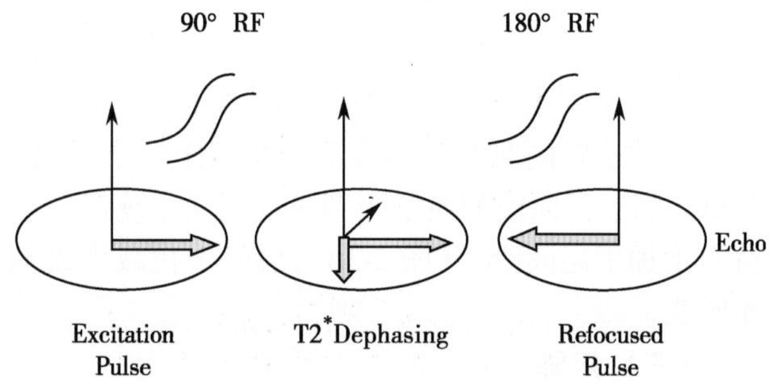

图 2-6 自旋回波 SE 序列信号产生示意图

基本原理:在第一个 90°脉冲后,在 B0 作用下形成的 Z 轴上的 M0 被翻转到 XY 平面上,RF 终止后,Z 轴上的磁矩逐渐恢复,XY 平面上的磁矩逐渐消失,XY 平面上的磁矩衰减或消失就是自由诱导衰减(FID),是 T2* 衰减,受到组织 T2 值和磁场不均匀等因素的综合影响,速度很快,信号难以采集和成像。此时施加一个 180°脉冲,使质子改变方向在相反方向上进动,也就是说使质子在 XY 平面上的磁化矢量翻转 180°,结果进动快的质子反而位于进动慢的质子的后面,重新开始弛豫,一段时间后,进动快者赶上进动慢者,质子的磁化矢量又恢复至原来的相位,导致较强的横向磁化矢量,再次产生较强的信号,180°RF 脉冲后的回波实际上是一个先由小变大,再由大变小的 FID 信号。

自旋回波序列时质子的磁化矢量变化包括下述过程:90°激励脉冲激励质子→MZ 翻转到 XY 平面形成 Mxy→质子失相位→180°聚相位脉冲→以 90°脉冲后的失相位速度重新聚相位→达到 90°RF 脉冲后未失相位时的最大横向磁化矢量→再次失相位。

SE 序列主要用于获得 T1、质子加权、T2 加权图像。SE 序列中，一个 TR 周期内，可以采集一、二或四个回波。每个回波产生不同对比的图像。

SE 序列的图像与其他序列相比，由于 180°重聚脉冲的作用，对磁场不均匀性以及顺磁性影响不敏感。与快速 SE(fast spine echo，FSE)相比 SE 序列的图像边缘清晰，SE 的缺点是成像时间长。

SE 序列的图像对比主要由 TR、TE 决定，表 2-1 是 1.5T 场强不同加权图像 TR、TE 的大致范围：

表 2-1　1.5T 场强不同加权图像 TR、TE 的大致范围

时间	质子像	T2 加权像	T1 加权像
TR	>2000ms	>2000ms	<600ms
TE	<30ms	>90ms	<25ms

SE 序列中，改变 TR、TE 时间，必须了解到由此带来对图像对比度、扫描时间、信噪比的影响(表 2-2，表 2-3)：

表 2-2　TR、TE 改变对 T2 加权图像的影响

TR、TE 改变	CNR	SNR	扫描时间	最大层数
TR⇑	⇑	⇑	⇑	⇑
TE⇑	⇑	⇓	----	⇓

表 2-3　TR、TE 改变对 T1 加权图像的影响

TR、TE 改变	CNR	SNR	扫描时间	最大层数
TR⇑	⇓	⇑	⇑	⇑
TE⇑	⇓	⇓	----	⇓

SE 序列是 MRI 的经典序列，在临床上得到广泛应用，具有以下优点：①序列结构比较简单，信号变化容易解释；②图像具有良好的信噪比；③图像的组织对比良好；④对磁场的不均匀敏感性低，因而磁化率伪影很轻微；⑤利用 SE 序列进行 T1WI，采集时间一般仅需要 2～5 分钟。

SE 序列也存在着一些缺点：①90°脉冲能量较大，纵向弛豫需要的时间较长，需采用较长的 TR(特别是 T2WI)，且一次激发仅采集一个回波，因而序列采集时间较长，T2WI 常需要十几分钟以上；②由于采集时间长，体部 MR 成像时容易产生伪影；③采集时间长，因而难以进行动态增强扫描；④为减少伪影，NEX 常需要 2 以上，进一步增加了采集时间。

鉴于上述特点，目前即便是低场机，也很少利用 SE 序列进行 T2WI 和 PD。SE 序列目前多用于获取 T1WI，是颅脑、骨关节、软组织、脊柱脊髓等部位的常规 T1WI 序列。对于体部特别是腹部来说，许多医院还把 SE 序列作为常规 T1WI 序列，配合呼吸补偿技术，可获得质量较高的 T1WI。但对于呼吸不均匀的患者，图像容易产生运动伪影，同时由于采集时间长，不能利用 SE 序列进行动态增强扫描，因而不少专家提出用梯度回波序列替代 SE 序列作为腹部常规 T1WI 序列。

第五节　快速自旋回波序列

快速自旋回波(fast spin echo，FSE，或 TSE)序列是在一个 TR 周期内一个初始 90°RF 脉冲后连续施加多个 180°相位重聚脉冲(图 2-7，2-8)。

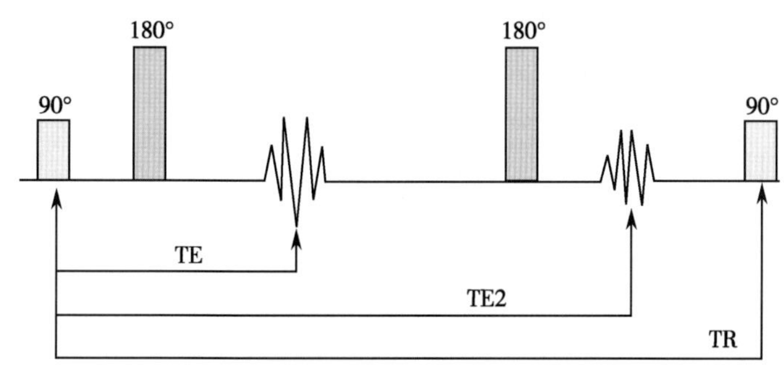

图 2-7　回波链为 2 的 FSE 序列示意图

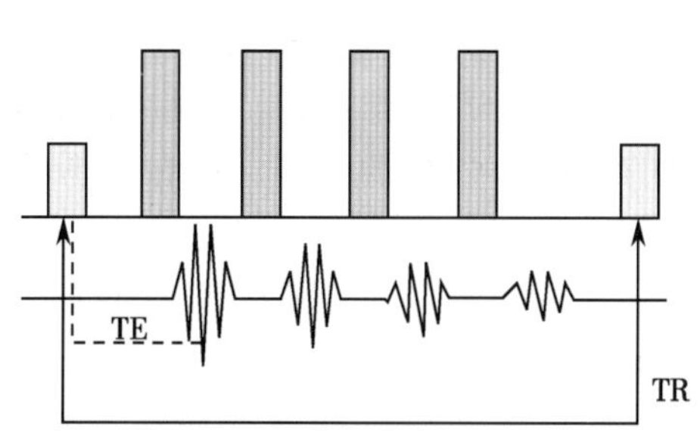

图 2-8　回波链为 4 的 FSE 序列示意图

一、基本原理

与多个自旋回波序列不同的是90°RF脉冲后的多个180°脉冲产生的回波信号，全部用来填充一个K空间，重建成一幅MR图像，而不是将回波信号用来分别重建各自的图像，每个180°脉冲作用前，各施加一个不同的相位编码梯度，然后进行回波采集，有多少个回波（180°脉冲），则每个TR可填充多少条K空间线（图2-9）。

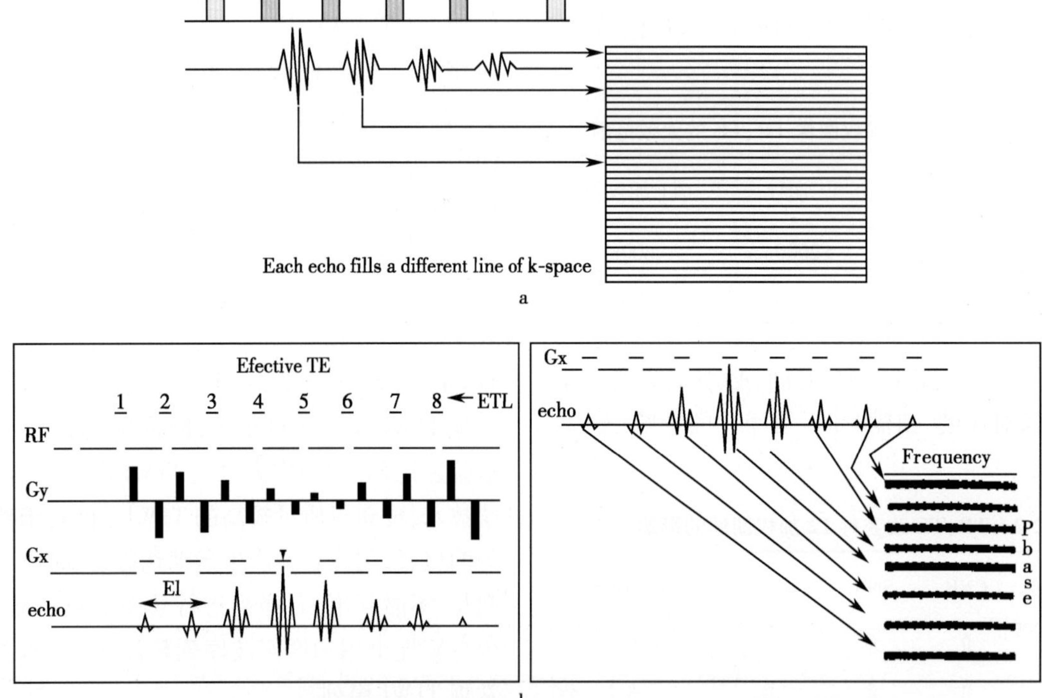

图2-9 a,b 回波链为8的FSE序列及其K空间的填充，其有效的回波时间产生的回波K空间中心部分

FSE序列与SE序列相比，扫描时间大大缩短，由于扫描时间长所带来的运动模糊下降，对磁场不均匀性以及顺磁性影响更不敏感。但FSE序列其与SE序列相比信噪比和对比度后者略差，由于J耦合效应，FSE序列脂肪信号较SE序列高，同时由于多回波成像，FSE的图像边缘较SE图像模糊。

1. 快速恢复快速自旋回波（fast recovery fast spin echo，FRFSE）（图2-10） 是GE公司新近开发出的FSE系列新的类型。它在FSE的每个TR内的最后一个180°脉冲后再增加了一个180°脉冲和一个负90°脉冲，残存的横向磁化矢量由180°RF脉冲重新聚相位，然后使用一个负90°RF脉冲，以促使残存的横向磁化矢量快速恢复至纵向，FRFSE序列长T2组织的信号明显增强，提高了T2WI组织的对比度及图像SNR，并可将FSE序列的成像时间缩短40%。需要注意的是：FRFSE序列的ETL必须是奇数。

2. 单次激发快速自旋回波（single shot fast spin echo，SS-FSE）序列 在一次射频激励周期内利用半傅立叶技术采集所有成像数据，获得近似于快速自

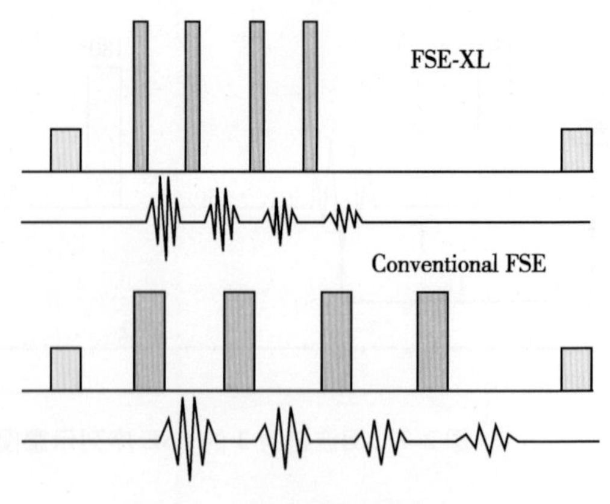

图2-10 快速恢复快速自旋回波

旋回波序列图像，这种超快速扫描可使每层图像的采集时间少于1秒。

SS-FSE序列与普通二维FSE相比成像时间更短，单次激发意味着所有相位编码在一个TR周期内完成，只进行部分相位编码，采用分数激励次数（0.5NEX），及更短的回波间隔。

SS-FSE序列的最短TE由扫描方案允许的回波间隔时间决定，大接收带宽（RBw）允许更小的回波间隔，但大RBw会降低SNR、回波间隔越大，采集的T2弛豫曲线信号的范围越大，而回波间隔越小，采集的回波越多，相应的只能采集T2弛豫曲线信号的较小部分。

3. ETL 每个TR周期内的回波次数即180°脉冲次数称回波链长（echo train Length，ETL），ETL越长，FSE序列扫描时间越短，T2WI成分越重。低场MRI的ETL不宜过长，0.2T磁共振一般在6～12之间（表2-4）。

表2-4 1.5T场强不同加权图像TR、TE的大致范围

时间	质子像	T2加权像	T1加权像
TR	>2000ms	>2000ms	<600ms
TE	<30ms	>90ms	<25ms
ETL	<8ETL	可到系统最大允许值	<4ETL

由于一次90°脉冲后利用多个180°脉冲，因而产生的不是单个回波，而是一个回波链，一次90°脉冲后利用了多少个180°脉冲就会有多少个自旋回波产生，把一次90°脉冲后所产生的自旋回波数目定义为FSE序列的回波链长度。在其他成像参数不变的情况下，ETL越长，90°脉冲所需要的重复次数越少（即TR次数越少），采集时间将成比例缩短，如果ETL=n，则该FSE序列的采集时间为相应SE序列的1/n，所以ETL也称为时间因子。举例说明：设TR=3000ms，扫描矩阵256×256，NEX=2，（即需要512次TR），则利用SE序列成像的采集时间TA=3s×256×2=1536s（25.36min）；如果保持上述成像参数不变，利用ETL=8的FSE序列来成像，则TR的次数为512/8，即64次，则采集时间TA=3s×(256/8)×2=192s（3.12min），仅为相应SE序列TA的1/8。

二、FSE序列的特点

FSE序列目前在临床上得到广泛应用，FSE一些参数的选择将会影响图像的质量，因此有必要介绍一下FSE序列的特点。

1. 快速成像 前面在FSE原理中已经提到，由于回波链的存在，在其他成像参数不变的前提下，与相应SE序列相比，FSE序列的采集时间随ETL的延长而成比例缩短，即FSE序列的TA为相应SE序列TA的1/ETL。但实际上，采用了FSE序列后，为了提高图像质量并增加扫描层数，FSE T2WI序列的TR往往比SE序列要长，因此TA的缩短并不像理论上那么明显。

2. 回波链中每个回波信号的TE不同 FSE序列中在一次90°脉冲后利用多个180°复相脉冲来产生多个自旋回波信号，实际上每个回波信号的TE是不同的，第一个回波信号的TE最短，最后一个回波信号的TE最长，因此FSE的图像实际上是由TE不同的回波构成的。大家都知道填充K空间中心的回波将主要决定图像的对比，通过相位编码的调整，我们可以把回波链中的任何一个回波填充在K空间中心（图2-11），我们把90°脉冲中点到填充K空间中心的回波中点的时间间隔定义为有效TE（effective TE）。如果把第一个回波填充在K空间中心（即选择很短有效TE），将基本剔除组织的T2弛豫对图像对比的影响，得到的将是T1WI或PDWI；如果把一个长回波链中的最后一个回波填充在K空间中心（选择很长的有效TE），得到的将是权重很重的T2WI；如果在回波链中选择一个合适的回波信号填充在K空间中心（选择合适长的有效TE），将得到权重合适的T2WI。实际上填充K空间各个位置的回波信号对图像对比都有不同程度贡献，而回波链中各回波的TE不同，因此与相应SE序列相比，FSE序列的T2对比将有不同程度降低，ETL越长，对图像对比的影响越大。

3. FSE序列图像的模糊效应 大家都知道在90°脉冲后，由于T2弛豫，宏观横向磁化矢量将随时间推移逐渐衰减，即随着TE的延长，任何组织的信号强度都在衰减。如果不考虑相位编码梯度场对组织信号的影响，则FSE序列的回波链中第一个回波信号最强，往后信号强度逐渐减弱，最后一个回波信号最弱（图2-11b）。这种强度具有差别的回波信号填充在K空间中，在傅立叶变换中将发生定位上的错误，从而导致图像模糊。ETL越长，填充K空间的回波信号强度差别越大，图像越模糊。因此，ETL延长尽管可以缩短采集时间，但将增加图像模糊，并影响图像对比。减少图像模糊的办法除了在采集时

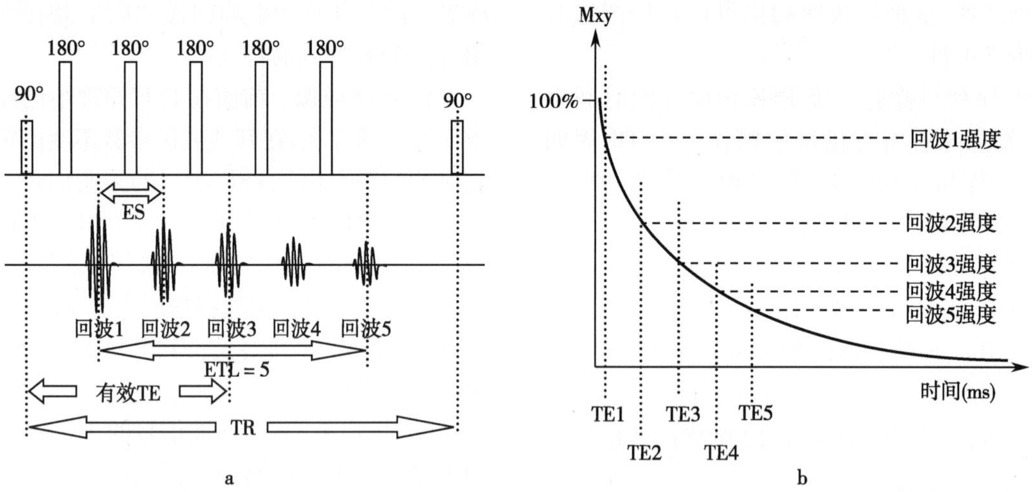

图 2-11 FSE 序列回波链中各回波的 TE 和信号强度示意图

间能够接受的前提下缩短 ETL 外,回波间隙缩小也可以减少图像模糊。ES 为回波链中两个相邻回波中点的时间间隔(图 2-11a),ES 的缩小将减少回波之间的信号强度差别,从而减少图像模糊。

FSE 序列利用 5 个 180°脉冲,产生 5 个自旋回波(图 2-11a),各回波的 TE 是不同的,回波 1 的 TE 最短,回波 5 的 TE 最长(图 2-11b),我们可以通过对相位编码的调整,把回波链中任何一个回波填充在 K 空间中心,决定图像的权重和对比。同时由于 T2 弛豫,各回波的信号强度也不相同,回波 1 的信号强度最大,回波 5 的信号强度最弱(图 2-11b)。

4. 脂肪组织信号强度增高　脂肪组织的信号强度增加是 FSE 序列的又一特点。在 SE T2WI 上脂肪组织呈现中等偏高信号(灰白),而在 FSE T2WI 上,脂肪组织呈现高信号(白)。这主要由于两个方面的原因:①脂肪组织内的质子之间存在着 J-耦联,这种耦联结构可增加磁场的波动,加快了质子失相位,因此脂肪组织的 T2 值并不长。FSE 序列连续的 180°脉冲可打断 J-耦联,因而脂肪组织的质子失相位减慢,延长脂肪组织的 T2 值,因而增加脂肪组织的信号强度。②180°脉冲引起的磁化转移效应也是增加脂肪组织信号强度的一个原因。FSE 序列中,ETL 越长,ES 越小,脂肪组织信号强度的增加将越明显。

5. 对磁场不均匀性不敏感　与 SE 序列相同,FSE 序列也是利用 180°复相脉冲产生回波,180°脉冲可以剔除主磁场恒定不均匀,因而对磁场不均匀性不敏感。这一特点的优点在于磁化率敏感伪影不明显;缺点在于不利于一些能够增加磁场不均匀的病变如出血等的检出。

6. 能量沉积增加　FSE 的序列结构为 90°脉冲激发后利用连续的 180°复相脉冲激发产生回波。180°脉冲能量很大,如此大的能量连续激发,传递到人体组织的能量将在短时间内很快积聚,特殊吸收率(specific absorption ratio,SAR)将明显升高,可引起体温升高等不良反应,这在高场强的 MRI 仪中将表现得更为突出。ETL 越长,ES 越小,SAR 值增加得越明显。

三、FSE 序列的临床应用

FSE 序列在临床上已经得以广泛应用,在本讲义中我们根据文献及在临床上的应用体会,人为地把 FSE 序列分为 FSE T1WI 序列、短 ETL FSE T2WI 序列、中等 ETL FSE T2WI 序列、长 ETL FSE T2WI 序列等四种,下面我们逐一介绍其临床应用。

1. FSE T1WI 序列　FSE T1WI 序列通常选择较短的 ETL,因为 ETL 越长,填充 K 空间的回波中 TE 长的回波信号越多,因而将增加 T2 弛豫对图像的污染,降低 T1 对比。对于 FSE T1WI 序列来说,应该把回波链中第一回波信号填充在 K 空间中心(选择最短的有效 TE),以尽量减少 T2 弛豫对图像对比的影响。FSE T1WI 序列的 TR 通常为 300 ~ 500ms,有效 TE 常为 8 ~ 15ms,ETL 常为 2 ~ 4。根据需要可调节上述参数。

FSE T1WI 序列的优点主要是相对 SE T1WI 序列来说,采集时间缩短,甚至可以进行屏气扫描。如 ETL = 4,TR = 300ms,相位编码步级 = 160,NEX = 2,则 TA = 0. 3s×(160/4)×2 = 24s,屏气扫描完全是可行的。

FSE T1WI 的缺点有:①由于受 T2 弛豫的污染,

图像的 T1 对比不如 SE T1WI 序列；②FSE 的模糊效应；③扫描速度还是比梯度回波序列慢，需要屏气扫描时，一次屏气能够扫描的层数有限。

FSE T1WI 序列的主要用途有：①对 T1 对比要求相对较低的部位，如脊柱、大关节、骨与软组织等；②患者耐受能力较差，要求加快扫描速度时；③体部屏气扫描。当对 T1 对比要求较高时，如进行脑组织及腹部脏器 T1WI，一般不采用 FSE T1WI 序列。

2. 短 ETL 的 FSE T2WI 序列　ETL 为 2～10，实际应用中 ETL 通常为 5～10。

短 ETL 的 FSE T2WI 序列具有以下优点：①与 SE 序列相比，成像速度明显加快，根据选择的扫描参数不同，TA 一般为 2～7 分钟；②由于回波链较短，其 T2 对比较好，接近于 SE T2WI；③对磁场不均匀性不敏感，没有明显的磁敏感性伪影。

短 ETL 的 FSE T2WI 序列的主要缺点：扫描速度还不够快，用于体部成像时容易产生运动伪影。

短 ETL 的 FSE T2WI 序列在临床上最常用的 T2WI 序列之一，主要用于对 T2 对比要求较高的部位：①颅脑 T2WI 常规序列；②配用呼吸触发和脂肪抑制技术后作为腹部脏器 T2WI 常规序列。

3. 中等 ETL FSE T2WI 序列　ETL 为 10～20。与短 ETL FSE T2WI 序列相比，中等 ETL 的 FSE T2WI 序列的特点表现为：①扫描速度更快，根据成像参数的不同，TA 一般为 1～4 分钟；②由于 ETL 比较长，图像的 T2 对比不及短 ETL FSE T2WI 序列。

中等 ETL 的 FSE T2WI 序列主要临床用途：①对T2 对比要求相对较低，主要显示解剖结构的部位，如脊柱、骨关节等；②脏器内在的 T2 对比好，并要求 T2 权重较重的部位，如前列腺等。

4. 长 ETL 的 FSE T2WI 序列　ETL 大于 20，实际应用中通常为 20～32。长 ETL 的 FSE T2WI 序列的特点有：①成像速度快，根据所选用的参数不同，TA 可为 20 秒到 3 分钟，因此可以进行屏气扫描；②由于 ETL 较长，图像模糊更明显，且 T2 对比降低；③屏气扫描时，屏气不好仍有明显运动伪影。

长 ETL 的 FSE T2WI 序列主要用于：①体部屏气 T2WI，主要用于呼吸节律不能很好控制导致呼吸触发短 ETL FSE T2WI 失败的病例；②水成像，配用呼吸触发技术可进行腹部水成像如 MR 胰胆管成像（MRCP）、MR 尿路成像（MRU）等。

5. 关于 FSE 序列上述分类方法的几点说明　上述关于 FSE 序列临床应用的分类并非一个标准的分类方法。不同厂家生产的 MR 仪或即便是同一厂家生产的不同场强、不同型号和配置的 MR 仪，由于采用的其他成像参数不同，ETL 的选择也可作相应的调整，具体应用时还要根据患者的情况作灵活调整。如以前生产的 1.5T 扫描机，由于射频放大器功率和梯度线圈性能的限制，回波间隙（ES）常在 15～20ms，假设 ES = 20ms，ETL = 10，则回波链中最后一个回波的 TE 为 200ms；而近年产生的 1.5T 扫描机，由于射频放大器功率和梯度线圈性能提高，ES 可在 10ms 以下，如果 ES = 10ms，ETL = 10，则回波链中最后一个回波的 TE 为 100ms，如果选择 ETL=20，则最后一个回波的 TE 为 200ms，相当于原来 ES=10ms，ETL=10 的最后一个回波的 TE。因此当扫描机性能提高后，适当延长 ETL 仍可以保证较高的图像质量。

四、FSE 序列的改进

随着软硬件技术的进步，FSE 序列有了很大的改进，了解这些技术上的改进，有助于在临床应用中合理调整成像参数，更好地发挥 FSE 序列的优势。

（一）提高射频功率，缩短回波间隙

由于射频放大器功率的提高、射频线圈的改进以及梯度线圈性能的进步，FSE 序列的回波链的 ES 已经有了明显缩短。如 1.5T 扫描机中 FSE 序列的 ES 已经从原来的 15～20ms 缩短到目前的7～15ms。

ES 缩短带来的好处有：①回波链中各回波的信号强度差别缩小，减少了图像模糊；②回波链中各回波的 TE 差别变小，在 ETL 相同的情况下提高了图像的 T2 对比；③回波采集速度加快，各回波信噪比提高，从而提高了整体图像的信噪比；④回波采集的速度加快，同样的 TR 间期可采集更多的层面，或可以适当缩短 TR，从而缩短 TA；⑤可适当延长 ETL，仍可保持原有的图像质量，同时缩短了 TA。

ES 的缩短也有一些缺点：①180°脉冲更为密集，单位时间内在人体内的能量沉积增大（即 SAR 提高）；②脂肪组织的信号强度进一步增强，可能会增加伪影或（和）降低图像的对比。

（二）对复相脉冲角度进行调整，减少回波链中个回波间的幅度差别

90°脉冲激发后，由于 T2 弛豫，组织的宏观横向磁化矢量出现衰减，在衰减的过程中，我们在不同的时间点（不同的 TE）采集回波信号，因此回波信号的幅度（信号强度）将逐渐降低，即各回波之间的幅度存在差别（图 2-12a、b），这种差别将在傅立叶变

换中发生错误，从而引起图像模糊，差别越大图像越模糊。我们都知道组织的横向弛豫在初期最快，随后逐渐减慢，因此回波链中前面的回波之间的幅度差别最大（图 2-12b），如果回波链中的前面的回波填充在 K 空间相位编码方向的中央区域（如 T1WI 或 PDWI 时），图像的模糊将更为明显。我们可以对复相脉冲进行调整，在回波链中的第一回波施加的复相脉冲角度最小，这样第一回波的幅度将明显降低，随后各回波施加的复相脉冲逐渐增大，直至增加到 180°，这样回波链中的各回波的幅度将较为接近（图 2-12c），可大大减少图像模糊。这对于 FSE 的 T1WI 及 PDWI 序列尤为重要。

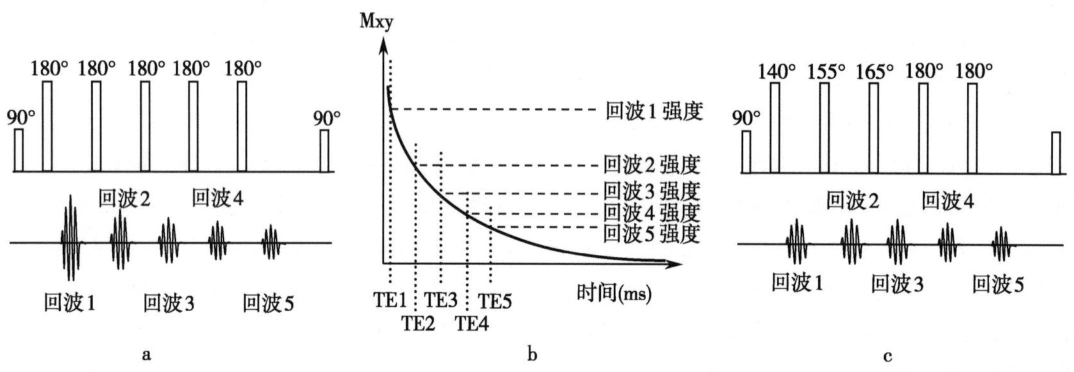

图 2-12 FSE 序列复相脉冲角度调整示意图

图 a 为未调整前，回波链中 5 个回波均采用 180°脉冲进行采集，这样回波 1 的信号幅度最高，随后各回波的幅度逐渐降低，回波 5 的信号幅度最低。图 b 示由于 T2 弛豫初期最快，往后逐渐减慢，回波 1 和回波 2 之间的信号幅度差别最大，往后各相邻回波间的信号幅度差别逐渐变小。图 c 示调整后的复相脉冲，回波 1 的复相脉冲仅施加了 140°，回波 2 施加了 155°，回波 3 施加了 165°，回波 4 和回波 5 施加了 180°，这样各回波之间的幅度差别明显变小

（三）快速恢复 FSE 序列

快速恢复 FSE（fast recovery FSE，FRFSE）序列与 SE 序列一样，均采用 90°射频脉冲进行激发，并能够产生最大的宏观横向磁化矢量，因而得到的图像有较好的信噪比。90°脉冲传递给质子的能量较大，因而受激发组织的纵向弛豫将需要较长的时间，当利用 FSE 序列进行 PDWI 或 T2WI 时，需要选择很长 TR，以尽量剔除纵向弛豫对图像对比的污染。然而在其他成像参数不变的情况下，TR 的延长意味着 TA 的延长。如果能够加快组织的纵向弛豫，则可选用较短的 TR，成像速度将加快。FRFSE 序列就是促使组织加快纵向弛豫的方法（图 2-13）。

这两个序列的其他成像参数（包括 TR、ES 等）均相同，FSE 序列采用 5 个 180°复相脉冲采集 5 个回波（ETL=5），FRFSE 序列也采用 5 个 180°脉冲，但最后一个 180°脉冲产生的回波不采集（ETL=4），而在该回波的 TE 时刻采用一个负 90°脉冲，把最后一个 180°脉冲产生的横向磁化矢量偏转回到 B_0 方向，从而加快了组织的纵向弛豫速度。

FSE T2WI 之所以要选择较长的 TR，主要是因

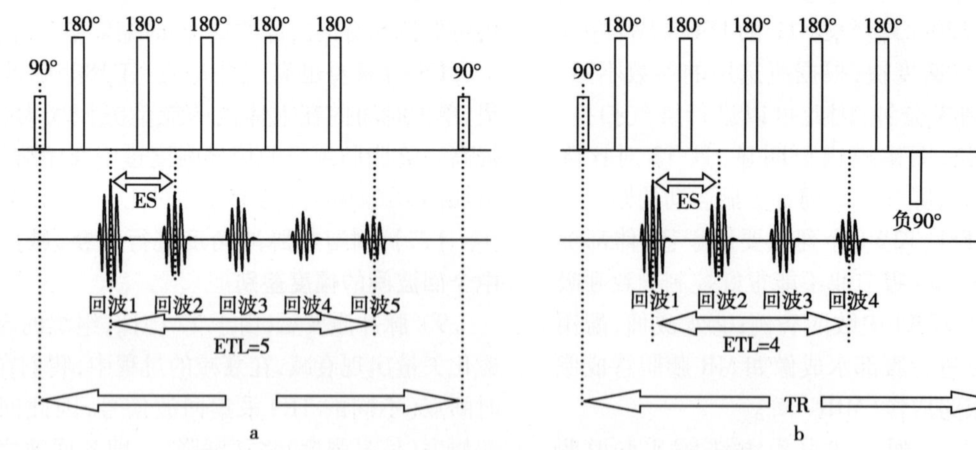

图 2-13 常规 FSE(a)与 FRFSE(b)序列的比较

为T1值很长的组织纵向弛豫太慢。以1.5T为例行头颅FSE T2WI为例，如果选择TR=2000ms，TE=100ms，ETL=8，ES=10ms，矩阵=256×256，NEX=2，TA=2s×(256/8)×2=128s=2.08min。脑白质的T1值约为450ms，脑灰质的T1值约为500ms，实际上当TR=2000ms，对于脑白质和灰质来说，纵向弛豫已经绝大部分完成，基本剔除了纵向弛豫对图像对比的影响，也就是说，TR已经足够长；但脑脊液的T1值约为3500ms，TR=2000ms时，其宏观纵向磁化矢量还没有恢复到平衡状态时的一半，因此脑脊液信号将不表现为高信号(白)而仅为中等偏高信号(灰白)，如果把TR延长到4000ms，脑脊液的信号强度将明显升高，但TA则延长到4.16min。

FRFSE的原理并不复杂，就是在回波链的最后一个回波采集后，再施加一个180°复相脉冲，将产生一个回波，这个回波并不采集，而在相当于这个回波的TE时刻施加一个负90°脉冲，把180°脉冲重聚的横向磁化矢量偏转回B_0方向，从而加快了组织的纵向弛豫，还是以刚才的头颅T2WI为例，成像参数也不变，那么回波链中最后一个回波(第十个回波)采集完成是在90°脉冲后的80ms，这时脑组织的宏观横向磁化矢量衰减到约为最大值的45%左右(脑组织的T2值约为100ms)，而脑脊液的宏观横向磁化矢量还残留最大值的90%以上(脑脊液的T2值约为2500~3000ms)，负90°脉冲将把这些横向磁化矢量偏转回B_0方向，显然负90°脉冲后脑脊液的宏观纵向磁化矢量已经恢复到平衡状态的90%以上，这样TR=2000ms的FRFSE T2WI上脑脊液的信号强度将明显增高。实际上FRFSE就是利用一般T1值长的组织，其T2值也长的特点，把回波链采集后残留的较大横向磁化矢量快速偏转返回到B_0方向，加快了T1值很长的组织(主要是接近于纯水的成分如脑脊液等)的纵向磁化矢量恢复，从而可以选用较短的TR进行T2WI。

(四) 单次激发FSE序列

单次激发FSE(single shot FSE，SS-FSE)序列是采集速度更快的FSE序列。常规的FSE序列是在一次90°射频脉冲激发后，利用多个180°脉冲采集多个自旋回波，需要多次90°脉冲激发后才能完成K空间的填充。与常规FSE序列相比，SS-FSE有以下特点：①一次90°脉冲激发后，利用连续的180°脉冲采集了填充K空间所需要的所有回波信号，即一次90°脉冲后完成了K空间的填充，如果图像的矩阵=256×128，即相位编码步级为128，则ETL=128；②由于回波链很长，为了保证回波链中后面的回波有一定的信号，SS-FSE回波链的ES很短，目前在1.5T扫描机上一般为4~5ms；③由于是单次激发，所以该序列中不存在TR的概念，因为该序列90°激发前所有组织的宏观纵向磁化矢量都处于平衡状态(即最大)，实际上TR为无穷大，所以没有纵向弛豫对图像对比的污染，同时也因为此原因SS-FSE序列一般不能进行T1WI，而仅用于T2WI；④由于回波链太长，图像的模糊效应将比较明显，T2对比也将受到影响；⑤由于ETL很长，ES很短，脂肪组织的信号强度很高；⑥由于180°脉冲连续又集中，人体内的能量沉积比较集中，SAR明显升高，为了降低SAR值，SS-FSE常采用小于180°的复相脉冲产生回波；⑦成像速度很快，如果矩阵为256×160(即ETL=160)，ES=4ms，NEX=1(SS-FSE常选用NEX为1)，则单层图像的TA为640ms，因此是亚秒级的成像速度，由于TA很短，在体部成像时即便患者不能屏气也没有明显的呼吸运动伪影；⑧由于ETL很长，回波链中大部分回波的TE较长，因此得到的T2WI的权重很重。

鉴于上述特点，SS-FSE的作用主要有：①颅脑超快速T2WI(仅用于不能配合检查的患者)；②腹部脏器屏气超快速T2WI；③屏气或呼吸触发水成像(如MRCP、MRU等)。

(五) 半傅立叶采集单次激发FSE序列

这个序列是SS-FSE的修改序列，在西门子公司生产的扫描机中，该序列称为HASTE(half-Fourier acquisition single-shot turbo spin-echo)序列，GE公司产生的扫描机中，该序列是在SS-FSE的基础上选择NEX=0.5即可。实际上HASTE序列也是在一次90°脉冲后利用连续的复相脉冲采集填充K空间所需要的所有回波，所不同的是HASTE序列采集的回波只需要填充K空间的一半多一点即可，剩余的K空间则根据K空间对称性原理进行填充。

在前面第一章已经介绍了K空间的基本概念和特点，K空间在相位编码方向是镜像对称的，如图2-14a所示，Ky=-128的回波与Ky=+128是对称的，Ky=-127的回波与K=+127是对称的，根据这一特点实际上我们只需要填充K空间的一半就够了，如图2-14中我们只需填充KY=-128到Ky=0即可，K空间的剩余部分利用对称性原理进行模拟填充即可，即用KY=-128的数据来填充Ky=+128，用KY=-127的数据来填充Ky=+127。这样实际上图像数据采集时间节约了一半，但由于K空间中央的数据决定图像对比，非常重要，因此一般采集的数据需要填充K空间的一半多一点，即K空间中央区域的数据是需要采集的。如相位编码的步级为256，需要采集的数据一般为128+8=136或128+16=144即可。这种技术称为半傅立叶采集技术，也称半K空间技术或部分K空间技术。这种技术不单可以用于HASTE序列，实际上几乎可以用于所有的MR脉冲序列，是MR常用的快速成像方法。

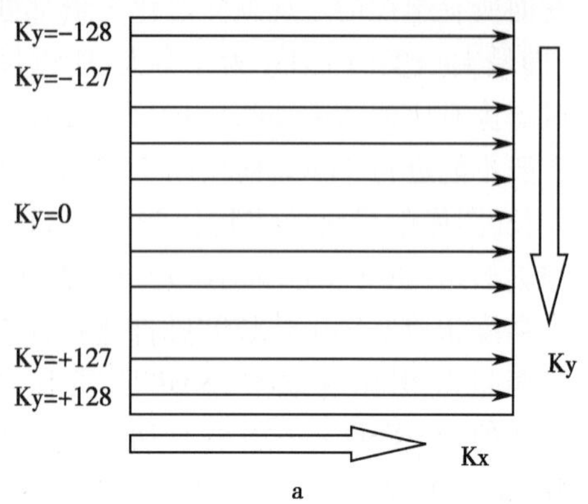

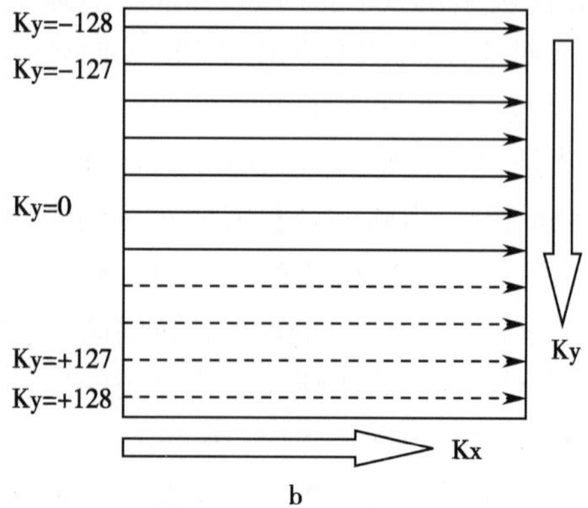

图2-14 半傅立叶采集技术示意图

图a为K空间的结构示意图，在K空间的相位编码方向上，回波信号呈镜像对称，即Ky=-128的回波与Ky=+128是对称的，Ky=-127的回波与Ky=+127是对称的。图b示只填充略多于一半的K空间，即填充Ky=-128到Ky=+8即可，剩余K空间的相位编码线（虚线部分）利用对称性原理进行模拟填充即可，即用Ky=-128的数据来填充Ky=+128，用Ky=-127的数据来填充Ky=+127

与相应的SS-FSE序列相比，HASTE序列具有以下特点：①由于只需要采集填充略多于一半K空间的回波信号，TA只需要原来的一半多一点，成像速度进一步加快；②理论上空间分辨保持不变；③由于实际采集的回波信号只有原来的一半，理论上图像信噪比有所降低，相当于原来的70%左右。实际由于回波链中前面回波信号较好，后面回波信号较弱，而HASTE序列采集的是信号较强的回波，因此信噪比降低并不明显；④人体内能量的沉积减少；⑤脂肪组织信号高和T2对比较差的问题依然存在。

HASTE序列的临床应用与SS-FSE序列的相仿，主要用于神经系统或腹部超快速T2WI，也可用于腹部水成像如MRCP、MRU等。

第六节 反转恢复和快速反转恢复序列

反转恢复（IR）脉冲构成：IR序列的每个周期由一个180°反转脉冲、一个90°脉冲以及一个180°聚相位脉冲构成（图2-15），由于其采集方式与自旋回波序列相同，而且180°反转脉冲后的90°激励脉冲和180°聚相位复相脉冲作用与SE序列相同，所以有时也将该序列称为反转恢复自旋回波（IR-SE）序列。

而FSE-IR序列的每个周期由一个180°反转脉冲、一个90°脉冲及多个180°聚相位脉冲构成。即在反转回波的基础上采用多个180°重聚脉冲，在每个重复周期内90°RF脉冲前施加180°反转脉冲，然后再连续施加多个180°相位重聚脉冲。并使得一次TR同时填充多条K空间线。也就是IR序列与FSE序列的组合，因此被称为IR-FSE（或FSE-IR）序列。

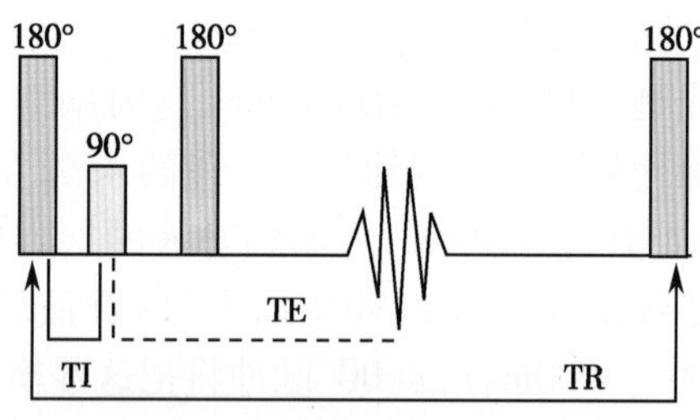

图2-15 IR序列结构示意图

由于IR序列成像较慢，临床多采用FSE-IR序列成像，其中最常用的是两个特定TI值的FSE-IR序列：

一、基本原理

第一个180°RF脉冲将纵向磁化矢量转移180°至平行于主磁场并与主磁场方向（正轴）相反的方向（负轴）。然后纵向磁化矢量（负轴方向）因主磁场作用发生T1弛豫逐渐向正轴方向恢复，在纵向磁化矢量恢复的不同时期，施加一个90°RF脉冲将纵向磁化矢量翻转至XY平面，形成横向磁化矢量，以便在接收线圈中感应产生 FID 信号,为避免 90°RF 激励对 FID 信号的干扰,同时消除转换至 XY 平面的横向磁化矢量因梯度场产生的 T2 弛豫的影响,在 90°RF 激励脉冲后施加一个 180°回波形成脉冲,使 XY 平面横向磁化矢量因梯度场作用失相位的质子重新聚相位,从而产生回波信号。

我们都知道,给主磁场中进动的质子施加一个射频脉冲,只要射频脉冲的频率与质子的进动频率相同,质子将发生共振,即低能级的质子获得能量越迁到高能级状态,在宏观上则表现为磁化矢量的偏转。宏观磁化矢量偏转的角度与射频脉冲的能量有关,能量越大偏转角度越大,我们把能够使宏观磁化矢量偏转某个角度的射频脉冲称为某角度脉冲,如 90°脉冲、小角度脉冲(偏转角度小于 90°)、180°脉冲等。反之,宏观磁化矢量偏转角度越大则表示质子获得的能量越大,射频脉冲关闭后质子所需要释放的能量也越大,被激发的组织的纵向弛豫所需要的时间就越长。

如果用 180°射频脉冲对组织进行激发,将使组织的宏观纵向弛豫矢量偏转 180°,即偏转到与主磁场相反的方向上,因此该 180°脉冲也称为反转脉冲。180°脉冲的能量相当于 90°脉冲的 2 倍,因此纵向磁化矢量完全恢复所需时间也明显延长(图 2-16)。我们把具有 180°反转预脉冲的序列统称为反转恢复类序列。

具有 180°反转预脉冲的序列具有以下共同特点:①由于 180°脉冲后组织纵向弛豫过程延长,组织间的纵向弛豫差别加大,即 T1 对比增加,相当于 90°脉冲的 2 倍左右(图 2-16);②180°脉冲后,组织的纵向弛豫过程中,其纵向磁化矢量从反向(主磁场相反方向)最大逐渐变小到零,而后从零开始到正向(主磁场相同方向)逐渐增大到最大,如果当某组织的纵向磁化矢量到零的时刻给予 90°脉冲激发,则该组织由于没有宏观纵向磁化矢量因此没有横向磁化矢量产生,该组织就不产生信号,利用这一特点可以选择性抑制一定 T1 值的组织信号(图 2-16b);③反转恢复类序列中,我们把 180°反转脉冲中点与 90°脉冲中点的时间间隔定义为反转时间(inversion time,TI),选择不同的 TI 可以制造出不同的对比,也可选择性抑制不同 T1 值的组织信号。

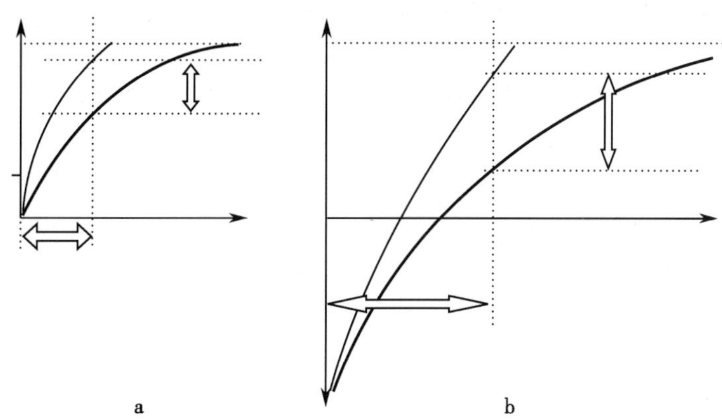

图 2-16 180°反转预脉冲后与 90°脉冲后组织纵向弛豫的比较

图中纵坐标为纵向磁化矢量(Mz)的大小(以% 表示),横坐标为时间(以 ms 表示);细曲线为甲组织的纵向弛豫曲线,粗曲线为乙组织的纵向弛豫曲线,甲组织的纵向弛豫速度快于乙组织。图 a 示 90°脉冲后两种组织开始纵向弛豫,经过 TR 后两种组织的纵向磁化矢量的差别即 T1 对比。图 b 示 180°脉冲使纵向磁化矢量偏转到反方向,180°脉冲结束后,两种组织开始纵向弛豫,纵向磁化矢量从反向最大逐渐缩小到零,又从零逐渐增大到正向最大,同时由于纵向弛豫过程延长,甲组织和乙组织的 T1 对比加大,约为 90°脉冲激发后的 2 倍

二、反转恢复序列

反转恢复(inversion recovery,IR)序列是个 T1WI 序列,该序列先施加一个 180°反转预脉冲,在适当的时刻施加一个 90°脉冲,90°脉冲后马上施加一个 180°复相脉冲,采集一个自旋回波,实际上就是在 SE 序列前施加一个 180°反转预脉冲(图 2-17)。IR 序列中,把 180°反转脉冲中点到 90°脉冲中点的时间间隔定义为反转时间(TI),把 90°脉冲中点到回波中点的时间间隔定义为 TE,把相邻的两个 180°反转预脉冲中点的时间间隔定义为 TR。为了保证每次 180°反转脉冲前各组织的纵向磁化矢

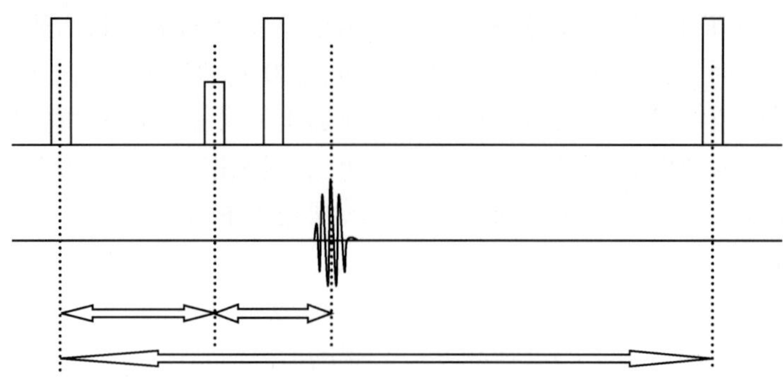

图 2-17 IR 序列结构示意图

量都能基本回到平衡状态，要求 TR 足够长，至少相当于 SE T2WI 或 FSE T2WI 序列的 TR 长度。因此 IR 序列中 T1 对比和权重不是由 TR 决定的，而是由 TI 来决定的。

IR 序列具有以下特点：①T1 对比最佳，其 T1 对比相当于 SE T1WI 的 2 倍；②一次反转仅采集一个回波，且 TR 很长，因此扫描时间很长，TA 相当于 SE T2WI 序列。

鉴于上述特点，IR 序列一般作为 T1WI 序列，在临床上应用并不广泛，主要用于增加脑灰白质之间的 T1 对比，对儿童髓鞘发育研究有较高价值。IR 序列也可用作脂肪抑制（STIR）或水抑制（FLAIR），但由于扫描时间太长，现在 STIR 或 FLAIR 一般采用快速反转恢复序列来完成。

IR 序列由一个 180°反转预脉冲后随 SE 序列构成。把 180°反转预脉冲中点到 90°脉冲中点的时间间隔定义为反转时间（TI），TI 是决定图像的 T1 对比和权重。把 90°脉冲中点到回波中点的时间间隔定义为回波时间（TE），IR T1WI 序列应该选择很短的 TE，以尽量剔除 T2 弛豫对图像的污染。把两个相邻的 180°反转预脉冲中点的时间间隔定义为 TR，IR 序列中应该选择很长的 TR（至少相当于 SE T2WI 或 FSE T2WI 的 TR）。

图 2-18a FIR 序列先施加一个 180°反转脉冲，在适当时刻（TI）再施加一个 90°脉冲，90°脉冲后利用多个 180°复相脉冲（图中为 3 个）采集多个自旋回波，因此存在回波链（图中 ETL=3）。可以把回波链中的任何一个回波填充在 K 空间中央，我们把 90°脉冲中点与填充 K 空间那个回波中点的时间间隔定义为有效 TE。两个相邻的 180°反转脉冲中点的时间间隔定义为 TR。图 2-18b 为 STIR 和 FLAIR 序列原理示意图。图中纵坐标为纵向磁化矢量（Mz）的大小（以% 表示），横坐标为时间（以 ms 表示）；细曲线为脂肪组织的纵向弛豫曲线，粗曲线为脑脊液的纵向弛豫曲线。180°反转脉冲后，两种组织将发生纵向弛豫，即纵向磁化矢量发生从-100% 到零到 100% 的变化。由于两种组织纵向弛豫速度不同，纵向磁化矢量从-100% 到零所需时间不同，脂肪组织需要很短的时间（即图中 t_0 到 t'），如果选择 TI 等于 t'，则 90°脉冲施加时，脂肪组织的纵向磁化矢量等于零，因而也没有横向磁化矢量的产生，脂肪组织的信号被抑制（即 STIR）；脑脊液的纵向磁化矢量从-100% 到零所需的时间很长（即图中 t_0 到 t''），如果选择 TI 等于 t''，同样的道理，脑脊液的信号

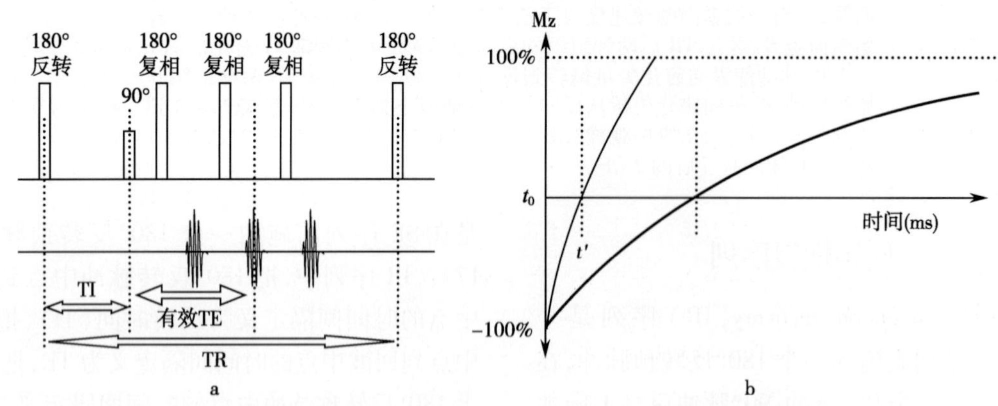

图 2-18 FIR 序列结构及 STIR、FLAIR 序列原理示意图

被抑制(即 FLAIR)。

三、快速反转恢复序列

快速反转恢复(fast inversion recovery,FIR)序列也称 TIR(turbo inversion recovery)序列或反转恢复快速自旋回波(IR-FSE)序列,在本教材中我们统一称为 FIR 序列。

了解反转脉冲的原理和 IR 序列后,FIR 序列的理解就非常简单了,IR 序列是由一个 180°反转预脉冲后随一个 SE 序列构成的,而 FIR 序列则是一个 180°反转预脉冲后随一个 FSE 序列构成的(图 2-18a)。由于 FIR 序列中有回波链的存在,与 IR 相比,成像速度大大加快了,相当于 FSE 与 SE 序列的成像速度差别。

FIR 序列具有以下特点:①与 IR 序列相比,FIR 序列成像速度明显加快,在其他成像参数不变的情况下,TA 缩短的倍数等于 ETL;②由于回波链的存在,FIR T1WI 序列的 T1 对比因受 T2 的污染而降低,不如 IR 序列;③由于回波链的存在,可出现与 FSE 序列相同模糊效应;④与 FSE T1WI 序列相比,由于施加了 180°反转预脉冲,FIR T1WI 序列的 T1 对比有了提高;⑤选择不同的 TI 可选择性抑制不同 T1 值组织的信号(图 2-18b),抑制某种组织信号的 TI 等于该组织 T1 值的 69%(一般用 70% 计算)。

鉴于上述特点,FIR 序列在临床上主要用于:

1. FIR T1WI　FIR T1WI 在临床的应用近年来逐渐增多,根据所选的成像参数不同 FIR T1WI 序列的 TA 一般与 SE 序列相近或略短于 SE T1WI 序列。该序列在临床上主要用于脑实质的 T1WI,灰白质的 T1 对比优于 SE T1WI 序列或 FSE T1WI 序列,但不及 IR T1WI 序列。以 1.5T 的扫描机为例,一般 TR = 2000 ~ 2500ms,TI = 750ms,ETL = 4 ~ 8,把回波链中的第一个回波填充在 K 空间中央(即选择最短的有效 TE)。由于组织的 T1 值随主磁场场强不同而变化,因此不同场强的扫描机应该对成像参数作相应调整。

2. STIR 序列　短反转时间的反转恢复(short TI inversion recovery,STIR)序列最初采用的是 IR 序列,目前一般采用 FIR 序列来完成。主要用于 T2WI 的脂肪抑制,因为脂肪组织的纵向弛豫速度很快,即 T1 值很短,在 1.5T 的扫描机中,脂肪组织的 T1 值约为 200 ~ 250ms,180°脉冲后,脂肪组织的宏观纵向磁化矢量从反向最大到零所需要的时间为其 T1 值的 70%,即 140 ~ 175ms,这时如果施加 90°脉冲(即 TI = 140 ~ 175ms),由于没有宏观纵向磁化矢量,就没有宏观横向磁化矢量的产生,脂肪组织的信号被抑制(图 2-18b)。采用很短的 TI 是该序列名称的来由。

在 1.5T 的扫描机中,STIR 序列一般 TI 选择在 150ms 左右,TR 大于 2000ms,ETL 和有效 TE 根据不同的需要进行调整。利用 STIR 技术进行脂肪抑制比较适用于低场强 MRI 仪。

3. FLAIR 序列　在进行脑部或脊髓 T2WI 时,当病变相对较小且靠近脑脊液时(如大脑皮层病变、脑室旁病变),呈现略高信号或高信号的病灶常常被高信号的脑脊液掩盖而不能清楚显示,如果在 T2WI 上能把脑脊液的信号抑制下来,病灶就能得到充分暴露。

液体抑制反转恢复(fluid attenuated inversion recovery,FLAIR)即黑水序列可以有效地抑制脑脊液的信号。FLAIR 序列实际上就是长 TI 的 FIR 序列,因为脑脊液的 T1 值很长,在 1.5T 扫描机中约为 3000 ~ 4000ms,选择 TI = (3000 ~ 4000ms) × 70% = 2100 ~ 2800ms,这时脑脊液的宏观纵向磁化矢量刚好接近于零,即可有效抑制脑脊液的信号(图 2-18b)。

在临床实际应用中,1.5T 扫描机一般 TI 选为 2100 ~ 2500ms,TR 常需要大于 TI 的 3 ~ 4 倍以上,ETL 及有效 TE 与 FSE T2WI 相仿。

4. 反转恢复单次激发 FSE　利用 180°脉冲反转预脉冲与单次激发 FSE 相结合可得到反转恢复单次激发 FSE(IR-SS-FSE)序列。IR-SS-FSE 序列也可采用 STIR 技术进行脂肪抑制或采用 FLAIR 技术抑制脑脊液信号。

0.2T 磁共振反转恢复序列参数选择如表 2-5。

表 2-5　0.2T 磁共振反转恢复序列参数选择

	STIR	T1 FLAIR	T2 FLAIR
TI	75	450 ~ 520	1400
TR	2000	2000	8000
TE	30 ~ 45	15 ~ 25	100 ~ 140

图像信号特点:IR 和 FSE-IR 序列中,T1 较短的组织信号较强,T1 较长的组织信号较弱。选择适当

的 TI 值,这两种组织可得到良好的对比度,其 T1 对比较 SE 序列强。TR 很长,TE 很短,TI 较短(<300ms)时,其信号与长 T1 组织信号一致,如具有长 T1 的组织水为高信号,而 TI 较长时,组织的信号与 T1 的长短相反,长 T1 的组织为低信号,与 T1WI 类似。

STIR 序列不仅可以抑制脂肪信号,而且还利用图像上 T1 对比极性的反转,即长 T2 组织较短 T2 组织亮,短 T1 组织较长 T1 组织亮,使 T1 对比和 T2 对比相互作用加强。

T1 FLAIR 与 SE 序列 T1WI 像信号一致,且脑脊液及水的信号更低。增加了 T1 对比。

T2 FLAIR 与 SE 序列 T2WI 像信号一致,但抑制了自由水的信号。更突出地显示病变。

序列特点及临床应用:IR 序列与其他成像序列相比,其图像对比度、SNR 及图像质量较好,但成像时间较长。FSE-IR 序列成像速度较 IR 序列快,节省时间,但 ETL 较大时,会出现图像模糊。通过短 TI 抑制脂肪,可克服 FSE 序列中脂肪过亮的缺点。自由水信号过亮,可通过 FLAIR 改善。

在低场 MRI 中,STIR 主要用于脂肪抑制。由于病变与正常组织的对比加强,而其他组织的信号不受脂肪抑制的影响,从而提高了软组织中疾病的检出率,尤其当病灶较小或位于皮下脂肪时,其检出率较 FSE 更高。STIR 序列广泛运用于全身各个部位的病变的显示,尤其是对于淋巴结肿大,肿瘤及转移病变的显示。

T1 FLAIR 对细微结构和靠近脑表面的病变的显示明显优于 SE 序列 T1 加权像。

T2 FLAIR 对于脑室内、脑脊液附近病变及脑白质病变的显示具有突出的优点,它既抑制了脑脊液的信号,又保留了 T2 加权像对病变检出敏感的优点,对颅内病变的诊断有较明显的改善作用。

第七节 常规梯度回波序列和扰相梯度回波序列

RF 脉冲构成:GRE 和 SPGR 序列均由一连串小于 90°的 RF 脉冲周期性重复构成,并利用梯度场的极性反转产生回波,而不是自旋回波中的 180°聚相位脉冲。

一、基本原理

SE 序列中,施加 180°脉冲使自旋进动相位反转 180°,在相同极性的梯度场作用下达到相位重聚而形成回波信号,GRE 序列中梯度场正负极性不同,质子自旋进动的方向相反,正梯度场引起自旋进动相位增加,负梯度场引起自旋进动相位减小,利用梯度场的极性反转使自旋进动反相,从而实现自旋进动的相位重聚并形成回波信号,即所谓梯度回返回波(gradient recall echo),在质子相位准备期间,频率编码梯度(读出梯度)Gx 的负极性起作用使自旋相位弥散,在回波形成的信号获取期间,Gx 的正极性起作用使自旋相位产生重聚,梯度场极性的反转对自旋相位重聚及回波形成的作用与 SE 序列的 180°脉冲的作用完全相同,但梯度场的极性变化不能消除回波时间(TE)内磁场不均匀性对 T2 弛豫的影响,因此小于 90°RF 脉冲激励后横向磁化矢量以 $T2^*$ 为时间常数衰减,MR 信号衰减时间常数为 $T2^*$ 而不是 T2。

常规 GRE 序列和扰相 GRE 序列是临床上最常用的 GRE 序列,也是最简单的梯度回波序列,本节我们将重点介绍其序列结构和应用。

二、常规 GRE 序列的结构

图 2-19 所示为常规 GRE 序列的结构示意图。实际上常规 GRE 序列的结构和其他所有序列一样均由五个部分构成,即射频脉冲、层面选择梯度场、相位编码梯度、频率编码和 MR 信号。与 SE 序列相比,常规 GRE 序列有两个特点:①射频脉冲激发角度小于 90°;②回波的产生依靠读出梯度场(即频率编码梯度场)切换。把小角度脉冲中点与回波中点的时间间隔定义为 TE;把两次相邻的小角度脉冲中点的时间间隔定义为 TR。常规 GRE 序列可以说是最简单的 GRE 序列,具有前一节所介绍 GRE 序列的所有特性。

三、扰相 GRE 序列

在梯度回波序列中,当 GRE 序列的 TR 明显大于组织的 T2 值时,下一次 α 脉冲激发前,组织的横向弛豫已经完成,即横向磁化矢量几乎衰减到零,这样前一次 α 脉冲激发产生的横向磁化矢量将不会影响后一次 α 脉冲激发所产生的信号。但当 TR 远小于组织 T2 时,序列周期的末期总残存部分横向磁

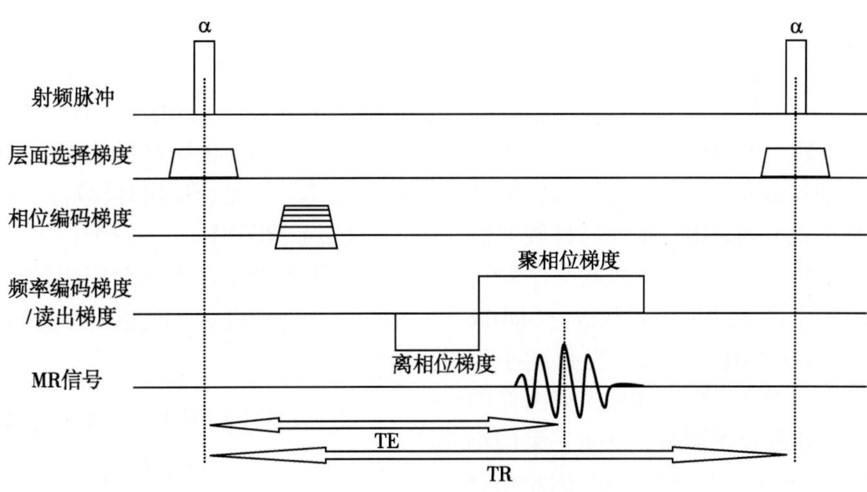

图 2-19 常规 GRE 序列结构图

化矢量 Mxy，这种残留的横向磁化矢量将对下一次 α 脉冲产生的横向磁化矢量产生影响，这种影响主要以带状伪影的方式出现，且组织的 T2 值越大、TR 越短、激发角度越大，带状伪影越明显。

从一个 TR 周期至下一个 TR 周期，序列周期的末期残存的 Mxy 的处理方法，直接决定着梯度回波序列的信号特征。如果不消除横向磁化矢量 Mxy，而是建立起 Mxy 和 Mz 的动态平衡，即达到所谓的稳定状态（steady state），用这种方法可分别形成稳态梯度重聚采集（gradient-recalled acquisition in the steady state，GRASS）序列和稳态自由进动（steady state free precession，SSFP）梯度回波序列。如果将横向磁化矢量 Mxy 消除，用这种方法可形成破坏（横向磁化）梯度回波（spoiled gradient recalled，SPGR）序列，即所谓扰相梯度回波序列。

干扰的方法有两种：①施加扰相位梯度场，可只施加于层面选择方向或三个方向都施加；②施加扰相位射频脉冲。以施加扰相位梯度场应用较多，施加了扰相位梯度场后，将造成人为的磁场不均匀，加快了质子失相位，从而消除这种残留的横向磁化矢量（图 2-20）。

我们把施加了扰相位梯度场或扰相位射频脉冲的梯度回波序列称为扰相 GRE 序列。这个序列在不同的公司有着不同的名称，如 GE 公司称之为 SPGR（spoiled gradient recalled echo），西门子公司称之为 FLASH（fast low angle shot），飞利浦公司称之为 FFE（fast field echo）。

扰相 GRE 序列与常规 GRE 序列相比，扰相 GRE 序列唯一的不同就是在前一次 α 脉冲的回波采集后，下一次 α 脉冲来临前，在层面选择方向、相位编码方向及频率编码方向都施加了一个很强的梯度场，人为造成磁场不均匀，加快了质子失相位，以彻底消除前一次 α 脉冲的回波采集后残留的横向磁化矢量。

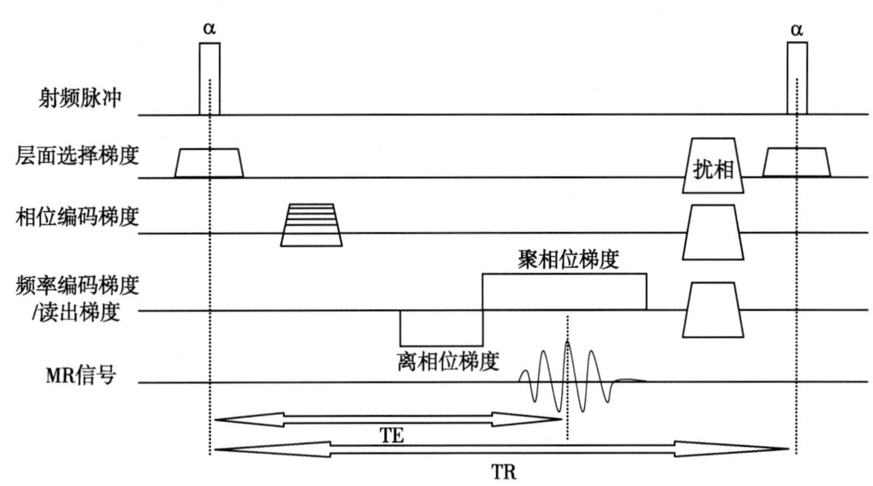

图 2-20 扰相 GRE 序列结构示意图

四、常规 GRE 序列和扰相 GRE 序列的加权成像

与自旋回波类序列一样，利用常规 GRE 或扰相 GRE 序列可以进行加权成像，但由于施加的射频脉冲以及产生回波的方式不同，GRE 序列与自旋回波类序列也存在一些差别：①一般自旋回波类序列均采用 90°脉冲激发，因此图像的纵向弛豫成分（即 T1 成分）由 TR 决定。而在 GRE 序列，激发角度小于 90°，且激发角度可随时调整，因此 GRE 序列图像的 T1 成分受 TR 和激发角度双重调节。②由于采用小角度激发，组织纵向弛豫所需的时间缩短，因此相对 SE 类序列来说，GRE 序列可选用较短的 TR。③GRE序列图像的横向弛豫成分（即 T2 成分）也由 TE 来决定，但由于 GRE 序列采集的回波未剔除主磁场不均匀造成的质子失相位，仅能反映组织 T2* 弛豫信息，因此利用 GRE 序列仅能进行 T2* WI，而得不到 T2WI。

（一） T1WI

与 SE 序列一样，利用 GRE 序列进行 T1WI 也需要选择短的 TE，尽量剔除 T2* 弛豫对图像对比的污染，而且因为读出梯度场切换所需的时间明显短于 180°脉冲所需的时间，因此 GRE 序列的最短 TE 明显短于 SE 序列。T1WI 权重则取决于 TR 和激发角度，保持 TR 不变，激发角度越大，图像的 T1 权重越重；保持激发角度不变，TR 越短，图像的 T1 权重越重。GRE 序列一般选用较大的激发角度，如 50°～80°，这时常需要采用相对较长的 TR（如 TR＝100～200ms），而当 TR 缩短到数十毫秒甚至数毫秒时，激发角度则可调整到 10°～45°。常规 GRE 和扰相 GRE T1WI 在临床上应用非常广泛，但需要指出的是并非 T1 权重越重组织的对比越好，在实际应用中，应该根据需要通过 TR 和激发角度的调整选择适当的 T1 权重。

（二） T2* WI

在 FSE 序列出现前，GRE 序列是常被用于 T2* WI，因为 SE T2WI 序列成像时间太长。与 SE 或 FSE 序列 T2WI 序列相比，GRE T2* WI 的成像参数具有以下特点：①小角度激发和相对短的 TR。在 SE 或 FSE 序列中，由于 90°脉冲激发后组织纵向弛豫需要很长时间，为了保证下一次 90°脉冲前所有组织的纵向磁化矢量都基本回到平衡状态，需要选用很长的 TR，一般常在 2000ms 以上。GRE 序列中，由于采用小角度激发，组织纵向弛豫所需时间明显缩短。GRE T2* WI 序列一般激发角度为 10°～30°，TR 常为 200～500ms。②相对短的 TE。由于 GRE 序列反映的是组织的 T2* 弛豫信息，我们都知道组织的 T2* 弛豫明显快于 T2 弛豫，因此为了得到适当的 T2* 权重，TE 相对较短，一般为 15～40ms。

（三） PDWI

GRE PDWI 在临床上应用较少，选用与 T2* WI 相似的激发角度和 TR，选用尽量短的 TE，即可得到 PDWI。

五、常规 GRE 序列和扰相 GRE 序列的临床应用

常规 GRE 序列与扰相 GRE 序列在临床上的应用比较广泛，两种序列的作用相近，但当不能满足 TR≫T2* 的条件时，则应该选用扰相 GRE 序列，以尽量消除带状伪影。因此临床上更多采用扰相 GRE 序列，下面就以扰相 GRE 序列为例介绍其临床应用（以下介绍的成像参数以 1.5T 扫描机为例，其他场强的扫描机应作适当修改）。

（一） 扰相 GRE T1WI 序列

扰相梯度回波 T1WI 在临床上的应用非常广泛，在很多部位已经成为常规检查序列。根据成像的目的不同，其成像参数变化也比较大，下面将介绍扰相 GRE T1WI 序列目前较为常用的技术。

1. 扰相 GRE 腹部屏气二维 T1WI　为上中腹部脏器检查的常规 T1WI 序列之一，在很多医院已经取代 SE T1WI。对于 1.5T 扫描机，一般 TR 为 80～200ms，激发角度 60°～90°，选用短的 TE（通常为 4～4.5ms），根据所选成像参数的不同，TA 一般为 15～30s，一次屏气常可扫描 15～30 层，可以覆盖肝胆胰脾和双肾。利用该序列除了可以进行常规 T1WI 外，还可以进行动态增强扫描。该序列配用脂肪抑制技术可以清晰显示胰腺病变。利用该序列通过对 TE 的调整还可以进行化学位移成像（详见化学位移成像一节）。与 SE T1WI 相比，该序列用于腹部成像时的优点表现在：①T1 对比良好；②如果屏气良好，则没有明显的呼吸运动伪影；③成像速度快，可以进行动态增强扫描。该序列的缺点主要是屏气不好者有明显的呼吸运动伪影。

2. 扰相 GRE 腹部屏气三维 T1WI　当腹部脏器屏气扫描要求层厚较薄，或需要同时兼顾脏器成像和血管成像时可考虑选用该序列，可作平扫 T1WI，也可进行动态增强扫描。在 1.5T 扫描机上，TR 一般为 4～8ms，选用尽量短 TE（小于 3ms），激

发角度一般为10°~20°，根据成像参数和扫描层数的不同，扫描时间常为20~30s。与扰相GRE二维T1WI序列相比，该序列的优点为：①在层面较薄时可以保持较高的信噪比；②没有层间距，有利于小病灶的显示；③可同时兼顾脏器实质成像和三维血管成像的需要。缺点主要是其软组织T1对比往往不及扰相GRE二维T1WI。

3. 利用扰相GRE序列进行流动相关的MRA 有关流动相关MRA的原理将在MRA一节中介绍，这里仅介绍扰相GRE T1WI在MRA中的应用。无论时间飞跃（TOF）MRA还是相位对比（PC）MRA，也无论是二维MRA还是三维MRA均可采用扰相GRE T1WI序列，下面就以最常用的三维TOF MRA为例介绍其临床应用。在1.5T的扫描机上，三维TOF MRA序列的TR一般为25~45ms，选用短的TE（一般为6.9ms），激发角度一般为20°~30°，根据成像参数的不同，TA一般为5~10分钟。从上述扫描参数可以看出，三维TOF MRA实际上是一个T1权重比较重的T1WI，这样可以抑制背景静止组织的信号，而有效地反映血液的流入增强效应。三维TOF MRA在临床上多用于头颈部的血管成像。利用扰相GRE序列进行的二维或三维TOF或PC血管成像技术的优点在于无需注射对比剂即可清楚显示血管结构。

4. 对比剂增强MRA 对比剂增强（CE-MRA）一般也采用三维扰相GRE T1WI序列，其原理请参阅MRA一节。在1.5T的扫描机上，TR常为3~6ms，TE为1~2ms，激发角度为25°~40°，根据成像参数的不同，扫描时间常为15~60s，可以进行屏气扫描。从成像参数可以看出，三维CE-MRA所用的扰相GRE序列的T1权重很重，比三维TOF MRA的T1权重更重，可有效地抑制背景组织的信号，而注射对比剂后T1值明显缩短的血液则呈现明显高信号。与前面介绍的扰相GRE腹部屏气三维T1WI相比，用于CE-MRA的扰相GRE T1WI序列的T1权重也更重，因此尽管血液的信号得以重点突出，而血管外软组织的信号则因明显受抑制而不能较好显示。CE-MRA目前在临床上已经得到广泛应用，血管结构显示清晰，比流动相关的MRA得到的信息更为可靠，对于直径较大的血管特别是体部和四肢的血管病变来说，CE-MRA完全可以作为首选检查手段，从而避免不必要的DSA检查。

5. 扰相GRE T1WI序列用于心脏成像 扰相GRE T1WI序列配用心电门控和呼吸门控（或屏气），可以进行心脏的亮血成像，可以较好地显示心脏的结构，也可进行心脏功能的初步分析。

6. 扰相GRE T1WI用于关节软骨成像 利用三维扰相GRE T1WI序列可很好地显示关节软骨，在该序列图像上，透明软骨呈较高信号，而纤维软骨和韧带呈低信号。在1.5T扫描机上，TR常为10~15ms，选用尽量短的TE，激发角度常为10°~15°。该序列在膝关节、髋关节、腕关节、颞颌关节等部位有较多的应用。

7. 其他应用 由于扰相GRE T1WI序列成像速度比SE T1WI快，临床上也可利用扰相GRE T1WI序列进行脑、垂体、骨与软组织的快速T1WI或动态增强扫描。

（二）扰相GRE T2*WI序列的应用

在FSE序列发明之前，扰相GRE T2*WI在临床上的应用非常广泛，特别是用于脊柱和骨关节病变的检查。随着FSE T2WI的广泛应用，扰相GRE T2*WI序列的应用大大减少。在1.5T扫描机上，扰相GRE T2*WI的TR常为200~600ms，TE常为15~40ms，激发角度常为10°~30°，根据扫描参数的不同，TA通常为2~5分钟。目前扰相GRE T2*WI序列主要用于：①大关节病变的检查，特别是膝关节半月板损伤的检查，常作为首选序列；②脊柱病变特别是退行性病变的检查；③出血病变的检查，如脑出血、关节出血等，对出血病变的检查比FSE T2WI序列更为敏感。

第八节 稳态进动成像序列

在前面常规GRE和扰相GRE序列一节中，我们介绍了当不能满足TR<T2*时，前一次α角射频脉冲激发并采集回波后，残留的横向磁化矢量将对后一次α角射频脉冲激发产生的横向磁化矢量产生影响，从而出现带状伪影。解决的方法可以采用扰相GRE序列。在本节中，我们将介绍另一种解决方法，即稳态进动快速成像方法。

一、利用残留的横向磁化矢量

在扰相GRE序列中，我们利用扰相位梯度场或扰相位射频脉冲去除前一个回波采集后残留的横向磁化矢量（图2-21a）。但我们也可以不去除这种残留的横向磁化矢量，反而可以利用这种残留的横向磁化矢量。

在稳态进动快速成像序列中，不施加扰相梯度场，这样前一个回波采集后残留的横向磁化矢量就得以保留。我们也知道，梯度回波类序列中，在层面选择方向、相位编码方向及频率编码方向都施加了编码梯度场，这些梯度场同样会造成质子失相位，如果在这些空间编码梯度施加后，在这三个方向上各施加一个与相应的空间编码梯度场大小相同方向相反的梯度场，那么空间编码梯度场造成的失相位将被剔除，也即发生相位重聚（图 2-21b）。这样残留的横向磁化矢量将得到最大程度的保留，并对下一个回波信号作出贡献。

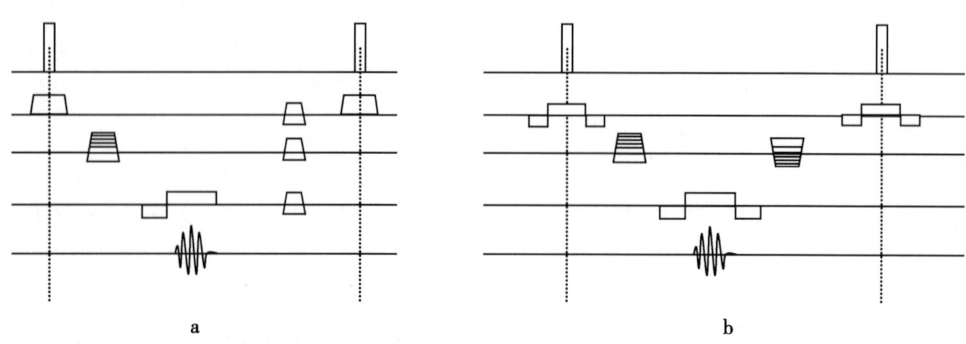

图 2-21　扰相 GRE 序列与 True FISP 序列的比较

图 a 为扰相 GRE 序列，该序列在前一次脉冲激发的回波采集后，后一个射频脉冲来临前在层面选择方向、相位编码方向及频率编码方向都施加一个强大的扰相梯度场，以去除残留的横向磁化矢量。图 b 为 True FISP 序列，与扰相 GRE 序列完全相反，True FISP 序列不但不施加扰相梯度，而且在层面选择方向、相位编码方向和频率编码方向都施加了与相应编码梯度大小相同方向相反的梯度场，使由于这三个编码梯度场造成的质子失相位得到纠正，从而在下一次射频脉冲激发前，前一次脉冲激发残留的横向磁化矢量得以最大程度的保留

二、GRE 序列的稳态概念

在了解稳态进动快速成像序列前，我们有必要了解 GRE 序列中的稳态。实际上 GRE 类序列中可以认为存在两种稳态，即纵向稳态和横向稳态。

（一）纵向稳态

大家都知道，射频脉冲激发后，组织的宏观磁化矢量将偏离平衡状态，射频脉冲的能量越大，宏观磁化矢量偏转角度也越大。射频脉冲关闭后，宏观纵向磁化矢量将逐渐回复到平衡状态，即发生纵向弛豫。但纵向弛豫的速度不是恒定不变的，宏观磁化矢量偏离平衡状态越远，纵向弛豫越快，偏离越少则纵向弛豫越慢。

梯度回波中由于施加的是小角度脉冲，因此射频脉冲激发后，仍残留有较多的宏观纵向磁化矢量，如果 TR 间期不足以使所有组织都完成纵向弛豫，则下一次脉冲激发前组织的宏观纵向磁化矢量由两部分构成：①前一次激发后残留的宏观纵向磁化矢量；②TR 间期中纵向弛豫所恢复的纵向磁化矢量。

设射频脉冲激发角度为 60°，TR＝150ms。第一个脉冲激发后，某组织残留的宏观纵向磁化矢量为平衡状态的 50%，假设第一个 TR 间期内纵向弛豫可使宏观磁化矢量增加 20%，则在第二个射频脉冲激发前组织的宏观纵向磁化矢量为平衡状态的 70%（50%＋20%）。第二个射频脉冲激发后，该组织残留的纵向磁化矢量为平衡状态的 35%（70%×50%），与第一个脉冲激发后相比，其宏观纵向磁化矢量偏离平衡状态更远，因此纵向弛豫速度加快，在第二个 TR 间期内，纵向弛豫可使宏观纵向磁化矢量增加得更多（假设为 30%），则在第三个射频脉冲激发前，组织的宏观纵向磁化矢量约为平衡状态的 65%（35%＋30%）。第三个射频脉冲激发后，该组织的宏观纵向磁化矢量为平衡状态的 32.5%（65%×50%），这时宏观纵向磁化矢量偏离平衡状态更远，射频脉冲结束后，组织的纵向弛豫更快，假设在第三个 TR 间期内可恢复的纵向磁化矢量为平衡状态的 31%，则第四个射频脉冲施加前，组织的宏观纵向磁化矢量为平衡状态的 63.5%。依此类推，经过数个脉冲后，在以后每一个射频脉冲激发前，该组织的宏观纵向磁化矢量将基本保持一致，约为平衡状态时的 63% 左右。我们把梯度回波序列中这种经过数个射频脉冲激发后，在以后各个射频脉冲激发前，组织的宏观纵向磁化矢量保持稳定状态的现象称为纵向稳态。纵向稳态存在于任何梯度回波序列中。

（二）横向稳态

扰相 GRE 序列中，在下一个 α 脉冲激发前，残留的横向磁化矢量已经完全消除。如果不施加扰相梯度场,并用聚相位梯度场剔除空间编码梯度场造成的失相位,那么前一次残留的横向磁化矢量将对以后的回波信号作出贡献。

我们都知道,射频脉冲关闭后,组织的横向磁化矢量将发生衰减,即发生 T2* 弛豫。而且 T2* 弛豫的速度与横向磁化矢量的大小有关,后者越大衰减就越快,越小则衰减越慢。如同纵向稳态一样,实际上经过几次 α 脉冲激发,在以后每一个 α 脉冲激发前,组织的残留横向磁化矢量将保持稳定,这就是所谓的横向稳态。

三、稳态进动成像序列

扰相 GRE 序列由于施加了扰相位梯度场,实际上仅存在纵向稳态。如果序列中不施加扰相梯度场,且利用与空间编码梯度场反向的聚相位梯度场,那么该序列将在纵向和横向都达到稳态,我们把这一类序列称为稳态进动成像序列。

如果聚相位梯度场仅施加在相位编码方向,我们把这种序列称为稳态进动快速成像(fast imaging with stead-state precession,FISP)序列。如果在层面选择、相位编码及频率编码方向上均施加了聚相位梯度场,那么这种序列称为真稳态进动快速成像(True FISP)序列。

(一) FISP 序列

FISP 序列是西门子公司的名称,GE 公司称之为 GRASS(gradient recalled acquisition in the steady state),飞利浦公司称之为 T2-FFE(T2 fast field echo)。这个序列目前在临床上应用较少。在此我们就不详细介绍。

(二) 真稳态进动快速成像序列

真正稳态进动快速成像序列由于在层面选择、相位编码和频率编码方向上都施加了聚相位梯度场,因此几乎完全剔除了三个空间编码梯度场造成的质子失相位,因此该序列在纵向和横向上均达到了真正的稳态,故而得名。西门子公司称该序列为 True FISP 序列,GE 称之为 FIESTA(fast imaging employing steady state acquisition),飞利浦称之为 B-FFE(balance fast field echo)。

True FISP 序列是近年来推出的新序列,目前在临床上逐渐得以广泛应用。该序列采用很短的 TR、很短的 TE 和较大的激发角,在新型 1.5T 的扫描机中,TR 常小于 5ms,TE 常小于 2ms,采用 40°~70°的射频脉冲激发。在这种参数下,组织的信号强度取决于其 T2*/T1 的比值,因此 T2* 值较长的成分如脑脊液、胆汁、胃肠液、血液等均呈很高信号。

True FISP 序列具有以下特点:①成像速度快,单层图像采集时间常在 1s 以内,因此也没有明显运动伪影;②由于采用极短的 TR 和 TE,血液流动造成的失相位程度较轻,同时由于三个方向聚相位梯度的流动补偿效应,流动的血液包括心腔和血管内的血液均呈现高信号;③长 T2* 的液体包括血液、脑脊液、胆汁等呈现明显高信号,液体与软组织间形成很好的对比;④软组织之间对比很差,常不能检出实质性脏器内部的实性病变,如肝细胞癌等;⑤对磁场不均匀比较敏感,容易出现磁化率伪影。鉴于上述特点,该序列常用于制造液体和软组织之间的对比,而不适用于实质性脏器内部实性病变的检查。

True FISP 目前在临床上的应用主要包括:①配用心电门控或心电触发技术进行心脏成像,可清晰显示心腔结构,并可进行心脏功能分析;②配用心电触发技术进行冠状动脉成像,无需使用对比剂;③大血管病变如动脉瘤、主动脉夹层等病变的检查;④利用 3D True FISP 序列进行水成像,主要用于内耳水成像及 MR 脊髓造影(MRM);⑤在肝胆胰脾病变的检查中,有助于胆道梗阻、门静脉血栓等病变的检出,但不适用于肝脏实性病变的检出;⑥可用于胃肠道占位病变的检查。

TE:两个正负极梯度脉冲中心之间的时间即为梯度回波序列的 TE,其长短较 SE 序列短得多。

TR:为两个小于 90°RF 脉冲之间的时间。

翻转角:RF 脉冲使纵向磁化矢量偏转的角度称为翻转角(flip angle,FA)。

低场 MRI 时 GRE 序列参数选择及其图像对比特征如表 2-6 所示。

表 2-6 GRE 序列参数选择及其图像对比特征

2D SEQ GRE	T1WI	PDWI	T2* WI
TR	100~300	100~300	100~300
TE	5~15	9~15	20~40
FA	45°~90°	5°~30°	5°~40°
2D 多层面 GRE	T1WI	PDWI	T2* WI
TR	300~600	300~600	300~600
TE	5~15	9~15	20~40
FA	45°~90°	20°~45°	10°~30°

图像信号特点:GRE(2D 多层面 GRE)序列:通

常，梯度回波成像TR不太长，在TR比组织T2大得多且TR<T1条件下，较小FA、短TE产生PDWI像，较小FA、长TE获得T2*WI像，较大FA、很短TE且TR不很长时获得T1WI像。在TR很短，小于组织T2条件下：①GRASS序列（2D SQ GRE）：很小FA（5°～10°）、短TE产生类似PDWI像，中等FA（30°～60°）、短TE获得T1WI为主的图像，大FA（75°～90°）、短TE获得的图像主要是T2*WI像。②SPGR序列：短TR、短TE、小FA得到PDWI像，短TR、短TE、大FA得到T1WI像，延长TE，即可加重T2*WI程度。

序列特点及临床应用

SPGR与GRE不同的是：下次激励脉冲发射前，沿层面选择梯度方向施加扰相梯度使残存的横向磁化矢量迅速消失，再进行下一次脉冲激励。

梯度回波序列图像对比度、SNR及图像质量不如SE序列，但其成像时间较短。它产生的信号随TE增加按T2*指数衰减，随着TE延长，更易产生磁化率和化学位移伪影，且磁场的不均匀性使图像质量下降，不适合进行T2WI成像。

该序列在低场MRI中最常用于脊柱、椎间盘及四肢骨关节的T2*WI的成像。

第九节　平面回波成像序列

平面回波成像（echo planar imaging，EPI）技术早在20世纪70年代末就有人提出，但由于EPI技术需依赖于高性能梯度线圈，因此在临床上的应用一直到20世纪90年代中后期才得以实现。EPI是目前最快的MR信号采集方式，利用单次激发EPI序列可在数十毫秒内完成一幅图像的采集。

一、EPI技术

EPI是在梯度回波的基础上发展而来的，EPI技术本身采集到的MR信号也属于梯度回波。一般的梯度回波是在一次射频脉冲激发后，利用读出梯度场（即频率编码梯度场）的一次正反向切换产生一个梯度回波（图2-22）；EPI技术则与之不同，它是在一次射频脉冲激发后，利用读出梯度场的连续正反向切换，每次切换产生一个梯度回波，因而将产生多个梯度回波（图2-22a），因而有回波链的存在。因此，实际上EPI可以理解成"一次射频脉冲激发采集多个梯度回波"。

由于EPI回波是由读出梯度场的连续正反向切换产生的，因此产生的信号在K空间内填充是一种迂回轨迹，与一般的梯度回波类或自旋回波类序列显然是不同的。这种K空间迂回填充轨迹需要相位编码梯度场与读出梯度场相互配合方能实现，相位编码梯度场在每个回波采集结束后施加，其持续时间的中点正好与读出梯度场切换过零点时重叠（图2-22a）。

从图2-22a可以看出，EPI序列利用读出梯度场连续切换产生回波，先施加的是反向的离相位梯度场，然后切换到正向，成为聚相位梯度场，产生第一个梯度回波，正向梯度场施加的时间过第一回波中点后，实际上又成为正向的离相位梯度场，施加一定时间后，切换到反向，这时反向梯度场成为聚相位梯度场，从而产生与第一个回波方向相反的第二个梯度回波，反向梯度场施加的时间过第二个回波中点后又成为反向离相位梯度场。如此周而复始，产生

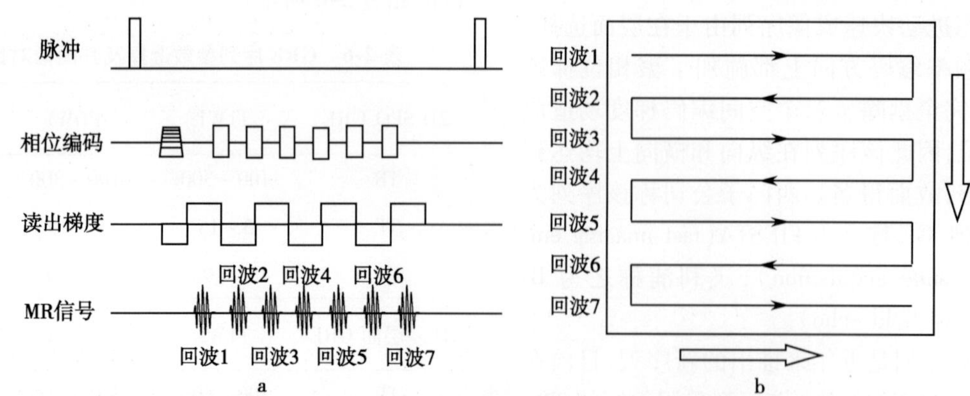

图2-22　常规EPI的序列结构及K空间填充轨迹示意图

图a为常规EPI序列结构示意图，图中省略了层面选择梯度。EPI是在射频脉冲激发后利用梯度场连续的正反向切换，从而产生一连串梯度回波。利用相位编码梯度场与读出梯度场相互配合，完成空间定位编码。图b示EPI序列的K空间填充轨迹，由于EPI特殊的信号采集方式，其原始数据的K空间填充轨迹与一般MR成像序列不同，是一种迂回的填充轨迹

一连串正向和反向相间的梯度回波，正由于 EPI 序列中这种正向和反向相间的梯度回波链，决定了其 MR 原始数据在 K 空间中需要进行迂回填充（图 2-22b）。

二、EPI 序列的分类

EPI 序列的分类方法主要有两种，一种按照一幅图像需要进行射频脉冲激发的次数进行分类；另一种则根据其准备脉冲进行分类。

（一）按激发次数分类

按一幅图像需要进行射频脉冲激发的次数，EPI 序列可分为多次激发 EPI 和单次激发 EPI。

多次激发 EPI（multishot EPI，MS-EPI）是指一次射频脉冲激发后利用读出梯度场连续切换采集多个梯度回波，填充 K 空间的多条相位编码线，需要多次射频脉冲激发和相应次数的 EPI 采集及数据迂回填充才能完成整个 K 空间的填充。MS-EPI 所需要进行的激发次数，取决于 K 空间相位编码步级和 ETL。如 K 空间相位编码步级为 128，ETL＝16，则需要进行 8 次激发。因此实际上从数据采集的角度来说，MS-EPI 与 FSE 颇为相似，两种序列均是在一次射频脉冲激发后采集多个回波，填充 K 空间的多条相位编码线，需要重复多次激发方能完成整个 K 空间的填充。两种序列的不同之处在于：①FSE 序列是利用 180°复相脉冲采集自旋回波链，而 MS-EPI 是利用读出梯度场的连续切换采集梯度回波链；②FSE的 K 空间是单向填充，而 MS-EPI 的 K 空间需要进行迂回填充；③由于梯度场连续切换比连续的 180°脉冲所需的时间要短得多，因此 MS-EPI 回波链采集要比 ETL 相同的 FSE 序列快数倍。

如果 EPI 序列填充 K 空间的所有数据在一次射频脉冲后全部采集，这种序列被称为单次激发 EPI（single shot EPI，SS-EPI）序列。从数据采集角度来说，SS-EPI 序列与单次激发 FSE（SS-FSE）序列相似，均是在一次射频脉冲激发后完成 K 空间全部数据的采集。两种序列的不同之处则相当于 MS-EPI 序列与 FSE 序列的差别。SS-EPI 序列是目前采集速度最快的 MR 成像序列，单层图像的 TA 可短于 100ms。

SS-EPI 与 MS-EPI 各有优缺点：①SS-EPI 的成像速度明显快于 MS-EPI，因此更适用于对速度要求很高的功能成像；②由于 ETL 相对较短，MS-EPI 的图像质量一般优于 SS-EPI，SNR 更高，EPI 常见的伪影更少。

（二）按 EPI 准备脉冲分类

EPI 本身只能算是 MR 信号的一种采集方式，并不是真正的序列，EPI 技术需要结合一定的准备脉冲方能成为真正的成像序列，而且 EPI 序列的加权方式、权重和用途都与其准备脉冲密切相关。

1. 梯度回波 EPI 序列　梯度回波 EPI（GRE-EPI）序列是最基本的 EPI 序列，结构也最简单，是在 90°脉冲后利用 EPI 采集技术采集梯度回波链。图 2-22a 所示即为 GRE-EPI 序列，90°脉冲后，回波链采集的信号符合 $T2^*$ 衰减曲线，因此有的文献也把该序列称为 FID-EPI 序列。GRE-EPI 序列一般采用 SS-EPI 方法来采集信号。GRE-EPI 序列一般用作 $T2^*$ WI 序列。

2. 自旋回波 EPI 序列　如果 EPI 采集前的准备脉冲为一个 90°脉冲后随一个 180°脉冲，即自旋回波序列方式，则该序列被称为 SE-EPI 序列。180°脉冲将产生一个标准的自旋回波，而 EPI 方法将采集一个梯度回波链，一般把自旋回波填充在 K 空间中心，而把 EPI 回波链填充在 K 空间其他区域。由于与图像对比关系最密切的 K 空间中心填充的是自旋回波信号，因此认为该序列得到的图像能够反映组织的 T2 弛豫特性，因此该序列一般被用作 T2WI 或水分子扩散加权成像（diffusion-weighted imaging，DWI）序列。SE-EPI 序列可以是 MS-EPI，也可以是 SS-EPI（图 2-23）。

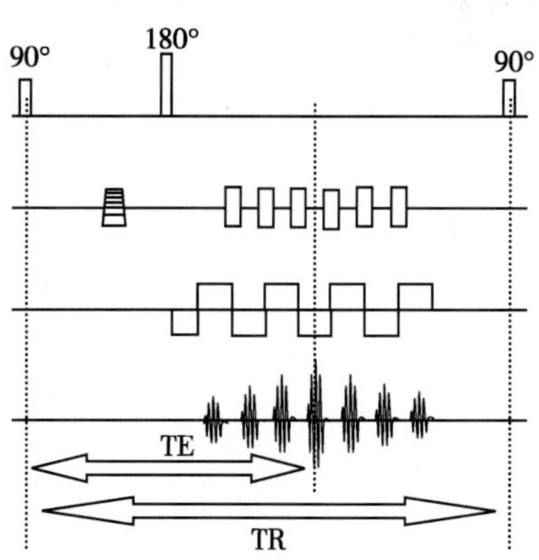

图 2-23　SE-EPI 序列结构示意图

SE-EPI 序列的预脉冲是 SE 序列，后随 EPI 采集。180°复相脉冲产生的自旋回波填充在 K 空间中心决定图像的对比，EPI 采集的梯度回波链主要决定图像的结构细节。把 90°脉冲中点与自旋回波中点的时间间隔定义为 TE，把两次相邻的 90°脉冲中点的时间间隔定义为 TR，如果是单次激发 SE-EPI，则 TR 为无穷大。

3. 反转恢复 EPI 序列 所谓反转恢复 EPI(inversion recovery EPI,IR-EPI)序列是指 EPI 采集前施加的是 180°反转恢复预脉冲。实际上 IR-EPI 有两种:①在 GRE-EPI 序列前施加 180°反转预脉冲(图 2-24),这种序列一般为 ETL 较短(ETL = 4 ~ 8)的 MS-EPI 序列,常用作超快速 T1WI 序列,利用 180°反转预脉冲增加 T1 对比,利用短 ETL 的 EPI 采集技术不但加快了采集速度,也可选用很短的 TE 以尽量剔除 T2* 弛豫对图像对比的污染。②在 SE-EPI 前施加 180°反转预脉冲,这种序列可以采用 SS-EPI 或 MS-EPI,可作为 FLAIR 或 DWI 序列。

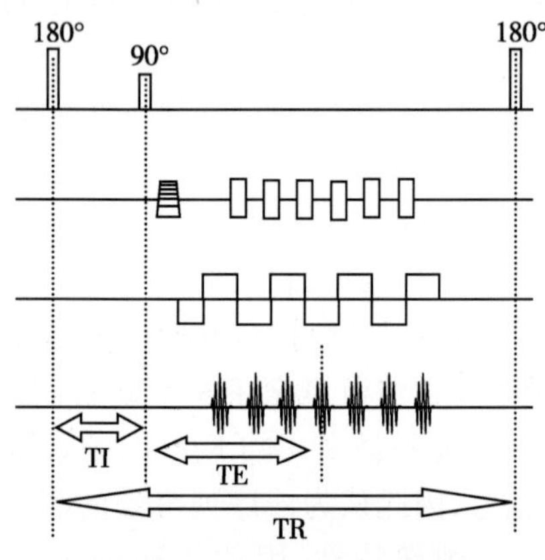

图 2-24 IR-EPI 序列结构示意图

IR-EPI 序列最早施加的是 180°反转预脉冲,180°脉冲后,组织将发生纵向弛豫,经过一定时间后,由于纵向弛豫速度不同各组织的宏观纵向磁化矢量将出现差别,这时利用 90°脉冲把这种宏观纵向磁化矢量差别偏转 90°,变成宏观横向磁化矢量差别,立刻使用 EPI 技术采集回波来记录这种宏观横向磁化矢量差别。我们把 180°反转预脉冲中点与 90°脉冲中点的时间间隔定义为 TI;把 90°脉冲中点与填充 K 空间中心的回波中点的时间间隔定义为有效 TE;把两次相邻的 180°反转脉冲中点的时间间隔定义为 TR,如果是单次激发 IR-EPI 序列则 TR 为无穷大。

三、EPI 序列的临床应用

近年来 EPI 序列在临床上应用日益广泛,其用途与其预脉冲和序列结构密切相关,下面以不同的序列结构分别简述其临床应用。

(一) 单次激发 GRE-EPI T2* WI 序列

GRE-EPI T2* WI 序列多在 1.0T 以上扫描机上使用,一般采用 SS-EPI,TR 为无穷大,在 1.5T 扫描机上,TE 一般为 30 ~ 50ms。单层 TA 仅需要数十毫秒,1 秒钟可完成数十幅图像的采集。该序列主要用于:①MR 对比剂首次通过灌注加权成像(详见灌注加权成像一节);②基于血氧水平依赖(blood oxygenation level dependent,BOLD)效应的脑功能成像。

(二) 多次激发 SE-EPI T2WI 序列

多次激发 SE-EPI T2WI 序列一般在临床应用较少,激发次数常为 4 ~ 16 次,一般用于腹部屏气 T2WI。

(三) 单次激发 SE-EPI T2WI 序列

单次激发 SE-T2WI 序列在临床上应用较多,TR 为无穷大,因此剔除了 T1 弛豫对图像对比的污染,根据需要和扫描机的软硬件条件,TE 一般为 50 ~ 120ms。成像速度很快,单层图像的 TA 在数十到 100 毫秒。在临床上单次激发 SE-EPI 序列主要用于:①脑部超快速 T2WI,该序列图像质量不及 FSE T2WI,因此一般用于临床情况较差或不能配合检查的患者;②腹部屏气 T2WI,该序列用于腹部的优点是成像速度快,数秒钟可完成数十幅图像的采集,即便不能屏气也没有明显的呼吸运动伪影;缺点在于磁化率伪影较明显;③在该序列基础上施加扩散敏感梯度场即可进行水分子扩散加权成像(DWI),主要用于超急性期脑梗死的诊断和鉴别诊断(详见扩散加权成像一节)。

(四) 多次激发 IR-EPI T1WI 序列

该序列在临床上的应用也较少,ETL 一般为4 ~ 8,相位编码步级一般为 128,因此需要进行 16 ~ 32 次激发。该序列一般用于心肌灌注加权成像。

(五) 单次激发反转恢复 SE-EPI 序列

该序列在临床上应用不多,可作为脑部超快速 FLAIR 扫描,在此序列基础上施加扩散敏感梯度场也可进行 DWI。

第三章

磁共振流体成像

第一节　流体的基本概念

流体是气体和液体的统称，其基本特性是不具有固定的形状但具有流动性。本章节所涉及的流体则主要指人体中的血液。

一、血液的组织学特征

血液是一种由血浆和血细胞组成的流体组织，其总量约相当于正常成人体重的7%～8%。血液在心血管系统中不断循环流动，沟通人体各部分的组织液，是内环境最活跃的部分；同时，也是和外环境进行物质交换的场所。

正常人全血的比重约为1.050～1.060，与水相比，血液的相对黏滞度为4～5；血浆的pH为7.35～7.45，渗透压则大约维持在300mmol/L。血浆渗透压的相对稳定对于保持细胞内外的水平衡极为重要。

二、血流动力学

血液在心血管系统中的流动是血管压力、阻力以及血液流量等因素相互作用的结果，血流动力学(hemodynamics)主要研究的就是血管压力、阻力、血液流量以及它们之间的相互关系。由于血液是含有血细胞和胶体物质等多种成分的液体而不是理想液体，因此其血流动力学既具有一般流体力学的共性，又有其自身的特点。相对于血液本身的组织特性而言，血流的这些自身特性如血流不同的表现形式，平流、层流、湍流等会对磁共振血管成像(magnetic resonance angiography，MRA)的结果造成更大的影响。总体而言，MRA除了能够提供血管形态上的信息以外，血流的方向、血流的速度以及血流量的大量信息的获得则更是血流特性的反映。

第二节　MRI中的流动效应及影响因素

磁共振血管成像的主要目标是在保证一定的SNR的前提下，增加血管和背景组织之间的信号对比度。在MRA中，不同的成像方法可以合理利用血液流动的不同特点而使血管呈现出可以高，亦可以低的信号特性。

一、饱和效应

磁共振成像中，除了单次激发序列以外，其他所有的序列都需要重复在每个TR间隔激发成像层面，以获得的一幅磁共振图像。除非组织的T1值远小于TR时间，那么在每个TR间隔连续的射频激发，组织的T1弛豫肯定是不完全的。这种不完全的T1弛豫也就造成了相应组织信号的饱和。通常，饱和效应与TR/T1的比例相关，随着TR/T1比例的下降，饱和效应增加。在梯度回波序列中，饱和效应还和射频脉冲激励角度有关。当激励角 θ = arcos ($e^{-TR/T1}$)时，该组织的信号到达最高，而背景信号被充分饱和而抑制。对于一个常被用于磁共振血管成像的扰相梯度回波序列，组织信号与TR，T1和射频激励角度的关系如下：

$$S=\frac{M_0\sin\theta(1-e^{-TR/T1})}{(1-\cos\theta e^{-TR/T1})}e^{-TE/T2*} \qquad (式3\text{-}1)$$

上式中，M_0为组织在平衡状态时的纵向磁化矢量，θ为射频激励角，S为该组织的信号强度。

二、相位效应

磁共振是一种相位敏感性的成像方式。在对磁共振原始数据进行傅立叶变换以后，图像中的每个像素均包含有幅度和相位两部分。在常规图像的重建中，相位成分是被抛弃的，然而，有许多的信息包含在相位中。相位的变化可以是质子间的去相位引起，施加的梯度场引起，也受到磁场不均匀性的影响等，最简单的例子，相位图中包含了 B_0 场不均匀性的信息。对于流体而言，扫描层面内质子群的流动可以造成质子失相，层流中的流速的差别可以造成质子失相，湍流也可以造成质子失相等，这种质子群相位一致性的丢失均可造成信号的衰减。

如果人为地使质子群失相位，并把这种相位的变化利用相位图表现出来则可以得到一些常规成像方法无法得到的信息。相位对比血管成像就是这种相位效应的一种应用。

三、影响流动自旋相位的因素

体素内自旋相位的失相是 MRA 成像一个很重要的限制因素，将造成血流信号的下降。出现自旋失相的因素包括：

1. 成像体素内的血流速度存在的差异。通常的血流是以层流的方式流动的，血管中心区域的血流速度快于周围的速度。如果成像体素过大，层流造成的自旋失相就更明显，从而降低血流的信号强度。降低体素的大小可以减小此效应，但会相应地降低图像的信噪比并导致成像时间的延长，因此实际使用中需要对这三者有一互相权衡的考虑和选择。

2. 血液的湍流现象。从血流方向上而言，湍流是随机的，因此其造成的自旋失相并不能通过减小体素大小加以弥补，TE 时间的缩短则有一定的作用。

3. 局部磁场的不均匀性如磁敏感效应（$T2^*$）也会影响体素内的自旋失相。

四、梯度运动与相位改变

磁化矢量在受到射频激励以后翻转至 XY 平面，并以 larmor 频率发生进动。在此过程的任意时刻，磁化矢量均可以用矢量的大小和相位的变化来描述。随着进动的进行，矢量的大小和相位的变化随时发生改变。这种改变主要是由主磁场引起的，但局部磁场微小的变化同样也会影响 larmor 频率和相位的变化，例如梯度场的作用。在主磁场中施加一个正向梯度场，导致进动频率加快。当梯度场恢复至零时，进动频率恢复至原来的频率，而相位的改变则被保持下来，如图 3-1 所示。

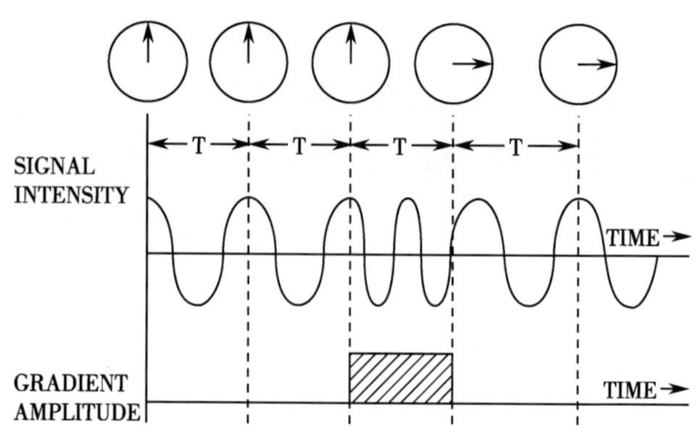

图 3-1 正向梯度场导致质子进动相位的变化

图 3-1 中上部圆内的箭头表示相位，下部的方块表示施加的正向梯度场，中间表示质子的进动频率。在施加梯度场的时间内，进动频率加快，但在梯度场结束的时刻，进动频率恢复至原有速度，但自旋相位发生了 90°的偏转，并在此后的过程中保持这种相位变化。

五、影响流动自旋幅度信号的因素

影响流动自旋相位改变的任何因素均可间接影响自旋的幅度信号，除此以外，下列因素同样会影响自旋的幅度信号：

（一）舒张期假门控现象

血流的流速受到心脏搏动的影响，在心脏收缩期，血流最快，而在舒张末期血流速度最慢。如果利用心电门控技术采集磁共振信号，当 TR 与心电周期相吻合时，射频激发和信号采集刚好处于舒张末期，此时血流的速度很慢，信号幅度基本不受流动的影响而与血液的 T1 值和 T2 值相关，血管内的血液表现为较高的信号强度。

（二）偶回波效应

质子群在沿相位编码梯度移动时，偶数次线性变化梯度场可使离散的质子群重新发生相位重聚，信号幅度由此增加。表现为多回波成像时，在奇数回波的图像上血流呈低信号，而在偶数回波的图像上呈现高信号，这种现象称为偶回波效应。

（三）梯度回波

由于梯度回波是利用梯度场的切换产生回波信号，且梯度场的切换无需层面选择，在血流不超出有效的梯度场范围，血流不会出现流空现象，而基本保持原有的信号强度。

（四）超短 TR 和 TE 的稳态梯度回波

即使较快的血流也呈现为高信号。

第三节　幅度对比磁共振血管造影

一、幅度对比磁共振血管造影的原理

幅度对比磁共振血管造影(magnitude contrast angiography,MCA)的基本原理是利用流动的自旋的相位效应,分别产生一组血管呈等或高信号的图像和一组血管呈低信号的图像,然后对这两组图像进行减影处理,得到单纯的血管图像。

二、幅度对比血管造影的方法及过程

首先在梯度回波序列中使用流动补偿梯度,使流体的信号得以保持,得到流体的高信号图像。然后利用流动敏感梯度场,使流体快速去相位,产生流体的低信号图像。对于静止的组织,不管在流动补偿梯度下还是流动敏感梯度下,其信号强度均保持不变,因此将上两组图像进行逐个像素间的减影后处理,获得一幅单纯的血管图像。

三、幅度对比血管造影的要点

由于流动补偿对于慢流速的流体有较好的效果,而且流动补偿梯度场和流动敏感梯度场均具有方向性的选择;使用中需要施加在一定的方向上,因此 MCA 主要用于显示慢速层流的血流,而且只有在血流的主要流动方向上使用该技术。

第四节　相位对比血管造影

一、PCA 原理

相位对比血管造影(phase contrast angiography,PCA)是通过使用流动编码梯度场来使流动物质成像的一种方法。与常规序列不同的是,PCA 是根据宏观横向矢量的相位变化,而不是信号幅度的变化,来使背景组织的信号得到抑制,从而使血管的信号突出的一种成像方法。

二、PCA 的方法与过程

PCA 在成像过程中,在射频激励脉冲激发之后,于层面选择梯度和信号读出梯度之间施加两个大小相同,持续时间相同,但方向相反的梯度场。这两个梯度场是一个双极梯度,被称为相位编码梯度场。对于静止的组织,第一个梯度场造成横向磁化矢量的去相位,这种相位变化可以被第二个大小、持续时间均相同但方向相反的梯度场完全抵消。因此在 TE 采集信号的时刻,静止的组织横向磁化矢量的相位变化等于零。对于流动的氢质子群如血液来说,由于流动的存在,该部分质子在两次相位编码梯度时已经发生了位置的变化,第一个梯度场造成的横向磁化矢量相位变化就不可能被第二个梯度场所抵消,因此在 TE 时刻,由于流动造成的相位变化就被保留下来,与周围背景组织的零相位形成了相位差,这种相位差即为相位对比(图 3-2)。相位差的程度取决于在双极梯度间流动物质所流动的距离,对于快速的流体而言,相位差就大,也就是说相位对比就大。

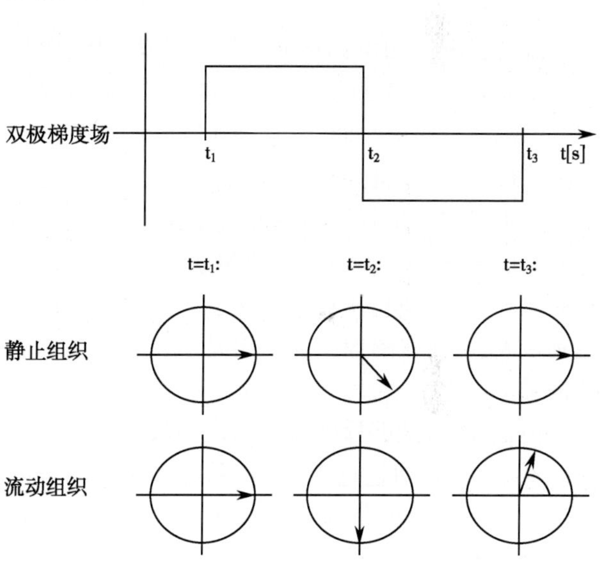

图 3-2　相位编码梯度的作用

由于血流方向的不确定性,所以在实际的 PCA 使用中,通常要左右、前后和上下方向上各施加一个相位编码梯度。因此除了需要一幅参考像以外,PCA 成像需要获得左右、前后和上下方向编码的图像,组成四组图像,然后通过减影的方法去除背景组织的信息,而留下血液流动造成的相位变化信息,最后通过重建获得 PC 的血管图像。PCA 的成像重建过程如图 3-3 所示,AP 表示前后相位编码方向,RL 表示右左编码,SI 表示上下编码。

在图 3-3 中,各个方向上获得的相位敏感图像分别与参考图像进行减影,获得某个方向的相位对比图像,然后对三组图像进行整合最终得到 PCA 的图像。PCA 扫描时由于需要对三个方向分别进行

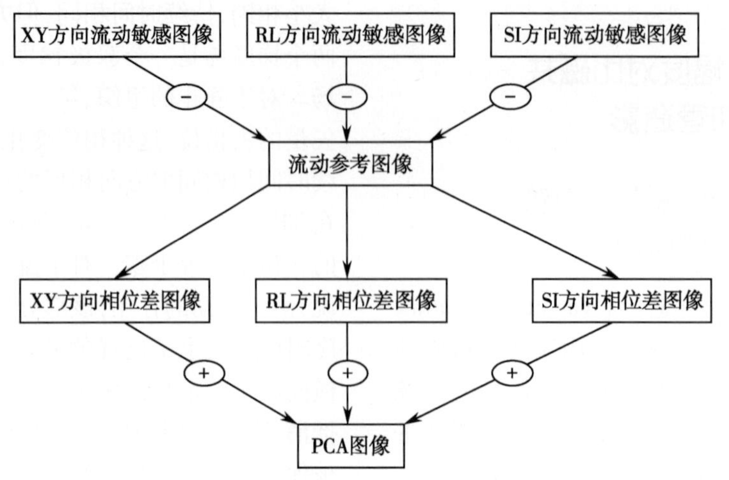

图 3-3 相位对比血管造影的重建过程

流动编码成像，因此扫描时间会延长。

三、相位对比图像的流动敏感性

流动组织的相位偏移不仅与速度成正比，而且与梯度的幅值和梯度的作用时间成正比。通过改变梯度的幅值和作用时间，使某种速度的血流产生的相位差最大，则该速度的血流在图像上信号最高。采集前可根据所要观察的血流的速度，选择一个速度编码值(velocity encoding，VENC)，即选定了梯度的幅值和作用时间，使得在该梯度下血流的相位差达到最大，从而在图像上能突出显示该速度下的血流信号。

但是，PCA 能够反映流动组织的最大相位变化是±180°。当流动超过 180°时，系统将误为相位的反向变化而使血流信号降低甚至成为低信号。例如，当流动相位达到 190°时，其相位的结果和负 170°就无法区分，导致低信号的产生，如图 3-4：190°的相位差在血管图像中表现出一条低信号。

图 3-5 为相位值和流速在 PCA 图像上表现出的线性变化，虚体部分表明相位超过 180°而使图像失真。

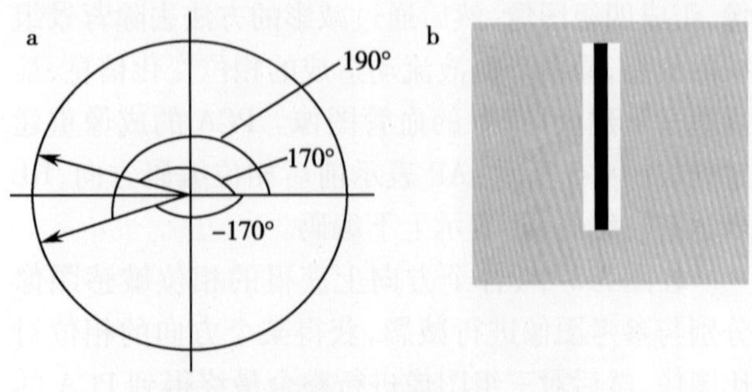

图 3-4 相位变化对血流信号的影响

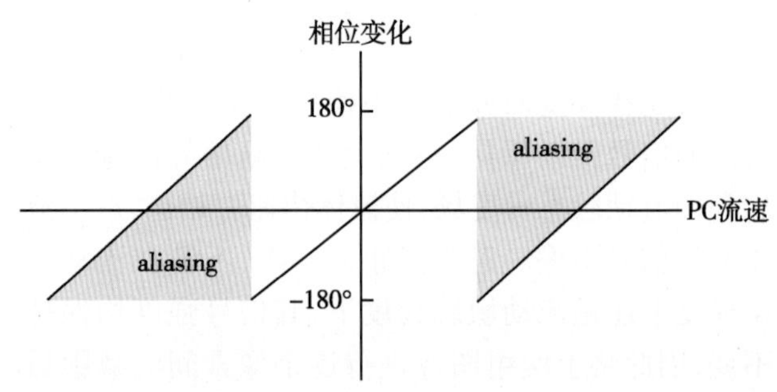

图 3-5 流速对血流信号的影响

对于层流的血液流动，由于血管中心的血液流速最快，此时如果 VENC 低于该血流速度，则血管中心呈低信号，造成血流相反的假象。这种假象同样可以发生在任何 VENC 和实际血流速度不匹配的情况下。因此在 PCA 成像中，VENC 的正确选择非常关键。VENC 选择过小，图像出现混淆失真；VENC 选择过大，则敏感性下降导致图像信噪比降低。

四、流动显示的方向独立性

由于系统在进行流动编码时，双极相位编码梯度场只能一次施加在一个方向上，血流的相位变化就只能反映在相应的流动编码梯度场方向上。因此要获得一幅完整的 PCA 图像，需要分别在层面选择方向、相位编码方向和频率编码方向上单独施加流动编码梯度场。通常 PCA 的图像可以分为幅度图和相位图，在幅度图上，血流的信号强度仅与血流的流速有关而与血流的方向无关，血流速度越快，信号越强；而在相位图像上，血流的信号强度不仅与血流速度有关，还具有血流方向的信息。与流动编码梯度场方向相同的血流表现为正信号，且流速越快，信号越强；而与流动编码梯度场方向相反的血流则表现为低信号,流速越快,信号越低。

五、相位对比序列作用和用途

PCA 的成像可以是 2D 或 3D,和 TOF MRA 相比,PCA 具有更好的背景抑制效果而有利于小血管的显示;通过改变 VENC 有利于慢血流的显示,因此适用于静脉的成像。当然 PCA 一个独特的用处是血流流速测定。

2D PCA 通常采用厚块采集的方法,然后利用最大密度投影技术使整个厚块内的血管成像。2D PCA 的优点是扫描时间短,因此可以获得很高空间分辨力的图像。其另一个优点在于,由于扫描时间短,则可以采用不同的 VENC 连续采集,使得动脉和静脉都可以良好地显示。2D PCA 主要用于颅内外血管流速流量的分析,门静脉和肝静脉的显示以及低流速状态的动静脉畸形和微动脉瘤等。

3D PCA 最大优点是可以对原始数据进行回顾性地、任何方位的最大密度重组。其他的优势还包括:更好的背景抑制效果,根据选择不同的 VENC,对于动脉和静脉具有同样的敏感性。缺点在于扫描时间很长。3D PCA 主要用于肾动脉成像,动静脉畸形(arteriovenous malformations,AVM)以及颅内血管。

六、PCA 的序列

图 3-6 中的相位编码梯度的虚线部分即为一个大小相同,持续时间相同,但方向相反相位编码梯度场,除了该部分外其余为一个标准的梯度回波时序图。

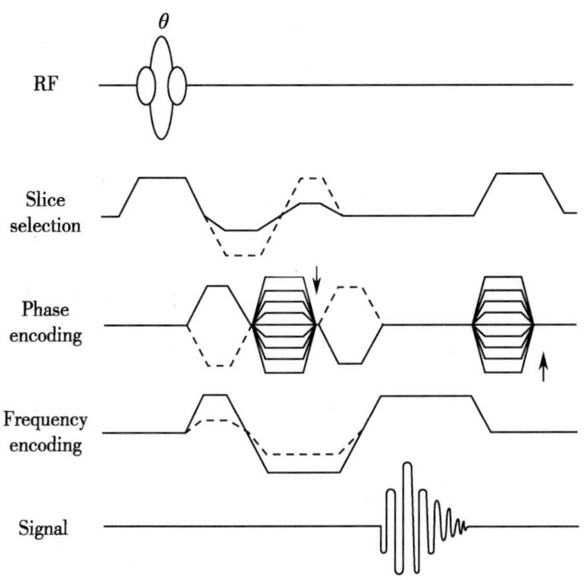

图 3-6　PCA 序列时序图

第五节　时间飞跃磁共振血管造影

一、TOF-MRA 原理

Time of flight TOF-MRA 是一种基于血流的流入增强效应的血管成像方法。TOF 一般采用扰相梯度回波采集,激励角度较小,从而使成像层面内的静止组织被快速反复激发,纵向恢复磁化矢量很小而处于饱和状态,信号被充分抑制;而从成像层面外流入的血流由于没有收到先前的射频激发,因此可以产生相对高的信号,与静止组织的低信号形成对比。这种现象被称为流入增强效应,TOF MRA 的原则就是在周围背景组织信号被充分抑制的前提下,突出显示新鲜流入层面的高信号血流。

TOF 是临床上应用最为广泛的 MRA 成像方法,按成像技术可以分为 2D TOF 和 3D TOF,它们之间各有优缺点。

二、TOF-MRA 的流入饱和效应

虽然 TOF-MRA 主要是利用血流的流入增强效应而使血流成像的,但在成像过程中,特别是 3D TOF-MRA,血流的饱和现象不但存在而且不容忽视。血流饱和现象的出现,不但没有使血流成为预期的高信号,反而信号有不同程度的下降。血流的饱和现象主要表现在两个方面:一是对于慢血流的信号明显下降,二是在成像容积内血流的信号随血流的方向逐渐减弱,也就是说血流远端的信号明显低于近端。

为了减少血流流入的饱和效应,通常有下列措施。

1. 逆血流方向采集,先采集血流远端的信号,然后依次向血流近端移动。该采集方法可以减少远端血流的饱和效应。

2. 采用倾斜优化非饱和激励技术(tilt optimized nonsaturation excitation,TONE)或者说斜坡脉冲技术(ramp pulse)。在成像容积中流入端,血流没有明显的饱和效应,信号强度较高。如果在血流流入成像容积时采用较小角度的射频激励,则血流信号稍有下降。而在流出端,血流经历了更多的射频激励而逐渐呈现明显的饱和现象,使血流信号下降。此时在流出端采用较大角度的激励,则采集的血流信号稍有增强。该方法的结果是最终使成像容积内的

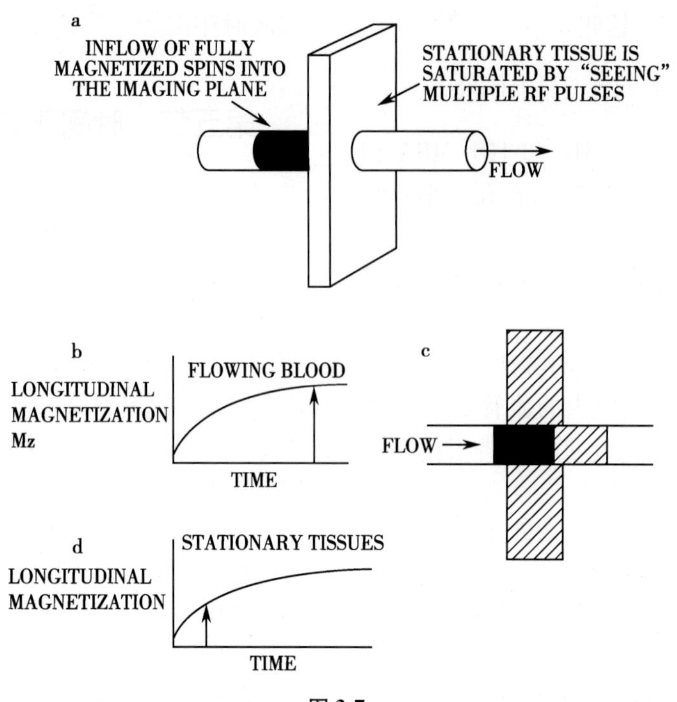

图 3-7

a. 当血流方向与成像层面垂直时达到最大的流入增强效应;b. 流入成像层面的血流由于得到了充分的纵向弛豫而表现出相对高的信号强度;c. 相对于层面中的静止组织流入的血流呈现高信号;d. 静止组织的信号强度取决于饱和效应,如更短的 TR 等

血流信号尽可能保持一致。

3. 采用多个薄块的重叠采集,减薄的成像容积可以使薄块内的饱和效应下降。

其他的一些方法如减小激励角度,滑动 K 空间采集技术等对减少饱和效应亦有一定的作用。

三、TOF-MRA 中增加流动—静止对比的方法

在 TOF 成像中,流动与周围组织之间对比度的产生机制在于血液和静止组织受到了不同程度的饱和效应,是血液流入的结果。血流在成像层面内的时间越长,受到的饱和效应就越大,与周围静止组织间的对比就相应下降。TOF-MRA 中增加流动—静止对比的方法包括:

1. 在一定射频激励角度下,减小 TR 时间,使静止组织的信号受到更大的饱和效应,从而加大与血流信号间的对比。

2. 恰当的射频激励角度　在 2D TOF 中,45°~60°的激励角可以达到较好的背景抑制效果,而对于 3D TOF,该角度一般在 20°左右。

3. TE 时间　选择最小的 TE 时间,以尽可能地减小由于流动造成的质子去相位,使血流保持高信号。有时为了降低脂肪的高信号影响,选择一个水脂反相位的 TE 时间(TE=6.9ms,1.5T)也能增加血流与周围组织的对比度。

4. 流动补偿(flow compensation,FC)　对于 3D TOF,流动补偿是必要的。通过在层面选择方向或者信号读出方向上使用流动补偿梯度可以减小血流流动引起的去相位,提高血流的信号强度。

5. 磁化转移(magnetization transfer,MT)　磁化转移可以通过预先抑制背景组织的信号而提高小血管的显示。典型的磁化转移可以降低 50% 的肌肉信号,40% 的脑灰质信号和 35% 的脑白质信号,而血流信号的降低仅在 15%。对于脂肪和脑脊液,磁化转移并不产生作用。

6. 成像厚度　尽可能小的成像厚度可以增加流入增强效应,但同时会影响图像的信噪比。除了以上的因素以外,前述减小流入饱和效应的方法同样对增加血流-静止对比度有效。

四、TOF-2D 与 TOF-3D MRA 的比较

2D TOF 一般采用扰相梯度回波序列,激励角度一般较大以便更好地抑制背景组织的信号,TE 选择最短值以减小血流造成的失相位。采集方式是每次对单个层面进行射频脉冲激发,采集完一个层面的

所有K空间数据后再进行下一层面的激发采集。与2D TOF一样,3D TOF虽然也采用扰相梯度回波序列,但射频激发整个成像容积,激发角度较小以减少饱和效应,TE时间的选择一般水脂反相位的数值(1.5T中为6.9ms)以脂肪信号的影响。两组在临床应用中的优缺点如表3-1所示。

表3-1 TOF-2D与TOF-3D MRA的比较

	2D TOF	3D TOF
优点	短TR和较大的激励角度,背景组织信号的抑制效果较好	空间分辨力高,特别是层面内,因此对流动失相位效应小,受湍流影响小
	单层采集,有利于慢血流如静脉的显示	3D采集,有利于中快速血流的显示
	扫描速度较快	信噪比高,对比度高,后处理效果好
缺点	对层面内血流不敏感,对于迂曲于层面内血管可能造成狭窄的假象	容积内包含效应较为明显,不利于慢血流的显示
	层面内空间分辨力较低	激励角度小,背景组织信号抑制效果不及2D TOF
	由于薄层成像需要更大的梯度场强,使流动补偿较为困难并且影响最小TE值	对于短TE的组织(如亚急性出血中的高铁血红蛋白)表现为类似流入增强的高信号
	层间匹配错误而容易出现血管变形	流入增强效应的敏感性受到成像容积大小的影响
	后处理效果不如3D	通常采用多块采集而使扫描时间相对延长

五、PCA与TOF-MRA比较

PCA是基于血流流动造成质子相位变化的成像方法,而TOF则是充分利用了血流的流入增强效应,两者在成像原理上存在明显的不同。在临床的MRA检查中PCA的应用相对较少,但在某些方面又有其独特的优势,如通过VENC的合理选择,PCA有利于静脉的检查,在心电门控的联合应用下,PCA可以用心脏大血管以及脑脊液的流速流量分析,这个优势是TOF所不具备的。

TOF目前在临床上是应用最为广泛的MRA成像技术,主要应用于脑部血管,颈部血管以及下肢血管等。在实际应用中需要根据各解剖部位血管的特点选择合理的2D或3D成像方式。如对于走行方向较直的血管可以采用2D采集,但对于存在迂曲血管的脑部,3D采集是更佳的选择。在2D或3D成像方式的选择中同时还要考虑血流速度的影响,如前所述,3D成像方式适用于快速血流成像,而2D则适用于慢速血流。

第六节 对比增强磁共振血管造影

对比增强磁共振血管造影(CE-MRA)的基本原理是利用对比剂使血液的T1值明显缩短,然后采用超快速的3D扰相梯度回波T1加权序列记录血液T1值的变化而使血管成像。团注对比剂后血液的T1值可以从1200ms左右降至100ms左右,明显低于脂肪的250ms左右的T1值。需要采用超快速的成像序列的原因是由于团注对比后,缩短T1值的血液在血管中的持续时间比较短暂。同时由于T1值缩短明显,所选择序列的参数要在保证图像信噪比的前提下,使T1权重达到最大才能获得最佳的图像对比度。因此在临床应用中,CE-MRA序列采用很短的TR和相对较大的射频激励角度。注射对比剂后的血液由于T1值很短而成高信号,而其他组织则被充分饱和信号衰减。由于该技术主要依赖于T1值的缩短特性而不是流动效应,所以它对其他技术中常见的流动失相位效应并不敏感,当然该技术也没有血流方向的信息。与2D TOF和3D TOF技术不同,CE-MRA的成像平面通常与血管走行方向平行而不是垂直,其原因在于采用这种成像方式可以在保持最大分辨力的情况下,增大扫描范围。

对比剂的注入通常需要使用高压注射器以2~3ml/s的速度通过静脉注入人体,使用的对比剂量可以根据成像部位而选择单倍或双倍剂量,如单纯的颈部血管可以使用单倍(0.1mmol/kg)剂量,而对于腹部血管则使用双倍剂量。CE-MRA成功的关键除了序列参数的选择以外,更重要的是扫描时机的掌握。扫描时机的启动原则是:根据K空间的不同填充方式,将目标血管中对比剂溶度最高时的数据填充于K空间的中心区域，因为K空间中心的数据决定了图像的对比度。目前临床有几种方法来决定扫描时刻的启动时间：

（一）循环时间计算法

从静脉注入小剂量（2ml）对比剂，同时在目标血管进行单层的2D快速梯度回波连续扫描，通过时间信号曲线获得目标血管信号达到最高峰的时间。

（二）MR透视触发技术

该技术无需考虑循环时间，只需在注射对比剂的同时启动2D快速梯度回波对目标血管连续扫描监测，当对比剂进入目标血管后序列迅速从2D切换至3D CE-MRA并启动扫描。

（三）自动触发技术

在目标血管处取一感兴趣区，并设定信号强度阈值。在注入对比剂后同时启动2D快速梯度回波连续探测感兴趣区的信号变化，当达到预先设定的阈值时，扫描切换至3D CE-MRA。

第七节 MRA图像的后处理

MRA图像的后处理主要是对以三维方式或者二维零间隔采集的数据进行操作，其最主要的后处理方法是最大密度投影（maximum intensity projection，MIP）。MIP是通过以下的方法实现的：因为血流在MRA技术中一般具有最大的信号强度，将层面内每个体素的信号强度与同一投影方向上其他所有层面内的对应体素进行比较，选择信号强度的最大值。当层面内所有体素都重复上述处理过程，最大信号强度的点连接就产生了MRA的MIP像。在MIP处理过程中，通常使用一定的信号阈值，小于阈值的体素都不会在图像中显示。因此也带来MIP的一个最大缺点，就是除了高信号的血流以外，其他高信号的组织如脂肪、亚急性出血等也同样显示在投影像中。该问题的出现主要在TOF MRA中，而不会出现在PCA，因为PCA是基于速度产生的相位位移。

MRA图像后处理的另外一种方式是在MIP的基础上，进行多平面多角度的重组（multi-planar reconstruction，MPR），通过调节重组角度和厚度，更好地显示血管的空间位置以及与周围结构的关系。其他的后处理方法还包括表面重建，容积重建以及虚拟内镜等技术。表面重建通过血管表面形态的显示有益于复杂、重叠结构组织间空间关系的展示，容积重建则近似三维结构的方式显示组织间的解剖关系，而虚拟内镜则重血管内部显示管壁的状况。

第八节 MRA的临床应用

一、颅内血管MRA

颅内血管MRA通常以矢状位的T1像作为定位图像，采用的MRA方法可以是TOF或者PC。3D TOF采集方式可以获得更高信噪比和更高空间分辨力的薄层图像。由于3D的数据多数采用多块采集，每块之间存在不等的信号饱和现象，而现在的磁共振系统一般应用斜坡脉冲技术减少这种饱和效应。3D TOF一般通过在头颅顶部施加预饱和脉冲用于颅内动脉的成像，包括动脉狭窄、动脉瘤、动静脉畸形等。而2D TOF则用于颅内静脉以及静脉窦的成像，如颅内静脉血栓等。PC在颅内MRA的成像中，一般需要分别在X、Y、Z方向上施加流动编码梯度，并根据需要显示的目标血管选择适合的VENC。PC成像的临床应用包括动脉血管畸形手术前后的评估，动脉瘤内血流状态的评估以及静脉血栓和静脉畸形的显示等。

虽然TOF和PC通常是无需注射对比剂的，但亦有注射对比剂后进行3D TOF颅内血管成像的方法。注射对比剂后的优势是可以增加血管和背景组织间的对比度，但因此也带来一个明显的缺点就是静脉的显影，对动脉的显示造成混淆。注射对比剂后进行3D TOF的方法，因为可以同时显示动脉和静脉的结构，因此对于动静脉畸形病例被证明是确实有效的。

二、颈动脉MRA

颈动脉的成像同样可以采用TOF和PC的方法。由于颈部血管存在明显的搏动，因此在2D TOF的实际使用中通常需要采用心电门控的采集方式（gated 2D TOF），2D TOF采集的数据具有极佳的背景信号抑制效果，但由于平行于层面内的血流信号同样被抑制而可能出现血管闭塞的假象，3D TOF可以减少类似的假象，并具有更高的信噪比和空间分辨力。PC法同样适用于颈部动脉，但成像时间相对较长，动脉的正确显示依赖于合理的VENC设定。

在现在的临床实践中，颈部动脉通常采用CE MRA的方式。常规对比剂用量以3ml/s的注射速度通过静脉注入，透视触发启动扫描时间。该序列的特别之处在于K空间填充方式采用椭圆中心法，可以获得很高空间分辨力的血管图像，对于颈内外动脉，椎动脉，基底动脉有很好的显示效果。

三、胸部血管MRA

对于胸部血管流速的测定一般采用2D PC心电触发的电影脉冲序列，成像层面垂直于血管长轴的走行方向，采用单层多时相扫描，分别生成模数图和相位图两组不同性质的图像，动脉瞬时流速和流量的测量方法多采用MR设备所配置的分析软件。首先在模数图上画出感兴趣区并将其复制至相位图，生成如下心动相位-流速曲线。计算出横截面积和流量的乘积后得到心动时相-流量曲线。在心动时相-流量曲线图上，一个心动周期的曲线下面积即为每搏流量。测量的准确性受到TR、心电时相等因素的影响（图3-8）。

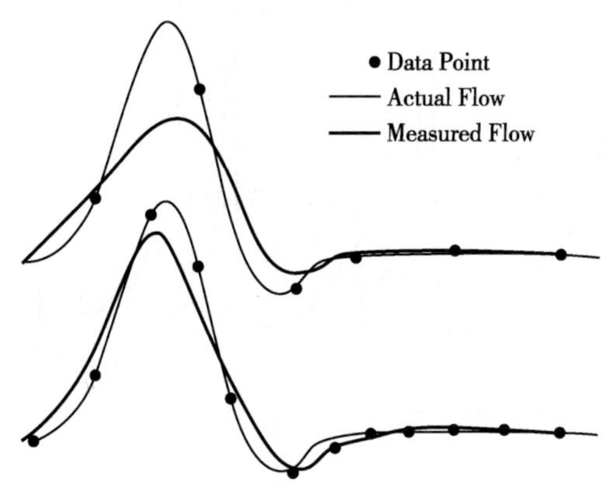

图3-8 TR、心电时相对血流测定的影响

图中粗线表示测量所得流速，细线表示实际流速，图中的圆点表示采样点。可见更多时相的采样点更接近实际的流速。

由于胸部大血管关系复杂且受到呼吸、心率的影响，因此一般难以通过常规的TOF MRA来正确显示血管结构。所以胸部大血管的形态学检查一般采用屏气方式下的3D CE-MRA的检查方式，成像时间一般控制在20秒以内。对比剂常采用双倍剂量，用高压注射器以3ml/s的速度注入。可以采用前述的透视触发技术或自动跟踪技术等启动扫描，在目标血管充盈对比剂时以K空间中心填充的方式采集数据，以避免静脉的干扰。可以在动脉期完成后再行静脉期等多时相的扫描。为了减少高信号脂肪的对图像对比度的影响，在序列中可以施加脂肪饱和。完成原始数据的采集后，对原始数据进行MIP等方式的重建。胸部3D CE-MRA序列适用于显示血管的变异、狭窄、动脉瘤以及动脉夹层等。

四、腹部血管MRA

腹部血管MRA采用和胸部相同的3D CE-MRA成像方式，一般采集三期的原始数据。除了适用于显示腹部血管的变异、狭窄、动脉瘤以及动脉夹层等以外，静脉期的成像还可以获得门静脉、腔静脉以及肝静脉的状况，对于肿瘤的静脉侵犯有很好的显示效果。

对于肾动脉的显示亦可以采用3D PC法，流动编码方向选择左右，VENC在120cm/s左右。

五、四肢血管MRA

四肢血管的长度远大于MR的单个成像视野，因此四肢血管特别是整个下肢血管的成像都采用多段步进CE MRA的方法。在一次注射对比剂后，通过扫描床的移动连续对多个部位进行多段采集。如下肢血管成像时，注射对比剂后依次对盆腔段，股骨段以及胫腓骨段进行成像。这些分段的数据可以单独重建，也可以利用图像拼接技术将三段血管连接起来，形成一幅全下肢血管的图像。

第九节 磁共振流量分析

一、2D-PC流量测量的原理

流速流量测定是PCA的一个很大用处，可以用于血流、脑脊液等各种流动液体的流量流速测定。该技术可以在2D或3D PCA中完成，通常采用的是2D成像。当血流方向与流动编码梯度相同时，血流造成的相位位移与流动的速度成正比，其相互关系如下：

$$\varphi = r \times v \times T \times A \qquad (式3\text{-}2)$$

φ是相位位移产生的角度，r为磁旋比，v指流动编码方向上的流速，A为流动编码梯度的面积，T为双极梯度场施加的间隔时间。A和T决定了双极梯度场的性能。上述公式中，磁旋比，双极编码梯度场的作用时间和间隔都是已知参数，这样就可以在相位角度和流速之间建立一个固有关系。在流速测定时，需要用到PC的相位图，在相位图上每个像素的灰度代表了流速，高信号表示正向血流，低信号表示反向血流。流速测定过程中，选择与靶血管相匹配的 VENC 很重要，以避免前述的相位混淆。同时成像层面需尽可能与血管垂直，否则容易造成对结果的过度评价，如图 3-9a 成像层面与血管垂直，而图 3-9b 与血管成一个角度，结果就会导致图 3-9b 的过度评价。

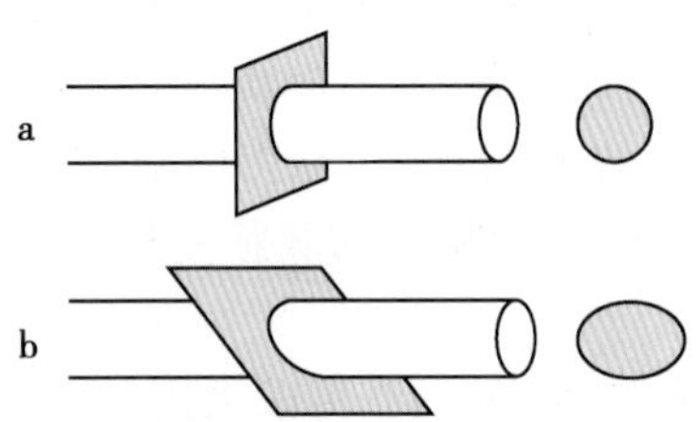

图 3-9 成像层面对 PCA 定量的影响

如果需要计算血流量，则使用心电同步采集的 PC 电影模式。利用相位位移与血流速度这一固有关系，在一个心动周期的不同时相，采用不同的速度编码获得一个血流速度的时间分布曲线，并可以得到平均流速。血流量的计算就是等于平均流速乘以感兴趣区域的面积。

$$F = V \times A \quad \text{（式 3-3）}$$

F 表示血流量，V 为平均流速，A 为兴趣区的面积。

二、一维实时流体采集

一维实时流体采集（real time acquisition and evaluation of motion，RACE）是磁共振成像中一种基于相位梯度场作用下产生相位位移的技术，早期广泛地用于流量测定，可以在很短的时间内对不同流速的流体进行检测，而且对双向的流动具有很高的敏感性。为了减少相位编码的时间消耗，该技术在不使用心电门控的前提下采用一维方式采集梯度回波信号。实时的流动检测通过连续在一个层面进行数据采集，产生一维空间的投影图像。通常在一个心动周期内进行 30～50 次的测量，以获得极高时间分辨率的有关血管方向上运动的数据。RACE 通常的应用范围包括主动脉、颈动脉、肺动脉、大静脉以及脑脊液等。典型的 RACE 序列时序图如图 3-10 所示。

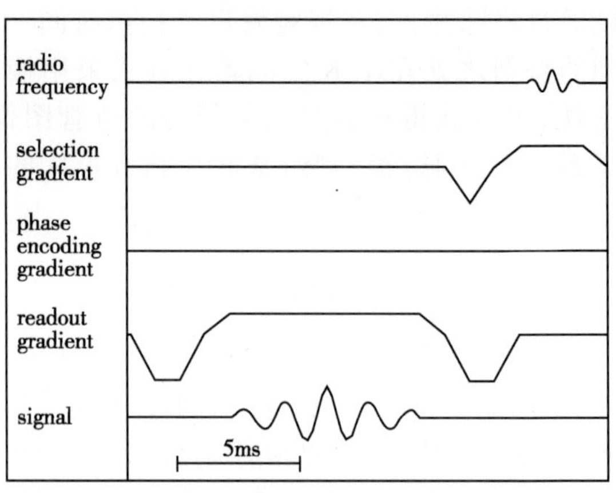

图 3-10 RACE 序列时序图

在选层梯度激活期间，流经层面的流体在梯度回波中产生相位位移，相位的及时变化以投影信号的方式呈现。图 3-11 为 RACE 得到的健康志愿者颈内动脉流速图。图中 A、B 点心缩期的流速，而 C、D、E 则为心缩末期和心舒期的血流速度。

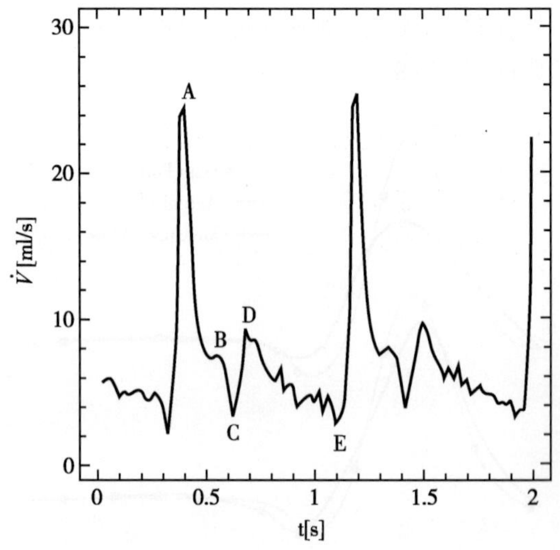

图 3-11 心动周期不同时间点的血流流速

三、体循环各主要血管流速值

表 3-2 分别列出了常见颅内血管和周围血管的最大血液流速值。

表 3-2 部分血管流速

颅内动脉最大流速（cm/s）	
大脑中动脉	62±12
大脑前动脉	52±12
大脑后动脉	42±10
颈内动脉（虹吸段）	54±13
椎动脉	36±9
基底动脉	42±10

续表

周围动脉最大流速(cm/s)	
髂外动脉	119±21
股总动脉	114±24
外侧股动脉近端	90±13
外侧股动脉远端	93±14
腘动脉	69±13
胸主动脉	100～175
颈总动脉	80～120
颈内动脉	80～120
病理状态下的血流流速(cm/s)	
主动脉狭窄	250～800
瓣膜关闭不全	200～400
颈动脉狭窄前段血管	5～500
颈动脉狭窄处血管	100～500

四、流量分析的临床应用

(一) 头颈部血管

PCA 法对颈动脉、基底动脉、大脑中动脉进行流速、流量测定。此外 PCA 还可以观测上矢状窦血流量、脑脊液流动、左锁骨下动脉窃血现象等。

(二) 心血管系统

PCA 是心血管 MR 成像的重要扩展和研究热点,可用于测量心搏出量、心输出量、主动脉肺动脉峰值流速、冠状动脉血流量、冠状动脉血流贮备及冠状动脉搭桥术后旁路的血流量等。是一种无创伤性测量冠状动脉血流量和血流贮备的有用方法。

(三) 门脉系统

可检测门静脉开放程度和血流方向,同时可显示观测肠系膜血管和脾静脉血流,这对于门静脉高压分流或肝移植术前准备及术后评估均有重要价值,是一种较安全可靠、大有应用前景的方法。

(四) 肾血流量

肾动脉具有管径较粗大、血流速度快且有较强自身调节能力等特点。PCA 在肾动脉血流测定已是较为成熟的技术,常用于筛检肾动脉狭窄,也可用来评估血管活性药物如抗高血压药物对肾血流动力学的影响。

(五) 周围血管

有助于评估周围血管狭窄及缺血。

第四章

设备构成

MRI设备是由主磁体系统、梯度系统、射频系统、计算机系统和其他辅助设备等组成。对于超导MRI设备来说,低温保障冷却系统也是其重要组成部分。

第一节　主　磁　体

磁体系统是MRI设备的关键部件。因为磁体的性能高低直接关系到整个系统的信噪比,在一定程度上直接决定着图像的质量。所有的厂家都在努力追求高质量、尽可能高的磁场强度和磁场均匀度的磁体;现在短磁体、大孔径的超导磁体也是近期发展的热点。超导磁体的出现,既满足MRI对高场强的需要,显著提升磁共振成像的质量,又使磁场在均匀性和稳定性等方面的性能得以改善。但是,随之而来的是磁体的构造更加复杂,液氦消耗和冷却系统的维护费用也相应提高。

一、磁体的性能参数指标

(一）主磁场强度(B_0)

主磁场B_0又叫静磁场(static magnetic field),它主要提供磁场,对放入磁场中的物体进行磁化。主磁场强度的大小和图像质量有关联。目前提高主磁场强度的方式主要是运用超导磁体。主磁场强度的单位为特斯拉(T)。1特斯拉(T)=10 000高斯。随着超导磁体的普遍应用,越来越多的医院选择了高场强磁共振。高场强磁共振的主磁场强度一般为1.5T以上;2005年开始3T磁共振越来越多应用于临床。

近年来高性能的开放型永磁MRI设备越来越受市场和最终用户的青睐。这不仅与它所具有的优良的性能价格比有关,也与厂家在竭尽努力将中高场磁共振系统的部件和技术移植到低磁场系统,使其整机性能、图像质量大大改善。尤其现在开放型磁共振还能进行介入手术。

而现在高场强的超导磁共振还应用到手术室,为神经外科手术提供术前、术中和术后检查。目前已经有术中MR应用到临床。

(二）磁体长度(L)

磁体长度在磁共振设备中也是一个重要指标。现在磁体长度越来越短,开放性越来越好。磁体长度越长磁场的均匀性越好,但是占地面积变大,患者检查通道变长,患者幽闭感也越强。磁体短,磁场均匀度不好,但是开放性好,患者感觉舒服。现在高场强磁共振短磁体越来越流行。

(三）磁体均匀度

MRI设备的磁体在其扫描检查孔径内、Z轴(沿磁体孔洞方向)一定长度范围内(1.5T超导MRI设备通常≤50cm)产生均匀磁场强度分布的磁场,即主磁场B_0。为了在扫描过程中对所采集的信号进行空间定位,在主磁场B_0基础上还需叠加梯度磁场△B。主磁场B_0所产生的磁场偏差和漂移波动越大,表示该磁场的均匀性越差,图像质量也会越低,更会直接关系到压脂序列(人体中水和脂肪的共振频率仅相差200Hz)、磁共振波谱(MRS)检查的成功与否。因此,磁场均匀性是衡量MRI设备性能高低的关键指标之一。

磁场均匀性是指在特定容积(往往是一个球形空间)限度内磁场的同一性,即穿过单位面积的磁感线是否相同。在MRI设备中,均匀性是以主磁场强度的百万分之一(ppm)作为一个偏差单位来定量表示的。通常将这个偏差单位称为ppm。在不同场强的MRI设备中,每个偏差单位或ppm所代表的磁场强度的变化是不同的。这样就能够用均匀性标准对不同场强的系统或同一场强的不同系统进行比较，以便客观评价磁体的性能。

场强越高，磁场的非均匀性会产生越大的频率偏移效应，对于 0. 35T 和 1. 5T 的 MR 系统来说，如果磁场的均匀度相同，则 0. 35T 的系统产生的绝对频率偏移要小得多，低场系统对于场的均匀性要求要低一些。

如图 4-1 在测量磁场均匀性之前首先需要精确定出磁体中心，然后在一定半径的空间球体上布置场强测量仪（高斯计）探头，并逐点（24 平面法、12 平面法）测量其磁场强度，最后处理数据、计算整个容积内的磁场均匀性。24 平面法正在被各个厂家所通用。

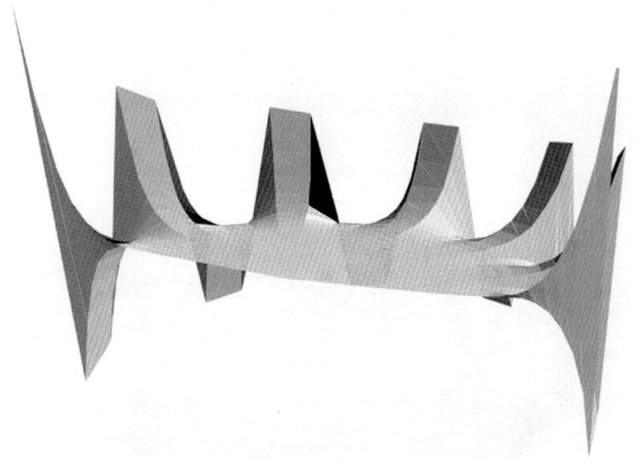

图 4-1　磁场均匀度 24 平面测量

磁场均匀性是伴随周围环境变化的。即使一个磁体在出厂前已达到了某一标准，但是安装后由于磁（自）屏蔽、射频屏蔽（门窗）、波导板（管）、磁体间和支持物中的钢结构、装修装饰材料、照明灯具、通风管道、消防管道、紧急排风扇、楼上楼下楼旁的移动设备（甚至汽车、电梯）等环境因素的影响，其均匀性会改变。因此，均匀性是否达到磁共振成像要求，应以最后验收时的实际测量结果为标准。所以安装工程师在医院安装时调整的磁场均匀度最为重要，这直接影响了以后检查工作的图像质量和功能技术的应用。

（四）磁场稳定度

磁场稳定度是保证 MR 影像的一致性和可重复性的重要指标。当受磁体附近铁磁性物质、环境温度或匀场电源漂移等因素的影响时，磁场的均匀度或场强值会发生变化，即磁场漂移。磁场漂移的程度用稳定度指标来衡量。

磁场强度值还会随温度变化而漂移，其漂移的程度是用热稳定性来表述的。永磁体和常导磁体的热稳定性比较差，因而对环境温度的恒定能力要求很高。超导磁体的时间稳定性和热稳定性较好。这也是目前超导磁体应用广泛的一个重要指标。

（五）5 高斯线大小

5 高斯线区域为安全区域。每个磁体的安全区域不一样，一般而言，5 高斯线内不能有心脏起搏器患者进入。5 高斯线区域外为安全区域。

1. 5T 磁体的 5 高斯线大约为距离磁场中心 3. 5 米距离。

（六）检查孔径

主磁体的有效范围是指磁极之间的直径的有效距离，即 X 轴、Y 轴、Z 轴三方向可容纳患者的最大尺寸（是梯度线圈、匀场线圈、射频体线圈和内护板等部件均安装完毕后所得到的空间）。对于全身 MRI 设备，磁体的有效孔径须足以容纳人体为宜。一般其内径必须大于 65cm。孔径过小容易使被检者产生压抑感，孔径大些可使患者感到舒适。大孔径磁体现在越来越多被应用到临床。

近年来出现了开放式磁体，其优点是患者位于半敞开的检查床上，不会产生恐惧压抑感，且能开展磁共振介入项目。现在超导磁体也有开放式的，可以应用到介入项目。

二、成像用磁体的分类

人体磁共振成像 MRI 磁体可分为永磁型、常导型和超导型三种。

（一）永磁型

永磁型磁体是最早应用于 MRI 全身成像系统的磁体。可用于永磁体的磁性材料主要是钕铁硼。我国有丰富的稀土元素，能大量生产高性能的稀土永磁材料。目前国产的永磁体场强一般为 0. 35T 左右，最高的场强有 0. 7T。

永磁体一般由多块永磁材料堆积或拼接而成，磁铁块的排布既要满足构成一定成像空间的要求，又要使其磁场均匀性尽可能高。另外，磁体的两个极面须用导磁材料连接起来，以提供磁力线的返回通路，从而减少磁体周围的杂散磁场。

一般永磁体多为 C 形或 U 形，也有两根立柱支撑的。

图 4-2 是永磁型磁体及其磁路示意图。图中的两个磁极分别位于磁体上、下两端，使磁场方向与两个极面相垂直。对于全身成像 MRI 设备来讲，这意

味着受检者体轴将与磁场方向相垂直。这就是所谓的横向磁场。0.3T 永磁型磁共振的重量一般在 14 吨左右,0.4T 一般在 22 吨左右。永磁体的磁场强度一般不超过 0.5T。

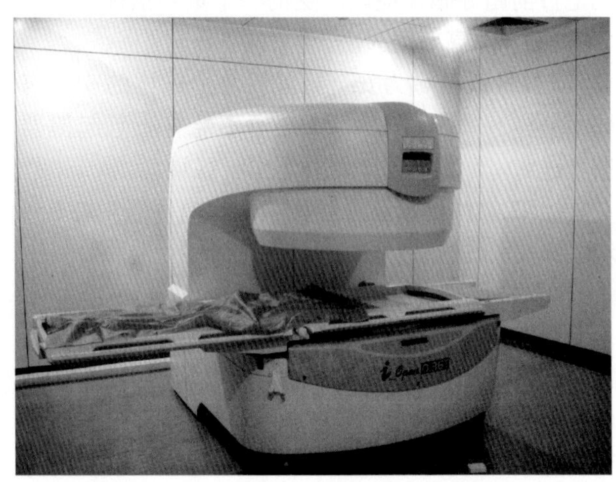

图 4-2 永磁体

除磁场强度较低外,永磁型磁体的磁场均匀性通常也受到一定限制,与超导磁体 MRI 设备相比较,磁场均匀性指标参数要低很多。其原因一是每块永磁材料的性能不可能完全一致;二是受磁极平面加工精度的限制;三是磁极本身的边缘效应(磁极轴线与边缘磁场的不均匀性)。此外,永磁型磁体的温度系数较大即它对温度变化非常敏感,这使其磁场稳定性变差。因此,需要恒温恒湿空调系统将磁体间内的温度或磁体本身的温度变化严格控制在±1℃之内。永磁型 MRI 设备虽然有上述缺点,但是其优异的开放性能、低造价、低运行成本、整机故障率低、磁场发散少、对周围环境影响小等特点,经济实用型永磁 MRI 设备不仅在中国,在全世界也得到广泛的认可和应用。

永磁体除了开放性之外,磁共振介入治疗和磁共振导引的介入手术,正成为永磁型 MRI 设备应用的新领域。

(二) 常导型

由丹麦物理学家奥斯特发现的电流磁效应可知,载流导线周围存在磁场,其磁场强度与导体中的电流强度、导线形状和磁介质性质有关。常导型磁体正是根据这一原理,用线圈中的电流来产生 MRI 设备中的静磁场 B_0。因此,常导型磁体实际上是某种类型的空芯电磁铁,其线圈通常用铜线绕成。由于铜有一定的电阻率,故又有人将由这种线圈制成的磁体称为阻抗型磁体。为了产生较高的磁场强度和足够的中空(检查孔径)直径,往往数个线圈并用。

图 4-3 为常导型磁体。在一定限度内,可用加大线圈电流的方法来提高常导型磁体的场强。但是,通电导体的功耗与流经它的电流的平方成正比。即线圈电流每增加一倍,其功耗将增至四倍。可见常导型磁体的功耗之大。通常仅用这类磁体来产生 0.2T 左右的横向磁场。一个四线圈常导磁体消耗的功率将高达 80kW。这些功率发出的热量需要一套冷水系统来冷却(也有风冷的)。另外,给线圈供电电源的波动将会直接影响磁场的稳定,因而高质量的大功率恒流电源是常导型 MRI 设备整机系统的关键部件。

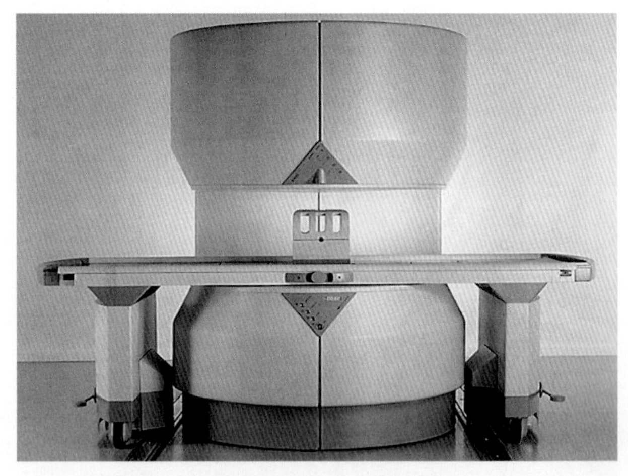

图 4-3 常导磁体

正是由于常导型 MRI 设备运行费用比永磁型 MRI 设备偏高(耗水费电),故常导型 MRI 设备已几乎被永磁型 MRI 设备所取代。

常导型磁体的优点是结构简单、重量较轻、造价低,可随时建立或卸掉静磁场。在我国电力资源丰富的地区,如产煤区的火力发电厂较多,配置常导型 MRI 设备比较经济适用。

(三) 超导型

0.5T 以上医用 MRI 设备一般采用超导磁体。因为超导体对电流的高效率利用,普通的螺线管线圈设计就可达到 MRI 设备对磁场的场强和均匀性要求。

螺线管内轴线上的磁感强度是均匀的;在磁介质一定的前提下,其场强仅与线圈的匝数和流经线圈的电流强度有关。因此,改变超导磁体的匝数或电流均可使场强发生变化,而增大超导线圈的电流并不额外消耗功率。

螺线管的两个端点处，场强将减小到其最大值即线圈中心磁场强度值的50%。因此，可在两端增加匝数，如图4-4所示，以补偿螺线管两端的磁场强度，使螺线管内部轴线方向上、尽可能长的范围内的纵向磁场的磁场强度处处相等，称为场强校正。

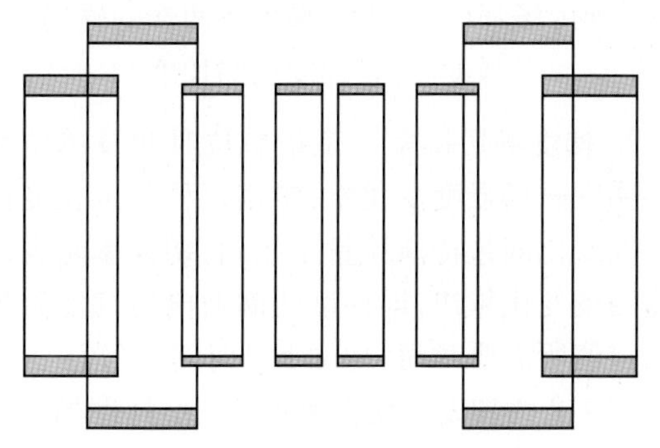
图4-4　磁场强度校正增强

超导磁体的高场强、高稳定性、高均匀性、不消耗电能以及容易达到系统所要求的孔径、能获得高精度、高质量的图像是其优点。超导线圈须浸泡在密封的液氦杜瓦中方能工作，其磁体制造工艺比较复杂，定期补充液氦也给用户带来一定的消耗成本。

三、磁体系统的组成

磁体的功能是为MRI设备提供满足特定要求的静磁场。为提高磁场的均匀性，人们发明了超导匀场线圈；为保证超导线圈的超低温环境，人们设计了高真空、超低温杜瓦容器；为解决被检体的空间分辨力、空间定位、层面选择问题，人们又制造出梯度线圈。这使得磁体部分的内涵越来越丰富、系统越来越庞大复杂。

典型的磁体系统如图4-5所示。除了磁体之外，图中还绘出了匀场线圈、梯度线圈和体线圈。与磁体、匀场线圈和梯度线圈相连接的是它们各自的电源，即磁体电源、匀场电源及梯度电源（永磁体不需磁体电源）。上述三种电源在控制单元的作用下提供高质量的电流，以保证整个系统磁场的均匀和稳定。对于超导磁体系统，其组成要复杂得多。除了上面提到的部件外，超导磁体系统还包括低温容器、制冷剂（液氮和液氦）液面计、超导开关、励磁和退磁电路、失超控制和安全保护电路等单元。

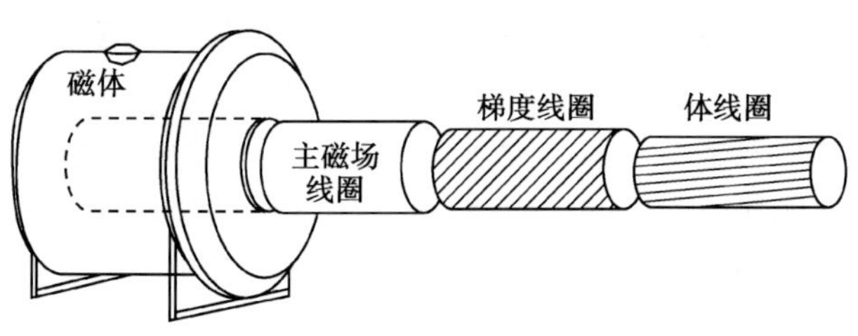

图4-5　典型磁体系统

第二节　梯 度 系 统

梯度系统是MRI最重要的硬件之一。梯度系统由梯度线圈、梯度放大器、数模转换器、梯度控制器和梯度冷却装置等构成。梯度磁场的主要作用为进行MRI信号的空间定位编码和选层。

本节主要讲述梯度线圈。

一、梯度磁场的主要性能指标

梯度线圈的主要性能指标包括梯度场强和梯度切换率及梯度线性。

（一）鞍形线圈

梯度线圈通常采用的鞍形线圈。鞍形线圈如图4-6所示。

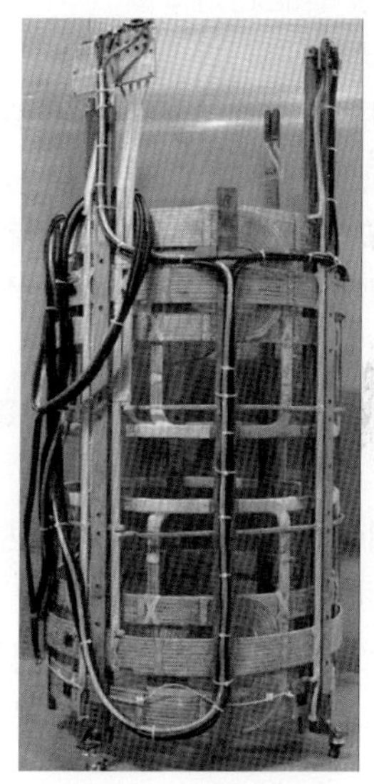
图4-6a　鞍形线圈

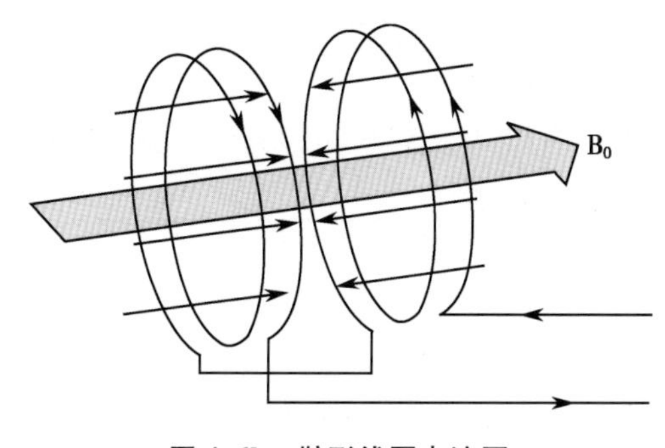

图4-6b　鞍形线圈电流图

鞍形线圈为特制绕制的线圈，线圈通电后，当电流流经线圈的一端时产生的磁场与主磁场方向一致，两个磁场强度相互叠加，因此，此端磁场强度增高；而电流流经另一端时，线圈产生的磁场与主磁场方向相反，两个磁场强度相减，因此，此端的磁场强度降低，从而形成了梯度磁场。

（二）有效容积

梯度场的有效容积又叫均匀容积。有效容积就是指鞍形线圈所包容的、其梯度场能够满足一定线性要求的空间区域。这一区域一般位于磁体中心，并与主磁场的有效容积同心。对于鞍形线圈，其有效容积只能达到总容积的60%左右。梯度线圈的均匀容积越大，则在X、Y、Z三轴方向上不失真成像区的视野范围就越大。

（三）梯度场线性

它是衡量梯度场动态地、依次平稳递增性能的指标。线性越好，表明梯度场越精确，空间定位、选层、翻转激发也就越精确，图像的质量就越好。梯度场的非线性一般不能超过2%。

（四）梯度场强度

它是指梯度场能够达到的最大值。在线圈一定时，梯度场的强度由梯度电流所决定，而梯度电流又受梯度放大器的功率限制。梯度场越强，就可采用越薄的扫描层厚，体素就越小，影像的空间分辨力就越高。

（五）梯度场强、梯度场切换率和梯度上升时间

它们从不同角度反映了梯度场达到某一预定值以及变化的速度。

1. 梯度场强　是指单位长度内磁场强度的差别，通常用每米长度内磁场强度差别的毫特斯拉量来表示。

图4-7为梯度场强示意图，直线表示均匀的主磁场，斜线表示线性梯度场；两条线相交处为梯度场中点，该点梯度场强为零，不引起主磁场强度发生变化；主磁场下方的斜线部分表示反向梯度场，造成主磁场强度呈线性降低；主磁场上方的斜线部分为正向梯度场，造成主磁场强度呈线性增高。有效梯度场两端的磁场强度差值除以梯度场施加方向上有效梯度场的范围（长度）即表示梯度场强，即：

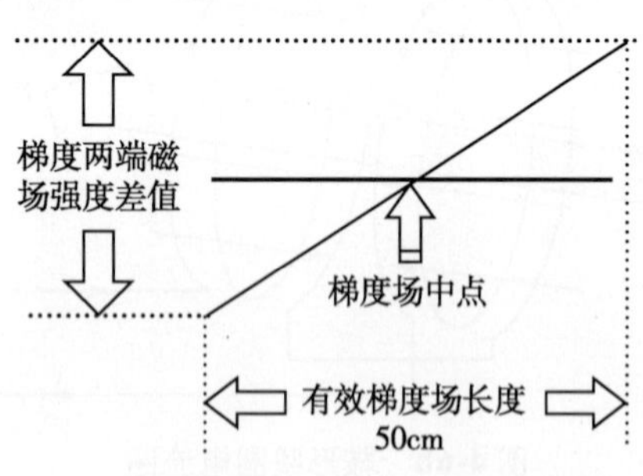

图4-7　梯度场强

梯度场强（mT/M）= 梯度场两端的磁场强度差值/梯度场的长度

2. 梯度场切换率　是指单位时间及单位长度内的梯度磁场强度变化量，常用每秒每米长度内磁场强度变化的毫特斯拉量来表示，切换率越高表明梯度磁场变化越快，即梯度线圈通电后梯度磁场达到预定值所需要时间（梯度上升时间）越短。

图4-8为梯度场切换率示意图。梯度场的变化可用梯形来表示，梯形中只有中间的矩形部分才是有效的，矩形部分表示梯度场已经达到预定值并持续存在，梯形的左腰表示梯度线圈通电后梯度场强逐渐增高、直至预定值，用 t 表示梯度场增高到预定值所需的时间。

梯度场的切换率[mT/(m·s)] = 梯度场预定强度/t

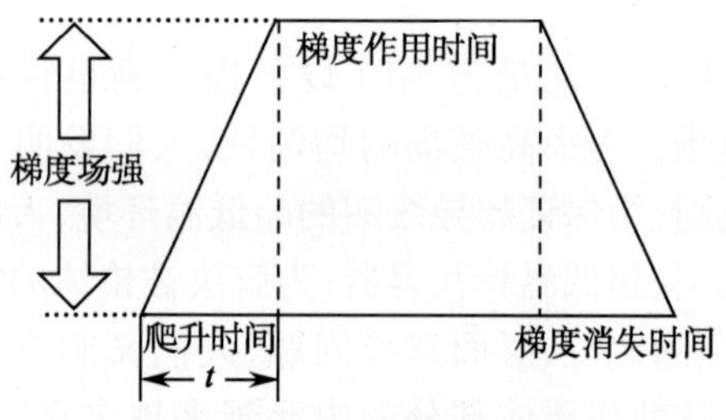

图4-8　梯度场切换率

3. 梯度上升时间　实际上就是梯形左腰的斜率。斜率越大，即切换率越高，梯度场爬升越快，所需的爬升时间（即梯度上升时间）越短。梯度变化快，开启时间就短。梯度上升快，就可以进一步提高扫描速度。

梯度线圈性能的提高对于磁共振超快速成像至关重要，才能有超快速序列。SS-RARE、Turbo-GRE及EPI等超快速序列以及水分子扩散加权成像对梯度场的场强及切换率都有很高的要求，高梯度场及高切换率不仅能缩短回波间隙加快信号采集速度，还能提高图像的信噪比，近几年快速或超快速成像技术的发展就直接得益于梯度线圈性能的改进。

需要指出的是由于梯度磁场的剧烈变化会对人体造成一定的影响，特别是引起周围神经刺激，因此

梯度磁场场强和切换率不是越高越好，是有一定限制的。

目前梯度场强为 40mT/m 以上、梯度切换率为 150mT/(m·s)以上的梯度系统已成为高性能、高场强超导 MRI 设备的基本要求。梯度性能的提升，有可能使人们开发出速度更快的成像序列。即扫描速度的提高，要依赖于高性能的梯度线圈和梯度放大器。临床应用型 1.5T MRI 设备的常规梯度场强已普遍达到 30mT/m 以上，切换率达 120mT/(m·s)以上。

梯度系统作为 MRI 设备的核心部件之一，不仅从扫描速度上，也从空间分辨力上决定着整个 MRI 设备性能的高低。同时，它的性能还同扫描脉冲序列中梯度脉冲波形的设计有关，即一些复杂序列的实现取决于梯度。系统对梯度的要求就是梯度场强高、梯度上升速度快、梯度切换率高、梯度线性度好。

二、双梯度技术

目前推出双梯度技术的厂家是 GE 公司，而后飞利浦公司也推出双梯度放大器模式。GE 和飞利浦公司的双梯度技术有所不同。

GE 公司采用的是一套梯度放大器和两套梯度线圈，见图 4-9。

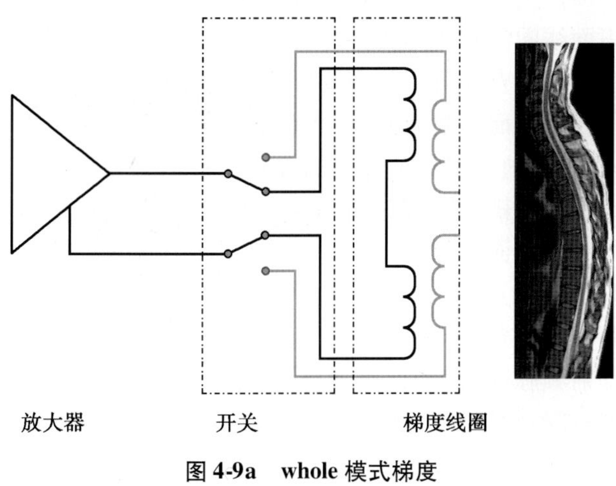

图 4-9a　whole 模式梯度

采用大梯度线圈梯度模式时，最大视野为 48cm，梯度场强和切换率分别为 23mT/m 和 80mT/(m·ms)；而采用小梯度线圈模式时，最大视野为 40cm，梯度场强和切换率分别为 40mT/m 和 150mT/(m·ms)。使用 whole 模式时，放大器被开关切换到大视野的梯度线圈；使用 zoom 模式时放大器被开关切换到小视野线圈。

飞利浦采用的一套梯度线圈和双放大器模式如图 4-10。

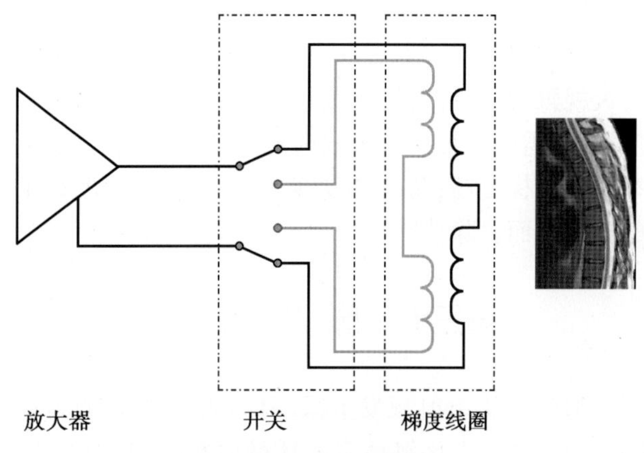

图 4-9b　zoom 模式梯度

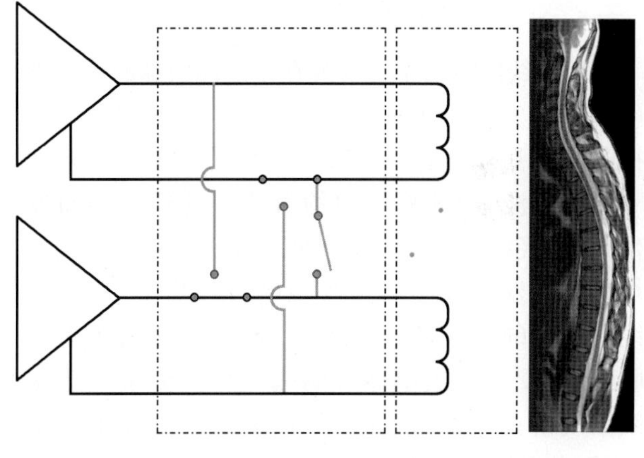

图 4-10a　梯度独立

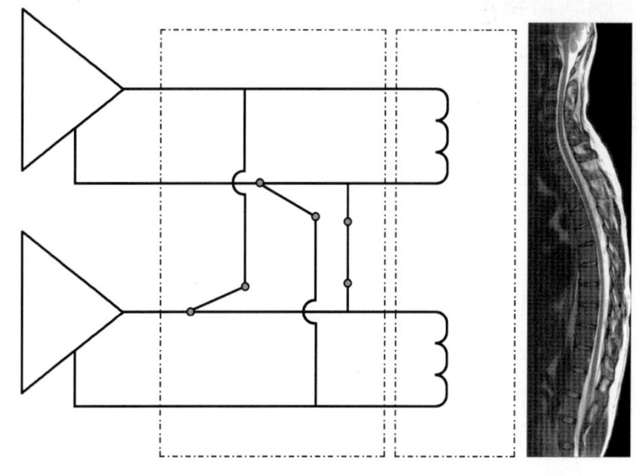

图 4-10b　梯度并联

通过开关切换放大器对应的不同的线圈连接方式从而达到梯度场强和梯度切换率的不同。梯度场强和切换率分别为 23mT/m 和 80mT/(m·ms)；另外一种模式为 80mT/m 和 100mT/(m·ms)。在图 4-10a 使用两个不同的梯度放大器对应两个梯度线圈；图 4-10b 两个梯度放大器同时工作并将梯度线圈串联起来,梯度放大器相当于并联使用。

不同的厂家技术不一样,但是目标主要为:当需要大视野扫描时,采用梯度场强和切换率较低的梯度场,当需要精细扫描模式时选用梯度场强和切换率较高的梯度场;两套梯度线圈可以叠加补偿线圈的涡流从而去除伪影。

第三节 脉冲线圈

射频系统由射频发生器,射频放大器和射频线圈组成。临床上接触最多的还是射频线圈,因此主要介绍射频线圈。

一、射频线圈的主要功能

射频线圈有一个是安装在主磁体内部的体线圈(body coil),其余为表面线圈。射频线圈有发射和接收两个基本功能。发射是指辐射一定频率和功率的电磁波,使被检体内的氢质子受到激励而发生共振;接收即获取 MR 信号。理论上所有的线圈均可作为发射线圈和接收线圈,但绝大多数表面线圈发射的射频场很不均匀,因此一般只作为接收线圈,发射一般由体线圈来工作。头颅的正交线圈发射的射频场和接收的穿透力相对非常均匀,因此既可作为发射线圈又可同时作为接收线圈;正因为正交头颅线圈的均匀性所以常应用在头颅频谱检查。

二、射频线圈的主要技术参数

(一) 信噪比(SNR)

射频线圈的信噪比与成像部位的体积、进动角频率的平方成正比,与线圈半径成反比,还和线圈几何形状有关。线圈的 SNR 越高,越有利于提高影像分辨力、系统成像速度。目前很多高场强磁共振经常要做的一项检查就是定期检测(一般为半年)射频线圈的信噪比。各个厂家的信噪比测量序列不同,用不同的水模和方法。

(二) 均匀度

RF 线圈发射的电磁波会随着距离的增加而逐渐减弱,又向周围空间发散,因而它所产生的磁场并不均匀。磁场均匀度与线圈的几何形状有关。螺线管线圈及其他柱形线圈提供的均匀性最好,表面线圈的均匀性最差。

(三) 有效范围

线圈的有效范围是指激励电磁波的能量可以到达(对于发射线圈)或可检测到 RF 信号(对于接收线圈)的空间范围。有效范围的空间形状取决于线圈的几何形状。有效范围越大,SNR 越低。

三、射频线圈的调谐与耦合

(一) 线圈的调谐

线圈的失谐主要是由负载和磁体两方面原因造成的:当线圈加载(即成像体置入线圈)后,它的谐振频率会降低。其次,线圈一进入磁体,它的等效电感就会变小。因此,每次成像之前都要调谐。调谐分自动调谐和手动调谐两种,手动调谐只在个别线圈中使用。调谐一般通过改变谐振回路中可变电容的电容值或变容二极管的管电压(从而改变其电容值)两种方式来实现。

(二) 线圈系统的耦合

当线圈系统工作在表面线圈模式时,由于分别进行激励和信号接收的体线圈和表面线圈工作频率相同,二者之间极易发生耦合。如果体线圈发射的大功率射频脉冲被表面线圈接收,则可能出现两种严重后果:一是由于感应电流太大而使表面线圈烧毁;二是可能使患者所承受的射频能量过大。可见,体线圈和表面线圈之间一旦形成耦合,危害就很大,必须设法及时去耦。若为线极化的体线圈,只需对表面线圈的几何形状进行一番调整,使其表面与体线圈相垂直即可。若为圆形极化的体线圈,无论如何设置表面线圈的方向,二者之间的耦合都是无法去除的,须采用电子开关的方式进行动态去耦。所谓动态去耦,是指在扫描序列的执行过程中,根据体线圈和表面线圈分时工作(即发射时不接收、接收时不发射)的特点,给线圈施以一定的控制信号,使其根据需要在谐振与失谐两种状态下转换的方案。即射频脉冲发射时,要使体线圈谐振、表面线圈失谐;在射频接收阶段,则要使体线圈失谐,表面线圈谐振。

四、相控阵线圈

目前超导磁共振常用的表面线圈多采用相控阵线圈。一个相控阵线圈由多个子线圈单元构成,同时需要有多个数据采集通道(channel)相对应。目前临床上 1.5T 以上的磁共振仪其相控阵线圈一般都在 8 通道以上;有的已经达到 16 或 32 个。利用相控阵线圈可以提高 MR 的信噪比。利用相控阵线圈与并行采集技术相配合,可以提高信号的采集速度。

高场强 MR 机型中相控阵线圈主要设计方式是采用局部线圈单元数目较多的密集型相控阵线圈。

第四节 计算机系统与辅助设备

一、计算机系统

计算机系统属于 MR 的中央控制，控制 MR 的射频脉冲激发、信号采集、数据运算和图像显示等功能。MR 设备发展到现在和计算机硬件处理速度的提高，特别是并行处理技术的发展和计算机芯片的处理能力提高相关。MR 设备可以生成复杂的扫描序列，并可计算非常复杂的后处理的算法等。计算机系统的能力提高同时也提高了 MR 的稳定性，实现更多更复杂的图像处理和三维重建等功能。

见图 4-11 计算机管理系统。

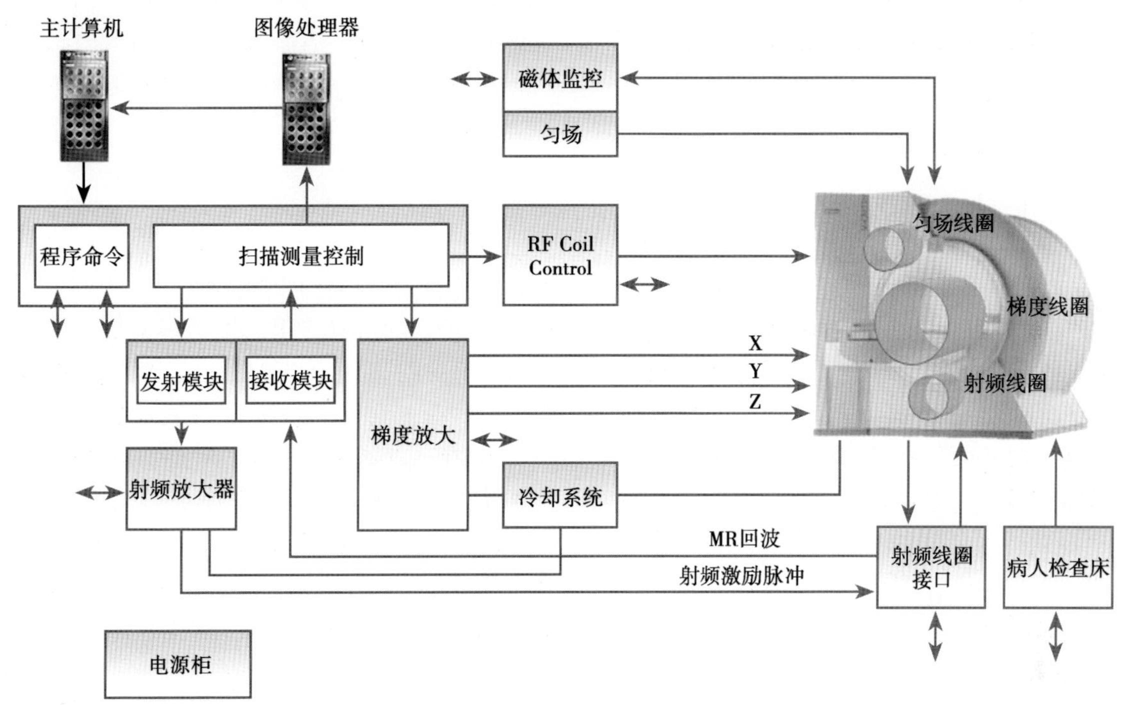

图 4-11 计算机管理系统

主计算机发布程序命令，给出扫描测量的参数，分别送给射频线圈控制、梯度放大器、发射模块；射频线圈控制就直接去了磁体的射频线圈，梯度放大分别给出 X、Y、Z 三个不同方向的梯度；发射模块给出信号到射频放大器；射频放大器然后发出射频激励脉冲，给射频线圈接口，射频线圈接口然后给射频线圈。射频线圈接收回来的信号经过接口回到射频经过放大处理后给控制模块，送到图像处理器，将得到的 MR 信号转换为图像信息。另外还有冷却系统及匀场线圈工作等。电源柜给所有电器元件供电。

二、辅助设备

MR 设备还需配备其他辅助设备，主要有检查床及定位系统；液氦及水冷系统；空调；图像传输与存储处理系统；生理监控仪器等。

1. 检查床及定位系统 用于检查时承载患者，并可进行定位。

2. 制冷系统 超导磁体需要在低温环境中，目

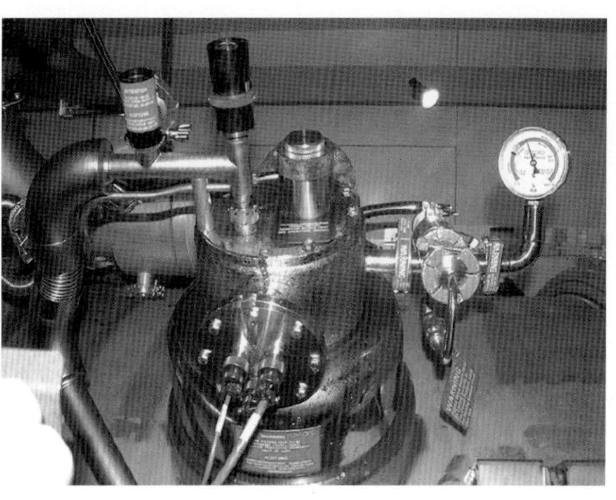

图 4-12 冷头

前的冷却剂一般都是液氦。液氦需要冷头进行制冷，见图4-12。冷头主要是为了把挥发的液氦进行冷却，维持液氦的低温环境。现代的超导磁体一般在1～2年甚至更长时间填充液氦，减少了运行成本。梯度线圈等需要水冷来进行降温，射频放大器现在一般用冷空气降温。

3. 空调　MR设备对于温湿度的要求都很高，一般设备要求温度在(20±2)℃；湿度在70%左右。而对于永磁体和电磁铁MR，温湿度的要求更高，温度的变化将导致磁场强度的漂移并对磁场的均匀度发生改变。

4. 图像传输及存储系统　一般具有超导MR设备的医院都具有PACS，有的医院甚至要求MR的图像能传入到医院的HIS中。MR的图像经过主机处理后可以传输到激光打印机上打印胶片，也可以存储到医院的服务器上，与临床各个部门共享。

第五章

磁共振对比剂

磁共振主要依靠弛豫时间进行成像,在多数情况下,人体各组织间固有的生物化学方面的差别能够在T1和T2加权图像上产生良好的对比度,提供必要的诊断和鉴别诊断依据。但当正常组织与病变组织的弛豫时间有较大的重叠时,仅靠磁共振平扫对病灶进行定性诊断是远远不够的,难以发现小病灶,这就需要在磁共振扫描时引入某种特定物质,以改变机体局部组织的弛豫时间,从而改变组织的信号强度,提高组织间或病灶的影像对比度,满足显示病变及其特性的要求。这种被引入人体内的物质称为磁共振对比剂(MR contrast medium)。目前临床上最为常用的是钆喷酸葡胺(dimeglumine gadopentetate),又名钆-二乙烯三胺五乙酸(gadolinium-diethyl triamine pentoacetic acid,Gd-DTPA),商品名有马根维显(magnevist)或磁显葡胺(gadopentetate dimeglumine)等。其为顺磁性物质,不能通过完整的血脑屏障,不被胃黏膜吸收,完全在细胞外间隙内,也无特殊靶器官分布,有利于鉴别病变的性质,扩大了影像诊断检查范围。

第一节　磁共振对比剂基础

一、使用目的

磁共振成像具有很高的软组织分辨能力,不用对比剂已能显示不少CT不能显示的病变。对于诊断图像来说,不同组织间的对比度越强,就越容易区分病理与正常组织。但在不同的两种组织本身生物物理特性差别不大时,常规成像难以获得足够的信息差,给组织的分辨带来困难,这时就需要采用磁共振对比剂及对比增强技术改变组织信号差,获取必要的图像对比度,从而改善影像质量,提高病变检出率,有助于疾病的定性诊断。

使用磁共振对比剂的目的在于:

1. 增加对比度,提高图像的信噪比,有利于病灶的检出。

2. 通过选择不同的增强方式和类型,有助于病灶的定性。

3. 提高磁共振血管成像的质量。

4. 利用组织或细胞特异性对比剂获得特异性信息,可提高病灶检出率和定性诊断的准确率。

二、物理基础

物质由原子、分子组成,磁性是物质的基本属性。广义地讲,一切物质都是磁介质,置于磁场中就会被磁化而获得磁性,这一过程称为磁化,其磁化量的程度称为磁化率(magnetic susceptibility),也称磁敏性,它主要由电子的磁特性所确定。根据磁化率性质的不同,物质可以分为以下几类:

1. 抗磁性物质(antimagnetic substance)　组成该物质原子的外层电子是成对的,轻微抗磁力线,它们的磁化率为负值。人体内大多数物质和有机化合物属于这类物质。

2. 顺磁性物质(paramagnetic substance)　组成该类物质原子的外层电子是不成对的,具有持久的电子自旋,因此具有较大的磁矩,增加磁力线,磁化率也较高。在外加磁场存在时,顺磁性物质中原子偶极子的排列方向与磁场方向平行,从而具有磁性;而在外加磁场不存在时,其原子偶极子的排列即呈随机分布,磁性消失,顺磁性原子的相干性也丧失。顺磁性物质的物理基础是十分复杂的,但对T1和T2的缩短效应又是肯定的,它们能有效地改变病变部位组织的特征参数,明显提高磁共振图像的软组织分辨力。在元素周期表的过渡元素镧系金属中,钆、铬、锰、铁等其外层中均带有自由电子，而且具有磁矩，其化合物溶于水时呈顺磁性，均属于顺磁性物质。

3. 铁磁性物质(ferromagnetic substance) 这类物质是由具有磁矩而紧密排列的原子所构成的一组晶体。铁磁性物质具有强大的磁性，其磁化过程与抗磁性物质和顺磁性物质不同，有其特殊的磁学特性，法国物理学家提出用磁畴学说解释铁磁性。所谓磁畴指的是在没有外加磁场作用时，铁磁性物质中紧密聚集成一组的相邻原子间产生强交换耦合作用，使这些原子的磁矩在一个个小范围内排列有序，形成一个远大于单个原子磁矩的永久磁矩。在一次磁化后，即使在没有外加磁场作用的情况下，铁磁性物质的磁畴也不完全是随机排列，故仍带有一定磁性。一般而言，铁磁性物质的磁矩大于顺磁性物质的磁矩。如铁、钴及某些铁的氧化物属于铁磁性物质。

4. 超顺磁性物质(superparamagnetic substance) 超顺磁性物质由具有磁矩的铁磁性物质的小粒子或晶体紧密排列聚集而成。这种粒子或晶体也由磁畴所组成，当铁磁性物质多磁畴结晶粒子的体积减少至单一磁畴粒子体积时，即产生超顺磁性。聚集粒子或晶体的磁矩相当于成千上万的电子磁矩，因此其磁性及磁化率远大于顺磁性物质。在外加磁场作用下，超顺磁性物质更加易于磁化且磁化迅速，在较弱的外磁场中就可产生巨大的磁性，聚集粒子或晶体中的每一粒子或晶体也倾向于有序排列。与铁磁性物质不同，当外加磁场不存在时，超顺磁性物质中各磁畴杂乱无章地随机排列，其净磁矩为零，磁性消失。

由于抗磁性物质的磁化率为负值，且已大量存在于人体内，不能引起组织磁共振特性的显著改变，所以一般不用抗磁性物质作为磁共振对比剂，但目前有一些使用抗磁性物质作为口服胃肠道对比剂的报道。其他3种物质均可用作磁共振成像对比剂。各对比剂基本物质类型及性质见表5-1。

表5-1 不同种类对比剂基本物质类型及磁特性

物质类型	对外磁场的反应	相对磁化率	物质举例
顺磁性物质	顺外磁场方向	+10	金属螯合物
超顺磁性物质	顺外磁场方向	+5000	小的铁粒子
铁磁性物质	顺外磁场方向	+25 000	大的铁粒子

三、磁共振对比剂的作用机制

传统X线造影检查使用的钡剂、碘剂、油剂以及CT增强扫描中使用的离子型、非离子型碘对比剂，是利用含钡或碘的对比剂本身对X线的衰减作用来达到造影增强的目的；而磁共振对比剂的作用机制则不同，其本身不产生信号，信号仍来源于质子，对比剂通过影响质子的弛豫时间，间接地改变组织的信号强度。前者是直接增加X线的衰减而直接增强，后者是改变局部组织的磁环境而间接增强。

磁共振成像时，人体组织的信号强度主要取决于以下几种因素：与磁共振设备相关的因素有主磁场强度、梯度场强度及持续时间、采用的脉冲序列及成像参数等；患者体内的因素有体素内质子浓度和弛豫特性。当特定组织中的浓度一定时，质子弛豫时间(T1或T2)的长短就决定组织的信号强度。一般来讲，T1短，磁共振信号强；T2短，磁共振信号弱。当某些物质进入人体组织靠近共振的质子时，能有效地改变质子所处的磁场环境，影响质子的弛豫时间。有些物质(顺磁性物质)缩短质子的弛豫时间，而有些物质(抗磁性物质)则延长质子的弛豫时间。利用这些物质对质子弛豫时间的不同影响，可选择性地增加或减低组织的信号强度，通过人工对比的方法达到提高组织对比度的目的。

1. 顺磁性对比剂作用机制 Gd-DTPA是一种顺磁性物质，Gd^{+3}含有7个不成对的电子，其不成对的电子与质子一样为偶极子，具有磁矩。电子质量很轻，但其磁矩约为质子的657倍。在无顺磁性物质存在的情况下，组织的T1、T2弛豫时间是由质子之间的偶极子-偶极子(dipole-dipole)相互作用，形成局部磁场波动引起的。当组织中有不成对电子的顺磁性物质存在时，由于电子的磁化率约为质子的657倍，顺磁性物质通过扩散或旋转运动，产生原子水平的局部磁场的巨大波动，这有利于受激励质子间的能量转移。此时，大部分电子的进动频率与Larmor频率相近，使邻近水质子的T1、T2弛豫时间缩短，形成所谓质子偶极子-电子偶极子之间的偶极子-偶极子相互作用，引起质子弛豫增强，其结果造成T1和T2弛豫时间缩短。这种弛豫效应，是顺磁性对比剂弛豫增强的基础。

顺磁性物质对T1和T2弛豫时间的影响与顺磁性离子的不成对电子和水分子中氢原子核的相互作用密切相关，水溶性顺磁性对比剂对机体组织T1弛豫时间的影响与对比剂的浓度(mmol/L)成线性关系。在 Gd-DTPA 浓度较低时，机体组织的 T1 弛豫时间较长，对比剂对机体组织的 T1 弛豫时间影响较大。在 T1 加权像上，信号强度随顺磁性物质的浓度或多或少地呈线性增加；达到一平台后，信号强度不再进一步增加，随着 Gd-DTPA 浓度的增加，缩短效应渐趋明显，当浓度大大高于临床常规剂量时，T2 弛豫时间缩短占优势，其增强作用掩盖了 T1 增强作用，致使信号强度下降，此时如采用 T2 或 T2* 加权成像，含对比剂部分组织则显示为低信号，这种情况称为阴性造影。所以高剂量的 Gd-DTPA 也可用作阴性对比剂。由此可见，磁共振对比剂对组织信号强度的影响与其在组织中的浓度有着非常密切的关系（图 5-1）。

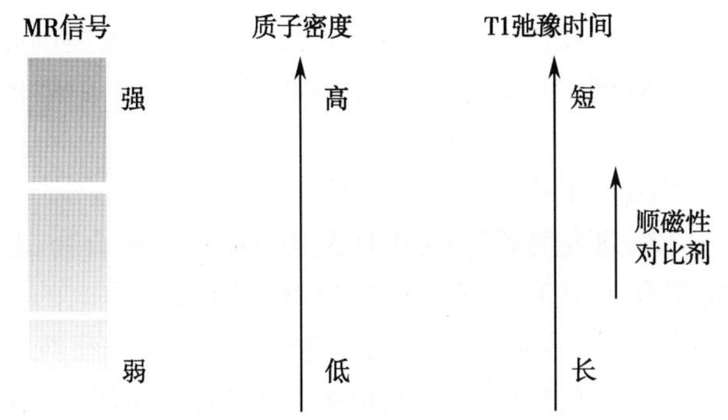

图 5-1 顺磁性对比剂对组织信号强度的影响

顺磁性物质缩短 T1 和 T2 弛豫时间与下列因素有关：

（1）顺磁性物质的浓度。在一定的浓度范围内，顺磁性物质的浓度越高，顺磁性就越强，对 T1 和 T2 的影响就越明显。

（2）顺磁性物质的磁矩。顺磁性物质的磁矩取决于顺磁性物质的不成对电子数，不成对电子数越多，磁矩越大，顺磁作用越强，对 T1 和 T2 的缩短作用就越明显。

（3）顺磁性物质局部磁场的扑动率。局部磁场的扑动率是由于顺磁性物质的中心位置与质子之间的相互作用形成的。质子与中心位置的原子不断结合，构成局部磁场的扑动，实际扑动的大小可以用结合时间来衡量。对于内层水分子，结合时间由顺磁性物质的旋转再定向时间、电子弛豫时间、水分子与配体的交换时间来决定；对于外层水分子，结合时间取决于溶剂中质子和顺磁性物质的中心位置的穿梭弥散速度、顺磁性物质的电子弛豫时间和水分子与顺磁性物质中心位置的距离。

（4）顺磁性物质结合的水分子数量。顺磁性物质结合的水分子越多，其顺磁作用越强。可供选择的顺磁性离子很多，如过渡金属钛（Ti^{+3}）、镍（Ni^{+2}）、铁（Te^{+3}）、锰（Mn^{+2}）、铬（Cr^{+3}）、钴（Go^{+3}）和铜（Cu^{+2}）等；镧系元素镨（Pr^{+3}）、钆（Gd^{+3}）、镝（Dy^{+3}）和铕（Eu^{+3}）等；超铀元素系列镤（Pa^{+4}）；氧化氮—稳定自由根（NSFR6）、吡咯烷（pyrrolidine）和哌啶（piperidine），还有分子氧（O_2）等。在所有这些正离子，钆（Gd^{+3}）的顺磁性最强，Gd^{+3} 的一个重要特点是具有相对较长的电子自旋弛豫时间，由于它的游离型离子对肝脏、脾脏及骨髓的毒性反应，必须与二乙烯三胺五乙酸（DTPA）螯合成相当稳定的化合物 Gd-DTPA，才能用于临床。

钆螯合物是以 Gd 为基础的磁共振对比剂，常规作为非特异性细胞外对比剂。有机螯合体包括 Gd-DTPA、Gd-DTPA-BMA、Gd-DOTA 和 Gd-HP-DO3A 等。Gd-DTPA 为离子型对比剂，而 Gd-HP-DO3A、Gd-DTPA-BMA 属非离子型对比剂。按化学结构分为线性和巨环形螯合物，Gd-DTPA、Gd-DTPA-BMA 属线性螯合物，Gd-DOTA 和 Gd-HP-DO3A 属巨环形螯合物（图 5-2）。钆对比剂均为亲

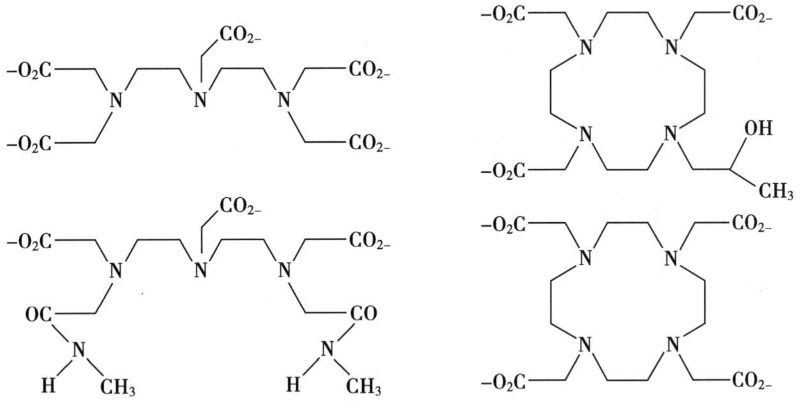

a. 钆线形螯合物

b. 钆巨环形螯合物

图 5-2 钆螯合物化学结构式

水性、低分子量复合物，因粒子小，经静脉引入体内很快从血管内弥散到细胞外间隙。其生物学分布为非特异性，一旦它在血管内和细胞外间隙迅速达到平衡后，则很快失去组织间的对比。

2. 超顺磁性和铁磁性对比剂作用机制　这两类对比剂又称磁敏性对比剂或阴性对比剂。它们的磁性和磁化率远大于人体组织结构和顺磁性对比剂，造成局部微观磁场的不均匀，当水分子弥散经过这些区域时，改变了质子横向磁化的相位，从而很快产生去相位（dephasing），使血管周围组织的 T2 或 T2* 弛豫时间缩短，即所谓 T2 或 T2* 弛豫增强，而对 T1 影响不大，这种效应称磁化率效应（susceptibility effect）。由于超顺磁性对比剂的磁矩和磁化率很大，如超顺磁性氧化铁（superparamagnetic iron oxide，SPIO）粒子的磁矩大于 Gd-DTPA 约 100 倍，故又称这类对比剂为磁化率性对比剂。磁化率和磁矩越大，去相位也越快。磁化率型对比剂用于 T2 和 T2* 加权成像时，使有关质子 T2 时间缩短，造成信号降低，呈黑色或暗色，故又称之为磁共振阴性对比剂。这种磁化率型对比剂与磁共振快速成像技术结合，可用于心肌或脑组织等的灌注功能、血流量和血容量等的研究。利用这种对比剂在病理组织和正常组织之间灌注的差异，有助于垂体微腺瘤的显示；利用这种对比剂在各种肿瘤组织之间的差异，还可以用它来协助作出肿瘤的定性诊断或协助肿瘤的分级、分期。

四、磁共振对比剂的生物学特性

生物学特性是药物在体内分布、代谢、毒性、排泄和清除等的一系列生物过程。磁共振对比剂的生物学特性主要在于其分布和毒性，这些也是一种对比剂能否使用的决定因素。

1. 基本特性　作为药物应用于人体的磁共振对比剂除了应满足药物的基本要求、具有生物适应性、水溶性好和自身有足够的稳定性外，还应满足以下特性：

（1）能有效改变质子的弛豫时间。

（2）能在正常与异常组织间产生不同的分布，即具有特异性组织分布特点。

（3）化学性质呈惰性，没有或基本不对人体组织、器官产生药理作用。

（4）在使用浓度和剂量下，没有任何毒副反应。

（5）在体内有适当的存留时间，为成像提供必要的时间，而又易于从体内排除，不至于在体内累积。

（6）给药方法简单，价格低廉。

2. 理化特性　Gd-DTPA 是一种钆的螯合物，是指带有 3 个正电荷的钆离子（Gd^{+3}）被带负电的螯合物包围，后者是二乙烯三胺五乙酸的二葡胺盐（DTPA），有 5 个带负电荷的羧基团。Gd-DTPA 离子带 2 个负电荷（+3-5=-2），伴 2 个正电荷葡胺离子，呈中性不带电。与游离的或非螯合的钆离子相比较，钆离子被 DTPA 包围的最大优点是 Gd-DTPA 使钆离子的毒性减小 10 倍，DTPA 与钆离子螯合还导致钆离子 7 个不成对电子的磁场轻度的屏蔽作用，使钆离子对体内质子的影响减弱。Gd^{+3} 为顺磁性很强的金属离子，能显著缩短弛豫时间，在浓度为 0.1～1.0mmol/kg 的范围内，弛豫时间呈线性下降。其螯合物 Gd-DTPA 的有关特性见表 5-2。

表 5-2　Gd-DTPA 的特性

浓度	0.5mol/L	弛豫率（10MHz，37℃，/mmol·s）	
密度（37℃）	1.19kg/L	R_1	4.5
黏度（37℃）	2.9N·S/m^2	R_2	6.0
pH 值	6.5～8.0	体内生物置换反应	不能测出
准许剂量	0.1～0.2mmol/kg	分布相半衰期	（0.2±0.13）h
静脉注射速率	<10ml/min	消除相半衰期	（1.6±0.13）h
渗透压（37℃）	1960mmol/L	稳定性	
		体外热力学稳定常数	22.46
肾清除率	1.76ml/（min·kg）	钆选择性稳定常数	7.04
血浆清除率	1.94ml/（min·kg）	LD_{50}（mmol/kg）	
小鼠	6～10		
24h 排出量	（91%±13）%	大鼠	10
分布容积	（266±43）ml/kg	安全指数（LD_{50}/剂量）	60～100

3. 药代动力学　Gd-DTPA 已成为临床广泛使用的磁共振对比剂，具有较为理想的药代动力学特点，副作用小，使用起来特别安全。静脉给药的 Gd-DTPA 与水溶性碘对比剂相似，具有高度水溶性，与蛋白质的亲和力较小，细胞内的穿透性低。几乎全部分布于细胞外间隙，由肾小球滤过排泄。在生物学分布上无特殊的靶器官，或者说没有专一性，组织的分布因各组织的血供及微血管的通透性不同而异，不进入有毛细血管屏障的组织，如脑、脊髓、眼及睾丸。经静脉注射后，循环于血管及细胞间隙，然后由肾脏浓缩以原形随尿排出，也有少量分泌于肠道后随粪便排出。Gd-DTPA 与碘对比剂相似，在静脉注射下不透过细胞膜，主要在细胞外液分布，不易透过正常的血脑屏障，只有血脑屏障遭破坏时才能进入脑组织和脊髓。Gd-DTPA 在器官中的浓度，与该器官的血液供应丰富与否有关，血供丰富的器官，则浓度高。静脉注射 Gd-DTPA 后，肾皮质和肾髓质内浓度增高，T1 缩短，在 T1WI 上其信号增强。经尿路排泄时受到浓缩，使肾盏、肾盂、输尿管和膀胱中的浓度很高，T2 缩短明显，使磁共振成像信号减弱，临床上常利用这个特性，对肾脏进行功能评价。

Gd-DTPA 口服不吸收，临床上用作胃肠道对比剂，将其配制成 0.05% ~0.1% 的溶液给患者口服后，比较均匀地分布在胃肠道，以增加胃肠道与周围组织器官的对比度。Gd-DTPA 不能进入细胞，在体内不经代谢直接以原形排出，体内消除途径主要经肾小球滤过从尿中排出。Gd-DTPA 静脉给药后 5 分钟内血中浓度达到高峰，而后血中浓度下降，3 小时后 80% 的药物已从尿中排出，7 小时后约 90% 的药物从尿中排出；另有 7% 随粪便排出，0.3% 滞留于器官，其中 0.08% 滞留于肝脏、0.1% 滞留于肾脏。在正常人体静脉注射 Gd-DTPA 0.1mmol/kg，最高血药浓度可达 0.6% mmol/L，45 分钟后降到 0.25mmol/L，有利于提高磁共振的成像效果及延长扫描时间。

4. 毒理学及安全性　与其他对比剂一样，理想的磁共振对比剂应具有对比增强效果好、对人体无害、使用方便等特点，但是在实际应用中，磁共振对比剂也有其不良反应。

（1）毒理学作用：当前，临床上最常用的磁共振对比剂是钆类对比剂，其有效成分为钆离子。正常人体内钆离子含量极微，因此少量自由钆离子进入人体内，便可产生毒副作用。钆离子进入血液后，与血清蛋白结合并形成胶体，这些胶体被网状内皮系统吞噬细胞吞噬后分布于肝、脾、骨髓等组织器官，引起这些组织器官的中毒反应（如肝细胞坏死等）。钆离子可以和一些内源性离子（如 Zn^{2+}、Cu^{2+}、Ca^{2+} 等）竞争各种细胞受体结合点，从而干扰正常细胞代谢。钆中毒症状严重时可表现为共济失调、神经抑制、心血管及呼吸抑制等。

自由钆离子与螯合态钆有明显不同。化学毒性强的自由钆离子与 DTPA 结合形成螯合物后，其毒性大大降低。钆的螯合物聚集会引起一定程度的神经细胞代谢改变。肾功能不全患者慎用，因为它会使肾小球滤过功能下降。

（2）不良反应：Gd 具有很强的顺磁性，如将其直接注入人体内，毒性很大。但当自由钆离子与 DTPA 结合形成螯合物 Gd-DTPA 后，使得水溶性提高，不但毒性大为降低，而且很少与血浆蛋白结合，不经过肝脏代谢，很快以原状态从肾脏排出。经大量动物实验和临床应用证明，Gd-DTPA 是一种非常安全的磁共振对比剂，半数致死量（LD_{50}）为 6 ~ 10mmol/kg 左右，其常规应用剂量为 0.1mmol/kg，其安全系数（半数致死剂量/有效剂量）达 60 ~ 100，而 X 线 CT 增强成像用含碘对比剂的安全系数仅为 8 ~ 10。Gd-DTPA 的毒副作用与其钆离子数、自由键数、渗透压及其制剂中其他成分的含量相关。有文献报道，磁共振对比剂 Gd-DTPA 外周静脉给药的不良反应发生率约为 2.4%，血管内离子型磁共振对比剂不良反应的发生率约为 1.31%，非离子型对比剂约为 0.80%，口服对比剂约为 0.754%。总之，其不良反应的发生率明显低于碘对比剂（包括非离子型碘对比剂）。

使用钆对比剂后，可能出现的不适和不同程度的过敏或不良反应：①轻度不良反应。有头晕、头痛、恶心、呕吐、咳嗽、喷嚏、瘙痒、皮疹、心前区不适、注射局部冷感等，反应一般较轻，且呈一过性。②重度不良反应。发生几率很低，约为 1/450 000 ~ 1/350 000。受检者常有呼吸道病史、哮喘及过敏史，一般表现为呼吸急促、喉头水肿、血压降低、过敏样反应、反射性心动过速、支气管痉挛、肺水肿、惊厥、震颤、抽搐、意识丧失、休克甚至死亡。出现严重反应者多原有呼吸系统疾病或过敏病史。对于有癫痫病史者，给药后可能诱发癫痫发作；妇女妊娠期间不宜使用；哺乳期的妇女在用药后 24 小时内禁止哺乳。③迟发性不良反应。肾功能不全的患者注射钆对比剂后可能会引起四肢皮肤的增厚和硬化，最后可造成关节固定和挛缩，甚至可能引起致死性肾源性系统纤维化（nephrogenic systemic fibrosis，NSF）。NSF是与磁共振成像中使用的钆类对比剂明显相关的严重不良反应，是肾功能不全患者中发生的一种广泛的以组织纤维化为特征的系统性疾病。其高危因素有：①急慢性肾功能不全；②肝肾综合征及肝移植围手术期导致的急性肾功能不全；③超剂量或重复使用钆对比剂。由于NSF是一种新的疾病，目前对其发病机制尚未完全阐明，缺乏有效的治疗措施，因而引起全球医务工作者的广泛关注，相关的研究也日益深入。

关于Gd-DTPA不良反应的发生及机制，仍不清楚，与水溶性含碘对比剂的不良反应机制一样。目前，大多数作者认为主要与钆剂本身的化学毒性有关。Gd-DTPA不良反应的高危因素及其不良反应的预防和处理，均与水溶性含碘对比剂相仿。

（3）不良反应的处理：一般不良反应：出现不良反应者极少，并且绝大多数症状轻微。常见症状有头痛、恶心、发热感、味觉改变等，休息后可自行缓解，无需特殊处理。严重不良反应罕见，症状包括寒战、惊厥、低血压、喉头水肿、休克等。处理参照碘过敏处理措施。

（4）不良反应的预防

1）严重肾功能不全患者应慎用钆对比剂，如果不用增强磁共振成像就可以提供足够的诊断信息，应避免增强，只进行平扫即可；

2）使用剂量不能超过对比剂产品说明书推荐的剂量；

3）避免短期内重复使用；

4）患者诊断为NSF或者临床怀疑NSF，不主张使用任何钆类对比剂；

5）孕妇不要使用钆对比剂；

6）注射对比剂时，尽量避免药液外渗。

（5）钆对比剂外渗的处理

1）轻度渗漏：多数损伤轻微，无需处理，但需要嘱咐患者注意观察，如果有加重，应及时就诊。对个别疼痛较为敏感者，局部给予普通冷湿敷。

2）中、重度渗漏：可能引起局部组织肿胀、皮肤溃疡、软组织坏死和间隔综合征。处理措施：①抬高患肢，促进血液的回流。②早期使用50%硫酸镁保湿冷敷，24小时后改为硫酸镁保湿热敷，或者黏多糖软膏等外敷；也可以用0.05%地塞米松局部湿敷。③对比剂外渗严重者，在外用药物基础上口服地塞米松5mg/次，3次/天，连续服3天。④必要时，咨询临床医师用药。

（6）肾功能不全患者使用钆对比剂原则

1）肾功能不全患者只有权衡利弊后，在确有必要的情况下才能使用钆类对比剂。

2）尽量选择其他替代的影像检查方法，或者选择能够提供临床诊断所必需信息且潜在危险比较小的非影像检查方法。

3）如果必须使用钆对比剂进行磁共振检查，建议使用能达到诊断需求的最低剂量。

4）建议与患者或其监护人签署知情同意书，内容除了常规外，还应包括使用钆对比剂的价值、危险性和可能的替代检查方法，如果出现可能与钆对比剂有关的异常反应，及时与相关的医师联系。

5. 磁共振铁类胃肠道对比剂应用

（1）胃肠道磁共振铁类对比剂剂型及用法：胃肠道铁类对比剂的剂型为泡腾颗粒。使用方法和剂量按照产品说明书的要求。

（2）适应证和禁忌证

适应证：胃、十二指肠及空肠MR造影成像。

禁忌证：①铁剂过剩正在治疗者；②铁剂过敏者；③确诊或怀疑完全肠梗阻或肠穿孔的患者。

（3）使用铁剂时需注意的事项：慎用的情况①消化性溃疡；②大肠炎症性疾病；③局部性肠炎；④其他胃肠道损伤患者；⑤儿童、孕妇、产妇、哺乳期妇女及可能怀孕的妇女（儿童和孕妇用药的安全性尚未确定）；⑥高龄者因生理功能低下，应用对比剂时也应特别小心。

（4）不良反应：使用胃肠道铁类对比剂不良反应少见；而且多数情况下症状较轻微，可出现恶心、呕吐、食欲下降、胃部不适、腹胀和腹泻。给药后大便呈黑色，属正常现象，可能出现潜血假阳性。

第二节 对比剂的分类及临床应用

一、磁共振对比剂的发展与分类

（一）磁共振对比剂的发展

含钆对比剂做磁共振增强扫描主要利用其缩短氢质子的弛豫时间，间接地改变这些质子所形成的信号强度，与含碘对比剂的直接作用截然不同。一开始认为磁共振成像软组织分辨力很高，不同软组织之间具有天然对比，不用对比剂也能显示CT不能显示的病变。在实践中发现，有些微小病灶或病灶的T1、T2弛豫时间与正常组织相仿时，显示不理想，才开始研究磁共振对比剂。

理想的磁共振对比剂应具备以下特点：

1. 对比剂是运用化学元素，化学性质活跃，能与多种物质螯合，形成不同标记物进入相应的组织和器官，以便有目的地进行选择性强化。

2. 具有较强的磁共振成像活性，能有效地改变局部磁场强度和弛豫时间。

3. 强化效果明显，重复性好。

4. 在诊断用量范围内无毒性，副作用极小。

5. 稳定，易于存放，具有高度溶解性。

6. 制造容易，价格低廉。

7. 能迅速分解和排泄，在人体内存留时间短。

磁共振对比剂的研究与磁共振现象发现相同步，1946 年美国学者布洛赫（Bloch）和珀塞尔（Percell）发现磁共振现象不久，Bloch 就对顺磁性物质 $Fe(NO_3)_3$ 进行了研究，结果发现三价铁原子 $Fe(NO_3)_3$ 可缩短组织的 T1 和 T2 时间。随着磁共振设备的研制成功和广泛应用，带动了磁共振对比剂的迅速发展。

20 世纪 70 年代末期德国科学家 Weinmann H·J博士发明了 Gd-DTPA，经过严格的动物实验研究后，于 1983 年开始应用于临床。第一次在人体上静脉注射钆的化合物，经过一阶段使用，发现药物性能稳定，它的药代动力学与含碘经尿排泄的对比剂相仿。

1984 年，Carr 首次采用 Gd-DTPA 进行了人体脑肿瘤的增强显影研究。随后用于颅内肿瘤患者，显示增强效果极佳，无毒副反应。

1987 年，Gd-DTPA 作为磁共振对比剂，正式由美国 FDA（food and drug administration）批准。经大量药理和临床应用研究证明，Gd-DTPA 是一种安全、方便、增强效果良好的对比剂，可用于全身所有器官和组织的检查。其他磁共振对比剂也在积极研制中，有些已进入临床应用。在众多磁共振对比剂中，Gd-DTPA 最为医学界所赏识，它是第一个投入市场的、也是目前临床应用最多的。

1988 年上市的钆对比剂价格昂贵，使推广应用受到限制。随着钆对比剂日趋成熟，各国生产商增多，尤其国产钆对比剂合成上市后价格直线下降，为临床全身应用（实质脏器和血管）敞开方便之门。从一般增强发展到动态增强、灌注技术，当然首先要求磁共振成像设备有超快速亚秒技术，其次病灶部位血供丰富，脑部还需有血脑屏障损害为前提。可研制成磁共振对比剂的物质有元素周期表中过渡元素和镧系金属铬（Cr^{+3}）、锰（Mn^{+2}）、钆（Gd^{+3}）、铁（Fe^{+3}）等。

（二）磁共振对比剂的分类

磁共振对比剂种类很多，在既往研究报道中已做过动物实验研究的对比剂化合物达数百种，可从不同角度进行分类。

根据构成材料大致可分为铁磁性微粒、脂质体、稳态自由基、金属小分子螯合物和金属大分子螯合物等 5 种类型。

根据作用机制可分为纵向弛豫（T1）增强对比剂和横向弛豫（T2）对比剂两大类，但这种分类并不绝对，因为有些磁共振对比剂既可影响 T1 弛豫性，又可影响 T2 弛豫性。

根据对磁共振信号强度增强或减弱的影响，可分为阳性对比剂（正增强）和阴性对比剂（负增强）。

根据在体内的生物分布特点，可分为非特异性对比剂和特异性对比剂。前者为细胞外间隙对比剂，主要经肾脏排泄，故又称肾性对比剂；后者选择性分布于某些器官和组织，不经过肾脏或仅部分经过肾脏清除，也称非肾性对比剂，包括肝胆细胞特异性对比剂、网状内皮细胞特异性对比剂、血池对比剂以及单克隆抗体特异性对比剂，另外还有口服胃肠道对比剂。

根据不同的磁特性，可分为顺磁性、超顺磁性、铁磁性以及抗磁性 4 种对比剂。顺磁性对比剂由顺磁性金属元素组成，如 Gd、Mn。对比剂浓度低时，主要使 T1 缩短并使信号增强；浓度高时，则组织 T2 缩短超过 T1 效应，使磁共振信号降低。常用其 T1 效应作为 T1 加权像中的阳性对比剂。铁磁性及超顺磁性对比剂由氧化铁组成，为不同大小微晶金属粒子。二者均影响局部磁场均匀性且产生磁化率效应，使质子失相位加速，T2 弛豫时间缩短。目前大部分使用和开发研制的磁共振对比剂为顺磁性和超顺磁性物质。其中顺磁性对比剂 Gd-DTPA 在临床上应用最为广泛。

二、磁共振对比剂的临床应用

（一）Gd-DTPA 的临床应用

目前临床上最为常用的磁共振对比剂为离子型非特异性细胞外液对比剂，即钆喷酸葡胺（Gd-DTPA），也是最早在临床上应用的磁共振对比剂。该对比剂不具有组织特异性，初期主要用于中枢神经系统疾病的诊断与鉴别诊断，近年来可用于全身各系统磁共振增强扫描及血管成像。静脉注射后，可通过受损的血脑屏障进入病变组织或滞留在病灶的血液中，增强与否及其增强程度可因病灶血供的多少及血脑屏障破坏的程度而异。Gd-DTPA 常在 SE 序列的 T1 加权像上显示病变的血供情况，勾画肿瘤形态，区别病变组织与正常组织，发现平扫不能显示的微小病变，鉴别水肿和肿瘤、检出肿瘤复发、显示脑膜病变和垂体微腺瘤等。

随着在临床上的广泛应用，磁共振对比剂已不单是为了增加病变与组织间的对比度、更好地显示病变，与其相关的灌注成像和三维动态增强血管成像技术也相应开展。磁共振专用高压注射器的应用，更能使对比剂的总量、流率、注射时间得到精确保证，从而明显提高磁共振灌注成像和三维动态增强血管成像的质量。

目前临床上 Gd-DTPA 主要用于以下几个方面：

1. 中枢神经系统　Gd-DTPA 可用于对颅内病变和椎管内病变内部结构的显示，为进一步定位、定性诊断提供更多信息。Gd-DTPA 的应用主要解决以下问题：①发现平扫未显示的病变，尤其是脑外、脊髓外等信号的小病灶；②确定脑外肿瘤或脑内肿瘤；③进一步显示肿瘤内部情况，为治疗方案的确定提供依据；④鉴别水肿与病变组织；⑤CT 扫描异常，但因碘过敏不能做进一步检查者；⑥在某种程度上区分肿瘤性病变与非肿瘤性病变。

（1）脑部：Gd-DTPA 增强磁共振扫描可使脑瘤血管显示更加清楚，这对于定性诊断无疑是十分重要的。在区分手术后肿瘤复发与非肿瘤性纤维化方面，增强扫描较平扫可靠。由于 Gd-DTPA 不能透过完整的血脑屏障，如果脑组织内出现强化提示血脑屏障的破坏，如肿瘤、炎症、梗死等，因此增强扫描有助于发现病变和病变的鉴别诊断。Gd-DTPA 增强扫描对于评价垂体肿瘤具有特殊价值，因为检查微腺瘤以及评价大的垂体瘤与海绵窦和鞍旁区域的关系是必不可少的，注射后立即行动态扫描对于避免漏诊微腺瘤至关重要。近几年脑灌注加权成像技术在临床应用，它主要用于急性脑缺血的检查，也可用于肿瘤等病变的检查和研究。

（2）脊髓：对于脊髓肿瘤，注入 Gd-DTPA 后的增强征象是多变的，与脊髓相比病灶可呈低信号、等信号或高信号。在转移灶，这种增强的变化于同一患者的不同病灶可以同时出现。有一些平扫呈等信号、缺乏明显占位效应的髓外小肿瘤，应用 Gd-DTPA 做增强扫描有助于显示。由于生长在脊髓内的肿瘤常常造成脊髓继发性空洞，使肿瘤的实际范围难以确定，Gd-DTPA 增强扫描可得到明确，这可减少手术时不必要的探查和损伤。

2. 脊柱　Gd-DTPA 增强磁共振成像，特别是脂肪抑制技术的应用，对于硬脊膜外疾病的诊断非常重要，这种方法最常用于强化的术后硬膜外纤维化与不强化的复发的或残余的间盘疝鉴别。原发性硬膜外肿瘤常见的有脊膜瘤和神经鞘瘤，它们常伴有显著强化，而比较少见的有表皮样囊肿、皮样囊肿、脂肪瘤和淋巴瘤。对于椎体肿瘤，注入 Gd-DTPA 后的增强征象是多变的，与脊髓相比病灶可呈低信号、等信号或高信号。在转移灶，这种增强的变化在同一患者的不同病灶可以同时出现。转移瘤为最常见的病变，多源于邻近椎体的病变且伴有强化。

Gd-DTPA 增强扫描对于诊断感染性的椎间盘炎症和确定骨髓炎的范围也是有用的。增强扫描能够帮助脊椎动、静脉畸形的检出。对于髓内病变，增强扫描在病变定位（髓内、髓外，硬膜内或硬膜外）、病变与周围水肿的区别、髓内囊性病变的特征以及小病变的检出具有肯定的地位。

3. 鼻咽部　鼻咽部 Gd-DTPA 增强磁共振扫描主要用于以下情况：①确定鼻咽癌的大小、范围，尤其是浸润深度，显示肿瘤浸润深度在横断位 T1 加权像上效果较好；②显示鼻咽癌的颅底转移；③鼻咽癌治疗（尤其是放疗）后的随访。鉴别复发和放疗后纤维化，Gd-DTPA 增强扫描时放疗后纤维化不发生异常对比增强。颈动脉、鞍区的增强情况，有助于肿瘤分期。咽旁间隙内的脂肪界线，可作为评判肿瘤浸润深度的标记，该线断裂表明癌变蔓延到咽旁间隙。

4. 眼眶　在 T1 加权像眼眶 Gd-DTPA 增强扫描要用化学位移脂肪抑制技术。对于视神经炎的评价，可以看到视神经强化，T2 加权脂肪抑制技术能够确定神经胶质增生或水肿。视神经鞘脑膜瘤强化显著但不波及视神经，而视神经胶质瘤则视神经增粗且可有不同程度的强化；血管瘤、转移瘤和神经鞘瘤强化显著，而假瘤则显示不同程度的强化；眼内肿块（黑色素瘤、转移瘤、血管瘤）强化显著，而脉络膜的增厚或渗出和视网膜的渗出则没有强化。

5. 胸部

（1）胸腔和纵隔：Gd-DTPA 增强磁共振成像在胸腔和纵隔诊断中作用非常有限。尽管磁共振成像对纵隔肿瘤有用，但除了位于心脏周围的肿瘤外，纵隔肿瘤侵犯的确定通常不需要应用对比剂，在纵隔增强扫描主要在于区分血管性病变还是非血管性病变。同时，也有利于主动脉夹层假腔的显示。增强磁共振成像通过确定活动性残余疾病来检查纵隔淋巴瘤是有帮助的。

（2）心脏：Gd-DTPA 增强扫描常用于评价心内肿瘤的侵犯范围。在增强的基础上提高肿瘤和血栓之间的区分程度，但这是少见的适应证，比较多的是集中于评价心肌梗死。心脏灌注加权成像，可显示心肌缺血或梗死，延时扫描可评价心肌活性。

（3）乳腺：Gd-DTPA 增强扫描除了用来诊断乳腺癌以外，对于一些乳腺囊性病变也有鉴别作用。团注对比剂后，癌倾向于显示快速强化，而良性病变和正常实质则显示较少且缓慢的强化。乳腺增强磁共振成像在区分癌和富血管纤维瘤中的作用有限，且对于伴有明显临床症状如乳腺炎、脓肿等患者的鉴别诊断没有帮助，因为炎性组织也会显示显著强化，可与恶性组织相混淆。由于乳腺磁共振成像不受硅植入的干扰，因而 Gd-DTPA 增强扫描对于术后或放疗后瘢痕与肿瘤复发的鉴别是非常精确的。乳腺增强磁共振成像对于乳腺摄影上的致密乳腺或手术后以及放疗后改变的评价将成为一种有前景的检查方法。

（4）肺血管：常规磁共振扫描对于肺血管畸形可有所提示，Gd-DTPA 增强扫描可进一步显示畸形血管，包括供血动脉、引流静脉。磁共振成像具有多方向切层的优点，可进行横轴位、冠状位、矢状位及任意方位扫描，有利于全面观察血管畸形以及邻近肺组织的改变，为治疗提供更多的信息。Gd-DTPA 增强扫描技术对周围型肺癌与孤立性结节的鉴别诊断有一定的价值，通过不同强化模式和强化程度来鉴别其性质，部分良性结节如结核瘤、错构瘤等可与肺癌鉴别。在肿瘤对胸壁侵犯的评价、肺癌侵犯纵隔淋巴结的评价以及放射性改变与肿瘤残留或复发的鉴别等方面均有一定诊断价值。

6. 腹部

（1）肝脏：肝脏是腹部磁共振增强扫描的主要目标，可用于肝脏病变的定性诊断，如显示肝脏肿瘤、海绵状血管瘤、局灶性结节增生（focal noduler hyperplasia）、肝腺瘤等占位性病变和确定转移瘤数目及部位等。肝脏肿瘤在注射 Gd-DTPA 后有不同程度的强化，也可比肝脏强化的更明显，结果可使正常肝脏与病变区的对比变弱。有些肝脏转移癌伴有小子灶，IR 序列与 SE 序列 T1 加权像上大病灶呈长 T1 低信号，小病灶可能显示不清，注射 Gd-DTPA 后正常肝组织强化，而小癌灶强化不明显，反而显示得更清楚。注射 Gd-DTPA 后肿瘤强化，甚至与周围组织呈等信号，但中心瘢痕、钙化、坏死和囊变区不强化。另外，磁共振增强扫描有助于区分门静脉与扩张的胆管。

（2）胰腺：随着磁共振成像技术的改进，特别是快速扫描（GRE）序列和脂肪抑制技术的应用，加上胃肠道磁共振对比剂和静脉注射磁共振对比剂的引入，磁共振对胰腺炎性疾病和肿瘤的显示已可与 CT 相媲美，且对某些病变的显示优于 CT，在疾病的鉴别诊断方面也有较多的帮助，但对一些小病变的发现尤其是定性仍存在困难。

（3）肾脏：尽管 Gd-DTPA 由肾小球滤过，可用于肾灌注情况及其功能的评估，对于肾占位性病变，一般不提倡进行磁共振增强扫描。因为病变部位对比增强降低了良好的肾与肾外脂肪的天然对比，也易引起肾盂及大肾盏区域短 T1 信号解释的混淆。磁共振增强扫描仅用于疑为肾肿瘤而对碘剂过敏者。Gd-DTPA 动态磁共振成像可用于肾内、外肿瘤的鉴别诊断，动态磁共振成像上可清楚地显示肾脏髓质结合部，使肾细胞癌比较清楚地显示其轮廓，有助于外科手术前分期。

（4）肾上腺：肾上腺磁共振所见与 CT 相比显得解剖分辨力差，应用屏气快速序列薄层成像，图像质量明显提高。对肾上腺病变进行 Gd-DTPA 动态增强扫描，对大多数肾上腺肿瘤、恶性肿瘤及嗜铬细胞瘤可作出鉴别。可以了解肿瘤的灌注情况和血供以及显示腹膜后肿块，分辨肿瘤是来自肾脏、肾上腺还是腹膜后其他脏器与组织。

7. 盆腔　盆腔内器官移动性小，是磁共振检查的优势区域。由于多方位、多序列、多参数的成像优势，使磁共振平扫广泛应用于盆腔多种病变的诊断，磁共振增强检查近年来也受到重视，临床应用逐渐增多。增强扫描主要用于盆腔内脏器病变性质的确定和鉴别，分辨手术后改变和病变复发等。盆腔肿瘤在注射 Gd-DTPA 后可以强化，其他病理改变也可以强化，如妇科子宫肌瘤及卵巢肿瘤等。注射 Gd-DTPA 后，膀胱肿瘤分期优于平扫，肿瘤区可见明显强化；对前列腺癌的显示并不优于平扫 T2 加权像。在盆腔扫描中，所有增强序列均采用脂肪抑制技术，以消除脂肪高信号对图像的影响。

8. 对比增强磁共振血管造影　对比增强磁共振血管造影（contrast enhanced magnetic resonance angiography，CE-MRA）是建立在 MRA 基础上的新技术。血液流动是产生 MRA 信号的基础，血流速度及血管的大小是影响 MRA 信号强弱的主要原因。

血管结构的改变(如狭窄、扩张、动脉瘤、动静脉漏等),血液产生的流速及方向的突然改变,都会使血流信号减弱或丧失,因而产生误诊或漏诊。应用Gd-DTPA增强,行CE-MRA,上述情况造成的血流信号丧失可得以纠正,同时对细小血管和静脉血管的结构也显示得更清晰。CE-MRA的主要优点在于血管的信号强度高,以3D快速梯度回波序列采集经处理后的血管有很高的信噪比。CE-MRA的质量主要取决于设备的硬件,并要达到最小的梯度关闭时间,回波时间越短,信噪比就越高,图像中的伪影就越少。近年来,随着磁共振成像设备硬件及软件的不断改进,使CE-MRA技术日臻成熟、图像质量显著提高,它的无创、安全、简便及可靠等优势逐渐显现,使其成为大、中血管病变临床诊断检查的常用方法,甚至是首选方法。

9. 肌肉骨骼系统　Gd-DTPA增强扫描在显示骨转移方面的作用已得到充分肯定,其敏感性近乎核素扫描。可以区分骨肿瘤、无菌坏死以及副交感神经营养不良性骨改变,并可大致区分骨肿瘤的组织学类型。在区分治疗后(放疗或化疗)改变与肿瘤复发方面和其他部位一样,肿瘤复发有异常对比增强,治疗后纤维化(除刚形成的以外)通常无异常对比增强。

(二) 其他磁共振对比剂

由于Gd-DTPA安全有效且价格便宜,在临床得到最广泛的应用。目前很多新型磁共振对比剂处于研究阶段,有的已进入临床试验,有的已开始在临床上应用,这些对比剂的应用大大提高了病灶检出率,并对病灶的定性诊断提供了更多帮助。主要有:①非离子型细胞外液对比剂;②器官组织特异性对比剂,包括单核巨噬细胞系统特异性对比剂、网状内皮系统特异性对比剂、肝细胞特异性对比剂、血池性对比剂、单克隆抗体对比剂、胃肠道对比剂等。

1. 非离子型细胞外液对比剂　有一些厂家已陆续开发出非离子型细胞外液磁共振对比剂,如Gd-DO3A-butrol、Gd-DTPA-BMA和Gd-HP-DO3A等,这些非离子型对比剂渗透压低,安全性得以进一步提高。

2. 单核巨噬细胞系统特异性对比剂　该类对比剂主要为超顺磁氧化铁颗粒,颗粒直径40～400nm,表面用碳氧葡聚糖包裹。由于血液中直径在30～5000nm的颗粒主要经单核巨噬细胞系统清除,因而静脉注射后该类对比剂进入肝脏及脾脏的单核巨噬细胞,产生短T2效应,在肝脏库普弗细胞可摄取对比剂颗粒。由于正常肝脏存在库普弗(Kupffer)细胞,而肿瘤内一般无或少含库普弗细胞,因此对比剂能增加肿瘤与肝实质间的对比,从而提高肝脏肿瘤的检出率。该类对比剂增强对小肝癌的检出敏感性接近经肝动脉CT扫描(CTA),特异性高于CTHA;与其他磁共振成像技术结合使用能进一步提高敏感性和特异性,可取代CTHA和经动脉门静脉造影CT扫描作为肝癌的术前检查;肝硬化结节和局灶型结节增生含有库普弗细胞,因此它诊断肝硬化结节和局灶型结节增生并与肝癌鉴别等方面有独特的优势。目前有多种单核巨噬细胞性磁共振对比剂已经商品化,如AMI-25(ferumoxides,商品名为feridex,又称菲立磁)等。

3. 网状内皮系统特异性对比剂　进入血液中的颗粒物质都是通过人体网状内皮系统的细胞吞噬作用来清除掉的,这些吞噬细胞主要分布在肝脏、脾脏、骨髓和淋巴结内,其中在肝脏内起作用的主要是内皮细胞和库普弗细胞。具有正常吞噬功能的网状内皮细胞只存在于正常肝细胞内,而在肝内病灶组织中则没有或极少。

网状内皮系统特异性对比剂包括脂质体颗粒和氧化铁颗粒2大类:

(1) 脂质体颗粒对比剂:这类对比剂有两种形式:①将顺磁性或超顺磁性物质放在周围由类脂质双分子层(即脂质体)所形成的中空结构小囊内;②将顺磁性物质与脂质体结合,而非包裹的形式。有关脂质体颗粒对比剂,仍处于不同的试验研究阶段,文献报道少。

(2) 氧化铁颗粒对比剂:由氧化铁晶体微粒为核心被外包层包裹而成,外包层为右旋糖酐或一些其他多聚糖。目前多根据颗粒大小将其分为两类:①超顺磁性氧化铁颗粒(superparamagnetic iron oxide,SPIO)。其直径一般在40～400nm。临床上最常见的有AMI-25(菲立磁),AMI-25与低分子右旋糖酐结合颗粒直径为(50±29)nm,其核心氧化铁颗粒的直径约为20nm。另一种常见制剂是SHU 555A(商品名为resovist)。它是由Fe_3O_4和Fe_2O_3组成,包裹物质为二氧化碳右旋糖酐,氧化铁核心由若干个单晶体构成,每个单一晶体直径约为4.2nm,整个亲水性颗粒直径约为62nm。②超小超顺氧化铁(uitrasmall super paramagnetic iron oxides,USPIO)。最大直径不超过30nm,如AMI-227(ferumoxtran)和FeO-BPA,前者颗粒直径20nm,核心平均直径4～6nm,处于临床试验阶段,后者颗粒更小,仍处于动物实验阶段。

氧化铁颗粒对比剂进入人体后具体分布部位与颗粒大小、电荷和外包层有关，其中以颗粒大小对其进入网状内皮系统的部位影响较大，100nm（或30～500nm）以上的大颗粒制剂主要由肝脾巨噬细胞吞噬，小颗粒（10nm以下）大多数缓慢沉积于骨髓和淋巴结的网状内皮系统。颗粒带负电荷时容易被网状内皮系统识别、吞噬。AMI-25颗粒大小为（50±29）nm，SHU 555A颗粒大小为60nm，在这个大小范围的颗粒最易被网状内皮细胞所吞噬。

顺磁性氧化铁和超微型超顺磁性氧化铁的临床应用：①提高肝脏肿瘤的检出率和定性诊断；②有利于肝硬化、肝炎等弥漫性疾病的诊断；③增强磁共振血管造影（CE-MRA）；④SPIO除应用于网状内皮系统外，也可用作脑血流灌注和心肌缺血的评价；⑤USPIO有助于鉴别淋巴结性质。

4. 肝细胞特异性对比剂（靶向对比剂）　这类对比剂由于其特殊的分子结构并以肝细胞为靶细胞，因而能被肝细胞特异性地摄取，在肝细胞滞留相当一段时间之后，再通过胆汁排泄至消化道，故又称为肝胆性磁共振对比剂（hepatobiliary MR agent）。目前，该类对比剂已经在临床上得到应用。临床上，肝细胞特异性对比剂主要用于提高肝脏肿瘤的检出率，对鉴别肿瘤是否肝细胞来源也有较大价值。

根据分子结构及作用机制的不同，肝细胞特异性对比剂又可分为3类：

（1）钆螯合物。在顺磁性钆螯合物的化学结构上再加上脂溶性基（芳香环），使对比剂同时具有脂溶性和水溶性两种性质，脂溶性性质使其经肝、胆排泄。由于钆与芳香环的螯合物有较高的亲脂性，使组织的T1值缩短。此类对比剂主要有Gd-EOB-DTPA和Gd-BOPTA（multi hance，莫迪司）等。推荐使用剂量也为0.1mmol/kg体重，有较好的安全性。其中Gd-BOPTA既可作为细胞外液对比剂进行动态增强扫描，注射后40～120分钟扫描又可获得肝细胞特异性信息，还可进行排泌法磁共振胆管成像。临床应用：①可用来提高肝内转移等小病灶的检出率和定性诊断率。由于大多数局灶病变不含肝细胞，不选择性吸收对比剂，而肝实质明显强化，对比度增加，使用肝细胞特异性钆螯合物磁共振对比剂能行动态扫描，因此可提供更多的诊断信息。②在区别肝细胞性病变，如肝再生结节和腺瘤等病变上，具有一定意义。③根据肝细胞癌的强化程度，能提示肝癌的分化程度。④了解肝细胞功能，检测肝硬化。⑤胆道显影，分辨力明显提高。⑥由于肝实质强化峰值期可持续2小时，扫描时段加宽，可适用于各种机型检查，有助于对不能屏气患者进行的动态扫描。

（2）锰螯合物。主要是锰福地匹三钠（mangafodipir dipyridoxal-diphosphate，Mn-DPDP），商品名为Telsascan（泰乐影），是一种Mn^{+2}和DPDP的螯合物，由两个磷酸吡哆醛基将锰对称螯合而成。为肝脏阳性磁共振对比剂，由肝细胞摄入经胆汁排出，被肝细胞摄取后分解出来的锰，能产生很强的缩短T1的效应，使正常肝组织呈阳性增强并与肿瘤组织间形成对比，Mn-DPDP的诊断特异性与单核巨噬细胞系统特异性对比剂相似，两种对比剂注射后需延迟成像以使正常肝组织充分摄取。临床应用：①提高肝内病灶，尤其是非肝细胞性病变的检出率；②提高病灶定性诊断能力；③根据肝细胞肝癌的强化程度能提示肝癌的分化程度和血供情况；④有利于肝硬化、肝炎等弥漫性疾病的诊断；⑤胆道显影，分辨力明显提高；⑥鉴别慢性胰腺炎与胰腺癌，提高胰腺肿瘤的检出率，尤其是胰岛细胞瘤；⑦评价心肌梗死患者的心肌活性。

（3）肝细胞受体性对比剂。是指通过肝细胞膜受体发生摄粒作用而进入肝细胞的一类对比剂。该类对比剂的核心成分为超微型超顺磁性氧化铁颗粒（ultrasmall superparamagnetic iron oxides，USPIOs）。最大直径不超过30nm，如AMI-227和FeO-BPA就属于这类制剂，前者平均直径只有4～6nm，后者颗粒更小。该类对比剂可通过肝细胞表面的去唾液酸基糖蛋白受体转运到肝细胞内，进入肝细胞后在肝细胞的微粒体内分解出氧化铁颗粒，产生很强的短T2效应。由于此类对比剂的热稳定性及毒性较大，目前仅有一些关于此类对比剂的动物实验报道。

5. 血池对比剂　血池对比剂是指一些大分子结构、分子量大于20 000Da（道尔顿）的对比剂。血池对比剂血浆半衰期较长，能较长时间（一般要求超过1小时）在血管内滞留，它不易透过毛细血管基底膜，不进入血管外或向血管外渗出非常缓慢，所以又被称为血管内对比剂。它主要适用于对比增强血管成像和检测器官组织血流情况的灌注加权成像。血池性对比剂根据成分和结构不同可分为两类：

（1）钆与大分子的复合物。利用钆喷替酸葡甲胺（Gd-DTPA）与大分子物质如白蛋白、葡聚糖等连接,形成分子量超过 2000Da 的大分子复合物。该对比剂有两个优点:①在血管内停留时间延长;②其短 T1 效应较 Gd-DTPA 更强。

由于其颗粒直径平均为 17～20nm,分子量大于 Gd-DTPA,半衰期明显延长,超过 100 分钟,因而能在血液中循环相当长的时间而不被网状内皮细胞清除,所以又被称为血池(或血管内)对比剂。最终它主要通过骨髓和淋巴结内的吞噬细胞清除。由于该聚合物的血浆半衰期相对较长,作为血池对比剂用于 CE-MRA 时,注射时间、注射速率和扫描时间就不显得那么重要了,可充分调整扫描参数以最大限度提高磁共振成像质量,也可明显提高 CE-MRA 的成功率。同时由于半衰期长,一次增强可有充足时间做多种成像检查,也可明显增加细小血管或血流速度较慢血管的信号强度。

(2) 较小超顺磁氧化铁颗粒。其基本成分与网状内皮细胞性对比剂相仿,但直径要小得多(约为 20～30nm),可以躲过单核巨噬细胞系统的廓清作用,因而在血液中的滞留时间明显延长,表现为短 T1 短 T2 效应,最后仍被单核巨噬细胞吞噬,此时主要表现为短 T2 效应。可使更多细小血管成像,更适用于磁共振血管成像。

目前 Gd-DTPA 仍作为增强磁共振血管成像的主要对比剂。但随着使用的增加,发现 Gd-DTPA 有一些明显的不足之处,如体内消除太快(入血后可迅速通过毛细血管进入细胞外间隙,并经肾小球滤过从尿路排泄);而且体内分布没有特异性,使磁共振图像对比不能明显改善,同时也需要相应的磁共振设备能够快速扫描。由于 Gd-DTPA 分子量小,在血液中停留时间太短,而不能被称为血池(或血管)内对比剂。

6. 单克隆抗体对比剂　单克隆抗体(monoclonal antibody,McAb,简称单抗)是由单个 B 淋巴细胞克隆所产生的抗体。单克隆抗体能目标明确地与单一的特异抗原决定簇结合。单克隆抗体还具有理化性状高度均一、便于人为处理和质量控制以及来源容易等特点。这些优点已使其逐渐成为解决生物学和医学等领域内许多重大问题的重要手段。目前有关磁共振抗体对比剂的研究也主要是围绕单克隆抗体,尤其以抗肿瘤单克隆抗体为热点进行的。抗肿瘤单克隆抗体对比剂是指利用抗肿瘤单克隆抗体为载体,将磁共振对比剂标记到单抗上,通过抗体与肿瘤抗原的特异性结合,将对比剂运送到肿瘤部位,达到选择性改变肿瘤部位组织磁共振信号,从而起到肿瘤靶向诊断的目的。抗肿瘤单克隆抗体对比剂的标记是通过使用双功能螯合剂实现的,首先以双功能螯合剂偶联单抗,再将磁共振对比剂(主要为钆剂和 SPIO)与其结合,如 Gd-McAb、SPIO-McAb 等。

通过使用抗肿瘤单克隆抗体对比剂理论上可鉴别肿瘤、肿瘤复发、肿瘤术后改变及放射性损伤等改变,但目前一些试验研究发现此类对比剂应用尚存在一些明显不足:如抗体用量大、增强效果不够明显、敏感性低等缺点,同时对比剂稳定性差、可能引起的毒性作用和免疫反应等,从而使此类对比剂目前仍停留于实验研究阶段,尚未进入临床使用。

7. 胃肠道对比剂　腹部磁共振成像检查中,常因胃肠道的蠕动以及同毗邻组织器官缺乏良好的天然对比使信号不足,限制了胃肠道和腹部的磁共振检查。有时甚至难以将腹腔内病灶与胃肠道明确区别开而导致诊断困难。为了改善胃肠道的显示,使其与腹部实质脏器、后腹膜结构等形成鲜明对比,人们开发研制了胃肠道对比剂。

口服胃肠道对比剂应具备以下几个特点:①使用方便,无毒性,副作用极小;②在整个胃肠道内分布均匀;③不能导致胃肠道的极度扩张和改变胃肠道以及毗邻器官的大体解剖形态;④不引起额外的成像伪影;⑤增强效果在整个胃肠道不发生改变;⑥各种脉冲序列成像均有增强效果;⑦不经胃肠道吸收或仅微量吸收;⑧能够增加诊断的敏感性和特异性。

胃肠道对比剂主要有两大类:

(1) 阳性胃肠道对比剂:是指能够使胃肠道磁共振信号增高的一大类物质,主要包括顺磁性物质、脂肪和油剂,其中以顺磁性物质应用最多。①水溶性,如 Gd-DTPA 稀释液、枸橼酸铁铵(ferricammoniumcitrate)。②非水溶性,如植物油、脂类、蔗糖聚酯(sucrose polyester)等。

(2) 阴性胃肠道对比剂:是指能够使胃肠道磁共振信号减低的物质,主要包括氧铁微粒、硫酸钡、陶土、全氟碳和含气微球体。①水溶性,如超顺磁性氧化铁溶液(SPIO)、硫酸钡混悬液(bariumsulfatetypesuspension)、陶土溶液(clays)等。②非水溶性,如产气微粒、全氟碳(perfluorocarbons)、过氟辛溴化物(perfluorooctylbromide)等。

在目前临床应用中,还没有一种胃肠道对比剂能完全满足所有部位胃肠道磁共振检查的需要,必须根据临床检查要求合理选择使用对比剂,才能获得满意的胃肠道对比图像,如行上消化道检查可选用水或水制剂，而对小肠检查则不适合，因为水可以很快被吸收；对于小肠检查可选用顺磁性或逆磁性物质。对于直肠、乙状结肠检查则以硫酸钡混悬液等灌肠为佳。需要注意的是选择不同的对比剂浓度也直接影响到对比效果，如顺磁性对比剂低浓度时信号增高；而高浓度时则导致信号减低。对比剂在胃肠道内的充盈状态也影响对比效果，应选择适当剂量的对比剂充盈好胃肠道。另外，可静脉注射胰高血糖素或654-2以降低肠张力、抑制蠕动及延长充盈时间，同时还可减轻胃肠道蠕动引起的运动伪影，已获得更好的对比效果。

三、对比增强扫描序列选择及辅助技术

在注射Gd-DTPA对比剂进行磁共振增强扫描时，需在常规成像序列的基础上选用SE-T1加权成像方法，而磁化传递成像（MTI）对Gd-DTPA增强的协同作用以及通过脂肪抑制技术，可增强对比效果，使病变显示更确切。通常采用3个方位（横轴位、矢状位、冠状位）成像序列，其中1个方位应包括整个检查部位，另2个方位可在病灶处进行定位扫描。有时可采用重复成像、动态成像、动态屏气等成像序列。

MTI与自旋回波成像方法稍有不同，这种方法会使脑组织和肌肉组织等的磁共振信号强度比一般SE序列者减低20%～30%，但对脂肪、骨髓和脑脊液的信号影响较小，注射对比剂后一般SE序列不能显示的脑皮质小静脉可增强。对肿瘤（特别是转移性肿瘤）、脱髓鞘病变、卒中及颅内感染诊断的作用相当于使用2～3倍剂量钆对比剂的效果。

在人体脂肪丰富的组织及血管应用钆制剂做增强扫描时，采用T1加权成像，使脂肪和对比剂增强的组织都显示高信号，不利于病情观察和鉴别诊断。因此，必须采用脂肪抑制技术，使脂肪组织信号减低，形成新的对比度来改善造影增强的效果。

四、磁共振对比剂应用剂量

由于Gd-DTPA总剂量少，刺激性小，临床应用常规剂量开始应用时以0.2ml/kg体重或以0.1mmol/kg体重计，以后应用0.2mmol/kg来改善增强效果，FDA最大允许剂量为0.3mmol/kg，均采用静脉内快速团注法注入，约在60秒内注射完毕。对于垂体、肝脏、心脏及大血管等的成像还可采用压力注射器行双期、动态扫描。其增强效应与对比剂使用剂量、病变性质、血运情况、病变大小及病灶背景信号有关。随着非离子型对比剂Gadoterridol的问世及诊断要求的提高（检出微小病变、心脏大血管等脏器的动态增强，以及进行灌注等功能研究），剂量加倍，最多可加至0.3mmol/kg，增强效果极佳，可检出常规剂量所不能显示的小病灶，但肾功能差者需慎用。

第六章

磁共振图像伪影及图像质量评价方法

MRI 原理复杂，所涉及的技术繁多，多种因素都会直接或间接影响 MRI 的图像质量(image quality)，因此 MRI 的质量控制(quality control)对于提高 MRI 的临床作用价值非常重要。对 MRI 图像质量的评价，有许多客观指标，主要包括：噪声、信噪比、对比噪声比、图像对比度、空间分辨力、图像均匀度、图像伪影。一般临床上比较关注的指标主要有：信噪比、图像对比度、空间分辨力、图像均匀度及图像伪影。很显然，有些指标并非反映图像本身的质量，而是通过图像质量的变化反映机器性能及状态。对于已经存在的 MR 扫描仪，其质量和状态基本上处于稳定状态，其对图像的质量的影响当然存在，但这是操作者无法改变的。因而，可变参数对 MR 图像特征指标的影响是 MR 工作者必须懂得的知识。

对各种影响检查质量的技术原因加以优化、组合，对影响质量的主要因素，如主机检测、调试、空间分辨力、对比度的提高、图像均匀度、扫描时各种成像序列技术参数的设置等，进行优化选择。既可缩短检查时间，又能得到高质量的检查结果，为诊断疾病提供良好的基础。另一方面，与其他成像方法相比，磁共振成像的质量在很大程度上受操作者的影响，因而每个使用者应掌握 MR 图像的质量指标及影响因素，以便在使用中选择适当的参数，达到最佳的效果。

作为一项新型的医学影像技术，由于 MRI 的多功能，多序列，多参数，多平面成像以及较高的软组织分辨力而广泛用于临床各种疾病的诊断。同时由于其多平面，多参数的成像特点，成像过程复杂，易产生伪影。各种伪影的存在，阻碍了 MRI 潜力的发挥。只有正确认识各种伪影及其产生的原因，我们才能充分地掌握这项技术，有效地抑制或消除伪影，提高图像质量；亦可巧妙地利用所存在的伪影，提高临床诊断的特异性。

本章节主要阐述 MR 图像质量控制的评价方法，具体分析各评价指标的表现形式，探讨各评价指标的优化原则，并主要对 MRI 中常见的伪影作具体分析和探讨，最大限度地减少或消除伪影，以提高 MR 图像质量，进而提高临床诊断水平。

第一节　伪影分类、产生原因及解决方案

MRI 伪影(artifact)，也称为假影或鬼影(ghosting)，是指磁共振仪在扫描或图像重建的过程中产生的各种影像失真，它包括解剖结构和信号强度的失真以及出现一些人体本身并不存在的致使图像质量下降甚至影响诊断的影像。由于伪影的存在，MR 图像便不能正确反映组织的解剖位置、形态以及组织特性(即质子密度和 T1、T2 值)。MRI 图像伪影主要造成以下三个方面的问题：①使图像质量下降，甚至无法分析；②掩盖病灶，造成漏诊；③出现假病灶，造成误诊。MR 出现伪影的原因较多，熟悉 MR 伪影产生的原因、表现形式以及消除方法，以便于优化图像质量，提高 MR 诊断的准确率。本节重点讨论 MRI 伪影的相关问题。

一、伪影分类

MRI 图像伪影有多种分类方法。按照伪影产生的原因可分为以下三大类：第一大类主要是指检查过程中由于被检查者的运动所造成的伪影，这些运动可以是被检查者自主运动如肢体运动等，也可以是非自主的生理运动如心脏、大血管搏动；统称为运动伪影(motion artifact)。第二大类主要是由于某些特定的 MRI 技术或某些特殊参数所导致的伪影，

也称序列相关的伪影。第三大类是指 MRI 扫描仪或其他外源性因素干扰所致的伪影。

亦可按照如下方式分类:第一大类为被检查者相关的伪影,包括被检查者配合欠佳的身体运动、生理过程如呼吸运动、化学位移伪影、磁敏感伪影、外源性物质如造影剂等。第二大类为非检查者相关的伪影,包括:①磁场破坏(屏蔽欠佳)/梯度场故障/其他的硬件原因(外源性射频脉冲干扰 MRI 信号);②数据处理过程如傅立叶变换出错;③MRI 检查序列、参数选择不适当,比如小的 FOV,小的矩阵,不适当的相位编码方向。

(一) 运动相关伪影

运动伪影是由于在 MRI 信号采集过程中,某些组织或器官在每一次激发、编码及信号采集时所处的位置或形态发生了变化,即出现相位的偏移,在傅立叶变换时会把这种相位的偏移错误地当成相位编码方向的位置信息,从而把组织的信号配置到一个错误的位置上,即出现了运动伪影。按照导致伪影的运动特性可分为以下几种:①随机自主运动伪影;②非自主运动伪影,包括呼吸运动伪影、心脏搏动伪影、血管搏动及流动伪影、脑脊液流动伪影等。如下所示:

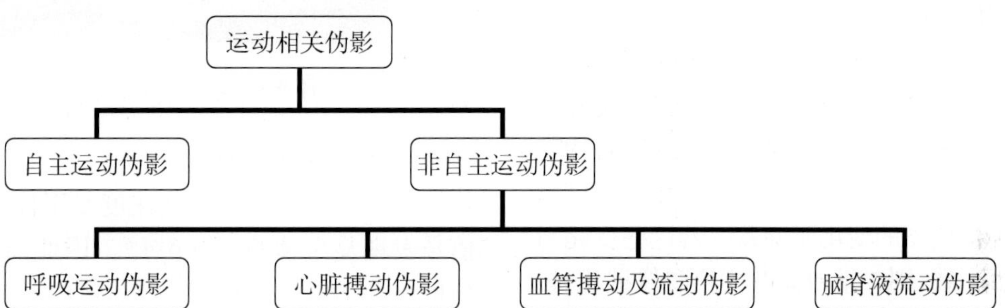

(二) 序列相关伪影

序列相关伪影来源于某些特定的成像过程。虽然运动相关的伪影同样依赖于特定的成像序列,但是相对来说,序列相关的伪影在技术方面的影响因素(如特定的射频脉冲以及信号采集方法等)更为敏感。造成这类伪影的原因对于相同的成像方法来说相对恒定,在 MRI 图像中易于辨认。具体可分为以下几种:①卷褶伪影(aliasing);②化学位移伪影(chemical shift artifacts);③相位消除伪影(phase cancellation artifact),也称勾边伪影或黑线伪影(black line artifact);④截断伪影(truncation artifacts);⑤相干性伪影(coherence artifacts);⑥磁化率伪影(magnetic susceptibility difference artifacts)。

(三) MRI 设备及外源性因素干扰磁场所致的伪影

所谓外源性伪影是相对于源于被检查者本身的原因所造成的伪影而言的。其表现形式与该外源性因素本身的特点及成像方法有关。主要可分为两大类:①MRI 硬件故障所致的伪影;②非 MRI 硬件故障所致的伪影。

二、运动相关伪影

运动伪影(motion artifact)是 MRI 伪影中最为常见的类型。可分为随机自主运动伪影及非随机自主运动伪影(即生理性运动伪影)。从理论上分析,运动伪影归根结底有如下两个最基本的因素:一个是网格体素磁化的幅值发生了波动;另一个是网格体素磁化的相位发生了波动。引起这些波动的原因是在有运动或者流动存在的部位,往往会发生邻近区域未饱和质子跑进成像层面内,或者部分被 90°射频脉冲激发,而 180°射频脉冲还未来得及激发的质子跑出成像层面,再或者引起体素内质子间相位的离散导致回波信号衰减等。在二维傅立叶成像的数据采集阶段,对于一个已知的体积元,无论是其磁化的幅值或者相位发生波动都会产生这一伪影,即运动伪影。

运动伪影具有以下共同特点:①主要出现在相位编码方向上;②伪影的强度取决于运动结构的信号强度,并随其呈正比例表现,即运动结构信号强度越高,相应的伪影越明显;③伪影复制的数目、位置受运动的频率和运动幅度、重复时间(time of repetition,TR)、激励次数(number of excitation,NEX)、视野(field of view,FOV)等因素的影响;④在自旋回波(spin echo,SE)序列比梯度回波(gradient echo,GRE)序列表现明显,注射对比剂后比注射对比剂前表现明显。

运动伪影相关的解决办法主要包括以下四个方面:①当运动伪影来自于非感兴趣的组织时,对于相应的运动部位设置预饱和,以减少其运动的强度和幅值；②改变扫描序列或扫描参数，如切换相位编码方向、增加 NEX 等，尽量减少或消除伪影的影响；③使用生理触发或门控技术，改变信号采集机制；④流动补偿技术的应用。最常见的为梯度力矩衰减（gradient moment reduction/nulling，GMR）技术或运动伪影抑制技术（the motion artifact suppression technique，MAST），以纠正运动组织所发生的相位偏移。其中流动补偿技术对抑制平面内流动产生的伪影比较有效，空间预饱和技术对于抑制垂直于平面方向的流动及来自感兴趣区外的脏器结构产生的运动伪影效果较好。

（一）随机自主运动伪影

1. 产生原因　随机自主运动伪影是指不具有周期性且受检查者能够自主控制的运动造成的伪影，如吞咽动作、眼球转动、肢体运动等造成的伪影（图 6-1，图 6-2）。由于信号采集过程中短暂的信号强度变化或相位位移的变化而导致。若这些变化与脉冲的变化不一致，则二维傅立叶变换图像重建时，信号值投影错位，最终 MRI 图像上表现为条纹状黑白相间伪影或图像模糊不清，但并不导致图像解剖结构的失真。

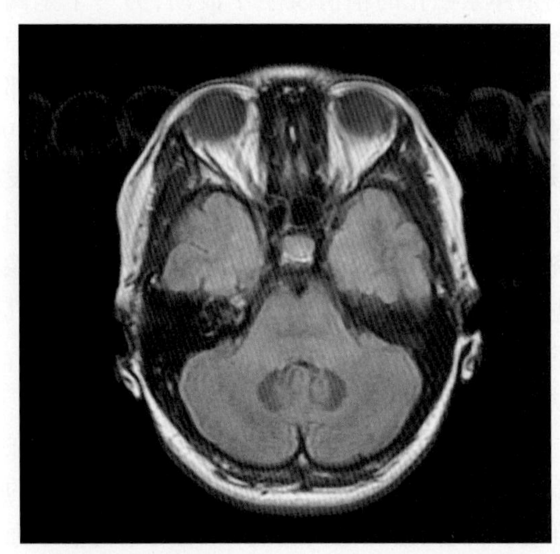

图 6-1　眼球运动伪影

2. 表现形式　随机自主运动伪影的特点有：①主要造成图像模糊，且模糊的程度与移动的距离成正比；②发生于相位编码方向上，与运动方向无关；③受检查者可以控制。

随机自主运动伪影多发生于头部，其表现形式较为复杂。既可表现为离散带状的条纹伪影，也可以表现为边界模糊，出现两个大脑镰或大脑镰显示不清以及弥散的图像噪声等（图 6-3）。其中对于脑脊液、血液等流体，因其不停运动，且受呼吸、心率、管径粗细等因素的影响其速度是不停变化的，故其信号表现复杂多变（图 6-4）。因此需要我们仔细分析。

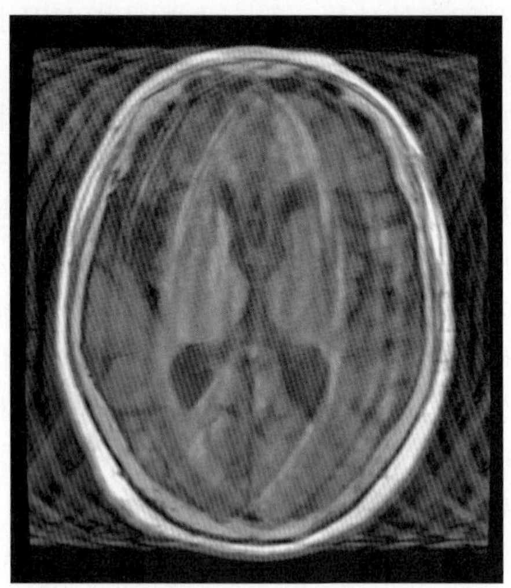

图 6-2　头部非随机运动伪影

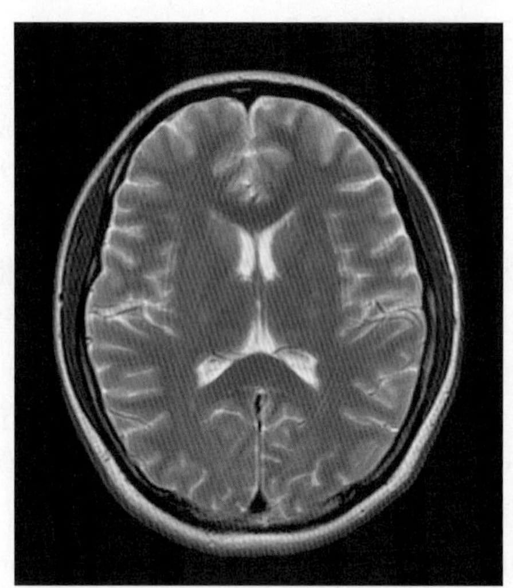

图 6-3　头部条纹状运动伪影

3. 解决方案　目前针对随机自主运动伪影的主要对策有：①检查前争取患者的配合，保证 MRI 检查期间保持不动（图 6-5）；②当运动伪影来自于非感兴趣的组织时，对于相应的运动部位设置预饱和，以减少其运动的强度和幅值。如吞咽运动伪影可以在喉部施加空间预饱和带（图 6-6）；③尽量缩短 MRI 扫描时间，针对不合作的患者和小儿可考虑采用单次激发超快速序列如单次激发平面回波成像（echo-planar imaging，EPI）技术、单次激发快速自旋回波（fast spin echo，FSE）或单次准备脉冲快速梯度回波序列等；④采用能够纠正运动的脉冲序列技术，

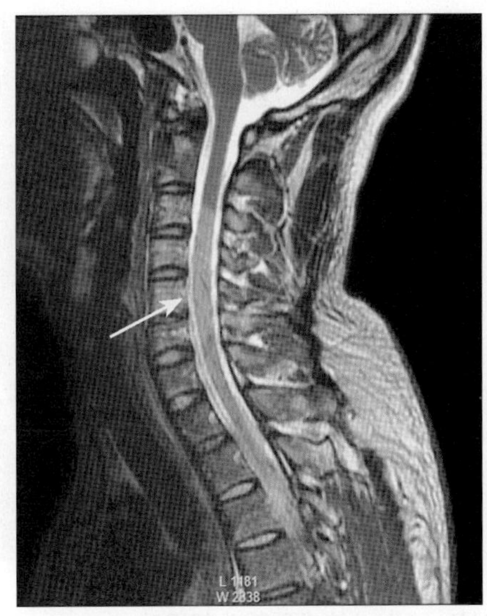

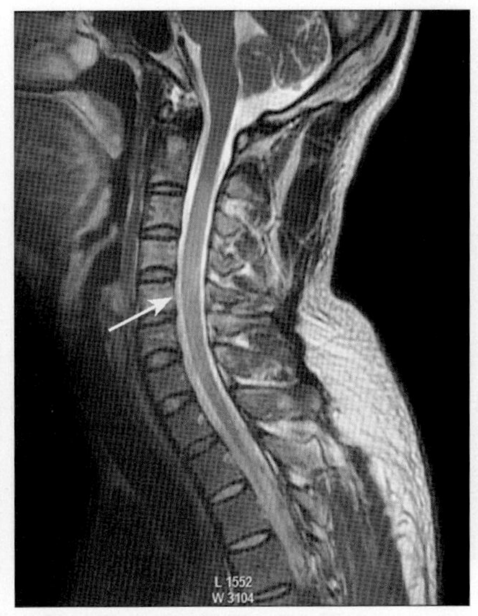

图 6-4　颈髓内见呼吸运动导致的伪影，增加带宽，伪影减轻

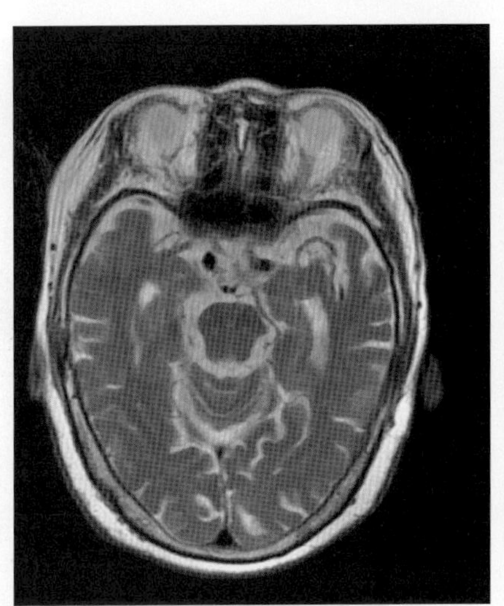
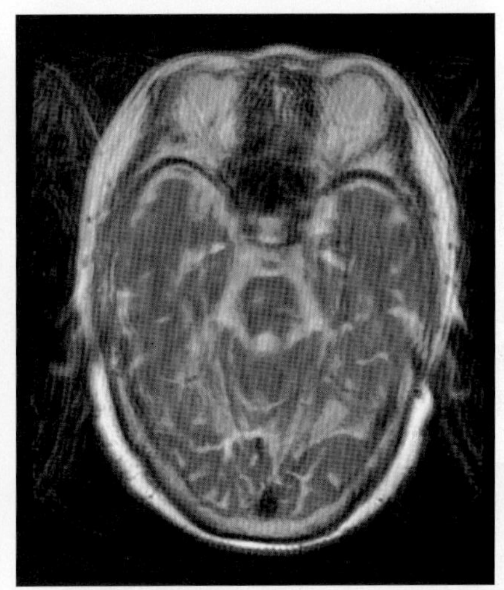

图 6-5　头部运动受控制后运动伪影减轻

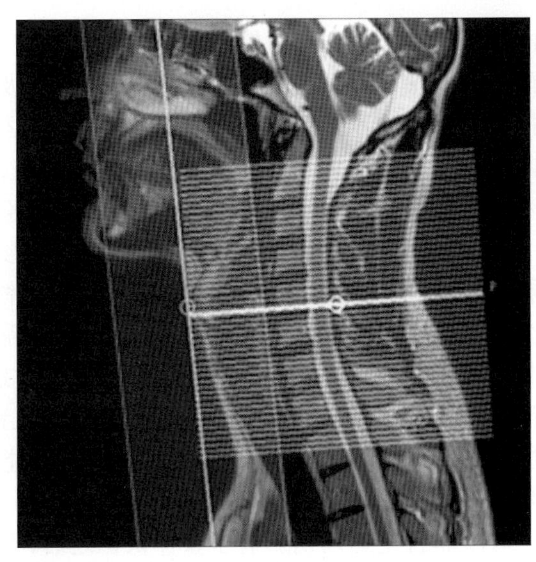

图 6-6　加预饱和带可以抑制吞咽引起的运动伪影

如 GE 公司的螺旋桨(propeller)技术和西门子公司的刀锋(blade)技术，由于这类序列采用 K 空间放射状填充模式，对运动比较敏感的 K 空间中心有大量的信息重叠、平均，可以大大减轻运动伪影(图 6-7)；⑤改变相位编码方向，如颅脑横断面成像时如选择前后方向作为相位编码方向，眼球运动或者矢状窦静脉的血液流动伪影便可重叠于颅内，引起误诊或漏诊；若选择左右方向为相位编码方向，眼球运动伪影即位于颅脑之外，矢状窦静脉的流动伪影也位于颅脑之外。

(二) 非自主运动伪影

1. 产生原因　非自主运动包括心脏、大血管搏动、呼吸、胃肠道运动、血液及脑脊液流动等。其共同特点是具有周期性和相对的规律性。主要由于信号流空，流入性增强，奇偶回波效应等因素共同决定

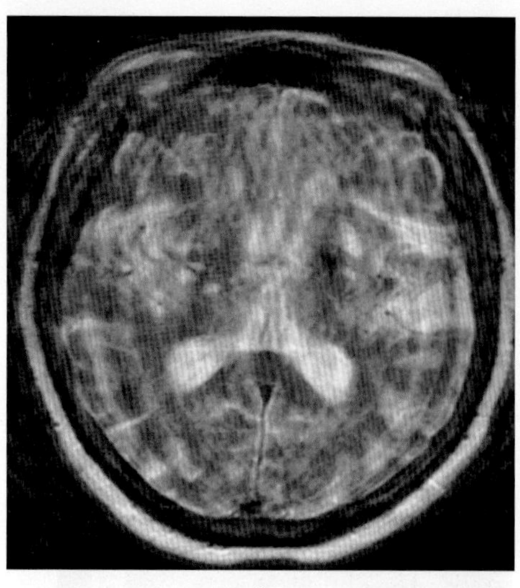
a

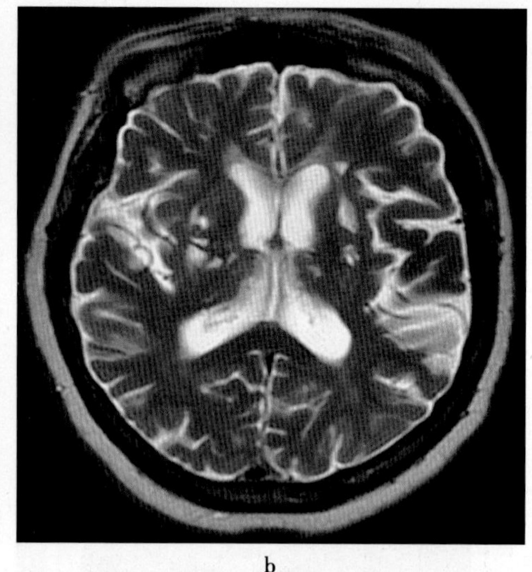
b

图 6-7 运用 GE 公司的螺旋桨(Propeller)技术后使头部运动伪影(图 a)得到显著抑制(图 b)

所产生伪影的信号强度值。

2. 表现形式 非自主运动伪影在 MRI 上主要表现为鬼影(ghosting)。发生于相位编码方向上,与运动方向无关。伪影的模糊程度取决于运动频率、运动幅度、重复时间和激励次数。其中血管搏动产生的伪影多表现为与管径粗细成正比的带状条纹影。由呼吸、心脏、胃肠道运动产生的伪影为较大面积的离散条状伪影或部分图像的复制,如肠道、心脏伪影像(图 6-8,图 6-9)。

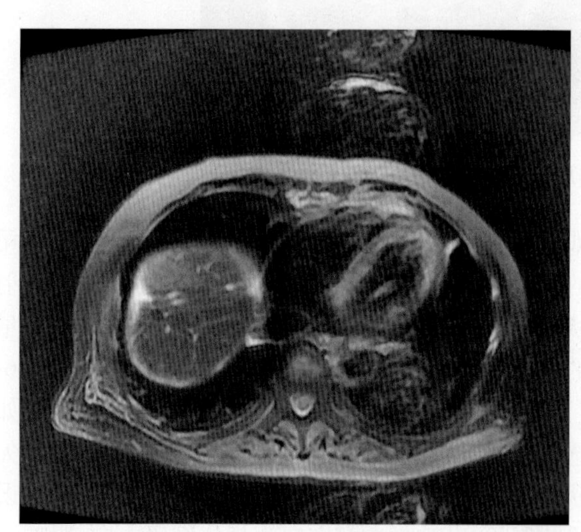
图 6-8 心脏伪影

3. 解决方案 针对非自主运动伪影的主要对策有:①当运动伪影来自于非感兴趣的组织时,对于相应的运动部位设置预饱和,以减少其运动的强度和幅值。如脊柱检查时可以对检查区段相应节段的心脏、腹部组织施加空间预饱和带,从而有效抑制心脏搏动及腹部呼吸运动所致的伪影;②对于心脏和

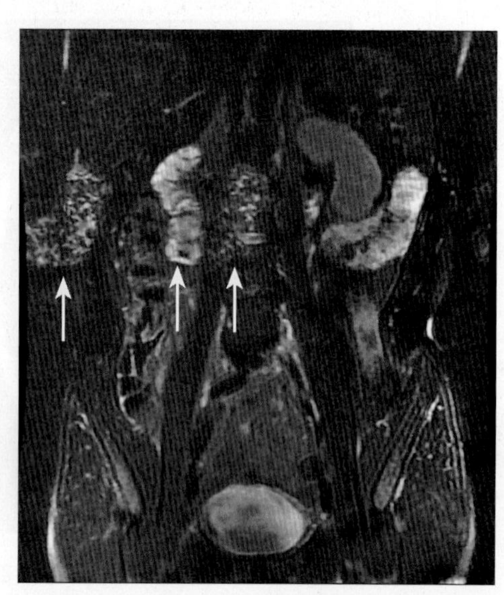
图 6-9 肠道伪影

大血管搏动可采用心电门控技术,以在心动周期同一预定点上采集成像;③对于呼吸运动采用呼吸门控技术,以调整相位编码与运动周期同步;④当运动方向在相位编码方向上时,运动引起的伪影较重,在频率编码方向上时引起的伪影较轻。如在脊髓检查 T1 加权像中,脑脊液信号为低,脑脊液流动的影响较弱,伪影以自主性运动伪影为主。因此选频率编码方向为前后方向,理论上可减轻运动伪影。需要引起注意的是改变相位编码方向实际上并不能减轻或消除伪影,仅仅是改变了运动伪影所出现的位置;⑤压脂技术的应用,以去掉对运动极其敏感的脂肪信号;⑥流动补偿技术的应用。

对于非自主运动伪影有了整体认识之后,下面针对各种生理运动所产生的伪影进行详细探讨。

(1) 心脏搏动伪影:心脏搏动伪影不仅可以造成心脏 MRI 图像的模糊,而且伪影将重叠于周围结构上,造成其他脏器观察的困难。

心脏搏动伪影具有以下特点(图 6-10):①具有很强的周期性;②受检查者不能自主控制;③沿相位编码方向分布。

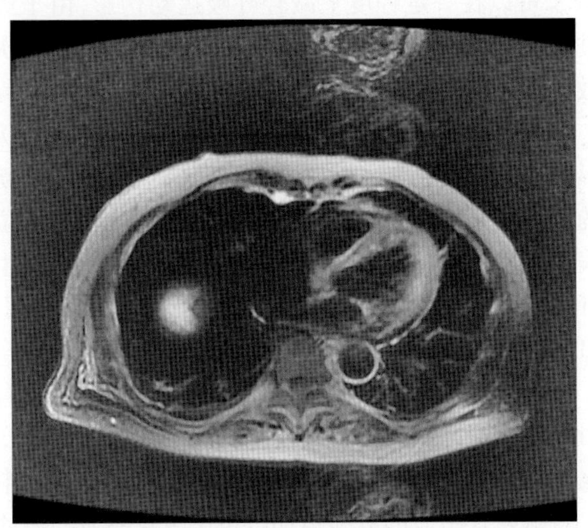

图 6-10 心脏搏动伪影

心脏搏动伪影的主要对策有:①在心脏区域施加预饱和带,主要用于心脏周围结构如脊柱的检查;②施加心电门控或心电触发技术,主要用于心脏大血管的 MRI 检查(图 6-11);③切换相位编码方向,如脊柱矢状面或横断面成像时,如果相位编码为前后方向,心脏搏动伪影将重叠于脊柱上,如果把相位编码方向改成左右(横断面)或上下(矢状面),心脏伪影将不再重叠于脊柱上;④增加 NEX 可以在一定程度上减轻心脏搏动伪影。

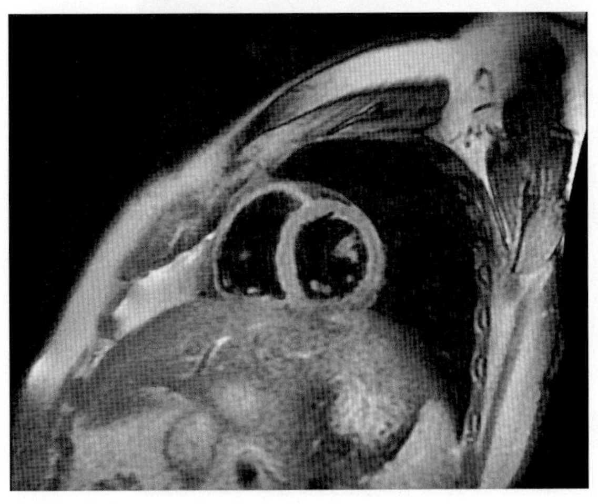

图 6-11 使用心电门控后可以有效控制心脏搏动伪影,心腔及心肌显示清晰

(2) 呼吸运动伪影:呼吸运动伪影主要出现于胸腹部 MRI 中。如呼吸速率相对均匀一致,相位编码方向上可出现与呼吸速率相称的数个或不连续的鬼影。如呼吸速率变化不定,则整个图像可遍布鬼影。对于某些特殊的分段性回波技术,如回波链技术的序列中,呼吸运动可表现为沿着相位编码方向的多发线状影贯穿于图像中(图 6-12),亦称"活动百叶窗"。线状伪影的数目和空间分布取决于分段扫描的数目。

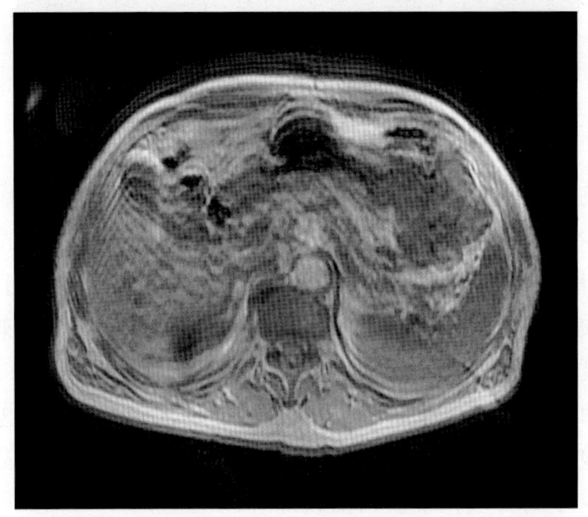

图 6-12 呼吸运动线状伪影

呼吸运动伪影的主要特点包括(图 6-13):①主要造成图像模糊或表现为腹壁脂肪影重叠于脏器或掩盖病灶;②伪影出现在相位编码方向上;③呼吸运动伪影具有一定的节律性和可控制性。

呼吸与运动伪影的主要对策包括以下几个方面:①施加呼吸触发技术或导航回波技术。这类技术利用探测到的呼吸波来触发成像序列,使 K 空间

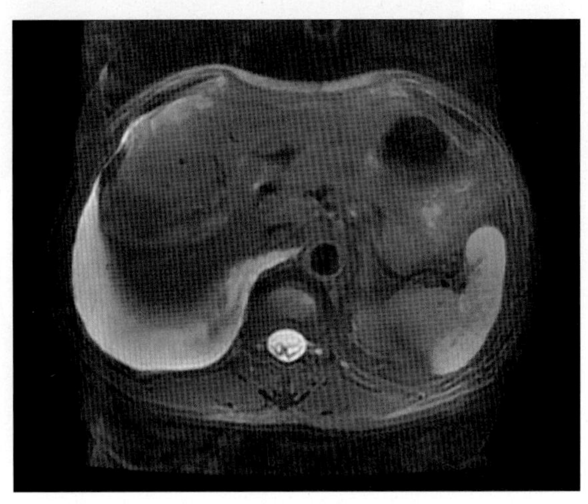

图 6-13 呼吸运动伪影表现形式

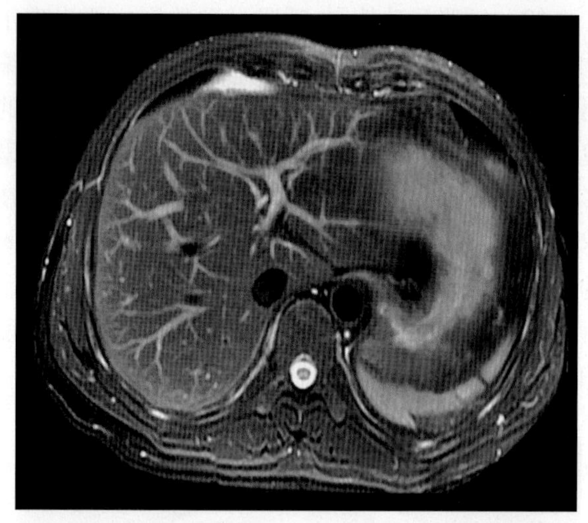

图 6-14 施加呼吸门控后呼吸运动伪影消失

的所有 MR 信息尽量采自呼吸周期的相似时相，减少回波信号的相位错误，从而达到抑制伪影的目的（图 6-14）。呼吸触发技术或导航回波技术多用于腹部的 FSE T2WI，在一些 MRI 设备上还可用于梯度回波 T1WI；②呼吸补偿技术，主要用于 SE T1WI，由于目前 SE T1WI 在腹部的运用越来越少，因此这项技术的运用也逐渐减少（图 6-15）；③采用快速成像序列屏气扫描。目前腹部 MRI 检查的 T1WI 多采用屏气扫描；对于不能均匀呼吸的患者，腹部的 T2WI 序列也可采用屏气扫描（图 6-16）；④对于呼吸不均匀又不能屏气的患者还可以采用对呼吸运动不敏感的超快速序列，如单次激发 FSE（图 6-17）、单次激发 EPI 等，即便图像采集过程中患者自由呼吸也没有明显的运动伪影，但需要指出的是这类序列的信噪比和图像对比度较差；⑤施加脂肪抑制技术，因为 MRI 图像脂肪信号很高，造成的伪影也很明显，脂肪信号抑制后伪影将明显减轻；⑥在前腹壁施加预饱和带抑制腹壁皮下脂肪的信号，也可抑制腹壁的运动伪影；⑦施加腹带等减小呼吸运动的幅度也可在一定程度上减少运动伪影，这种技术常用于没有配置呼吸门控技术的低场 MRI 机；⑧增加 NEX 可以在一定程度上减轻呼吸运动伪影，由于经过多次信号平均后，所采集的组织信号来源于各次激励信号的平均位置，因此可以减轻呼吸运动伪影。

（3）血管搏动及血液流动伪影：血管的搏动伪影及血液流动伪影产生的机制并不完全一致。搏动伪影主要是由于在采集图像的 K 空间不同的相位编码线（MR 信号）时，血管的形态和（或）位置发生着变化，导致了相位的错误，从而在相位编码方向上出现运动伪影。

血管搏动伪影具有以下特点（图 6-18）：①具有明显的周期性；②主要发生于形态和位置随时间变化较大的血管，如大动脉特别是主动脉；扫描过程中大静脉如有明显的舒缩运动也可产生较明显的搏动伪影；③当血管内血液本身的信号较高，如增强扫描时或使用梯度回波序列时，搏动伪影比较明显；④单纯的搏动伪影与血流方向关系不明显；⑤伪影出现在相位编码方向上。

磁共振成像时，由于血液的流动使得流动的质子与周围处于静止状态的质子表现出不同的信号，因而产生时间飞跃（time of flight，TOF）、流动相关增强（flow-related enhancement）和体素内去相位（intra-voxel dephasing）等效应，统称为流动现象（flow phenomenon）。血液的流动伪影主要是由于流动血液

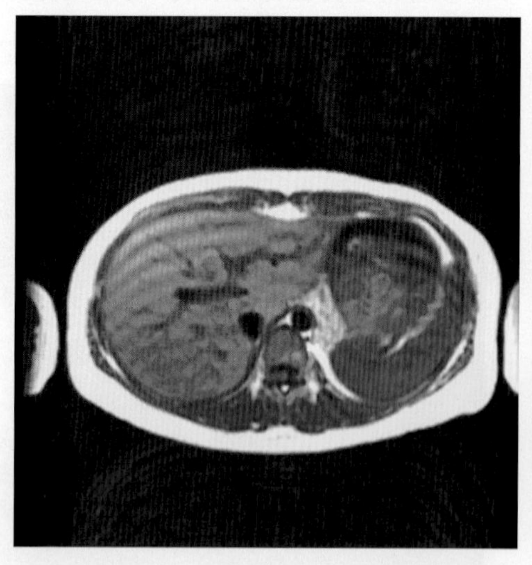

a

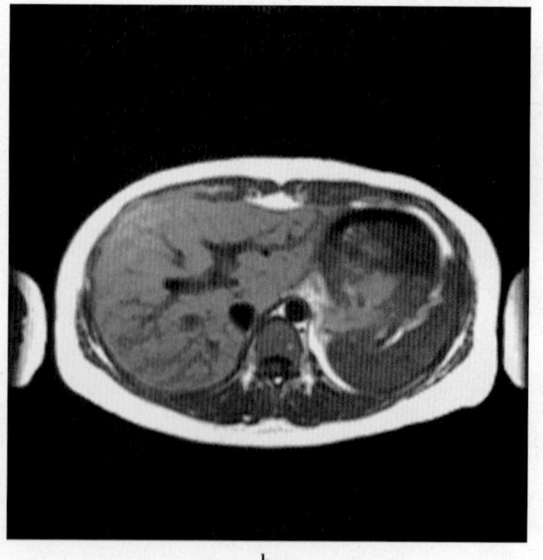

b

图 6-15 呼吸伪影明显（a），添加呼吸补偿后呼吸运动引起的伪影减轻（b）

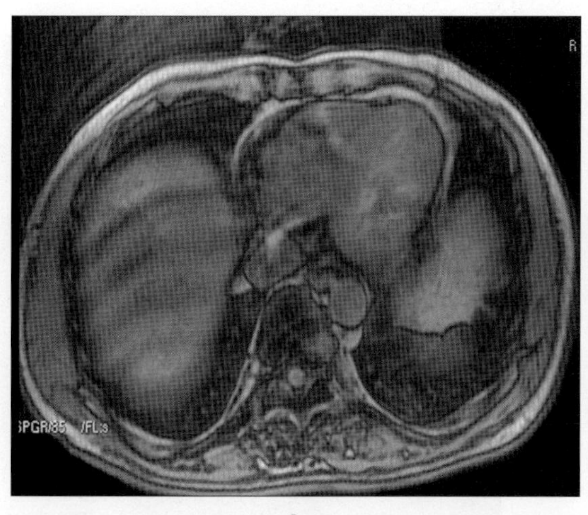

a

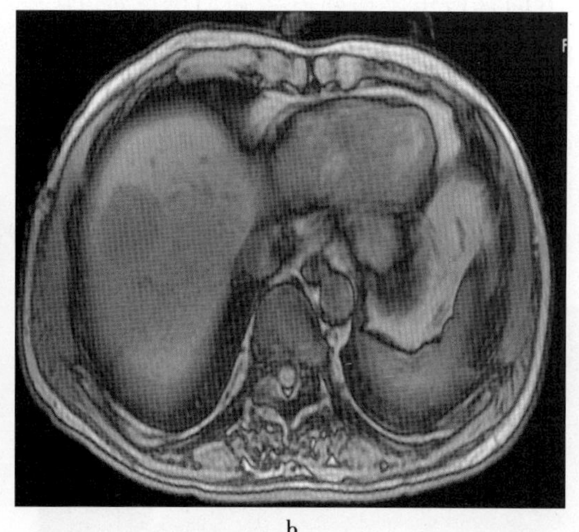

b

图 6-16　屏气扫描呼吸运动伪影(a)得到抑制(b)

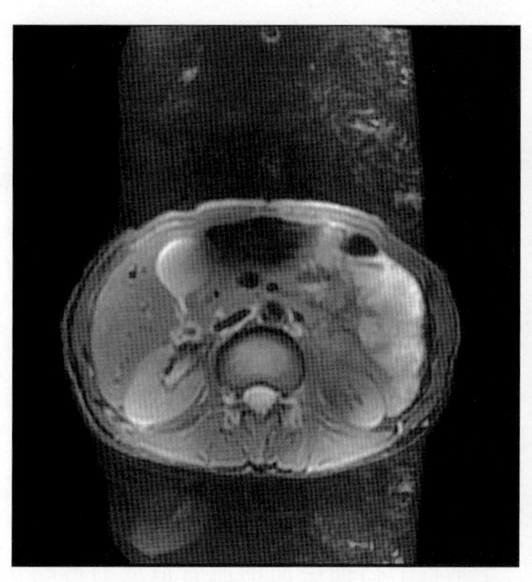

a

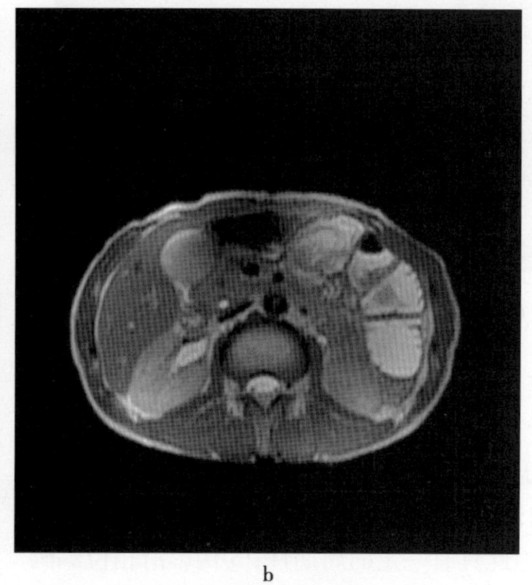

b

图 6-17　单次激发快速扫描技术比常规快速自旋回波成像技术能更好地克服呼吸运动伪影。图 a 为采用呼吸门控常规 FSE 成像，图 b 为单次激发 FSE 成像

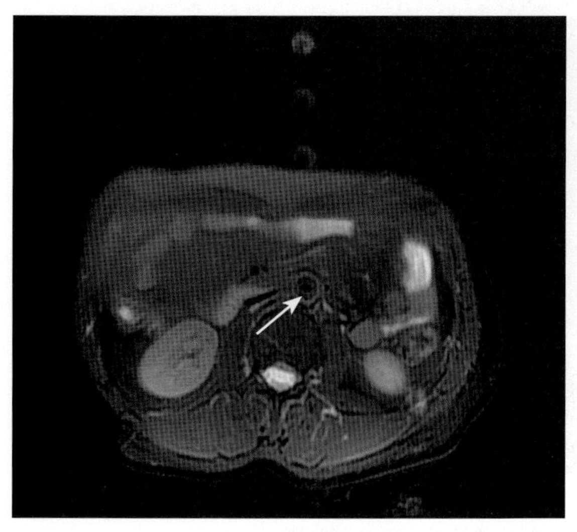

图 6-18　血管搏动伪影

中的自旋质子在梯度场中移动而获得了相位，即沿频率编码方向血流中的质子群积累了相位偏移，在傅立叶变换时把这种相位的偏移误当成相位编码方向的位置信息，血流的位置在相位编码方向发生漂移，从而产生流动伪影。血液的流动伪影主要与血液流动的特点、血液流动方向与扫描层面方向的相对关系有关。当血液流动方向与扫描层面垂直时，血液流动所造成的伪影主要表现为 MRI 上与血管管径相仿的、与血流方向平行的局灶性的伪影。如血流速度快于相应扫描序列的 TR 时，将表现为所在 FOV 范围内连续的伪影，此类伪影在自旋回波序列最为明显。当血流特点具有相对的周期性时，如搏动血流时，MRI 上则表现为不连续的、分散的鬼

影血管，其间隔取决于搏动血流和扫描序列 TR 之间的频率差别（图 6-19）。当血液流动方向与扫描层面平行时，MRI 中的血液流动伪影则较为弥漫（图 6-20），最常见于主动脉弓和下腔静脉在冠状面上的伪影表现。如在腹部冠状面中，可见贯穿整个图像的血流伪影。

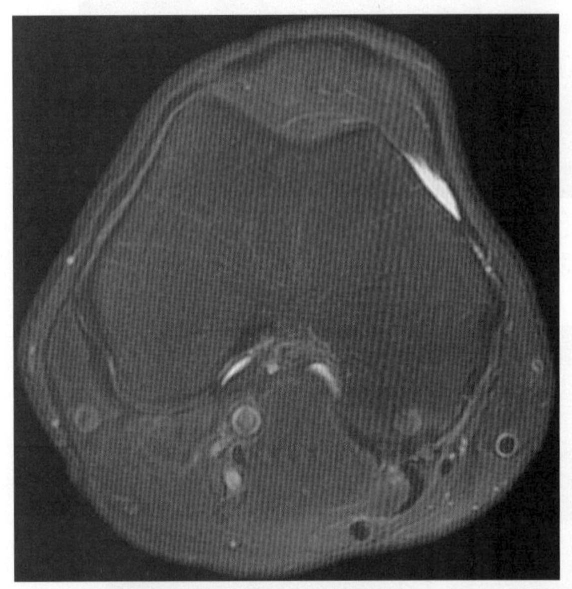

图 6-19 腘动、静脉的血液流动及搏动伪影

血液流动伪影具有以下特点：①常发生于慢血流的血管，如静脉；②当血流信号增高时如增强扫描时，伪影更为明显（图 6-21）；③主要发生于沿频率编码方向流动的血管；④由于流速与心动周期有一定关系，因此具有一定的周期性；⑤伪影沿相位编码方向分布。

大血管搏动或流动伪影常见于以下几种情况：

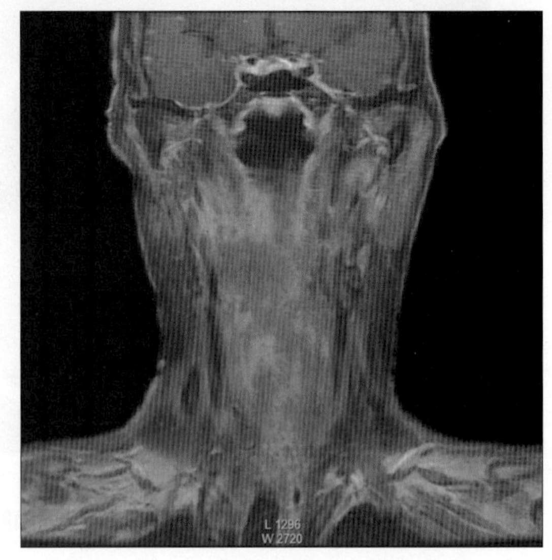

图 6-20 与双侧颈动脉平行的血流伪影

①体部或颈部 MRI，特别是梯度回波快速成像序列；②增强扫描时由于血液信号增加，容易出现搏动或流动伪影，梯度回波序列容易出现，SE T1WI 也可出现来自静脉的搏动或流动伪影；③其他邻近大血管的部位，利用梯度回波成像或增强扫描均易出现搏动伪影。

无论是搏动伪影还是流动伪影，都常表现为一串沿相位编码方向等间距分布的血管影，血管影可呈现较高信号、低信号或高低信号相间。大血管搏动伪影或流动伪影的主要对策有：①在成像区域血流的上游或（和）下游施加预饱和带，这种方法适用于垂直于扫描层面的血管造成的搏动伪影（图 6-22）；②施加心电门控也可以减少血管搏动或流动伪影；③切换相位编码方向，这种方法并不能消除垂

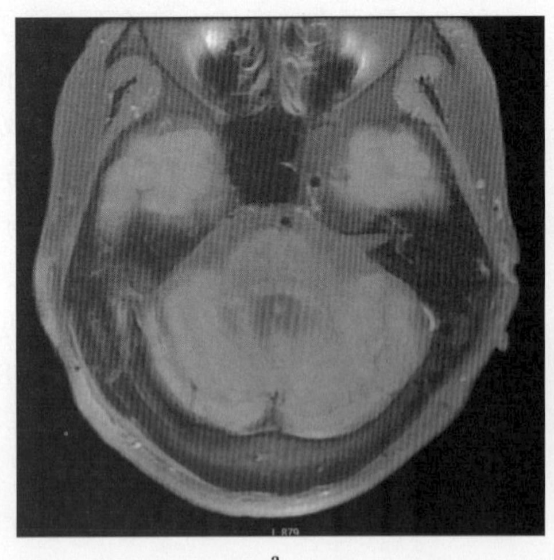

a

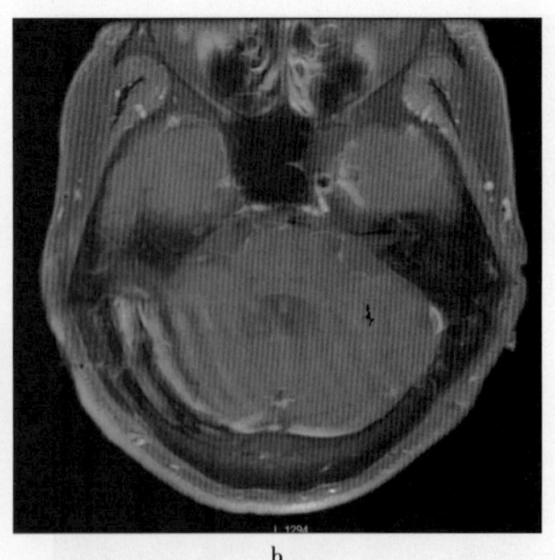

b

图 6-21 增强后（图 b）乙状窦的血流伪影比增强前（图 a）更明显

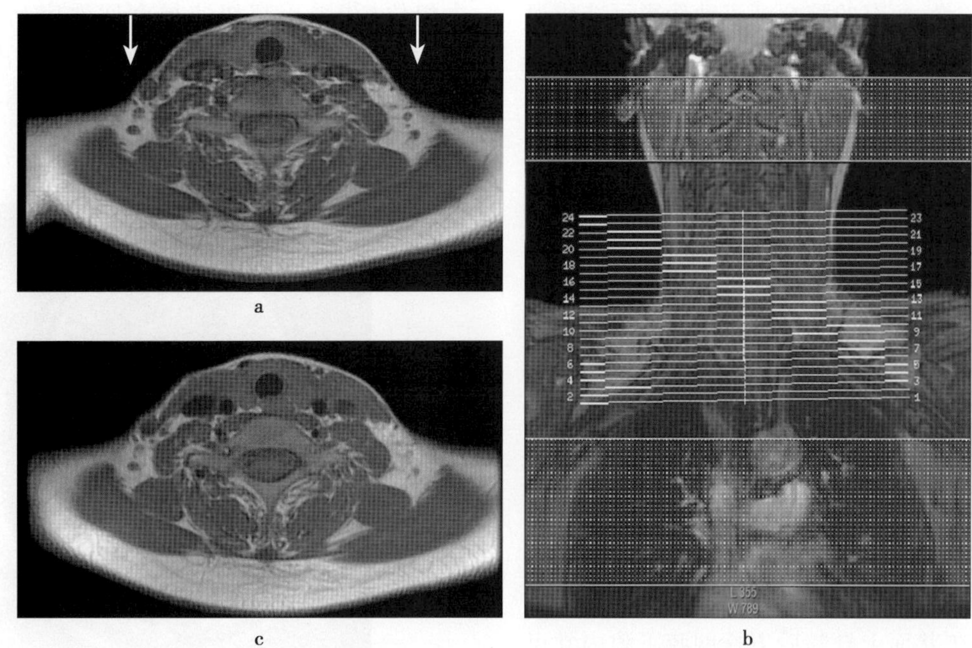

图 6-22 添加与扫描层面平行的预饱和带后(图 b)血流伪影(图 a 箭头)得到有效抑制(图 c)

直于层面的血管引起的搏动伪影,但可以使搏动伪影的方向发生改变(图 6-23)。对于层面内沿着频率编码方向的血流引起的流动伪影,切换相位编码方向后,血流沿着相位编码方向流动,对于消除或减少慢血流的流动伪影可能是最有效的方法;④使用流动补偿技术,对沿频率编码方向流动的慢血流造成的流动伪影有较好的效果,如颅脑 SE T1WI 增强扫描施加该技术后来自于静脉窦的搏动伪影可明显减少。

鉴于血液流动伪影常发生于较慢血流的血管,同时由于颅内动脉瘤腔内血流缓慢,常伴或不伴血栓形成导致了少数动脉瘤在 MRA 上漏诊和误诊。有学者提出:相位编码方向上的血液流动伪影对颅内动脉瘤的诊断具有特征性,是确定动脉瘤的主要征象。如在头颅 MRI 上发现颅内占位合并有流动伪影,则应首先诊断颅内动脉瘤,并基本上可排除颅内其他占位性病变的诊断。GRE 序列及 FLA IR 序列图像上的流动伪影强度大于 SE 序列;且增强后 T1WI 图像上的流动伪影强度明显大于增强前的图像。

(4)脑脊液流动伪影:脑脊液流动伪影在颅脑和脊柱 MRI 检查时非常常见,有的流动伪影并不严

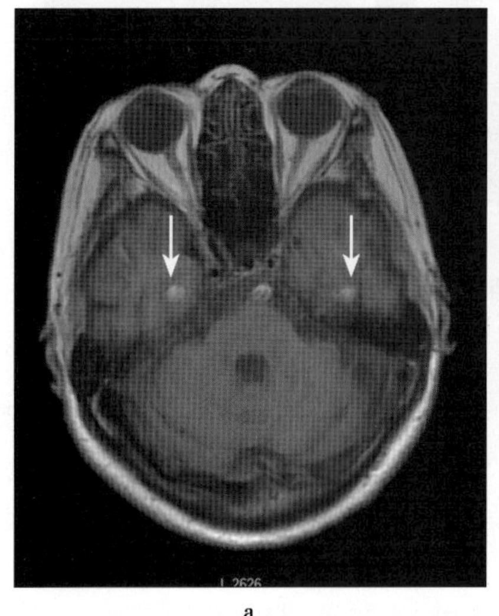

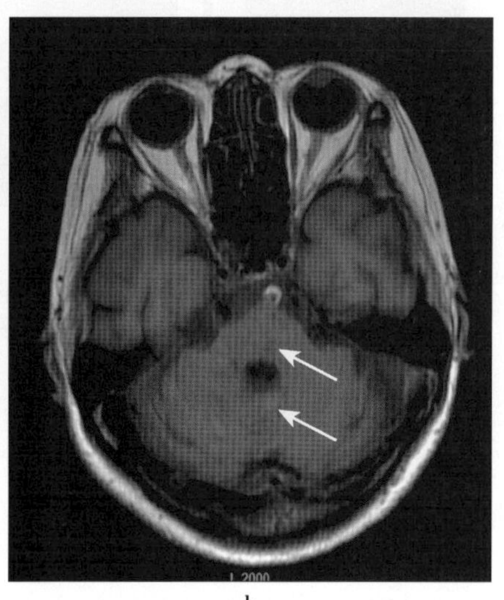

图 6-23 相位编码方向从左右(图 a)改为前后(图 b)后,椎基底动脉的搏动伪影方位及其信号强度也发生了变化

重影响图像质量,而有的脑脊液流动伪影可造成误诊和漏诊。脑脊液的流动伪影主要有三种表现形式,其发生机制和控制对策各有不同:

1) 脑脊液流动引起质子群失相位而造成信号丢失:这主要发生于FSE T2WI序列上,在90°脉冲与回波之间脑脊液流动将造成质子群不同程度上失相位;从而发生信号衰减。实际上脑脊液流动造成的信号丢失几乎发生于所有的颅脑和脊柱的FSE T2WI上(图6-24)。比如在颅内或椎管内有囊肿性病变如蛛网膜囊肿的患者,T2WI上脑脊液的信号会略低于囊肿的信号,这种现象主要是由于脑脊液流动失相位所造成的信号衰减。一般情况下,这种脑脊液较为均匀一致的轻度信号衰减并不影响图像质量和诊断。但在某些情况下,如果脑脊液流动失相位造成的信号衰减在局部较为明显时则容易造成误诊,如胸椎矢状面上脊髓后方蛛网膜下隙内常可出现不规则形的低信号区,容易误诊为脊膜血管畸形(图6-25)。脑脊液流动失相位造成的信号衰减的主要对策有:①采用心电门控技术可减少流动失相位;②采用超快速梯度回波序列如Balance-SSFP,这种序列对于流动不敏感,不易出现流动失相位引起的信号丢失;③采用流动补偿技术(图6-26)。

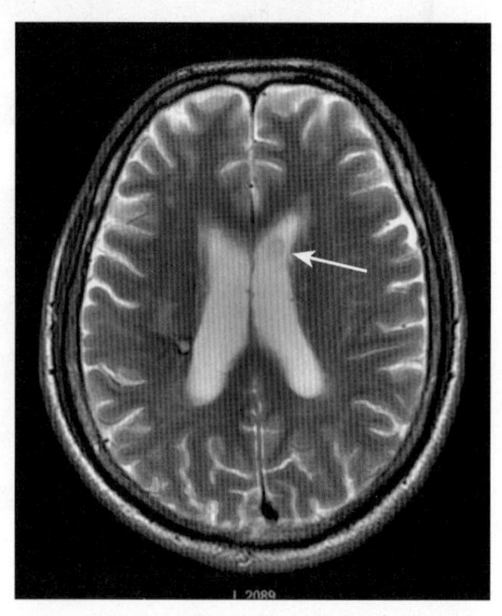

图6-24 头部横断面T2WI上左侧侧脑室内出现低信号的脑脊液流动伪影(箭头)

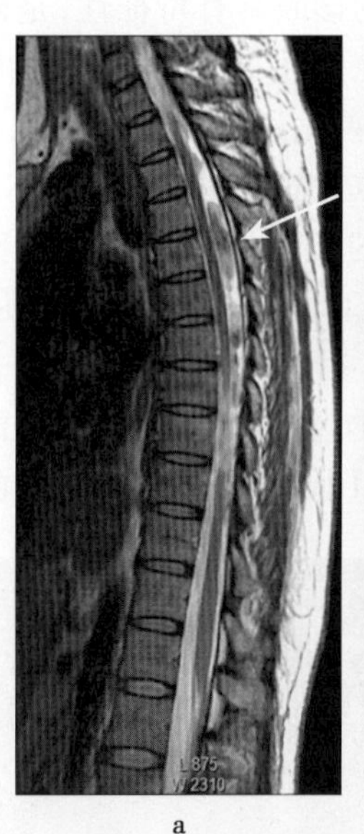

a

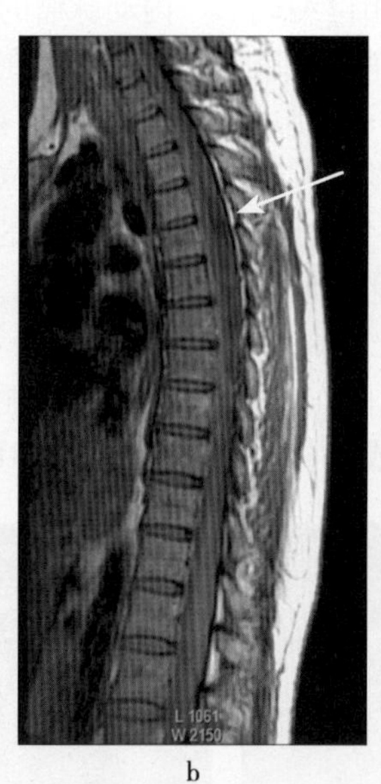

b

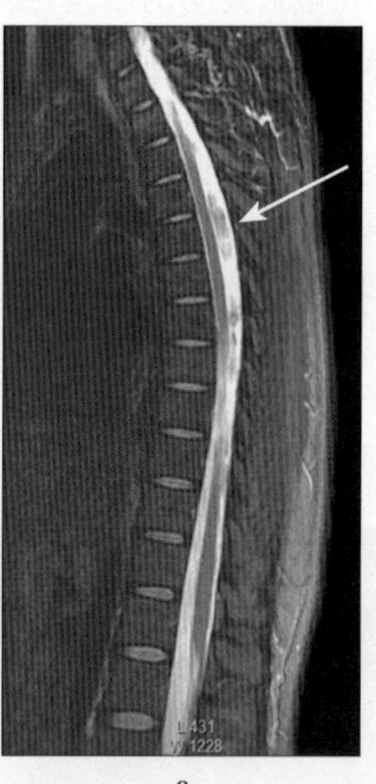

c

图6-25 脊髓后方蛛网膜下隙内脑脊液流动伪影表现为不规则的低信号区,容易误诊为脊膜血管畸形

2) 脑脊液流空效应及流入增强效应:在脑脊液流动较快的部位,如脑室间孔、中脑导水管及椎管内,当扫描层面与脑脊液流动方向垂直或基本垂直时,在T2WI上可呈现不同程度的信号流空(图6-27);而FLAIR序列上则可出现流入增强效应,表现为在低信号的脑脊液背景下出现局限性的高信号影(图6-28),会影响脑脊液抑制效果,并可能出现流动伪影。这类伪影的主要控制对策有:①对于流空效应,一般不影响诊断,只需认识该表现避免误诊即可;②可以通过缩短FSE T2WI序列的TE来减轻流空效应;③采用EPI序列或TR、TE极短的梯度回波序列如Balance-SSFP序列可以明显减轻流空效应;④对于FLAIR序列的流入增强效应造成的脑脊液抑

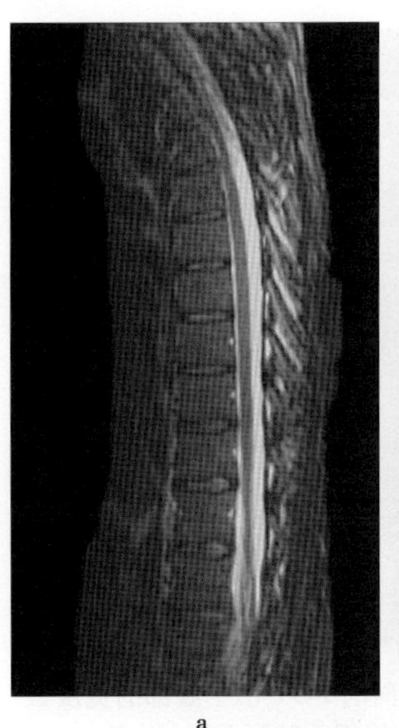
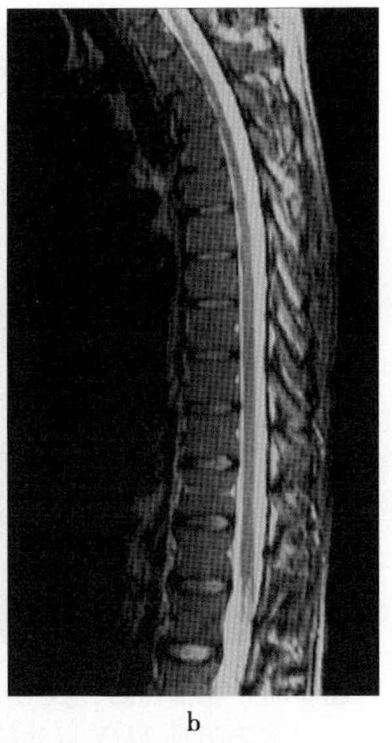

a　　b

图 6-26　采用流动补偿后图 a 的脑脊液流动伪影得到了有效抑制（图 b）

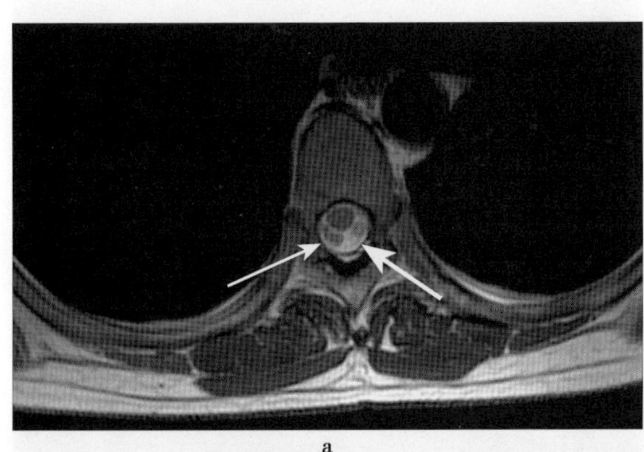

a

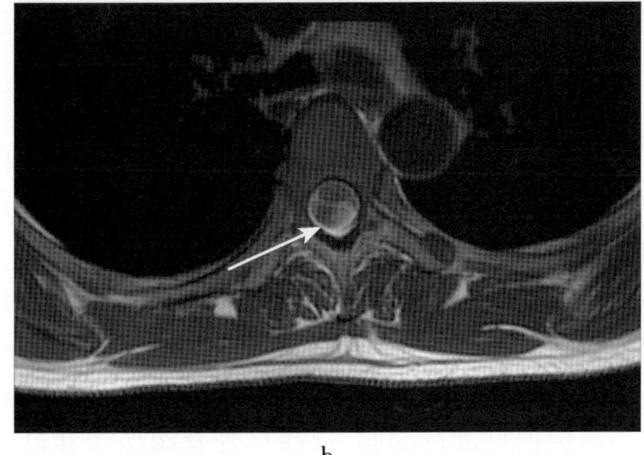

b

图 6-27　胸椎横断面 T2WI 上可见胸髓侧后方蛛网膜下腔内出现的低信号的脑脊液流动伪影（箭头）

制不佳，可以采用分组采集并同时增大 180°反转脉冲的激发厚度来弥补。

3）脑脊液流动伪影：当脑脊液沿着频率编码方向流动时，质子群将积累相位的偏移，从而发生流动伪影，其原理与血液的流动伪影一致。椎管

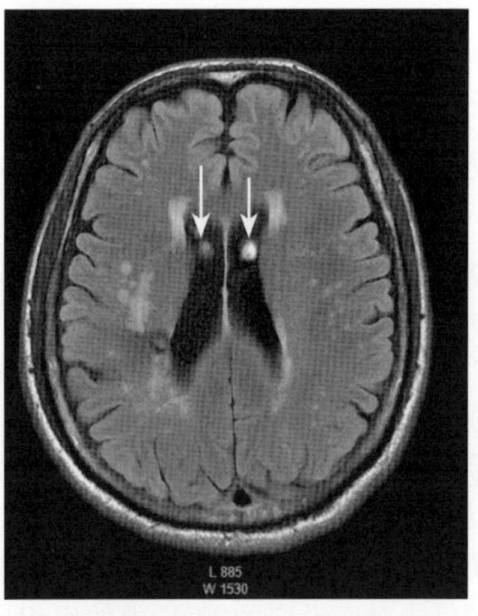

图 6-28　头部横断面 T2-FLAIR 序列图像上双侧侧脑室内出现高信号的脑脊液流动伪影（箭头）

内的脑脊液总体上沿着椎管长轴方向流动，当脊柱矢状面 FSE T2WI 序列选择上下方向为频率编码方向时，脑脊液流动伪影最为明显，表现为纵向走行的细条状略高信号伪影重叠于脊髓上，严重影响脊髓的观察；在横断面 FSE T2WI 序列相位编码方向选择为左右时，脑脊液流动伪影表现为多个形态相似的重复的环状高信号（图 6-29）。颅脑 FSE T2WI 上也有类似的表现。椎管内脑脊液流动伪影的主要对策有：①采用心电门控技术也可减轻脑脊液流动伪影；②最为有效的方法是改变频率编码方向，把脊柱矢状面 FSE T2WI 序列的上下方向设置为相位编码方向，前后方向为频率编码方向，可明显抑制脑脊液流动伪影；③采用流动补偿技术，不但可以抑制脑脊液流动伪影，还可以增加脑脊液的信号。

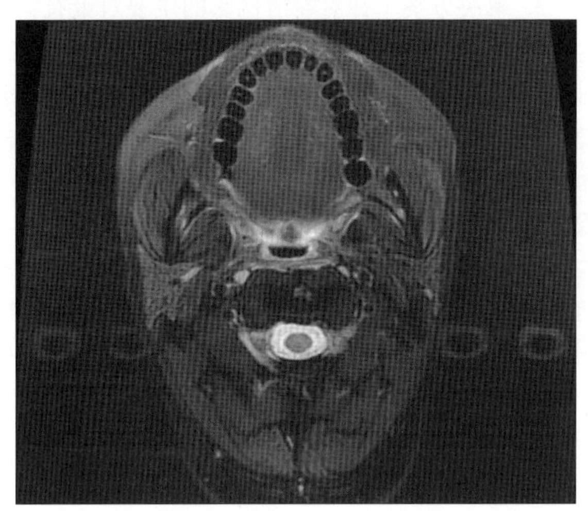

图 6-29　颈椎横断面 T2WI 上脑脊液流动伪影

三、序列相关伪影

（一）卷褶伪影（aliasing）

当受检部位的大小超出所选择的 FOV 的大小时，超出 FOV 外的组织信号将折叠到 MRI 图像的另一侧，这种伪影被称为卷褶伪影（alias artifacts 或 wraparound artifact 或 foldover artifact）。

1. 产生原因　卷褶伪影是由于 MRI 信号的不良采集而产生，是模数（A/D）转换错误的表现。MRI 信号在图像上的位置取决于信号的相位和频率，信号的相位和频率分别由相位编码和频率编码梯度场获得。信号的相位和频率具有一定的范围，这个范围仅能对所设定的 FOV 内的组织信号进行空间编码，当 FOV 外的组织信号融入图像后，将发生相位或频率的错误，把 FOV 外一侧的组织信号错当成另一侧组织信号，因而把信号卷褶到对侧，从而形成卷褶伪影。实际上卷褶伪影可以出现在频率编码方向，也可以出现在相位编码方向上。由于在频率编码方向上扩大信号空间编码范围不增加采集时间，目前生产的 MRI 仪均采用频率方向超范围编码技术，频率编码方向不出现卷褶伪影，因此 MRI 上卷褶伪影一般出现在相位编码方向上。在三维 MRI 序列中，由于在层面选择方向上也采用了相位编码，卷褶伪影也可出现在层面选择方向上，表现为三维容积层面方向两端的少数层面上出现对侧端以外的组织折叠的影像。

2. 表现形式　卷褶伪影具有以下特点（图 6-30）：①由于扫描序列 FOV 小于受检部位所致；②常出现在相位编码方向上；③表现为 FOV 外一侧的组织信号卷褶并重叠到图像另一侧的 FOV 内。

3. 解决方案　针对卷褶伪影的主要对策有：

（1）增大 FOV：卷褶伪影多发生于 FOV 边缘，对中间部分的 ROI 影响不大。增大 FOV，使之大于受检部位，这是消除卷褶伪影的最容易实现的方法，而且有可能增加采集时间。在临床 MRI 检查中，一般情况下 FOV 都略大于受检部位。

（2）相位编码方向过采样：是指对相位编码方向上超出 FOV 范围的组织进行相位编码，但在重建图像时，并不把这些过采样的区域包含到图像中，FOV 外的组织因为有正确的相位信息，因此不发生卷褶伪影。或者使用带通滤波器，减少相位编码方向的卷褶伪影（图 6-31）。

（3）切换频率编码与相位编码的方向：把层面中径线较短的方向设置为相位编码方向。如进行腹部横断面成像时把前后方向设置为相位编码方向，颅脑横断面成像时把左右方向设置为相位编码方向，不易出现卷褶伪影。

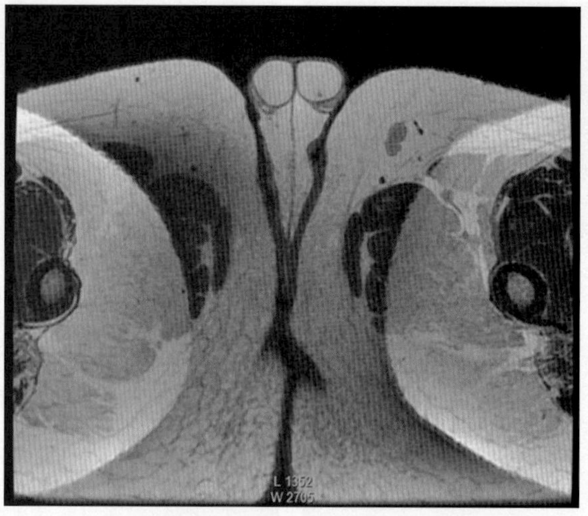

图 6-30　卷褶伪影，左右方向的 FOV 小于髋部的宽度，左右方向 FOV 以外的组织翻转到 FOV 以内并重叠显示于 FOV 内的组织上

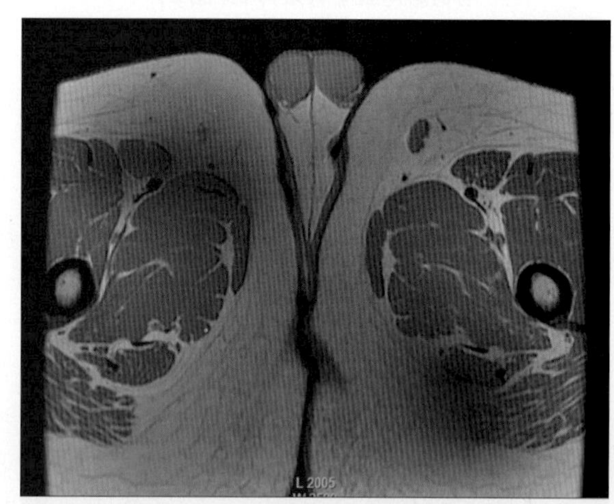

图 6-31　通过相位编码过采样后，图 6-30 显示的卷褶伪影消失

（4）施加空间预饱和带：给 FOV 外相位编码方向上组织区域放置一个空间预饱和带，其宽度应该覆盖相位编码方向上 FOV 外的所有组织，把该区域内的组织信号进行抑制，这样尽管卷褶伪影并没有消除，但由于产生卷褶伪影的组织信号明显减弱，卷褶伪影的强度也随之减弱。

（二）化学位移伪影（chemical shift artifacts）

我们知道原子核的共振频率与磁场强度成正比，但是决定磁场强度的因素除了静磁场和梯度场外，还有各种原子核本身。因原子核周围分子环境的不同引起其共振频率上的差异，从而产生不一致的化学位移导致的图像失真称之为化学位移伪影。

由于化学位移现象的存在，水分子中的氢质子的进动频率要比脂肪中氢质子的进动频率约高出3.5ppm，相当于150Hz/T，在1.5T的MRI设备中其进动频率差别约为225Hz。化学位移现象起初是以产生图像伪影的形式被认识的，目前在临床上，化学位移现象则被越来越广泛的应用于MRI诊断。利用水脂分子中氢质子的固有共振频率的差别，应用化学位移成像相关的MRI序列，则可证实脂肪成分的存在，有助于判定病变组织中是否含有脂肪成分。化学位移现象可应用于颅脑病变中含脂性病变的鉴别，如脂肪瘤、皮样囊肿、畸胎瘤等；可应用于体部病变，如肾上腺腺瘤、肝脏组织中的局灶性脂肪以及血管平滑肌脂肪瘤等。

由于水和脂肪组织信号的错位，化学位移现象导致频率编码梯度场强较高的一侧的脏器边缘出现一条信号更高的白色条带（水脂界面的水分子信号与移位的脂肪分子信号相重叠），频率编码梯度场强较低的一侧的脏器边缘出现一条信号缺失的黑色条带（水脂界面的脂肪分子的移位至低频侧），常被称为化学位移伪影（chemical shift artifact），如腹部MRI中肝脏和肾脏组织的边缘（图6-32）。此类伪影导致图像失真最常见的部位也见于内部充满液体而外周围以脂肪成分的组织结构，如眼眶及膀胱（图6-33）；另外，化学位移现象也可导致脏器与脂肪组织的界面处出现宽度为一个像素的黑线，勾勒于脏器周围、肌肉间隙等部位，亦被称为勾边伪影或黑线伪影（black line artifact）（图6-34）。本节主要讨论化学位移伪影的表现形式及相关的解决办法。下一节则主要就勾边伪影展开阐述。

1. 产生原因　磁共振成像是通过施加梯度磁场造成不同部位共振频率的差异来重建图像，反映人体实际的解剖结构位置的。在MRI的频率编码方向上，MR信号是通过施加频率编码梯度场造成不同位置上质子进动频率的差别从而完成空间定位编码。氢核周围化学环境的不同造成不同组织中氢核的共振频率不同，由此引起化学位移错位投影。MRI一般以水分子中的氢质子的进动频率为中心频率的。在脂肪与水的交界处，由于脂肪中氢质子的进动频率低于水分子中氢质子的进动频率，脂肪共振频率低，脂肪信号则会被误认为是位于较低磁场位置的体素发出的信号，所以在图像上脂肪信号会被位移到具有较低频率梯度场的位置。而且移动的距离受主磁场强度，频率带宽，位移方向的编码步级频差影响。脂肪所在处呈低信号，脂肪移至处呈高信号。在GRE序列由于缺少180度复相脉冲，依据TE值的大小，化学位移会造成脂肪和水在回波时间内失相位（out of phase）或同相位（in phase）。当失相时，则出现信号丢失。由于在选层和编码的每一步，脂肪和水之间的化学位移都会存在，受梯度

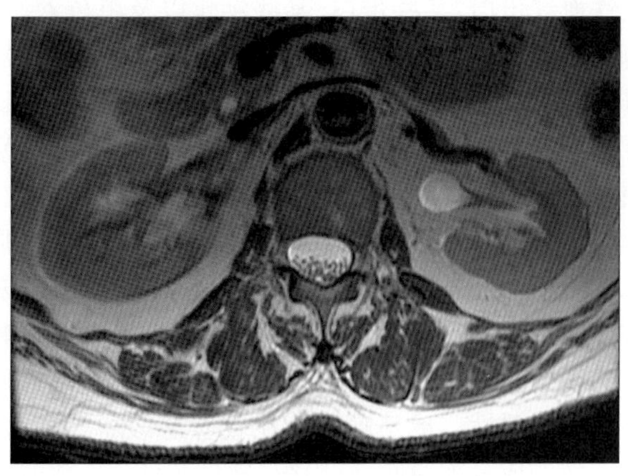

图6-32　双侧肾脏边缘的化学位移伪影

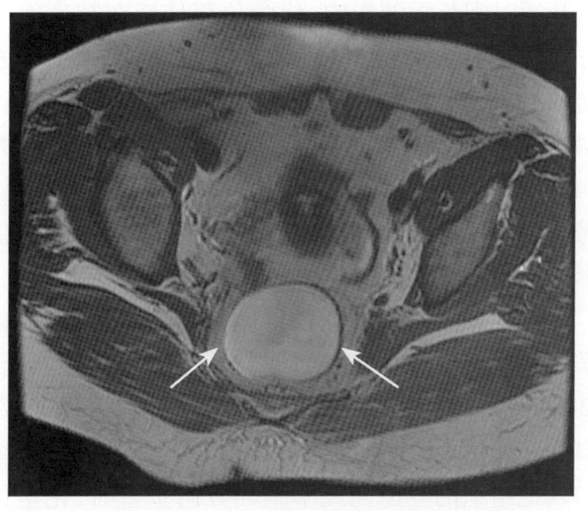

图6-33　化学位移伪影出现在扩张积液的结肠边缘（箭头）

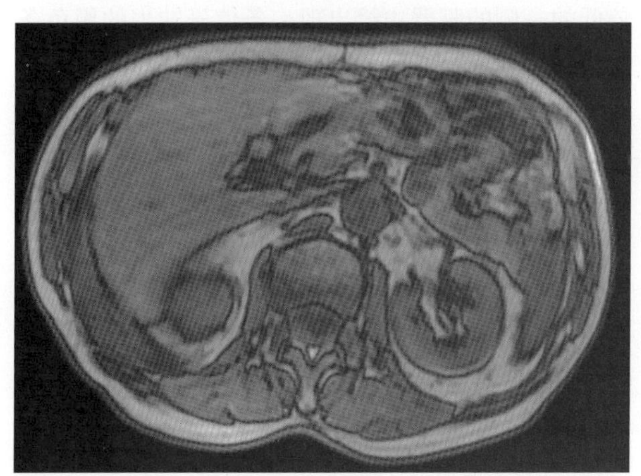

图6-34　腹腔脏器周围黑边状化学位移伪影

场开通时间长短的影响，化学位移伪影在频率编码方向和层面选择方向表现较为明显。沿频率编码方向的化学位移伪影，FSE（fast spin echo）序列比GRASE序列明显；沿相位编码（phase encoding）方向的化学位移伪影，GRASE序列比FSE序列明显。另外，EPI（echo planar imaging）序列的化学位移伪影主要沿相位编码方向。

2. 表现形式　化学位移伪影的特点包括：①化学位移伪影出现在脂肪组织与其他组织的界面上；②在一般序列上，该伪影出现在频率编码方向上，在EPI序列上可出现在相位编码方向上；③脂肪组织与其他组织的界面与频率编码方向垂直时，化学位移伪影比较明显；④脂肪组织的信号向频率编码梯度场强较低的一侧方向移位，即频率编码梯度场强较低的一侧的脏器边缘出现一条信号缺失的黑色条带，而频率编码梯度场强较高的一侧的脏器边缘出现一条信号更高的白色条带。然而某些组织曲面的图像中，化学位移伪影所致的高信号条带则难以辨认；⑤其他条件相同的前提下，主磁场场强越高，化学位移伪影也越明显。

3. 解决方案　针对卷褶伪影的主要对策有：

（1）改变频率编码方向：产生化学位移伪影的白色条带或黑色条带的大小及分布与多种因素有关，其中最重要的是源于频率编码方向的影响（图6-35）。化学位移伪影主要发生于与频率编码方向垂直的水脂界面上，如果改变频率编码方向，使脂肪组织与其他组织的界面与频率编码方向平行可消除或减轻肉眼可见的化学位移伪影。

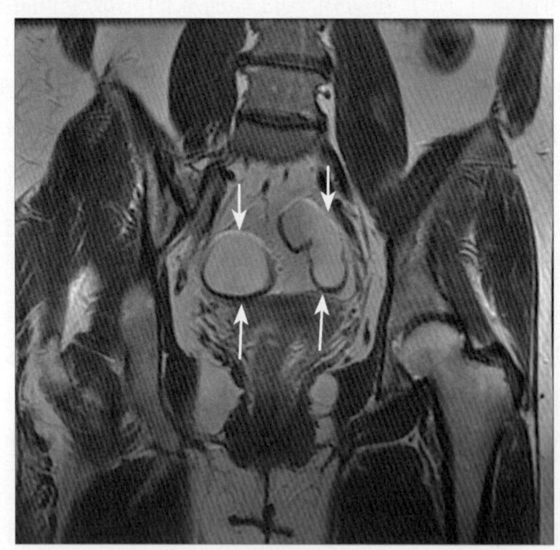

图6-35　盆腔冠状面成像，相位编码方向为左右方向，化学位移伪影出现频率边缘方向，在扩张积液的结肠上下边缘可见线状伪影（箭头）

（2）改变FOV扫描序列：所选择的FOV的大小可影响化学位移伪影的白色或黑色条带的大小；缩小FOV可减轻化学位移伪影。

（3）增加频率编码的采集带宽：采集带宽主要影响化学位移伪影的数量。自旋回波序列的MRI中不易产生化学位移伪影，仅当采集带宽选择较窄，小于±16kHz时，便可产生化学位移伪影。采集带宽较窄，决定了频率编码方向的采样带宽较小。在主磁场强度一定的情况下，水分子和脂肪分子中的氢质子的进动频率差别是固定不变的，以场强为1.5T扫描机为例，脂肪和水的化学位移约为225Hz，如果矩阵为256×256，频率编码带宽为±12.5kHz（约100Hz/像素），那么化学位移225Hz，相当于移位2.25个像素，如果把频率编码带宽改为±25kHz，则化学位移相当于1.13个像素。因此增加频率编码带宽可以减轻化学位移伪影。需要注意的是增加频率编码的带宽后，回波的采样速度还可得到提高，但是图像的SNR降低。

（4）施加脂肪抑制技术：化学位移伪影形成的基础是脂肪组织相对于其他组织的位置错误移动，如果在成像脉冲前先把脂肪组织的信号抑制掉，则化学位移伪影将同时被抑制。

（5）选用主场强更低的MRI扫描仪进行扫描：场强越高，水分子与脂肪分子中氢质子的进动频率差别越大，化学位移伪影越明显。因此选用场强较低的设备进行扫描可以减轻化学位移伪影。

4. 相关应用

（1）组织成分鉴别

1）脂肪瘤的辅助诊断：颅内结构的脂肪成分主要见于眼眶、骨髓以及头皮下组织内。颅内富含脂质成分的肿块虽稀少，T1WI可表现为高信号影，然而，许多其他的成分也表现为T1WI高信号影，如正铁血红蛋白、某些蛋白、某些钙化以及黑色素等。若T1WI高信号影周围伴有一条化学位移伪影的信号带时，则可证明该病灶内含有脂质成分。由于脑脊液的存在、脑组织-脂肪界面的存在，大部分的颅内脂肪瘤均可见化学位移伪影条带。

2）畸胎瘤的辅助诊断：原发性颅内畸胎瘤是儿童中枢神经系统罕见的肿瘤，分为成熟畸胎瘤、未成熟畸胎瘤和具有恶性转化的畸胎瘤，其中成熟畸胎瘤属于良性，未成熟畸胎瘤和具有恶性转化的畸胎瘤属于恶性。成熟畸胎瘤比较容易诊断，因为含有不同的成分如脂肪、软组织、软骨或骨。半数的成熟畸胎瘤有钙化、成熟的骨或牙齿。但是对未成熟畸胎瘤来讲，钙化少见，特别是具有间变倾向时。因其所含成分复杂，故MRI信号明显不均匀。若颅内发现多房性肿块、信号极不均匀、伴有化学位移伪影时应考虑到畸胎瘤的诊断。

3）皮样囊肿的辅助诊断：皮样囊肿MRI信号亦较复杂，可见脂肪成分漂浮于水或蛋白类成分之上，同时也可发现化学位移伪影条带。

（2）勾勒脏器边缘：化学位移现象可被用于勾勒周围富含脂肪组织的脏器边缘。如肝脏、肾脏，肾上腺、眼眶等。

（三）相位消除伪影，也称勾边伪影或黑线伪影

相位消除伪影（phase cancellation artifact）在梯度回波序列的反相位（反相位TE）图像上，脏器与脂肪组织的界面处会出现宽度为一个像素的黑线，勾勒于脏器的周边，被称为勾边伪影（black line artifact）。

1. 产生原因　我们已经知道，人体MRI的信号主要来源于两种成分：水和脂肪。水分子中的氢质子的化学键为O—H键，而脂肪分子中氢质子的化学键为C—H键。由于这两种结构中氢质子周围的电子云分布不同，造成水分子中氢质子所感受到的磁场强度稍高些，最终导致水分子中氢质子的进动频率要比脂肪分子中氢质子稍快些，其差别约为3.5ppm，相当于150Hz/T。如果某一像素中同时存在水和脂肪，射频脉冲激发后，水和脂肪的横向磁化矢量处于同相位，即它们之间的相位差值为零，而水分子中的氢质子比脂肪分子中的氢质子进动频率快，经过数毫秒后，水分子中氢质子的相位将超过脂肪分子中氢质子半圈，即两者的相位差为180°，其宏观横向磁化矢量将相互抵消，那么此时采集到MR信号相当于这两种成分相减的差值，我们把这种图像称为反相位（out of phase或opposed phase）图像。过了这一时刻后，水分子的氢质子又将逐渐赶上脂肪分子中的氢质子，两者之间的相位差又开始逐渐缩小，又经过相同的时间段，水分子中氢质子的进动相位将超过脂肪分子中氢质子一整圈，这两者之间的相位又完全重叠，这时两种质子的宏观横向磁化矢量相互叠加，此时采集到的MR信号为这两种成分信号相加的和。我们把这种图像称为同相位（in phase）图像。因为二者的进动频率差值是恒定的，因此以后在不同时刻，脂肪和水分子的宏观横向磁化矢量将会依次出现同相位或反相位。也就是说同相位、反相位是周期性出现的。

目前临床上化学位移成像技术主要采用2D扰相GRE T1WI序列，利用该序列很容易获得反相位和同相位图像。

扰相GRE T1WI序列需要选择不同的TE可得到反相位或同相位图像，关键在于如何选择合适的TE。不同场强的扫描机应该采用不同的TE进行同/反相位成像，计算公式如下：

$$\text{同相位 TE}=1000\text{ms}/[150\text{Hz}/\text{T}\times\text{场强}(\text{T})]$$

$$\text{反相位 TE}=\text{同相位 TE}/2$$

如1.5T扫描机，同相位TE＝1000ms/［150Hz/T×1.5T］，约等于4.4ms，反相位TE＝2.2ms。

在实际应用中，化学位移成像最好能在同一个序列中采集反/同相位图像，以便比较。同相位图像实际就是普通的扰相GRE T1WI，反相位图像与同相位图像相比，可初步判断组织或病灶内是否含脂及其大概比例。

2. 表现形式　勾边伪影具有以下特点（图6-36）：①仅出现于梯度回波序列，一般不出现于自旋回波类序列；②出现于脏器与脂肪组织的界面上；③只出现于反相位图像上，最常见的是扰相GRE序列的反相位图像上，Balance-SSFP序列由于通常采用近似于反相位的TE，往往也可以看到勾边伪影（图6-37）；④表现为一条宽度仅为一个像素的低信号黑线包绕脏器。

勾边伪影产生的原因也是因为水分子和脂肪分子的化学位移效应，也属于化学位移伪影的一种，但是与上一节所述的化学位移伪影有所不同：①普通化学位移伪影既可出现于自旋回波类序列又可出现于梯度回波类序列，而勾边伪影仅出现于梯度回波类序列；②普通化学位移伪影与TE（同/反相位）无关，勾边伪影仅出现于反相位图像上；③普通化学位移伪影仅出现于频率编码方向上，勾边伪影出现于脂肪组织与其他组织的任何方向界面上；④普通化学位移伪影根据脂肪与其他组织界面的分布及频率编码梯度场的高频/低频方向的不同，可以表现为黑线、白线或黑白线同时出现，勾边伪影总是表现为一条黑线；⑤根据频率编码梯度场采集带宽的不同，普通化学位移伪影的宽度随之改变，勾边伪影的宽度总是只有一个像素。

3. 解决方案　减少或消除勾边伪影的方法有：①通过TE的改变采集同相位图像；②施加脂肪抑制技术；③用自旋回波类序列取代梯度回波类序列。

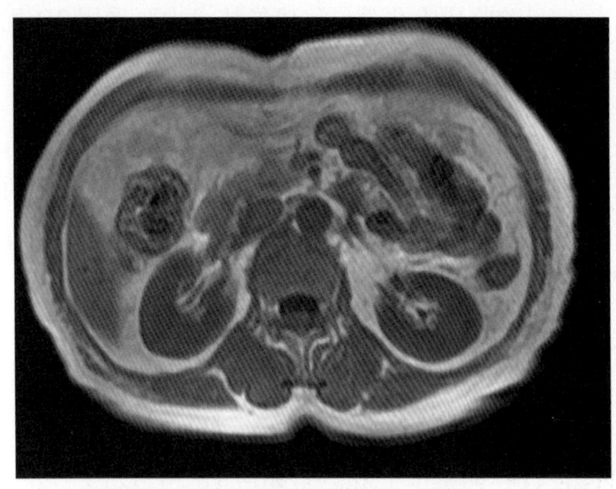

a

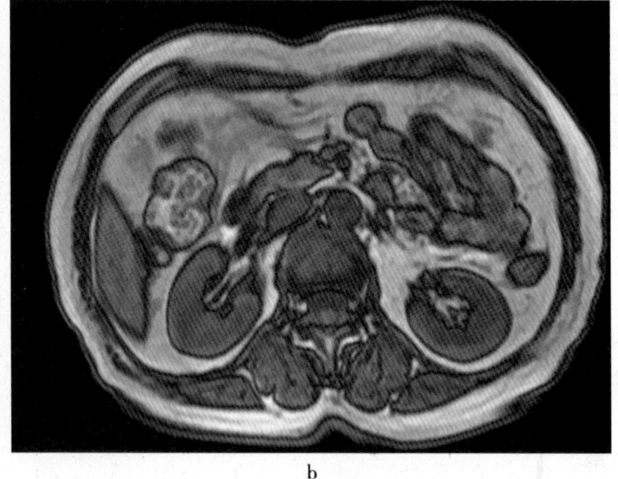

b

图 6-36 在反相位图像上(图 b),腹腔脏器周围可见线状低信号带环绕,而未出现在同相位图像上(图 a)

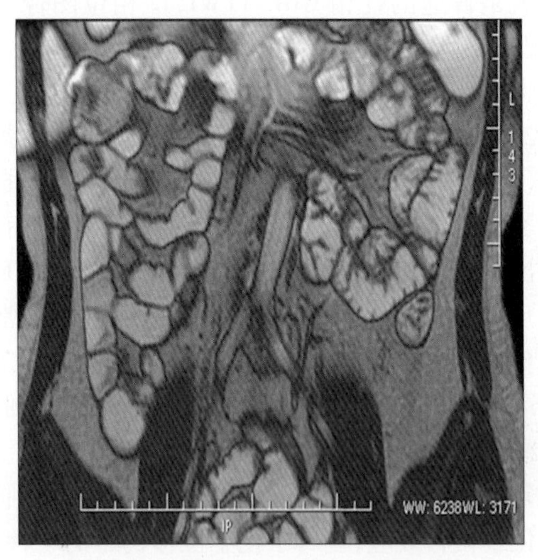

图 6-37 腹腔脏器周围可见勾边伪影

4. 相关应用

1)组织成分鉴别:临床上化学位移成像技术多用于腹部脏器的梯度回波 MRI 检查中。选择不同的 TE 可以获得同/反相位图像。同相位图像即普通的 T1WI,反相位图像具有以下主要特点:①水脂混合组织信号明显衰减,其衰减程度一般超过频率选择饱和法脂肪抑制技术。假设某种组织的信号 30% 来自脂质,70% 来自水分子。如果利用频率饱和法进行脂肪抑制,即便所有来自脂质的信号完全被抑制,那么还保留 70% 来自水分子的信号,即信号衰减幅度仅为 30%;而在反相位图像上,则不仅 30% 的脂质信号消失,同时 70% 来自水分子的信号中,也有 30% 被脂肪分子抵消,组织仅保留原来信号的 40%,信号衰减幅度达 60%。②单纯脂肪组织的信号没有明显衰减。几乎接近于纯脂肪的组织如皮下脂肪、肠系膜、网膜等,其信号来源主要是脂肪,所含的水分子极少,在反相位图像上,两种质子能够抵消的宏观横向磁化矢量很少,因此组织的信号没有明显衰减。③勾边效应:反相位图像上,周围富含脂肪组织的脏器边缘会出现一条黑线,把脏器的轮廓勾画出来。因为一般脏器的信号主要来自水分子,而其周围脂肪组织的信号主要来自于脂肪,所以在反相位图像上,脏器和周围脂肪组织的信号下降都不明显,但在两者交界面上的各像素中同时夹杂有脏器(水分子)和脂肪,因此在反相位图像上信号明显减低,从而出现勾边效应。

了解了反相位图像的特点之后,简要介绍一下临床上关于化学位移成像技术的主要应用。①肾上腺病变的鉴别诊断:化学位移 MRI 已被广泛应用于肾上腺腺瘤的诊断及鉴别诊断。良性的肾上腺腺瘤中含有脂质,活体研究表明,肾上腺腺瘤中大约含有 16% 的脂肪成分。与同相位图像比较,反相位图像上信号强度常有明显减低。当反相位图像上肾上腺结节的信号衰减大于 20% 时即有支持肾上腺腺瘤的诊断。利用化学位移成像技术判断肾上腺结节是否为腺瘤的敏感性为 70% ~ 80%,特异性高达90% ~95%。另外肾上腺转移瘤基本不含有脂质成分,反相位图像中亦不会出现明显的信号衰减。有学者研究证明,化学位移 MRI 较平扫 CT 图像上测量肾上腺结节的 CT 值诊断肾上腺腺瘤的价值更高。②肝脏脂肪浸润的鉴别诊断:对于脂肪肝的诊断敏感性超过常规 MRI 和 CT。选择适当的 TE 进行肝脏的动态扫描,甚至可发现低至 10% 的脂肪浸润改变。③判断肝脏局灶性病变中的脂肪变性:肝脏局灶性病变中发生脂肪变性者多为肝细胞腺瘤或高分化肝细胞癌。然而梯度回波 TE 选择不当时，则有可能误诊肝脏良性脂肪浸润以及局灶性脂肪变性为恶性病变，甚至掩盖病灶的显示，导致漏诊（图 6-38）。④有助于肝脏或肾脏血管平滑肌脂肪瘤等其他含脂类病变的诊断和鉴别诊断。

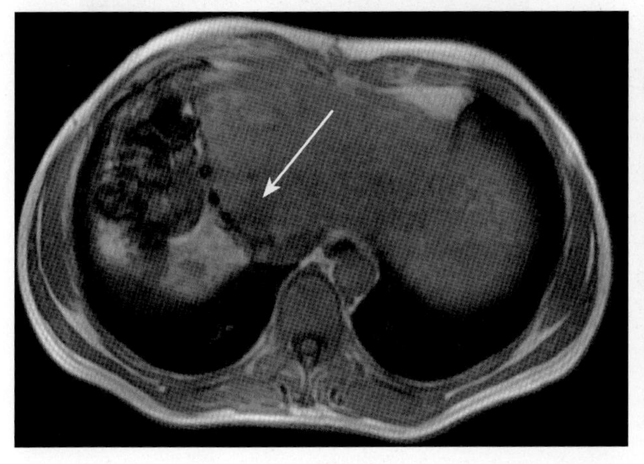
a

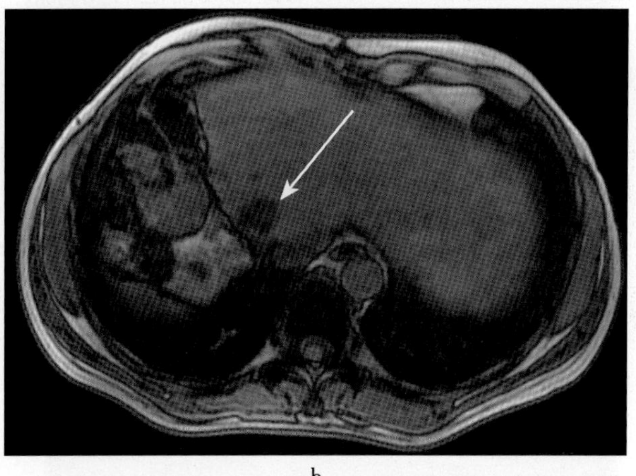
b

图 6-38　在反相位图像上（图 b），肝实质内见边界清晰的发生脂肪变性的肝癌病灶（箭头），而在同相位图像上（图 a）此病灶显示欠清

另外，需要引起注意的是，有些文献报道说化学位移成像反相位图像较之同相位图像组织信号衰减提示细胞内含有脂质，另有文献报道这种说法并不十分确切。组织发生脂肪变性后，在组织学上脂肪变性通常表现为细胞内脂滴的沉积，在反相位图像上可以发现该类组织的信号减低。然而化学位移成像技术本身并不能够区分脂质位于细胞内还是细胞外；只要某一像素内含有脂肪和水两种成分并达到一定比例，无论脂肪成分出现在细胞内还是细胞外，在反相位图像上该像素的信号都可以发生衰减。

2）勾勒脏器边缘：反相位图像可明确的勾勒出肾脏、肾上腺以及肝脏的边缘。表现为宽度为一个像素大小的黑线包绕脏器边缘。

（四）截断伪影（Truncation artifacts）

截断伪影也称环状伪影，在空间分辨力较低的图像上比较明显，表现为多条同心圆状排列的弧形线状高低信号影。有时对一些不能合作的患者，为了缩短检查时间，将图像的显示矩阵降低，就会造成取样不足，使图像中信号强度突变的组织界面出现明暗相间的线状或条纹状伪影。如颅骨与脑组织交界面，脊髓与脑脊液，膝关节内的半月板与液体之间。截断伪影不能真实地再现对比度突变的组织界面，影响对图像的准确判断。

1. 产生原因　MRI 图像实质上是很多像素组成的矩阵，数字图像想要真实展示实际解剖结构，其像素应该无限小，但实际上像素的大小是有限的，因此图像与实际解剖结构存在差别，这种差别实际上就是截断差别。当像素较大时其失真将更为明显，就可能出现肉眼可见的明暗相间的条带，这就是截断伪影。截断伪影是由于回波信号采集不足所导致的。最常见于部分质子仍受激发产生信号而信号的采集过程却终止了，如 T1WI 上高信号的边缘区域的脂肪在回波信号采集结束时仍在产生着回波，因此将会采集到一部分截断信号，经过傅立叶变换，最终图像上将出现环状的模糊阴影，即为截断伪影。

2. 表现形式　截断伪影容易出现在以下情况下：①图像的空间分辨力较低，即像素较大时；②在高对比度界面发生，即两种信号强度差别很大的组织间，如 T2WI 上脑脊液与骨皮质之间。主要是由于采样数目、时间的有限使信号强度来回交换所致。

截断伪影的主要特点有（图 6-39，图 6-40）：①常出现在空间分辨力较低的图像上；②相位编码方向往往更明显，一般情况下为了缩短采集时间，相位编码方向的空间分辨力往往更低；③表现为多条明暗相间的弧形或条带。

3. 解决方案　针对截断伪影的处理措施主要有：①增加采样时间，从而增加图像空间分辨力（图 6-41）；②减少像素尺寸，如增加相位编码步级数；③相对缩小序列所选择的 FOV，以不产生卷褶伪影，适合检查范围的大小为宜；④施加脂肪抑制技术，由于 T1WI 上脂肪组织信号最高，将其信号抑制掉后，来源于边缘脂肪的截断伪影程度相应减轻；

⑤在傅立叶变换之前应用切趾滤波器(apodization filter)将原始采集的信号进行筛选,滤掉所采集到的截断信号。多种切趾滤波器均可应用,如 Fermi、Gaussian、Hanning 等。应用切趾滤波器之后图像信噪比明显改善,然而图像的空间分辨力有可能下降,尤其可造成边缘模糊效应。

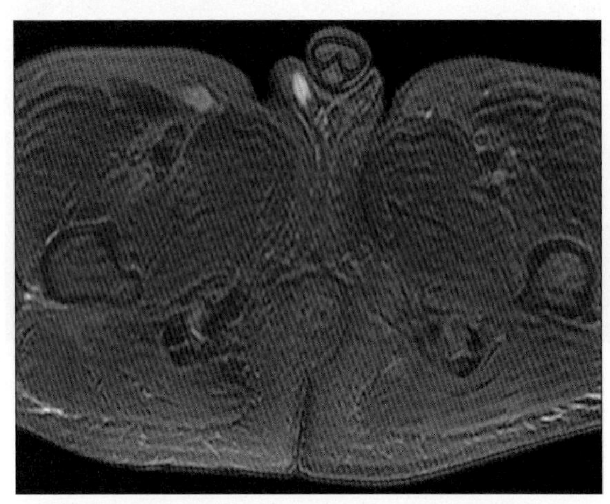

图 6-39 截断伪影,盆腔低分辨率图像上皮下脂肪与肌层直接出现多条明暗相间的弧形伪影

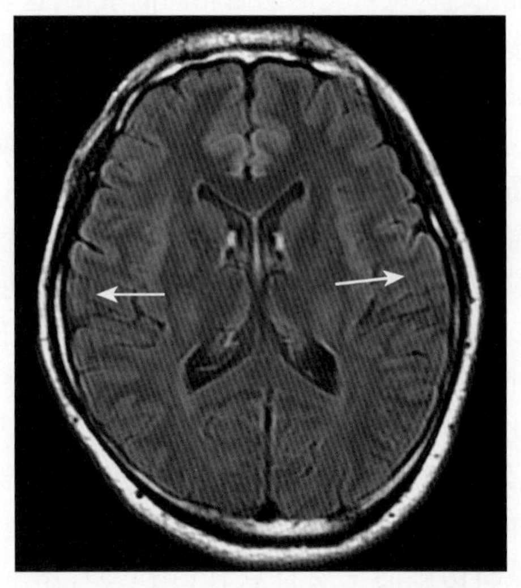

图 6-40 截断伪影,头部横断面显示双侧颅骨下脑实质内出现多条明暗相间的弧形伪影

(五) 相干性伪影(Coherence artifacts)

相干性伪影表现形式多样,其产生机制主要是基于某些特殊脉冲序列的应用。

1. 产生原因 按照产生相干性伪影的回波来源,主要可以分为两大类:①其中一类相干性伪影被称为自由感应衰减伪影(FID artifact)。我们都知道射频激励脉冲并不都是均匀的。某一个特定激励层面内大部分的质子经过 180°激励脉冲激发,位于该层面边缘部分的质子也接收了不同程度的激励角度激发,但均小于 180°。采集回波信号时,来源于这些质子的自由感应衰减效应仍然会产生信号。因为 180°射频脉冲常在序列执行过程中相位编码梯度场之后,在模数转换的采样期也可采集到相等数量的回波信号。最终图像上表现为一条相位恒定的伪影。②另一类相干性伪影是由于多次射频脉冲激发而产生的。自旋回波常用于 T1WI 和 T2WI 成像,但是一个成像序列中可有多个射频激励脉冲作用。如一系列预饱和脉冲组合、90°-180°脉冲对或者 90°-180°-180°可产生 4~5 个回波等。回波形成的时间和数目取决于脉冲间隔,回波幅度则与各个脉冲的激励角度和某些成像组织的特性有关。由于多次射频脉冲的激励,我们将成像组织第一次受到射频脉冲激励后产生的回波称之为初级回波,其再次受到射频脉冲激发后所产生的二次回波则包含了原有初级回波的所有频率信息,但是二次回波所产生的 T1 和 T2 加权则完全不同。模数转换采集初级回波信号时,这些其他的回波信号已被用于成像。最终导致图像出现线状伪影或者相位编码相关的与受检查部位无关的附加图像。

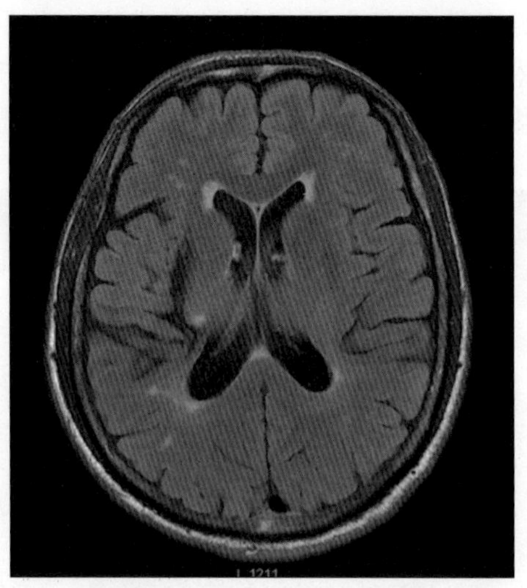

图 6-41 图像分辨率提高,双侧颅骨下脑实质内截断伪影消失

2. 表现形式 自由感应衰减伪影主要表现为一条相位恒定的伪影;多次射频脉冲激发产生的相干性伪影主要表现为 MR 图像出现线状伪影或者相位编码相关的与受检查部位无关的附加图像。

另外,MRI 需要采用射频脉冲激发,由于受梯度场线性、射频脉冲的频率特性等影响,MRI 二维采集时扫描层面附近的质子也会收到激励,这样就会造成层面之间的信号相互影响,我们把这种效应称为层间干扰(cross talk)或层间污染(cross contamination)(图6-42,图6-43)。二维层面的层间伪影主要造成两种现象:①如果二维层面的激发顺序为逐层方式(sequential),则可能出现各层面因饱和效应而导致的不同程度的信号降低以及对比度减低等表现;②如果二维层面激发顺序为间隔(interleaved),则往往是偶数层面的图像整体信号强度减低,因而出现同一序列的MR图像一层亮一层暗相间隔的现象。

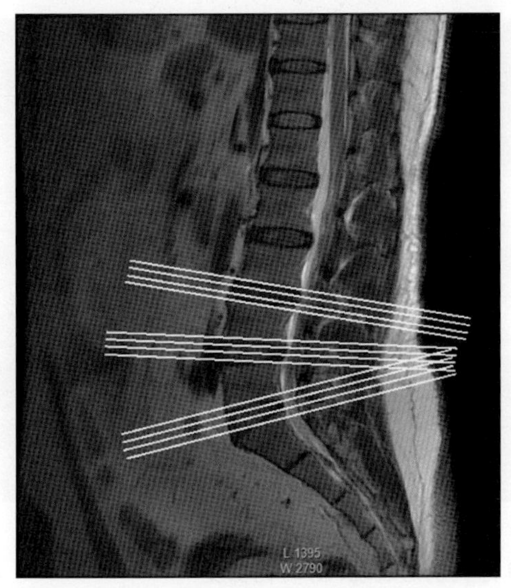

图6-42　二维采集时扫描层面附近的质子也会受到激励而出现图6-43的伪影

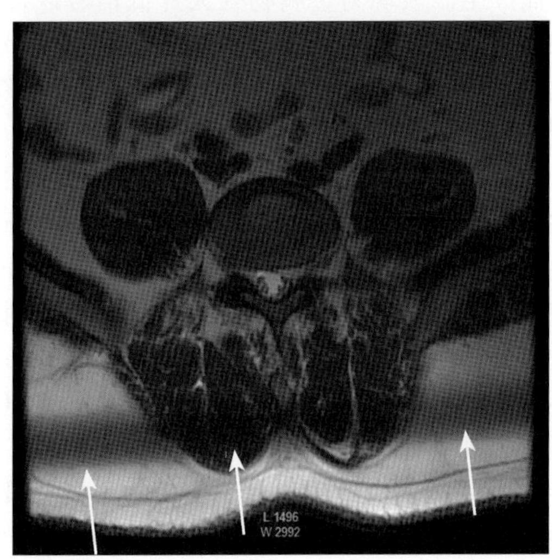

图6-43　腰椎横断面后方出现明暗相间的伪影

3. 解决方案　脉冲序列设计时应考虑到最大限度地减小非感兴趣回波信号的相干性伪影的污染。当某些特殊序列产生相干性伪影时,有两种方法可用于消除二级回波的横向磁化矢量,进而减轻二级回波的相干性污染。

(1) 最常见的是在脉冲序列的特定时刻添加梯度脉冲,即梯度扰相技术或梯度毁损技术(gradient spoiling)。扰相梯度场具有振幅强,持续时间长的特点。人为地增加了磁场不均匀性,加快了质子失相位,从而消除了这种残留的横向磁化矢量。扰相梯度场添加的时间取决于被毁损的回波信号以及所选择的TE有关。常应用于180°重聚脉冲之后,以减少不均匀的射频激励脉冲所产生的自由感应衰减伪影。扰相梯度场在信号采集后施加,如自旋回波序列,可以最大程度的减少二级回波的相干性干扰。大部分序列中,扰相梯度场的持续时间占整个回波序列时间的30%～50%。当脉冲间隔时间较短时,扰相梯度场也常应用一系列振幅范围的脉冲激发以增强扰相效果。

(2) 另一种扰相方法为射频扰相技术(RF spoiling),即施加毁损相位的组合射频脉冲。常规信号采集技术应用恒定相位或180°交替的激励脉冲激发,相应的接收线圈也采用交替接受模式,以完成信号平均过程。射频扰相梯度场不在激励脉冲和接受脉冲的±90°或者±180°范围变化。使所需要的回波信号以同一种方式重聚,而不需要的二级回波信号则以完全不同的方式进行平均,最终导致其所产生的回波信号为零。射频扰相梯度场不需要额外占用回波序列时间,但是需要精确的相位调制器进行读出梯度场的切换。

关于二维层面的层间伪影的主要对策有:①增加层间距可减少层间干扰;②层面激发顺序采用间隔模式,如共有10层图像,先激发采集1、3、5、7、9层,再采集2、4、6、8、10层,但需要指出的是,如果序列的TR较短,采用间隔的采集模式反而会出现一层亮一层暗的现象;③采用三维采集技术。

4. 相关应用　多次射频脉冲激发产生的相干伪影中受激励的二级回波既可参与快速自旋回波成像序列的组成,也可应用于MRS成像技术的容积选择中。

(六) 磁化率伪影(magnetic susceptibility difference artifacts)

1. 产生原因　磁化率是物质的基本特性之一。某种物质的磁化率是指这种物质进入外磁场后的磁化强度与外磁场强度的比率。根据磁化率的不同,物质可以归为三类:①抗磁性物质,具有成对电子,是非磁性的。体内大部分物质属于此类。抗磁性物质的磁化率为负值;②顺磁性物质,具有不成对电子,有较小的磁化率,受外界磁场引力小。顺磁性物质的磁化率为正值；③铁磁性物质，有很大的磁化率，受外界磁场引力大。MRI 上，在磁化率差别较大的组织界面将出现磁化率伪影。

2. 表现形式 磁化率伪影表现为局部信号明显减弱或增强，常同时伴有组织变形。磁化率伪影具有以下特点（图 6-44）：①常出现在磁化率差别较大的组织界面附近，如脑脊液与颅骨间、空气与组织之间等；②体内或体外的金属物质特别是铁磁性物质可造成局部磁化率发生显著变化，出现严重的磁化率伪影；③梯度回波类序列对磁化率变化较敏感，与自旋回波类序列相比，更容易出现磁化率伪影，EPI 序列的磁化率伪影更为严重；④一般随着 TE 的延长，磁化率伪影越明显，因此 T2WI 或 T2*WI 的磁化率伪影较 T1WI 明显；⑤磁化率伪影在频率编码（frequency encoding）方向最明显。

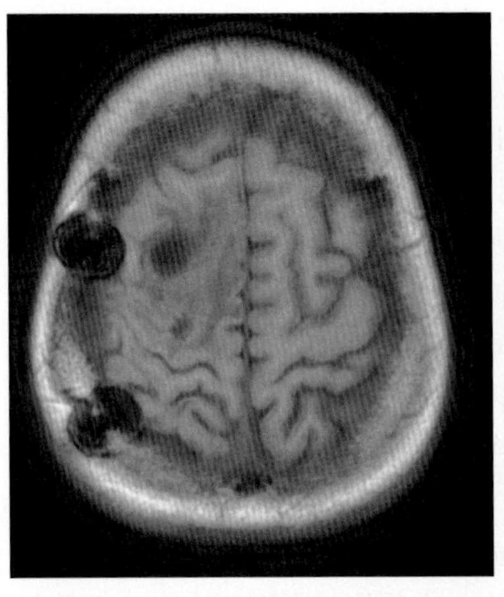

a

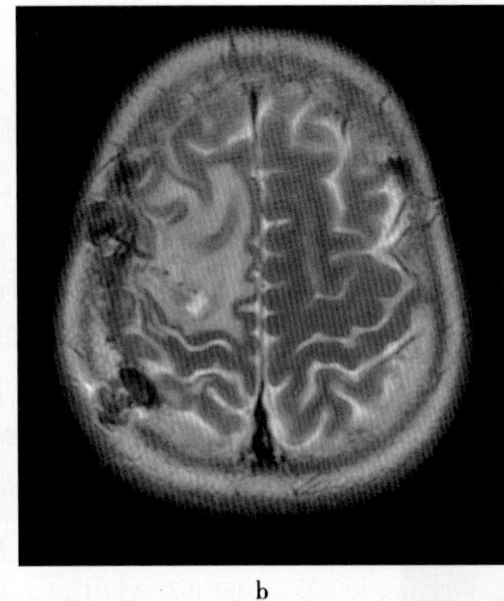

b

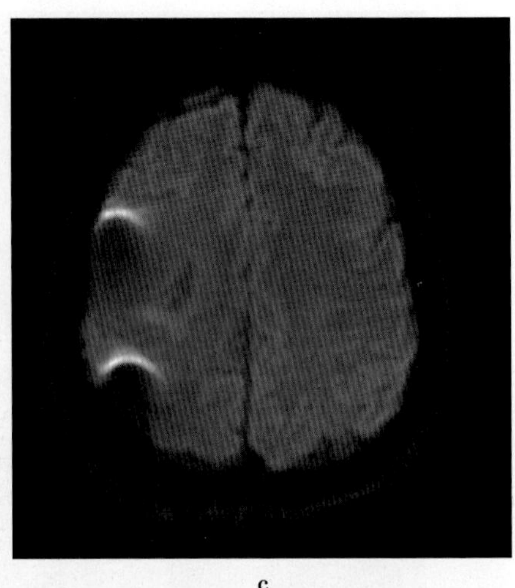

c

图 6-44 左侧顶骨术后固定钛夹金属伪影，EPI 序列伪影表现（图 c）比梯度回波（图 a）显著，而梯度回波的伪影要比自旋回波明显（图 b）

磁化率伪影主要来源于金属附属物和人体组织自身，具体表现形式如下：

（1）附属物伪影（图 6-45）：这种伪影常因义齿，发卡，胸罩钩，别针，动脉瘤夹（如纯钛、钛合金、钴合金等夹子），避孕环，椎体固定杆，格林场（Greenfield）过滤器，含铁的化妆品（如眼影、睫毛膏、口红等）及手术时的器械磨损片等金属物质的存在而产生。表现为金属物处大片低信号区，或其边缘和附近存在小区域高信号，有时这些高信号向后上方延伸且区域变小（如义齿伪影），邻近组织发生严重的变形失真。

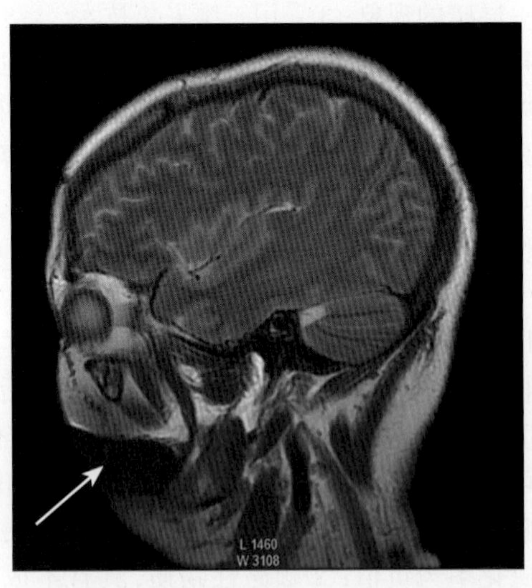

图 6-45 金属假牙引起的磁化率伪影

（2）人体组织自身的磁敏感性差异伪影（图 6-46，图 6-47）：这种伪影常出现于两种具有不同磁敏感性组织的交界面（空气与组织、骨与组织、血液与组织）处，如垂体、鼻窦、颅骨、鞍区、椎体、肺、肠腔与骨等的周围，在 SE 序列长 TR（repetition time）像上不同层面可表现为高信号区或低信号区；在 GRE 序列多表现为低信号区。

3. 解决方案 针对磁化率伪影的主要对策有：①检查前仔细准备，除去受检者体内或体表的金属异物；有金属置入者可考虑尽量在较低场强的 MR 扫描机上进行检查。②做好匀场，场强越均匀，磁化率伪影越轻。③缩短 TE，在 EPI 序列可采用并行采集技术来缩短 TE，从而达到减轻磁化率伪影的目的。在长 TE（echo time）高场强时（如 14 Tesla），磁化率伪影程度增加。利用梯度回波层间激励轮廓成像（gradient echo slice excitation profile imaging,

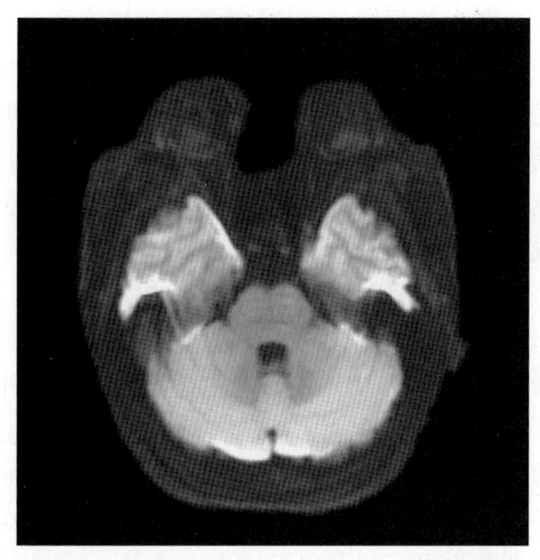

图 6-46　DWI 序列上双侧乳突气房引起的磁化率伪影

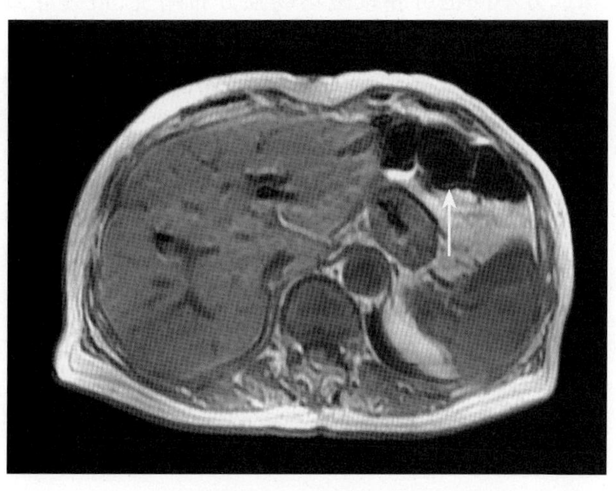

图 6-47　结肠内气体引起的磁化率伪影

GESEPI)技术可以减少或消除磁化率伪影。④应用 SE 类序列取代 GRE 类序列或 EPI 序列,在任何 SE 序列上,使用视野角倾斜(view angle tilting,VAT)技术,可以纠正磁化率伪影。在梯度自旋回波(gradient and spin echo,GRASE)序列中,回波链长度(echo train length,ETL)选择适当可以减少磁化率伪影;交互射频半傅立叶单次激发快速自旋回波(singal targeting with alternating radiofrequency half fourier single shot turbo spin echo,STAR HASTE)灌注成像可以减少或消除磁化率伪影。⑤增加频率编码梯度场强度,避免使用窄带宽(band width)。⑥选择适当的频率编码方向,选择与交界面垂直的成像平面可以区别伪影和病变信号。⑦增加矩阵。⑧薄层扫描或 3D 成像,以减少层间失相。⑨减少磁化率差别,如口服低剂量顺磁性对比剂可减少胃肠道气体与周围组织间的磁化率伪影。

四、MRI 设备及外源性因素干扰磁场所致的伪影

外源性伪影是指来源于受检查者以外的伪影。这类伪影在最终图像上的表现依赖于导致伪影的物质本身的特性以及成像的环境条件。按照伪影的来源可分为两大类:①MRI 硬件故障所致伪影;②非 MRI 硬件故障所致的伪影。硬件故障可导致信号采集完全失败或图像重建过程出错。各 MRI 机器制造厂商均致力于忠实于原始解剖结构采集组织信号。此类伪影的出现并不针对某一特定厂家,但此类伪影可能发生于任一 MRI 扫描系统。

(一) MRI 硬件故障所致的伪影

MRI 硬件故障所致伪影主要是由于某个或某些 MRI 扫描仪的组成部件在信号采集过程中发生故障而导致的图像模糊。大部分 MRI 技术是基于组织容积进行信号采集的,如相位编码方向的信号是由于相位编码梯度场完成的相位编码方向上的空间定位。此过程得以顺利完成,主要取决于相位编码梯度场以及信号传递系统的功能稳定、可靠且可重复性好。其中任意一个环节出现故障,便将会导致相位编码信息出错,最终导致图像伪影的产生。磁场强度大小和相应的硬件故障本身的特性决定了伪影的数量及范围。很多情况下,此类伪影与运动相关的伪影较难鉴别。MRI 仪器制造商需要进行严密的检测,以确保仪器性能的稳定。

MRI 测量硬件的适当校准是保证高质量 MR 图像的又一关键。如梯度系统、射频传感器以及接收线圈等。不适当的校准即可导致图像信息的失真或者变形。如非线性的梯度脉冲或者不正确的校准幅度可导致空间定位错位,从而导致图像信息的失真。不适当的校准亦可产生不正确的或不均匀的激发功率,最终图像上可出现亦可不出现相应的伪影。射频功率沉积是由特定的参数计量的,即组织的特殊吸收率(specific absorption rate,SAR)。若 SAR 不充分,组织信号强度将低于背景噪声的强度,可导致所激发的回波信号远远超过扫描仪的信号采集范围(图 6-48,图 6-49)。

另外,为了改善磁场均匀度,常常需要相关工程师调节梯度场和匀场线圈中的矫正电流。通过观察显示器上 FID 信号的变化,当均匀度很差时,FID 信号的幅值衰减很快,反之衰减较慢。FID 信号的衰减还取决于被检体积的大小,如大体积腹部内的磁场强度变化要比较小样品如头颅内的变化大得多,

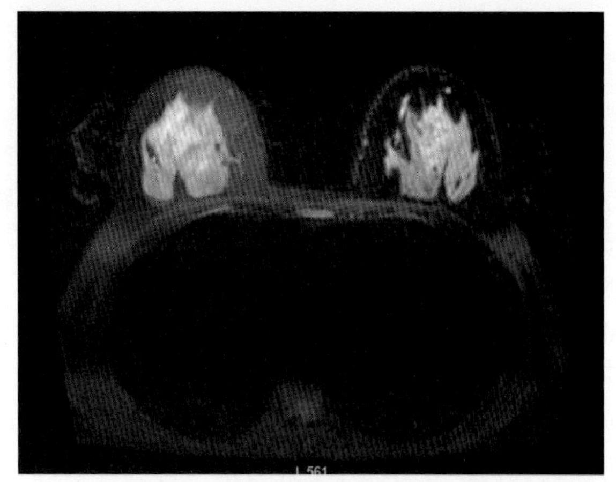

图6-48 乳腺线圈故障导致T2WI脂肪抑制序列上两侧乳腺信号不一致

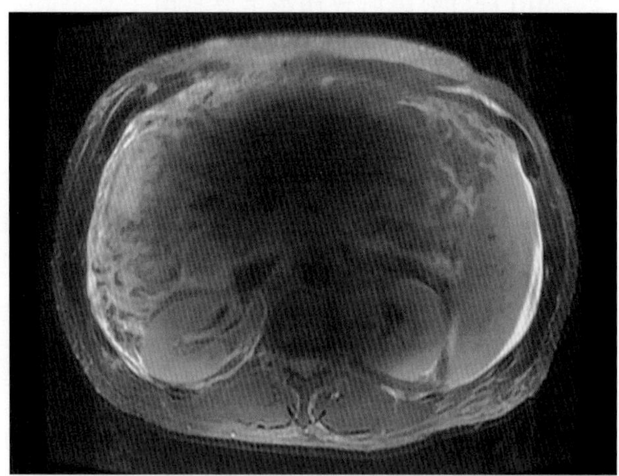

图6-49 射频信号不均匀导致腹部T2WI图像信号不均匀,在腹腔中部出现低信号阴影

因而在同样的均匀度条件下,大体积样品的信号衰减要比小体积样品信号快。为了达到最佳均匀度,特别是对大体积样品来说,需要调节梯度场、匀场控制装置上的电势钮来调节高阶矫正电流,以得到尽可能慢的衰减。通常先调线性匀场,然后再调高阶匀场,在高阶匀场中,由于Z^2梯度对磁场均匀度的影响最大,因而它的调节是最为重要的,最后必须回到线性匀场作最后调节(图6-50)。

(二)非MRI硬件故障所致的伪影

非MRI硬件故障所致的伪影主要由于外源性因素干扰所致的MRI伪影。主要介绍以下三种:

1. 磁场不均匀性伪影　磁场不均匀性伪影是最常见的MRI扫描系统相关的伪影,主要是由于主磁场的静态环境被破坏所致。系统安装过程中,制造厂商首先进行匀场以保证主磁场中心区域的场强均匀性。然而受检查者本身由于形态不均匀以及组织成分不同也可导致磁场场强分布畸变,最终导致图像对比度的变化,在脂肪抑制序列中更为明显。

金属置入物可破坏局部磁场的均匀性,导致严重的图像伪影,常表现为金属物处大片状低信号区,或其边缘和附近存在小区域高信号,有时这些高信号向后上方延伸且区域变小,邻近组织结构发生严重的变形失真。伪影的范围、形状依赖于金属物的大小、形状、方向、金属物本身的特性以及扫描所选择的脉冲序列。钛及钛合金(Titanium)、钽(tantalum)可导致小范围局限性的图像变形,然而不锈钢则可产生严重的图像失真、变形,严重影响图像质量。

只要扫描场强中有金属的存在,所有的回波序列均可产生伪影。梯度回波序列更为敏感,仅自旋回波类序列的金属伪影尚可勉强接受。长回波链的

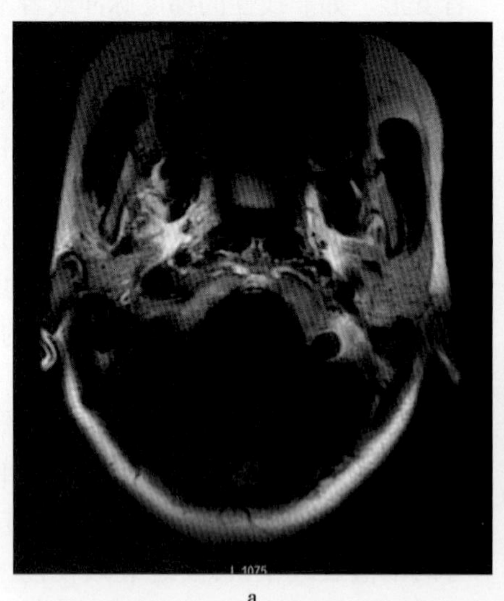

a

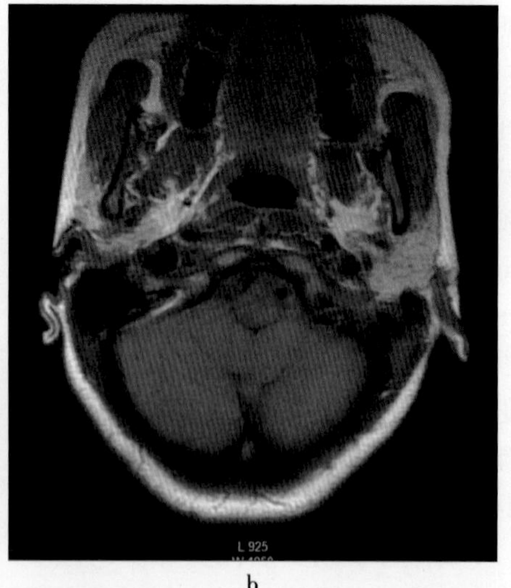

b

图6-50 匀场失败导致组织信号丢失(图a)。经过重新调整匀场参数后,图像信号均匀(图b)

快速序列对于金属伪影相对不敏感，当 MR 场强中存在已知的不可去掉的金属存在时，可考虑使用此类序列。另外，常规金属物质，比如纸夹、U 形针等可造成图像严重变形。当场强均匀性严重破坏时，邻近部分的解剖组织结构信号严重丢失。

针对磁场不均匀伪影的主要措施有：①缩短扫描序列的 TE。如前所述的磁化率差异引起的伪影，扫描序列所选择的 TE 越短，成像过程中由于磁化率差异而引起的失相位时间越短，从而磁化率伪影的无信号区的范围也越小。反之，扫描序列所选择的 TE 越长，成像过程中由于磁化率差异而引起的失相位时间也越长，磁化率伪影就越严重。②选择自旋回波类序列取代其他类序列。自旋回波序列由于 180°重聚射频脉冲的使用，也可使磁场强度不均匀性的影响最小化。③避免频率选择饱和法脂肪抑制技术。脂肪饱和射频脉冲使脂肪组织中的氢质子连续受到激发而发生饱和现象，仅剩下水分子中的氢质子被激发产生信号。如果磁场强度不均匀，脂肪抑制脉冲将不能均匀的抑制掉脂肪成分，甚至可以抑制掉一部分组织内的水，最终导致图像上不均匀的脂肪抑制区，尤以边缘部分常见，与扫描过程中采用了较大的 FOV，视野周边区域的脂肪抑制效果差导致的图像模糊效果类似。如必须使用此技术进行脂肪抑制时，建议扫描前尽可能地做好匀场准备，同时应该去除患者体内或体表有可能影响磁场均匀度的任何物品。

2. RF 噪声的干扰　噪声的产生有各种途径。内部金属器具有：RF 放大器、梯度放大器、接受前置放大器或其他；外部的 RF 屏蔽渗漏有：放射变速器、能源工具的发射物、地板磨光机等。

RF 噪声的干扰产生伪影的表现形式：主要表现为 MRI 上于垂直于频率编码方向上出现一条不均交叉的亮的噪声带。此类伪影改变编码方向不能排除；也可见木排状伪影出现于整个图像等。其表现形式非常复杂，且难以确认。

RF 噪声的干扰产生伪影的原因：是由于 MRI 数据采集过程中噪声进入信号接收器，从而导致了信号编码出错。从人体获得的 MR 信号非常弱，它易受扫描室内的操作频率干扰，以及光源安装不当或电子设备的干扰。一般情况下，信号的 RF 频率与操作频率之间的差异决定带宽（band width，BW）噪声的位置，其宽度由 RF 噪声的 BW 与信号的 BW 决定。

RF 噪声的干扰产生伪影的主要解决措施：检查屏蔽设施，扫描室内的各种光源和电子设备的安装是否符合要求，并予以更正（注：噪声来源仅从重建的图像难以判断，但检查原始数据有时可推断来源）。

3. 射频相关干扰引起的伪影　首先，我们来讨论外界射频干扰，这是指磁共振频率附近的外界随机性射频电磁波，进入成像的接收系统时，图像中就会出现一条或几条与频率编码方向相垂直的噪声线（图 6-51）。直流灯泡接触不良、射频脉冲放大器和接收放大器工作不正常，均可在图像上出现均匀条形灯芯绒状伪影。所以，MR 设备要配以完善的射频屏蔽，在行 MR 扫描期间，必须关闭扫描间的大门；禁止磁场附近使用移动电话或其他无线电发射装置；对扫描室用于照明的直流灯泡要及时排除接触不良的隐患，以保证射频系统良好的工作状态。

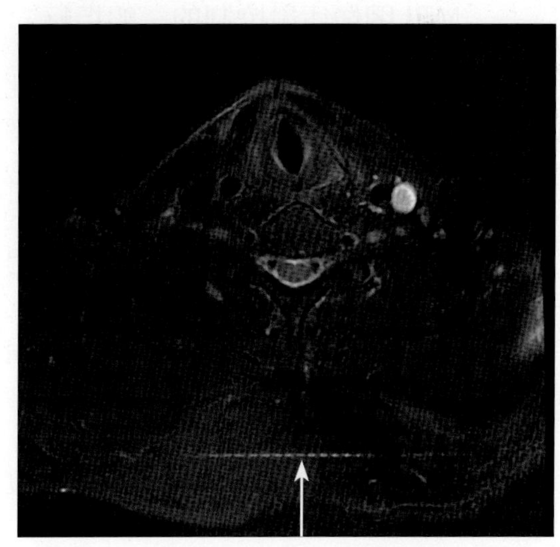

图 6-51　射频相关干扰伪影

另一个与射频相关干扰的伪影是拉链伪影，此类伪影是一种中心性伪影（图 6-52）。之所以称为拉链伪影是因为它的形式是沿频率编码轴（在零相位）的交替的亮点与暗点所组成的中心性条带。拉链伪影又分为 FID 伪影、激励回波伪影及射频馈通拉链伪影。对于 FID 伪影，由于它是在自由感应衰减还没有完全衰减以前，180°脉冲的侧峰就与它产生重叠。此重叠造成了沿频率编码方向的“拉链”伪影。可增大 TE（增大 FID 与 180°射频脉冲之间的间隔）；还可增大层厚，通过选择更宽的射频带宽，使射频信号在时间域内变窄，这样可降低产生重叠的机会。对后两种拉链伪影，还是应与维修工程师联系。

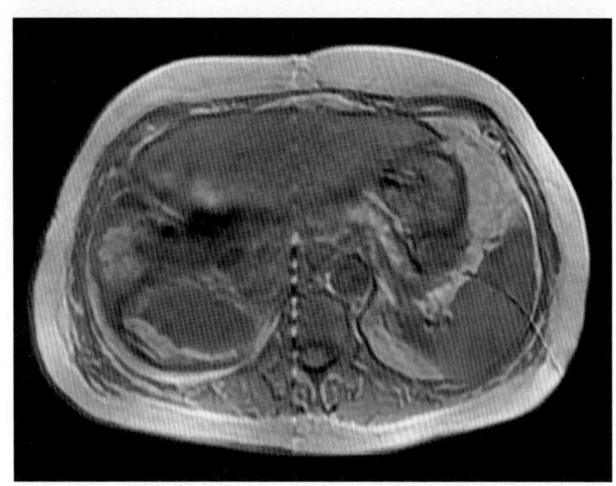

图 6-52 拉链伪影

第二节 图像质量的评价方法

一、MRI 图像质量控制的一般指标

MR 图像质量指标包括：噪声、信噪比、对比噪声比、图像对比度、空间分辨力、图像均匀度、图像伪影。

（一）噪声

噪声是指图像视野的随机信号，是图像信号强度的统计学变异。其主要来源为样体分子的热运动及系统的电子电路的电阻，是 MR 成像中应尽量避免的信号。

（二）信噪比

MRI 最基本的质量参数。是平均信号强度与背景噪声强度的比。

目前常用计算方式为 SNR=SI/SD（SI 是组织某感兴趣区信号强度的平均值；SD 是背景噪声的标准差）。

（三）对比噪声比

对比噪声比是指两种组织信号强度差值与背景噪声的标准差之比。

（四）对比度

是指不同兴趣区域的相对信号强度差，是用影像学区别两种具有不同属性样体的基础。在不影响图像整体质量条件下，应尽量追求对比度。受三个方面影响：组织间固有差别、成像技术、人工对比等。

（五）分辨力

是指 MRI 图像对细节的分辨能力。包括空间分辨力、密度（强度）分辨力及时间分辨率。

（六）空间分辨力

是指 MR 图像对解剖细节的显示能力，实际上是成像体素的实际大小。理论上受 FOV 和矩阵的影响。FOV 不变，矩阵越大则体素越小，空间分辨力越高；矩阵不变，FOV 越大则体素越大，空间分辨力越低。实际中还受 SNR 影响，两者呈反比关系。

（七）图像均匀度

是指图像上均匀物质信号强度的偏差。偏差越大均匀度越差。包括信号强度均匀度、信噪比均匀度。

（八）图像伪影

MRI 图像中与实际解剖结构不相符的信号，是指除噪声外的非样体结构影像及样体结构的影像异位（鬼影）都属伪影。

二、MRI 图像质量的评价方法

（一）信噪比

SNR 是衡量图像质量最重要的指标。依据伍德 SNR 表达可简化表示为：

$$SNR \propto k \cdot \triangle v \cdot (Nphase \cdot NSA)$$

式中 $\triangle v$ 为成像单元（像素）体积，Nphase 为相位编码数，NSA 为信号重复采样次数，常数 k 表示临床成像环境下相对固定的其他参数。由上式可得：在成像体素体积不变时，图像 SNR 大小，与相位编码数和信号采样次数乘积的平方根成正比；当相位编码数和信号采样次数的乘积相同时，SNR 不变。

SNR 是描述 MRI 设备质量的重要参数。MRI 图像 SNR 与多种因素有关，而且错综复杂。磁场强度、RF 线圈的质量、屏蔽效果、线圈的调节、成像参数的选择等均会影响 SNR。体素越大 SNR 越高，相位编码步数对 SNR 的影响较复杂。相位编码步数对 SNR 的影响与像素的改变有关，如果保持像素值不变，增加相位编码步数，图像 SNR 增加，但扫描时间会延长；若保持 FOV 不变，增加相位编码步数，SNR 下降而空间分辨力升高。带宽越大噪声越多，而信号几乎不变，使得 SNR 下降，因此减少带宽可使信噪比增加。图像 SNR 与平均激发次数的平方根成正比，如果图像的 SNR 较低，可增加信号的平均激发次数。使用长 TR 可增加 SNR，因为长 TR 使体系的磁化强度矢量恢复较充分，在下一次激发时信号较强，改变序列的 TR 对图像的对比特性有影响。TE 较短时横向磁化强度大量衰减较少，回波信号峰较高，因而 SNR 高。背景 SNR 的测量结果为 82 ~ 126。当测量结果 SNR>115 时图像质量优良，SNR<115 时图像质量有所下降，当 SNR<80 时肉眼观察便发现图像质量明显下降。图像 SNR 的高低直接影响图像质量，当图像质量很差时，应查找相关的原因，如系统未校准好、线圈调节没有设置好、磁体均匀度和射频场屏蔽情况不佳、电子放大系统增益问题、梯度脉冲工作点漂移以及涡流效应等因素。此时应重新调整系统以便得到较高的 SNR。

（二）对比度

对比度是指不同兴趣区域的相对信号强度差，是用影像学区别两种不同属性样体的基础。在不影响图像整体质量条件下，应尽量追求高对比度。

不同组织间的差异，特别是病理组织与健康组织间的差异是非常重要的，这就是组织对比度。它是指不同组织信号强度的相对差异，两种不同组织的对比度：

$$C = |S1-S2| / |S1+S2|$$

式中：S1，S2 分别代表两组织的信号强度。

MR 图像的对比度是有别于其他影像（如 CT 图像，DR 图像）的关键。脉冲序列类型，脉冲参数和对比增强剂（Gd-DTPA）是影响图像对比度的三个主要因素。MR 图像信号是多参数函数，$S=f(\rho, T1, T2, x, \sigma, VK)$。因此，不同组织的对比，受相应参数的影响。不同条件下，其对比特征不同。如在 SE 序列中，短 TR、短 TE，主要表现为 T1 对比；长 TR、短 TE，主要表现为质子密度对比；长 TR、长 TE，主要表现为 T2 对比。这些应用于不同条件产生的不同对比特征的图像称为加权图像。以表现某种特征组织参数为主，就称为某种对比的图像。$S=f(V)$，即表现为流动对比；$S=F(x)$，表现为磁化率对比或称磁敏感加权。因此，MR 图像可以通过使用不同序列及条件，选择性地表现组织的磁共振特征参数。对比剂通过所具备的自由电子或高磁化率物质对自旋弛豫的影响，缩短 T1 及 T2 弛豫时间，从而影响组织间的对比。

（三）空间分辨力

空间分辨力（spatial resolution，SR）是指在 MRI 中对微小物体的分辨能力。

图像的空间分辨力是二维像素对三维体素信息的反映能力，因此图像的空间分辨力是体素体积的函数。即：

图像的空间分辨力 ∝ 1/体素体积 = 采集矩阵/FOV×层厚

如视野为 256mm×256mm，矩阵为 128×256，层厚为 3mm，则其空间分辨力为 1/（1mm × 2mm × 3mm）。体素越小，空间分辨力越好，但信号越低，反之亦然。

SR 测量所用的体模有多种：

1. 可视分辨法　测量体模的内容物为一系列由大到小的柱阵、洞阵或线对卡构成，扫描后观察图像上分辨到什么程度。一列中有的分辨得清，有的分辨不清则视为不可分辨，这种方法只能确定分辨到什么程度，不能确定分辨的最小间距。为确定各个方向分辨力，体模上要有几组阵列用于确定相位编码方向和频率编码方向的空间分辨力。

2. 最小间距分辨法　此法可计算出分辨的最小间距，使用扇形（或星形）体模在扫描图像上找到模糊处的中心距离，来计算可分辨的最小间距。

3. 调制深度分辨法　利用体模一系列间距不等的平行条形物，可利用调制深度进行分辨力评价。调制深度>50% 认为可分辨，<50% 认为不可分辨。调制深度（PM）计算公式：PM% = A/2B，A 为 2 倍信号波峰幅值，B 为信号平均值。

4. 调制传输函数（MTF）分辨法　空间分辨力与 FOV、矩阵、像素大小、相位编码、频率编码、梯度场等有关。

（四）图像均匀度

图像的均匀度是指图像上均匀物质信号强度的偏差，偏差越大说明均匀度减低。图像均匀度包括信号强度的均匀度、SNR 均匀度、CNR 均匀度。在实际测量中可用水模进行，可在视野内取 5 个以上不同位置的感兴趣区进行测量。

若图像的均匀性差时，应检查的原因有：静磁场、射频场的非均匀性，涡流效应及梯度脉冲校准不佳等。MRI 图像的均匀度受涡流效应的影响最大，涡流是由体线圈和磁体内部超低温容器的隔热层产生电流而导致感应的，这些涡流会产生相反的磁场和畸变的梯度脉冲。因此通常采用涡流补偿来校正涡流感应产生的畸变。当磁场的均匀度下降时，除了图像质量下降外，做脂肪抑制序列时，可观察到成像组织压脂不均匀，因此要判断磁场的匀场效果及均匀度的好坏，可用最简单的方法：采用最大视野进行脂肪抑制序列扫描，若图像抑脂后全部脂肪信号压抑掉了，证明匀场效果及均匀度好，否则欠佳。一旦发现磁场均匀性和稳定性欠佳时，应进行匀场和梯度校正。均匀度>92% 时机器正常、性能稳定。

第三节 图像信噪比测定以及 T1、T2 弛豫时间测定

一、MRI 图像信噪比的测定

信噪比(signal to noise ratio,SNR)是 MRI 最基本的质量参数。临床上 MRI 的 SNR 可用以下两种方法进行测量:

1. SNR=SI/SD

SNR=SI/SD 式中 SI 表示感兴趣区的信号强度平均值;SD 为同一感兴趣区信号强度的标准差。这种测量方法要求感兴趣区所包含的是均匀成分,否则感兴趣区内各像素信号强度的标准差并不能代表随机噪声。因此这种方法在临床 MRI 上进行测量并不太常用,而医学工程人员在进行设备维护、保养、检修过程中,利用体模扫描时使用较多。

2. $SNR=SI_{组织}/SD_{背景}$

$SNR=SI_{组织}/SD_{背景}$式中 $SI_{组织}$表示组织某感兴趣区的信号强度平均值,$SD_{背景}$为同一感兴趣区所在的背景信号强度的标准差。其检测方法是在图像相位编码方向上视野内组织外(相当于 FOV 内空气的区域)选择一感兴趣区,SD 为该感兴趣区信号强度的标准差。感兴趣区应该避开伪影。临床图像质量评价时目前多采用这一方法。

二、组织弛豫时间测定

临床工作中,影像医师主要关注图像上组织信号强度的直观改变,即对照正常组织来观察病变信号前强度的高低,以此发现病变并获得诊断信息。这种方法往往无法避免诊断医师的主观性所导致的诊断误差,且组织相对信号强度的高低受很多因素影响,如脉冲序列、成像参数等,甚至还受到图像窗宽、窗位的影响,难免会带来判断错误。组织特性的定量数据可以为疾病的诊断和鉴别诊断提供进一步的信息。

我们都知道 CT 检查可以测量组织的 CT 值作为组织定量分析的指标。因为 CT 成像技术相对比较简单,影响图像上组织灰度的主要因素只有组织密度,而 CT 值是以水作为参照物测算出来的组织密度值。与 CT 值不同,MRI 的信号强度值受很多因素影响,因此直接测量图像上组织的信号强度值没有任何意义。弛豫是组织的固有特性,在主磁场强度固定的情况下,组织的弛豫特性基本保持稳定。但是单纯测量组织的信号强度并不能够获得组织弛豫特性的定量指标。

介绍组织弛豫时间的测量之前,先了解一些相关的基础知识是必要的。

1. 测量组织弛豫时间往往需要改变某个参数来获得 2 组或 2 组以上的图像,这是需要注意不同组别的图像只能是目标成像参数不同,其他的所有成像参数均必须保持一致,否则测量误差将很大。如采用 SE 序列测量组织的 T2 值时,只能改变 TE 来获得 2 组或 2 组以上的图像,其他成像参数如 TR、偏转角、层厚、矩阵、FOV、采集带宽等所有成像参数均必须保持不变。

2. 参数修改后不同组别的图像可能在同一次序列中得到,也可能序列需要多次执行,在所有序列执行过程中必须保持解剖位置不变,这一点在颅脑、四肢等检查中相对容易实现,但在体部检查中由于受呼吸等运动的影响,很难做到解剖位置不变,将会明显加大测量误差。

3. SE 序列中静止组织的 MR 信号强度(signal intensity,SI)可用下式来表示:

$$SI=K.\ N(H).\ e^{(-TE/T2)}.\ [1-e^{(-TR/T1)}]$$

上式中 SI 为信号强度;K 为常数,N(H)是质子密度;e 为自然常数,等于 2.71828182845904;TE 为回波时间,TR 为重复时间,T2 为组织的 T2 值,T1 为组织的 T1 值。这个公式可以在 SE 序列中用于组织的 T1 值和 T2 值的计算。

4. 反转恢复(IR)序列,组织的纵向磁化矢量 Mz 大小(Mz 与最后图像检测到的信号强度成正比)可以用下式表示:

$$Mz=M_0[1-(1-\cos\theta_{inv})e^{(-TI/T1)}+e^{(-TR/T1)}]$$

上式中 Mz 为施加了反转脉冲后组织的宏观纵向磁化矢量;M_0为平衡状态下组织的宏观纵向磁化矢量;θ_{inv}是反转脉冲的偏转角度;e 为自然常数,等于 2.71828182845904;TI 为反转时间,TR 为重复时间,T1 为组织的 T1 值。

当反转脉冲的偏转角度为 180°,且 TR 明显大于组织的 T1 值时(如 IR 序列 TR 明显大于 5 倍的 T1 值或单次 180°准备脉冲的 MPFGRE 序列),上式可以简化为:

$$Mz=M_0[1-2e^{(-TI/T1)}]$$

上式可以用于测量组织的 T1 值。

（一）T1 弛豫时间测定

组织 T1 值的测量方法主要有两种，一种是利用 SE 序列，保持 TE 等其他参数不变，仅仅改变 TR，一般采用两个不同的 TR 让 SE 序列执行 2 次，获得两组不同的 TR 的图像，测量不同的 TR 图像上组织的信号强度，代入 $SI=K.N(H).e^{(-TE/T2)}.[1-e^{(-TR/T1)}]$，可以算出组织的 T1 值。但是这种方法时间较长，浪费时间，且序列需要执行两次，将会影响组织 T1 值测量的准确性，因此临床很少采用。

另一种方法是采用 IR 方法，但由于常规 IR 序列费时更长，因此一般采用 IR 准备的快速 GRE 序列进行组织的 T1 值的测量。快速 GRE 序列采集模式可以是快速扰相 GRE 或 Balance-SSFP，准备脉冲为 180°，采用 2 个以上不同的 TI，保持其他成像参数不变，测量不同 TI 图像上组织的信号强度，代入公式 $Mz=M_0[1-2e^{(-TI/T1)}]$，即可以计算组织的 T1 值。在部分 MRI 设备上已经安装了 T1 值测量软件，可以自动计算各个像素的 T1 值并能合成组织的 T1 图（T1 mapping）。

采用 IR 准备的快速 GRE 序列测量组织的 T1 值时，TI 的设置非常重要，由于 IR 预饱和脉冲会造成组织的纵向宏观磁化矢量变成负值，不合适的 TI 可能会造成 T1 值测量的严重偏差。一般第一组图像的 TI 值低于组织的 T1 值，第二组图像的 TI 值大于组织的 T1 值。如肝脏组织的 T1 值的测量，第一组图像的 TI 值设置为 200～300ms，第二组图像的 TI 值设置为 600～700ms。

与 T2 值或 T2* 值相比较，组织 T1 值测量的准确性相对较低，因此在临床上的应用并不多。

（二）T2 弛豫时间测定

组织 T2 值的测量相对比较容易。理论上 FSE/TSE 序列选用不同的有效的 TE 也可用于组织 T2 值的测量，但是由于 FSE/TSE 序列的回波链中每个回波的 TE 和幅度差别较大，因此测量出来的 T2 值很不准确，因此 SE 序列是临床测量组织 T2 值的首选序列。

SE 序列保持 TR 等其他成像参数不变，在同一次序列执行过程中利用 2 个以上的 TE 可以得到 2 组以上的图像。如果是得到多组图像，那么图像中每个像素在不同 TE 上的信号强度值与组织 T2 弛豫时间的指数曲线是一致的，因此该曲线特性可以用于组织 T2 值的测量。在部分 MRI 设备上，安装有 T2 值测量和计算的软件，当 SE 序列选用多个 TE，调用该软件可以自动计算每个像素的 T2 值，并可自动生成 T2 值图（T2 mapping）。如果设备中没有安装专用软件，通过 2 组不同 TE 图像上组织信号值的测量，代入公式 $SI=K.N(H).e^{(-TE/T2)}.[1-e^{(-TR/T1)}]$，也可计算出组织的 T2 值。

在利用 SE 序列测量组织的 T2 值时，TE 的设置非常重要，以 2 个 TE 值的方法为例，这两个 TE 值不宜设置得太大或太小，否则会影响 T2 值测量的准确性，一般要求第一个 TE 值为 10～20ms，第二个 TE 值在组织的 1 倍 T2 值到 2 倍 T2 值之间。如在 1.5T 场强下脑组织的 T2 值约为 100ms，那么在测量脑组织的 T2 值时，第一个 TE 值为 10～20ms，第二个 TE 值应该设置在 100～200ms。

近年来组织 T2* 值的测量日益受到重视，由于 T2* 可以反映组织内磁敏感性的改变，有可能为诊断提供比 T2 值更为有效的信息。T2* 的测量原理与 T2 值的测量类似，只是需要采用扰相 GRE 序列，在该序列上保持 TR、脉冲偏转角等参数不变，采用 2 个以上的 TE 获得 2 组以上的图像，测量不同 TE 图像上组织的信号强度，来计算组织的 T2* 值。某些公司的设备上可安装相应的计算软件，专门用于组织 T2* 值的测量，并可合成 T2* 图（单位为毫秒）。

第七章

磁共振检查技术

第一节　颅脑磁共振检查技术

一、脑 MR 成像技术

（一）检查前准备

1. 接诊时，核对患者一般资料，明确检查目的和要求。对目的和要求不清的申请单，应请临床医师务必写清，以免检查部位出错。

2. 患者是否属禁忌证的范围。并嘱患者认真阅读检查注意事项，按要求准备，提供耳塞。

3. 进入检查室之前，应除去患者身上一切能除去的金属物品、磁性物质及电子器件，以免引起伪影及对物品的损坏。

4. 去除义齿、假发、接发；涂有摩丝、发胶、啫喱水的患者需清洗头发。

5. 告诉患者所需检查的时间，扫描过程中不得随意运动，平静呼吸，若有不适，可通过话筒和工作人员联系。

6. 婴幼儿、焦躁不安及幽闭恐惧症患者，应给适量的镇静剂或麻醉药物。一旦发生幽闭恐惧症立即停止检查，让患者脱离现场。

7. 急、危重患者，必须做 MR 检查时，应有临床医师陪同观察。

（二）常见适应证与禁忌证

【适应证】

1. 颅脑外伤。
2. 脑血管疾病，脑梗，脑出血。
3. 颅内占位性病，良恶性肿瘤。
4. 颅脑先天性发育异常。
5. 颅内压增高、脑积水、脑萎缩等。
6. 颅内感染。
7. 脑白质病。
8. 颅骨骨源性疾病。

【禁忌证】

1. 装有心脏起搏器或带金属植入物者。

2. 使用带金属的非磁共振兼容的各种抢救用具而不能去除者。

3. 术后体内留有金属夹子者；检查部位邻近体内有不能去除的金属植入物。

4. MRI 对比剂有关的禁忌证：严重心、肝、肾功能衰竭禁用对比剂。

5. 早期妊娠者（3 个月内）的妇女应避免 MRI 扫描。

6. 幽闭恐惧症患者。

（三）线圈选择及患者体位设计

【线圈选择】

头颅正交线圈、多通道线圈或头颈联合线圈。

【体位设计】

患者仰卧位，头先进，双手置于身体两侧，人体长轴与床面长轴一致，头部两侧用海绵垫固定。颈短及肥胖患者两肩尽量向下且臀部垫以棉垫抬高臀部；婴幼儿头颅较小患者在颈、背部垫软垫，使头部尽量伸向线圈中心。双眉中心对准线圈“十字”定位线。移动床面位置，开定位灯，使十字定位灯的纵横交点对准头线圈纵、横轴中点，即以线圈中心为采集中心，锁定位置，并送至磁场中心。

（四）扫描方位

首先行冠、矢、轴三平面定位像扫描，在定位像上确定扫描基线、扫描方法和扫描范围。颅脑常规扫描方位有横轴位、矢状位、冠状位。

1. 横轴位　以矢状及冠状位做定位参考像，在矢状位定位像上横轴位定位线应平行于前后联合连线（图 7-1a）；在冠状位定位像上使横轴位定位线平行于两侧颞叶底部连线(图 7-1b),以保证图像左右对称;在横断面像上设置 FOV 大小及调整 FOV 端正(图 7-1c)。横轴位扫描范围从后颅窝底到颅顶。T1WI 像与 T2WI 像层面要保持一致。

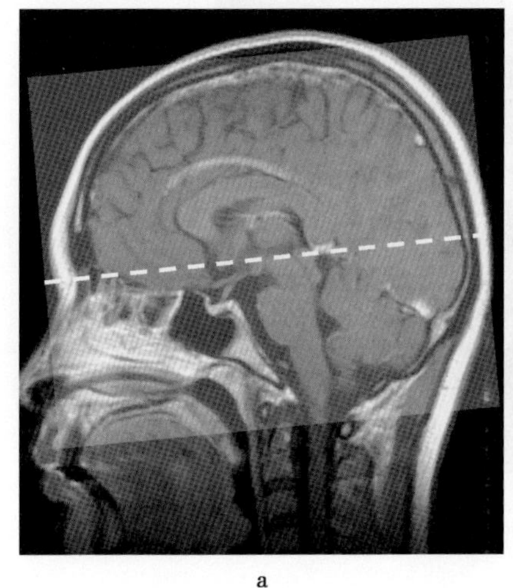
a

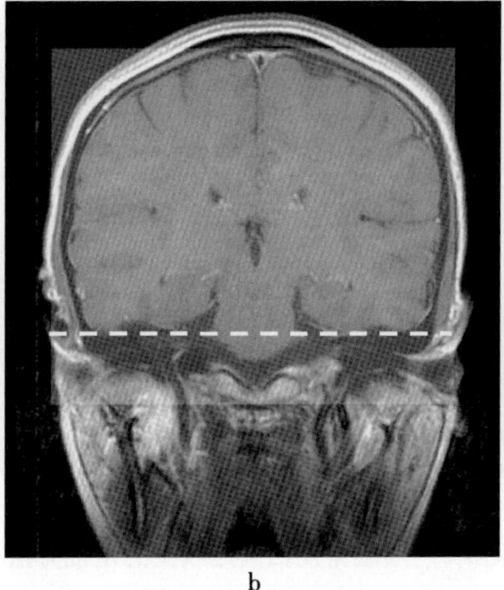
b

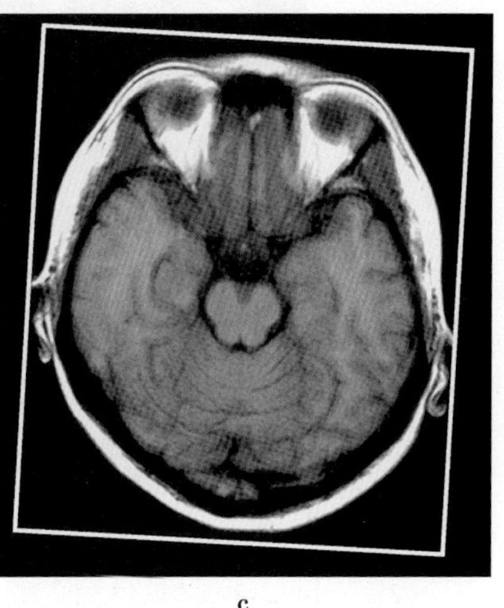
c

图 7-1　颅脑常规扫描横轴位的定位方法

2. 矢状位　以横轴位及冠状位做定位参考像,在冠状位定位像上定位线与大脑纵裂及脑干平行(图 7-2a);在横轴位定位像上矢状位定位线与大脑纵裂平行(图 7-2b);在矢状面定位像上设置 FOV 大小及调整 FOV 端正(图 7-2c)。扫描范围根据大脑的左右径及病变大小而定。

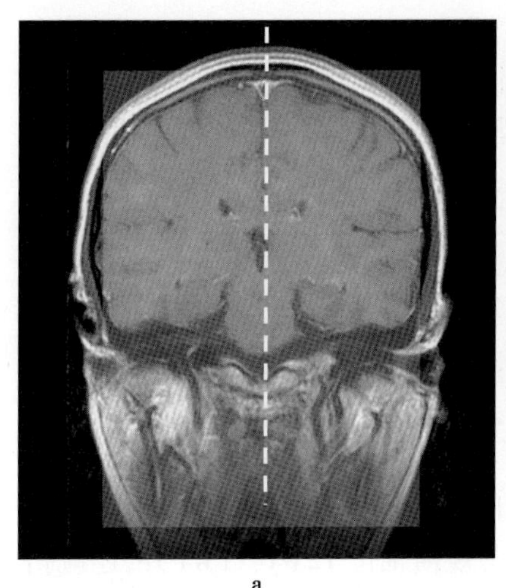
a

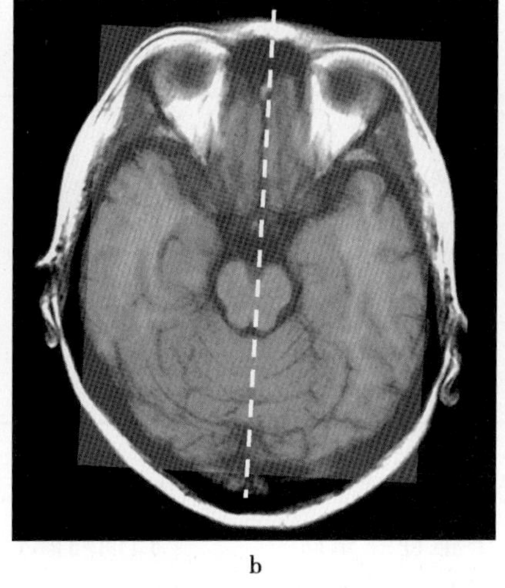
b

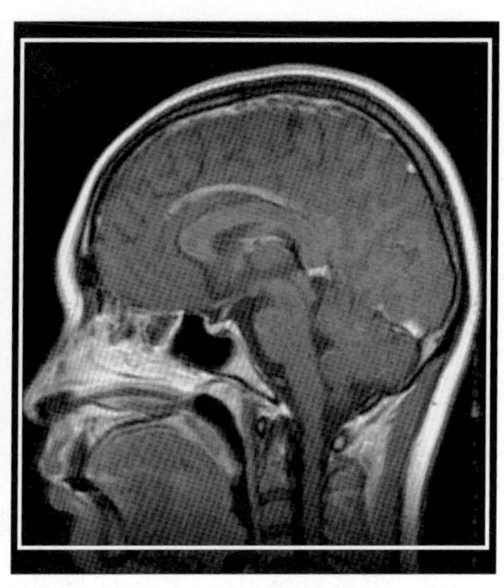
c

图 7-2　颅脑常规扫描矢状位的定位方法

3. 冠状位　以横轴位及矢状位做定位参考像。在横轴位定位像上使定位线与大脑纵裂垂直(图 7-3a);在矢状位定位像上使定位线与脑干平行(图 7-3b);在冠状面定位像上设置 FOV 大小及调整 FOV 端正。扫描范围根据头颅前后径及病变大小而定。

(五) 推荐脉冲序列及扫描参数

【推荐脉冲序列】

1. T2WI-TSE　是最基本的扫描序列。

2. T1WI-FALIR　基本扫描序列。信噪比好,脑灰白质对比度佳。对解剖结构的显示比 SE T1WI 序列好。目前常规扫描 T1 FALIR 已基本替代 SE T1WI。

3. T1WI-TSE　基本扫描序列。1 岁以内小儿由于脑白质尚未发育好,故优选 SE 序列。

4. T2WI-FALIR　抑制在常规 SE 或 TSE T2WI 像上表现为高信号的脑脊液,以防邻近脑室及蛛网膜下腔内的病灶被高信号的脑脊液所掩盖。具有 T1WI 像脑脊液呈低信号的特点,又具有 T2WI 像病灶多为高信号的特点。近年来 T2 FALIR 已基本替代了质子密度加权像。

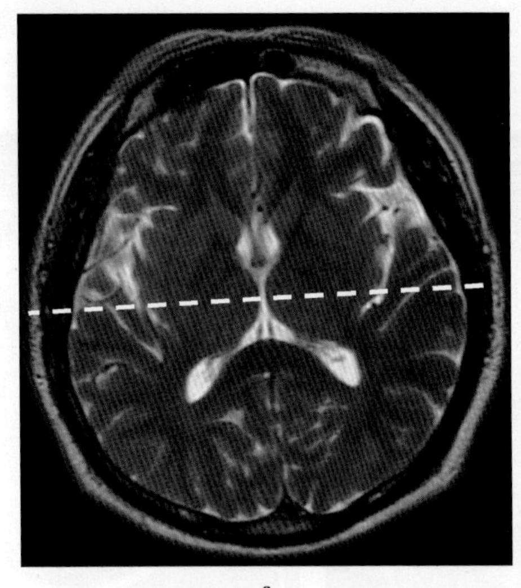
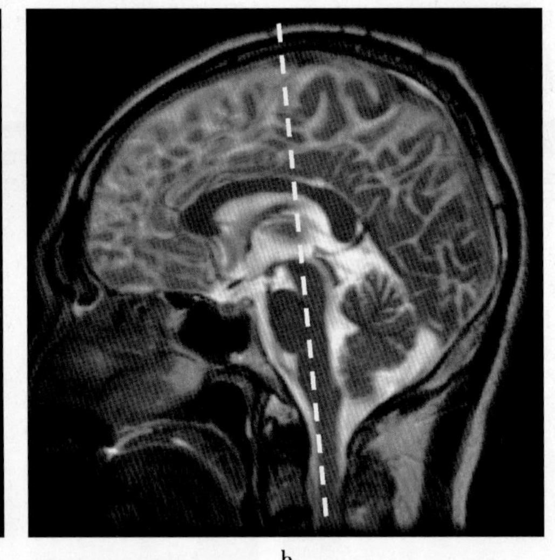

a b

图 7-3 颅脑常规扫描冠状位的定位方法

5. DWI(弥散加权成像) 反映组织中水分子的运动状况,diffusion direction (弥散方向 all)。横轴位相位编码方向为前后向,与其他横轴位扫描相位编码方向不同。

【扫描参数】

MRI 成像参数因设备型号的不同而略有不同,应根据具体机型设定(下同)。

颅脑常用参考脉冲序列及扫描参数见表 7-1。

表 7-1 颅脑常规扫描参数

序列	方位	TR (ms)	TE (ms)	层厚 (mm)	层间距 (mm)	矩阵	FOV (cm)	相位编码方向
定位	三平面							
T2WI-TSE	轴位	3000	90	6~8	1~2	320×256	22~24	左右
T1WI-FLAIR	轴位	1750	12	6~8	1~2	320×256	22~24	左右
T2WI-TSE	冠状	3000	90	4~5	1	320×256	22~24	左右
T2WI-TSE	矢状	3000	90	4~5	1	320×256	22~24	前后
DWI	轴位	10 000	102	6~8	1	256×128	24~26	前后

(六) 颅脑常见病变的特殊检查要求

1. 多发性硬化 多发性硬化是中枢神经系统最常见的原发性脱髓鞘病变。多侵犯脑室周围白质、视神经、脑干、小脑及脊髓。

除扫横轴位 T1WI、T2WI 外,还应加扫矢状位及冠状位 T2WI 像,而矢状位及冠状位 T2WI 显示斑块分布及“垂直征”较为显著(图 7-4)。T2 FLAIR 对病灶的显示具有更高的敏感性。增强扫描可鉴别病变是否处于活动期。活动期病灶 DWI 显示为高信号。有视力下降症状时要加扫双侧视神经,行增强横轴位、斜矢状位及冠状位扫描并加脂肪抑制,层厚 3~4mm,层间距 0.3mm。

2. 颅脑中线病变 颅脑中线解剖结构包括脑干、松果体区、垂体区、鼻咽部及第三脑室、第四脑室、中脑导水管、丘脑等部位。

扫描时除扫常规横轴位 T2WI、T1WI 外,还应扫 SE 序列 T1 矢状位薄层,层厚 3mm,层间距 0.3mm,必要时加做冠状位 TSE T2WI。脑积水疑中脑导水管处梗阻,扫 T1 矢状位薄层显示解剖结构更佳(图 7-5)。

3. 急性脑梗死 疑有急性脑梗死在常规扫描的基础上,加做弥散加权成像(DWI)(图 7-6)。超急性脑梗死属于细胞毒性水肿阶段,MRI 常规扫描诊断较困难,在 DWI 上表现为明显的高信号。DWI 结合 ADC 图可更加准确地诊断急性脑梗死。是否存在半暗影带对脑梗死治疗方案的制订有重要意义,有条件应同时做灌注成像(PWI)。

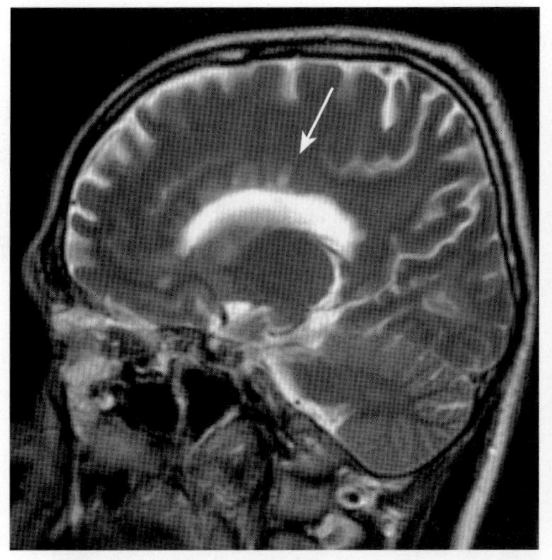

a

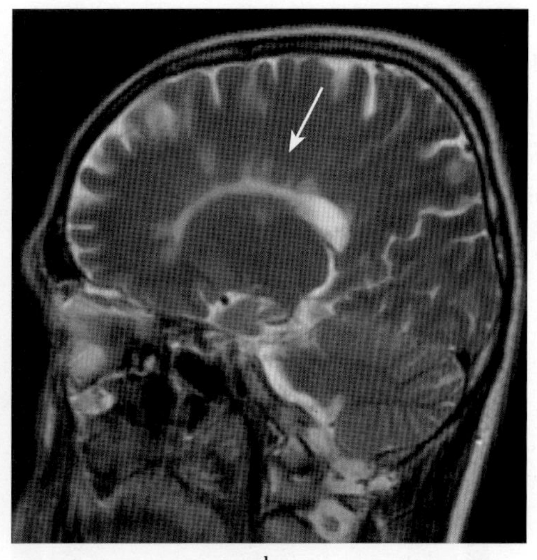

b

图 7-4 颅脑多发性硬化的矢状位 T2WI 图像
白箭头示多发性硬化"垂直征",硬化斑垂直于脑室

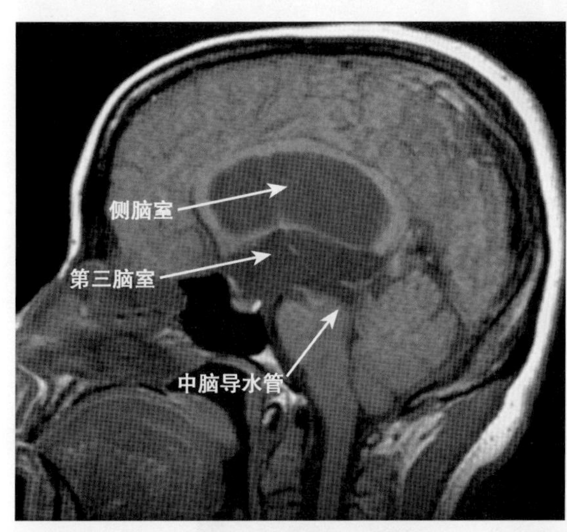

图 7-5 颅脑 T1 矢状位薄层扫描脑室系统解剖结构图像
T1WI 矢状位薄层示侧脑室、第三脑室及中脑导水管上段扩张(白箭头所示),中脑导水管下段梗阻,第四脑室正常

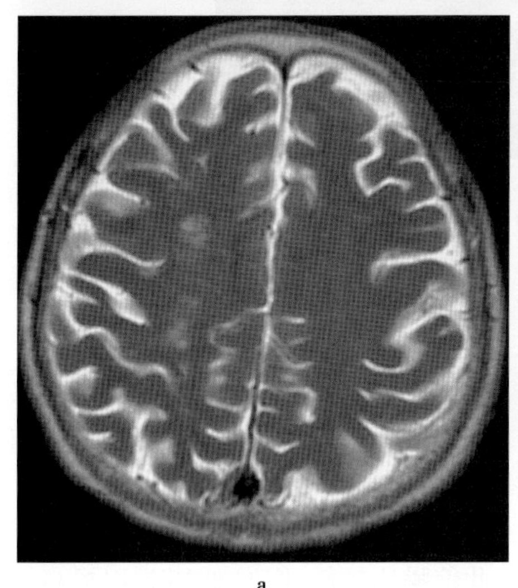

a

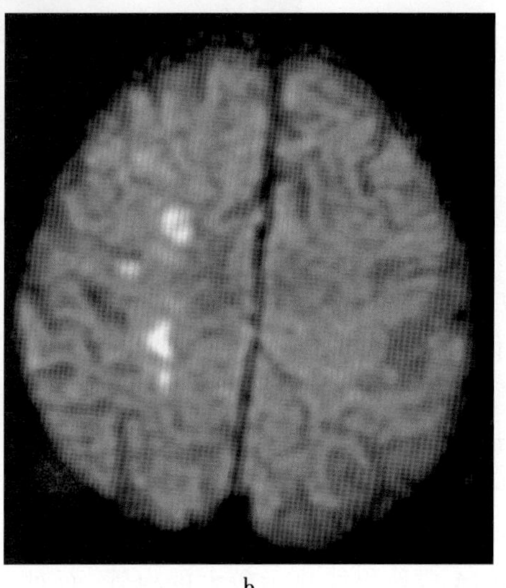

b

图 7-6 急性脑梗死 T2WI 与弥散加权像
a. T2WI 示右侧半卵圆中心有多个片状稍高信号病灶;b. DWI 示病灶呈明显高信号,诊断为急性脑梗死

4. 脑肿瘤病变的扩散张量成像(DTI) 扩散张量成像(DTI)是一种用于描述水分子扩散运动方向特征的MR成像技术,应用DTI数据选择专用的软件可以建立扩散示踪图,来描述白质纤维素的走行形态。而脑肿瘤患者特别是白质侵犯和(或)大肿瘤病变(图7-7a,b),在常规MR扫描后可以加扫DTI序列。肿瘤组织本身排列紊乱和其产生的占位效应致瘤体周围组织水肿及受压移位,DTI重建像可以清晰显示受侵传导束的缺失、中断,并且能精确反映肿瘤与白质纤维素之间的位置关系(图7-7c),在指导术前方案制订、术中入路、避免手术移位纤维的损伤以及观察术后纤维素的变化评价等方面提供有力依据。

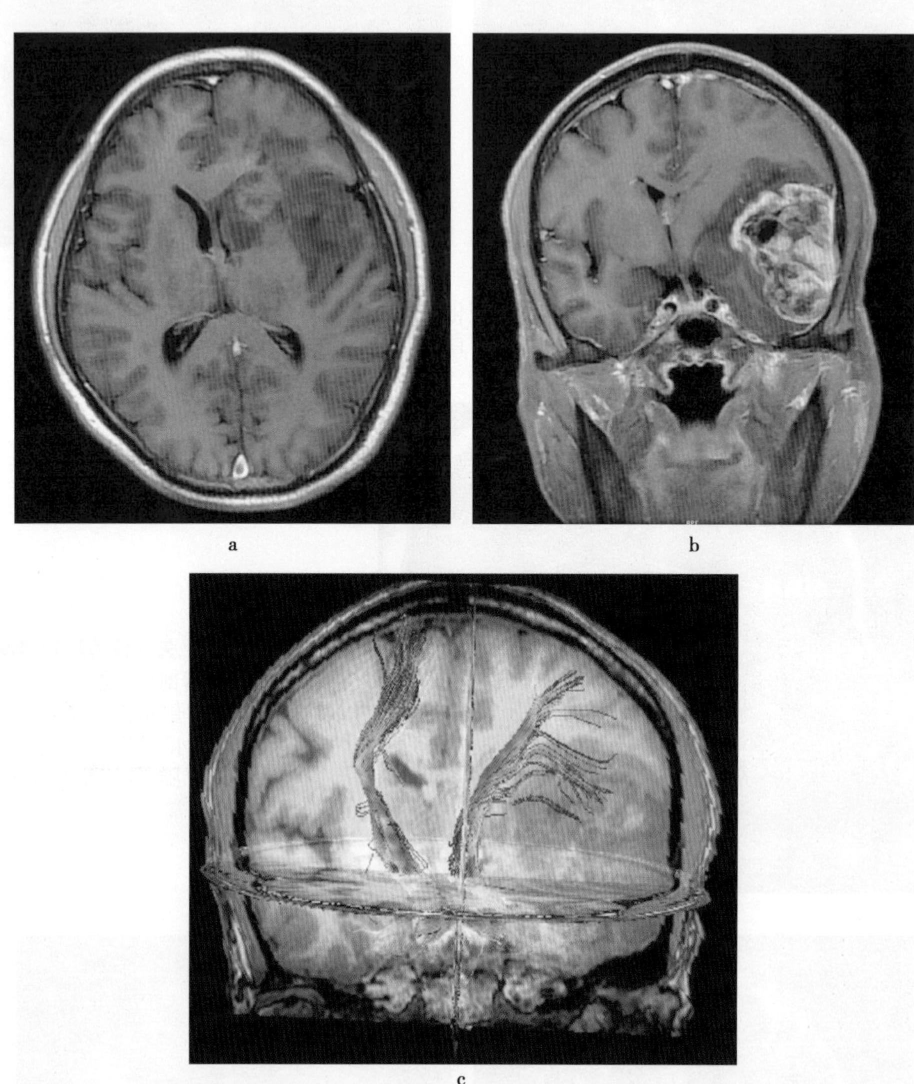

图7-7 左颞额叶脑肿瘤T1WI平扫(a)、T1WI冠状位增强(b)及扩散张量融合图(c)

5. 脑内微出血 磁敏感加权成像(SWI)由于对血红蛋白的代谢产物如脱氧血红蛋白、正铁血红蛋白、含铁血黄素等十分敏感,因脑外伤、脑梗死、脑肿瘤等引起微出血以及脑内小血管畸形等可疑患者可加做SWI成像。较常规T1WI、T2WI及T2FLAIR像,SWI在显示脑内微出血有明显的优势(图7-8)。另外,传统的MRA成像仅能显示较大的血管,而对于小静脉却无能为力,而SWI由于对去氧血红蛋白敏感,因此可清楚显示静脉结构。因此,SWI在脑内微出血以及小血管畸形等血管评价上具有独到的优势。

(七)图像优化

1. 流动补偿技术(FC) 可减少后颅凹伪影,使血管的信号增加并缩短了TE时间,因此仅用于长T2及T2*序列。

2. 高分辨成像时由于层厚较薄,体素较小,因此信噪比较低,应增加NEX以提高信噪比。

3. 使用TSE序列中长回波链时由于回波的不同可产生模糊伪影,选用trf(经过修正的射频脉冲)选项,以去除模糊伪影。

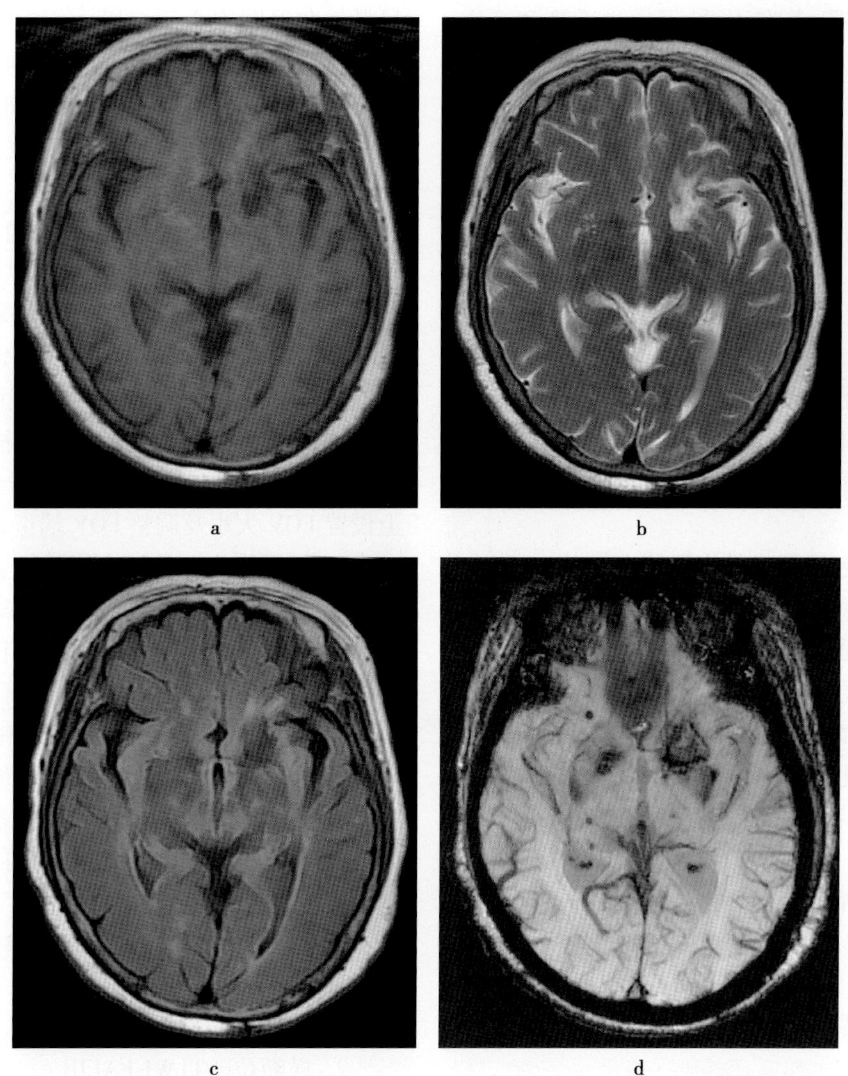

图 7-8　脑内微出血常规 T1WI(a)、T2WI(b)及 T2FLAIR(c)与 SWI(d)像比对
同一层面的 SWI 像显示双侧基底节区多发散在微小出血点(小点状低信号)较余三幅图像多且明显

(八) 对比剂应用

在标准颅脑扫描中,对比剂有好几个用途。通常用于肿瘤评价,如:脑膜瘤和神经瘤;高对比剂团注后,活性的 MS 斑也将得到强化;感染性病变,如脓肿,对造影剂也很敏感;肺癌、乳癌等恶性肿瘤怀疑颅脑转移患者。此外,脑膜也会增强,因此感染性肺结核、脑脊膜瘤转移以及外伤后脑膜刺激都可以看到强化改变。增强也用于确定有无梗死,新梗死灶可能部分增强,但多数梗死灶不增强,除非血脑屏障破坏后才会强化;旧梗死灶及慢性梗死不增强。注入对比剂后通常采用 SE/TSE T1 序列。

注射完对比剂后即开始增强后扫描,成像程序一般增强前 T1WI 程序相同,常规做横断面,矢状面及冠状面 T1WI 的靶向扫描。

(九) 摄片和图像后处理

二、颞叶 MR 成像技术

(一) 检查前准备

1. 接诊时,核对患者一般资料,明确检查目的和要求。对目的和要求不清的申请单,应请临床医师务必写清,以免检查部位出错。

2. 患者是否属禁忌证的范围。并嘱患者认真阅读检查注意事项,按要求准备,提供耳塞。

3. 进入检查室之前,应除去患者身上一切能除去的金属物品、磁性物质及电子器件,以免引起伪影及对物品的损坏。

4. 去除义齿、假发、接发;涂有摩丝、发胶、啫喱水的患者需清洗头发。

5. 告诉患者所需检查的时间,扫描过程中不得随意运动，平静呼吸，若有不适，可通过话筒和工作人员联系。

6. 婴幼儿、焦躁不安及幽闭恐惧症患者，应给适量的镇静剂或麻醉药物。一旦发生幽闭恐惧症立即停止检查，让患者脱离现场。

7. 急、危重患者，必须做 MR 检查时，应有临床医师陪同观察。

（二）常见适应证与禁忌证

【适应证】

1. 颞叶病灶的诊断（颞叶癫痫、肿瘤、血管畸形，脑白质营养不良等）。

2. 评价海马的信号变化及体积测量。

【禁忌证】

1. 装有心脏起搏器或带金属植入物者。

2. 使用带金属的各种抢救用具而不能去除者。

3. 术后体内留有金属夹子者。检查部位邻近体内有不能去除的金属植入物。

4. MRI 对比剂有关的禁忌证。严重心、肝、肾功能衰竭禁用对比剂。

5. 早期妊娠者（3 个月内）的妇女应避免 MRI 扫描。

6. 幽闭恐惧症患者。

（三）线圈选择及患者体位设计

【线圈选择】

头颅正交线圈、多通道线圈或头颈联合线圈。

【体位设计】

患者仰卧位，头先进，双手置于身体两侧，人体长轴与床面长轴一致，头部两侧用海绵垫固定。颈短及肥胖患者两肩尽量向下且臀部垫以棉垫抬高臀部；婴幼儿头颅较小患者在颈、背部垫软垫，使头部尽量伸向线圈中心。双眉中心对准线圈“十字”定位线。移动床面位置，开定位灯，使十字定位灯的纵横交点对准头线圈纵、横轴中点，即以线圈中心为采集中心，锁定位置，并送至磁场中心。

（四）扫描方位

首先扫定位片，采用快速成像序列同时冠，矢，轴三方向定位图，矢状位定位图基本包括全脑。在定位片上确定扫描基线、扫描方法和扫描范围。

1. 横断位　在矢状位图像上定位，颞叶或侧脑室颞角长轴的平行线作为扫描基线（图 7-9a）；在冠状位定位，双侧颞叶底部连线作为扫描基线（图 7-9b），扫描范围从颞叶下部到胼胝体膝上部。在横断面像上设置 FOV 大小及调整 FOV 端正（图 7-9c）。

2. 斜冠状位　在矢状位图像上定位，垂直于颞叶或侧脑室颞角长轴线（图 7-10a，b），在冠状位像上设置 FOV 大小及调整 FOV 端正（图 7-10c）。范围从颞极到枕骨。

3. 冠状位扰梯度回波容积扫描　层数的选择可以只包括颞叶（较少的层数），也可以包括全脑（加大层数）。海马体积可以通过系统软件来测量，计算每层的海马面积乘以层厚再相加可得（图 7-11）。

（五）推荐脉冲序列及扫描参数

【推荐脉冲序列】

1. 横断位　T2WI-TSE

2. 横断位　T1WI-FALIR

3. 冠状位　T2WI-TSE

4. 容积扫描　T1WI 3D FFE

【扫描参数】

颞叶常用参考脉冲序列及扫描参数见表 7-2。

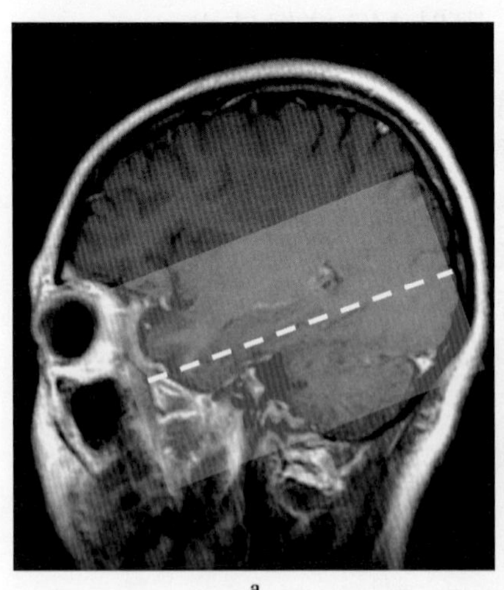
a

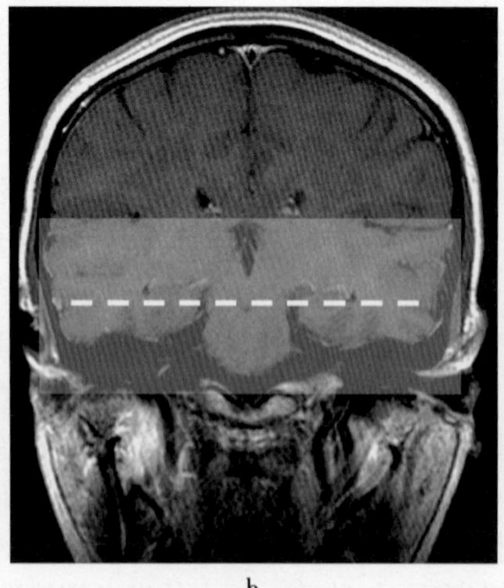
b

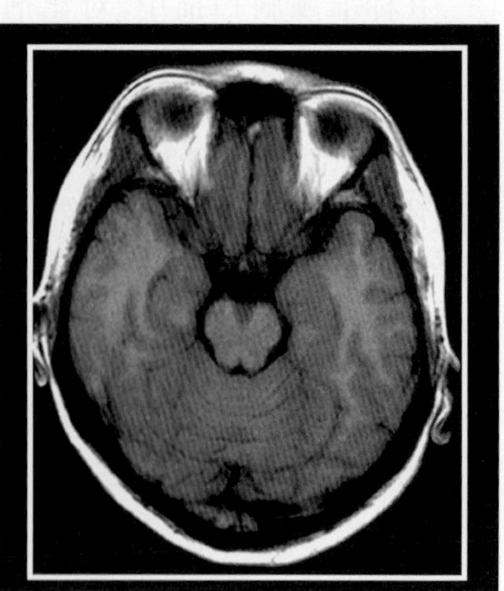
c

图 7-9　颞叶横断位扫描定位方法

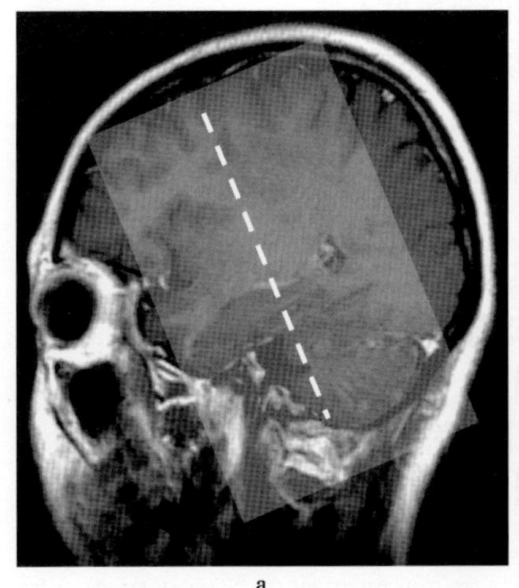
a

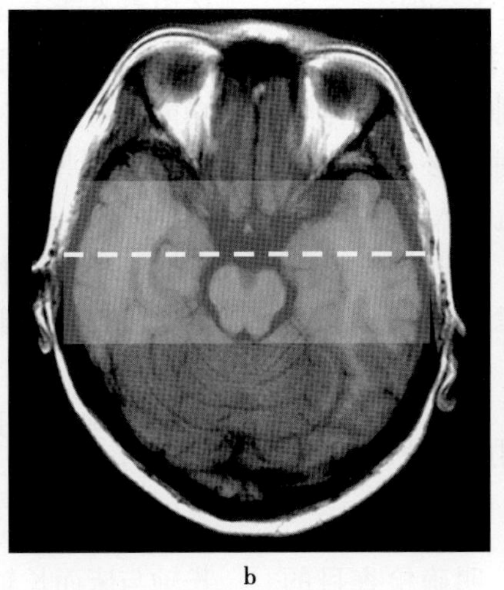
b

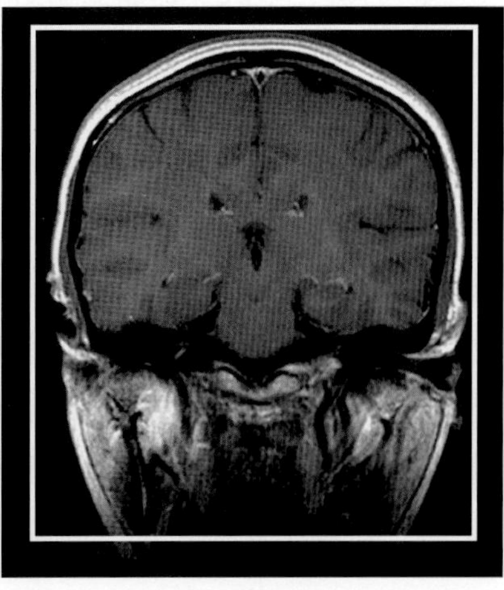
c

图 7-10　颞叶冠状位扫描定位方法

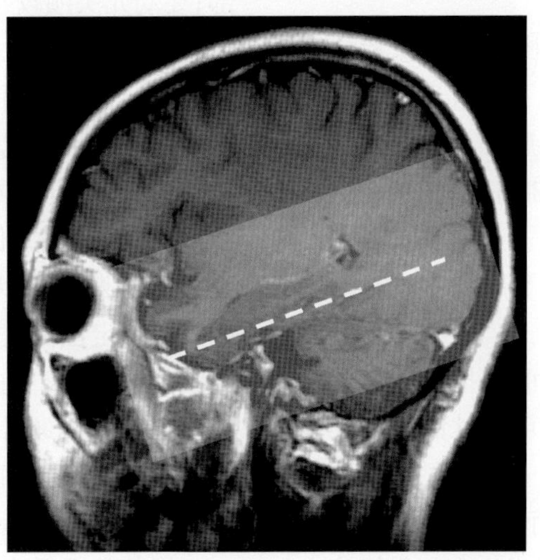

图 7-11　颞叶容积扫描基线和扫描范围

表 7-2　颞叶常规扫描参数

序列	方位	TR (ms)	TE (ms)	层厚 (mm)	层间距 (mm)	矩阵	FOV (cm)	相位编码方向
定位	三平面							
T2WI-TSE	轴位	3000	90	3～4	0.5	320×256	22～24	左右
T1WI-FLAIR	轴位	1750	12	3～4	0.5	320×256	22～24	左右
T2WI-TSE	冠状	3000	90	3	0.5	320×256	22～24	左右
3D-FFE	轴位	7.9	3.7	--	--	256×256	22～24	左右

（六）颞叶常见病变的特殊检查要求

1. 颞叶癫痫　海马硬化是颞叶癫痫的常见病因，海马萎缩是诊断海马硬化最常见可靠的指征。所以，能清晰显示海马解剖结构至关重要。除常规横断位 T2WI、T1WI 外，还应加扫斜冠状位像，定位时定位线垂直于海马长轴（图 7-10），范围包括整个海马。

2. 阿尔茨海默病（Alzheimer disease，AD）　AD 是一种常见的慢性器质性脑病综合征，临床主要表现为认知功能障碍，其病理改变最早出现在内嗅皮层及海马的老年斑、神经纤维缠结硬化，影像学表现为该区域面积（体积）的缩小。除常规横断位 T2WI、T1WI 外及斜冠状位像外，还可以采用容积扫描用于海马体积的测量。

3. 双海马 MRS 代谢产物的波谱分析。

（七）图像优化（序列参数应用技巧）

伪影主要来自于颈动脉和椎动脉的搏动。加饱和脉冲可以减轻伪影。FOV 较大时不必要加饱和脉冲，因为从任何方向都不会有血流流入 FOV。

（八）对比剂应用

对比剂有时对于显示颞叶小病灶有用。

（九）摄片和图像后处理

三、后颅窝和内听道 MR 成像技术

（一）检查前准备

1. 接诊时，核对患者一般资料，明确检查目的和要求。对目的和要求不清的申请单，应请临床医师务必写清，以免检查部位出错。

2. 患者是否属禁忌证的范围。并嘱患者认真阅读检查注意事项，按要求准备，提供耳塞。

3. 进入检查室之前，应除去患者身上一切能除去的金属物品、磁性物质及电子器件，以免引起伪影及对物品的损坏。

4. 去除义齿、假发、接发；涂有摩丝、发胶、啫喱水的患者需清洗头发。

5. 告诉患者所需检查的时间，扫描过程中不得随意运动，平静呼吸，若有不适，可通过话筒和工作人员联系。

6. 婴幼儿、焦躁不安及幽闭恐惧症患者，应给适量的镇静剂或麻醉药物。一旦发生幽闭恐惧症立即停止检查，让患者脱离现场。

7. 急、危重患者，必须做 MR 检查时，应有临床医师陪同观察。

（二）常见适应证与禁忌证

【适应证】

1. 后颅窝病灶、桥小脑角病变。
2. 颈静脉球体瘤。
3. 听神经瘤，尤其是局限于内听道的小肿瘤。
4. 乳突胆脂瘤。
5. 耳部和颞部的其他良恶性肿瘤。
6. 颞骨部同时累及颅底和颅内的病变、颞骨骨折及中耳炎等。

【禁忌证】

1. 装有心脏起搏器或带金属植入物者。
2. 使用带金属的各种抢救用具而不能去除者。
3. 术后体内留有金属夹子者。检查部位邻近体内有不能去除的金属植入物。
4. MRI 对比剂有关的禁忌证。严重心、肝、肾功能衰竭禁用对比剂。
5. 早期妊娠者（3 个月内）的妇女应避免 MRI 扫描。
6. 幽闭恐惧症患者。

（三）线圈选择及患者体位设计

【线圈选择】

头颅正交线圈、多通道线圈或头颈联合线圈。

【体位设计】

患者仰卧位，头先进，双手置于身体两侧，人体长轴与床面长轴一致，头部两侧用海绵垫固定。颈短及肥胖患者两肩尽量向下且臀部垫以棉垫抬高臀部；婴幼儿头颅较小患者在颈、背部垫软垫，使头部尽量伸向线圈中心。双耳连线与线圈“十字”定位线一致。移动床面位置，开定位灯，使十字定位灯的纵横交点对准头线圈纵、横轴中点，即以线圈中心为采集中心，锁定位置，并送至磁场中心。

（四）扫描方位

1. 横断位　以矢状位及冠状位做定位参考像，在矢状位定位像上横轴位定位线应平行于前后联合连线（图 7-12a）；在冠状位定位像上使横轴位定位线平行于两侧颞叶底部连线（图 7-12b），以保证图像左右对称；在横断面像上设置 FOV 大小及调整 FOV 端正（图 7-12c）。

层数的选择应当包括后颅窝从枕骨大孔到颞骨岩部上缘的部分。如果后颅窝有较大肿瘤，则扫描范围应当加大以覆盖整个肿瘤区域。

2. 冠状位　以横轴位及矢状位做定位参考像。在横轴位定位像上使定位线与大脑纵裂垂直（图 7-13a）。在矢状位定位像上使定位线与脑干平行（图 7-13b）。在冠状面定位像上设置 FOV 大小及调整 FOV 端正（图 7-13c）。

范围包括从小脑后缘至斜坡的部分。

（五）推荐脉冲序列及参数

【推荐脉冲序列】

1. 横断位　T2WI-TSE
2. 横断位　T1WI-FALIR
3. 冠状位　T2WI-TSE

【扫描参数】

后颅窝、内听道常用参考脉冲序列及扫描参数见表 7-3。

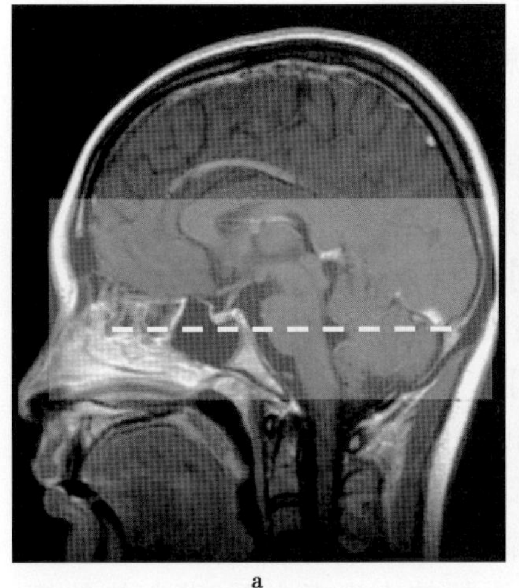
a
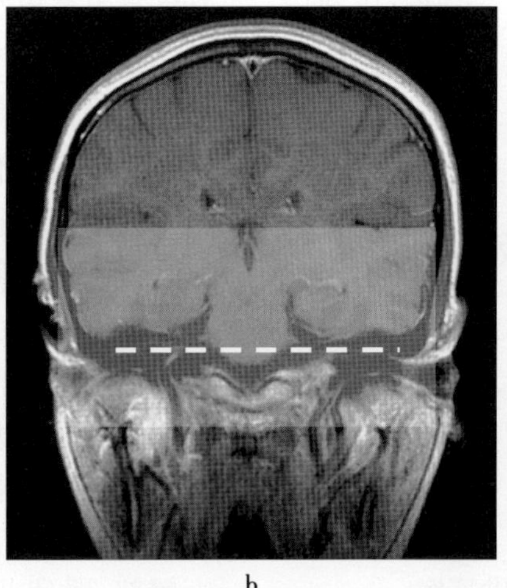
b
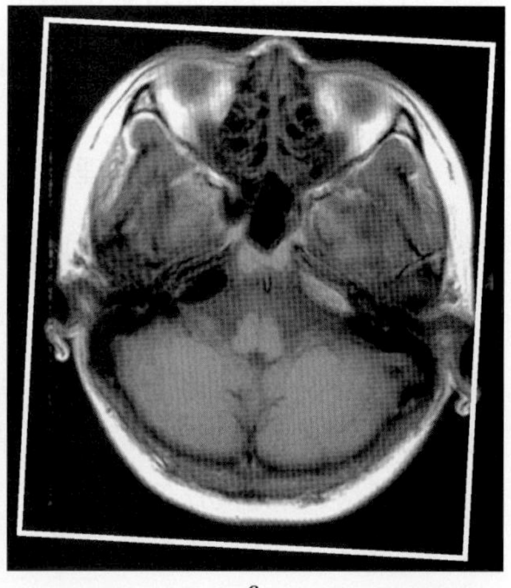
c

图 7-12 后颅窝、内听道横断位扫描定位方法

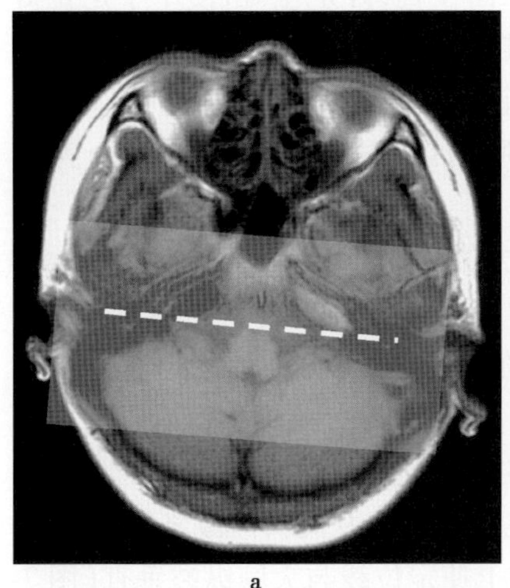
a
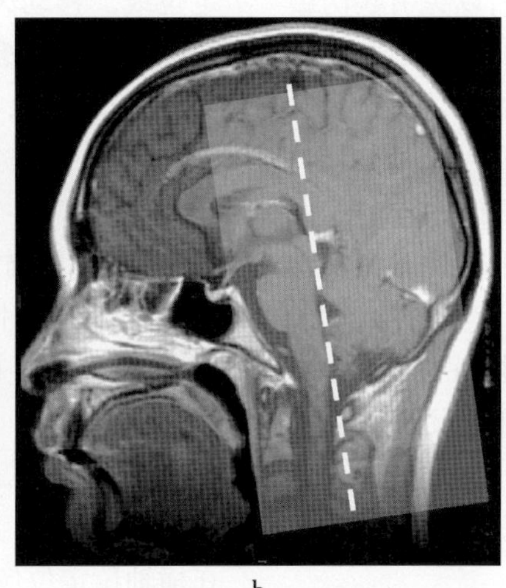
b
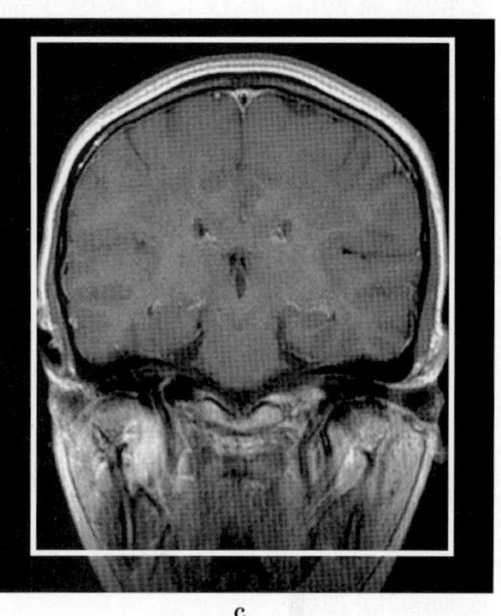
c

图 7-13 后颅窝、内听道冠状位扫描定位方法

表 7-3 后颅窝、内听道常规扫描参数

序列	方位	TR (ms)	TE (ms)	层厚 (mm)	层间距 (mm)	矩阵	FOV (cm)	相位编码方向
定位	三平面							
T2WI-TSE	轴位	3000	90	3～4	0.5	320×256	22～24	左右
T1WI-FLAIR	轴位	1750	12	3～4	0.5	320×256	22～24	左右
T2WI-TSE	冠状	3000	90	3～4	0.5	320×256	22～24	左右

（六）图像优化（序列参数应用技巧）

内听道通常是较小的结构，本检查也主要是为了排除小的听神经瘤。因此图像具有高的空间分辨力和好的 SNR 是非常重要的。在内听道区域，由于具有颞骨岩部和乳突骨性结构，具有较低的质子密度，因而在一定程度上降低了该处的 SNR。可以采用薄层/层间距，来优化空间分辨力和提高 IAM 可见性。采用大矩阵，稍小的 FOV，另外需要增加 NEX 以保证一定的 SNR。

后颅窝静脉窦流动产生伪影。可以在 FOV 上、下加饱和带。外周门控也可以减小伪影，但扫描时间会增加。

（七）对比剂应用

检出微小听神经鞘瘤病灶通常会采用静脉内注射顺磁性对比剂，虽然 T2WI 高分辨率成像对大部分听神经瘤非常敏感，但若不行增强扫描，个别微小(1mm 大小)病变仍难以检出。注射对比剂后行 T1WI 横断位、冠状位及矢状位并加脂肪抑制扫描。

(八) 摄片和图像后处理

四、垂体 MR 成像技术

(一) 检查前准备

1. 接诊时,核对患者一般资料,明确检查目的和要求。对目的和要求不清的申请单,应请临床医师务必写清,以免检查部位出错。

2. 患者是否属禁忌证的范围。并嘱患者认真阅读检查注意事项,按要求准备,提供耳塞。

3. 进入检查室之前,应除去患者身上一切能除去的金属物品、磁性物质及电子器件,以免引起伪影及对物品的损坏。

4. 去除义齿、假发、接发;涂有摩丝、发胶、啫喱水的患者需清洗头发。

5. 告诉患者所需检查的时间,扫描过程中不得随意运动,平静呼吸,若有不适,可通过话筒和工作人员联系。

6. 婴幼儿、焦躁不安及幽闭恐惧症患者,应给适量的镇静剂或麻醉药物。一旦发生幽闭恐惧症立即停止检查,让患者脱离现场。

7. 急、危重患者,必须做 MR 检查时,应有临床医师陪同观察。

(二) 常见适应证与禁忌证

【适应证】

1. 垂体功能性疾病诊断(高泌乳素血症,Cushing 综合征,肢端肥大症,垂体功能减退,糖尿病,闭经等)。

2. 下丘脑功能障碍。

3. 视觉障碍。

4. 垂体瘤术后评价。

5. 鞍区血管性疾病。

6. 鞍区先天性发育异常。

7. 鞍区骨源性疾病。

【禁忌证】

1. 装有心脏起搏器或带金属植入物者。

2. 使用带金属的各种抢救用具而不能去除者。

3. 术后体内留有金属夹子者。检查部位邻近体内有不能去除的金属植入物。

4. MRI 对比剂有关的禁忌证。严重心、肝、肾功能衰竭禁用对比剂。

5. 早期妊娠者(3 个月内)的妇女应避免 MRI 扫描。

6. 幽闭恐惧症患者。

(三) 线圈选择及患者体位设计

【线圈选择】

头颅正交线圈、多通道线圈或头颈联合线圈。

【体位设计】

患者仰卧位,头先进,双手置于身体两侧,人体长轴与床面长轴一致,头部两侧用海绵垫固定。颈短及肥胖患者两肩尽量向下且臀部垫以棉垫抬高臀部;婴幼儿头颅较小患者在颈、背部垫软垫,使头部尽量伸向线圈中心。鼻根对准线圈“十字”定位线。移动床面位置,开定位灯,使十字定位灯的纵横交点对准头线圈纵、横轴中点,即以线圈中心为采集中心,锁定位置,并送至磁场中心。对特殊患者也可采用俯卧位,以便患者能配合完成 MRI 检查。

(四) 扫描方位

先扫定位片,采用快速成像序列同时冠,矢,轴三方向定位图,在定位片上确定扫描基线、扫描方法和扫描范围。

鞍区常规扫描方位是冠状位、矢状位。

1. 冠状位　以横轴位及矢状位做定位参考像。在横轴位定位像上使定位线与大脑纵裂垂直(图 7-14a),在矢状位定位像上使定位线与鞍底垂直,扫描范围沿鞍区从前床突至后床突(图 7-14b)。在冠状面定位像上设置 FOV 大小及调整 FOV 端正(图 7-14c)。

2. 矢状位　以横轴位及冠状位做定位参考像,在横轴位定位像上矢状位定位线与大脑纵裂平行(图 7-15a),在冠状位定位像上定位线与大脑纵裂及脑干平行,扫描范围从一侧海绵窦到另一侧海绵窦(图 7-15b)。在矢状面定位像上设置 FOV 大小及调整 FOV 端正(图 7-15c)。

(五) 推荐脉冲序列及参数

【推荐脉冲序列】

1. 垂体冠状位　T1WI-TSE

2. 垂体冠状位　T2WI-TSE

3. 垂体矢状位　T1WI-TSE

【扫描参数】

垂体常用参考脉冲序列及扫描参数见表 7-4。

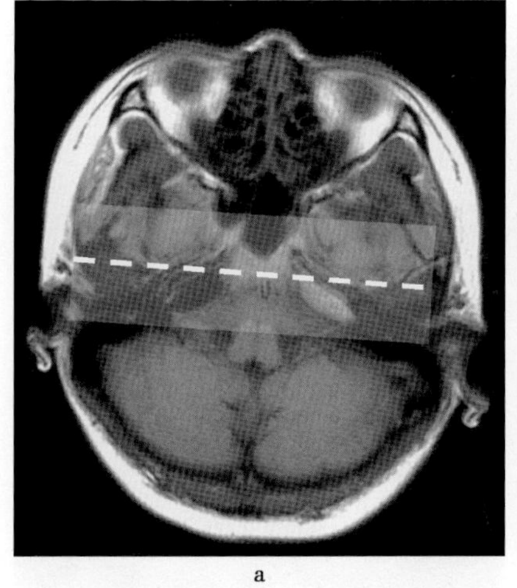
a
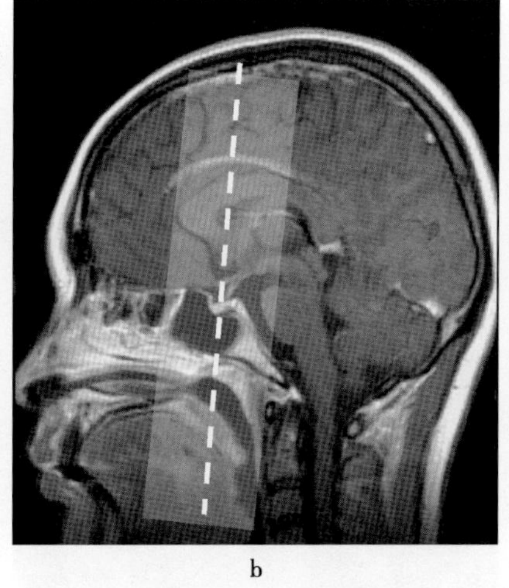
b
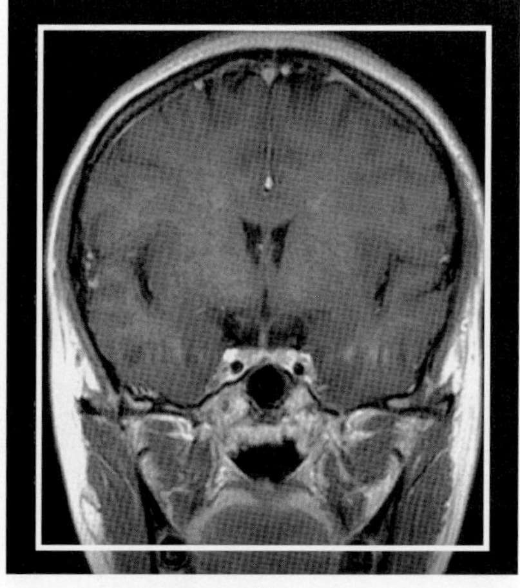
c

图 7-14 垂体冠状位扫描定位方法

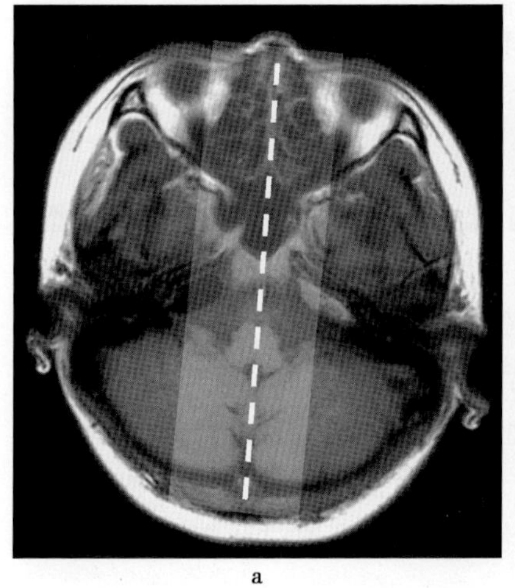
a
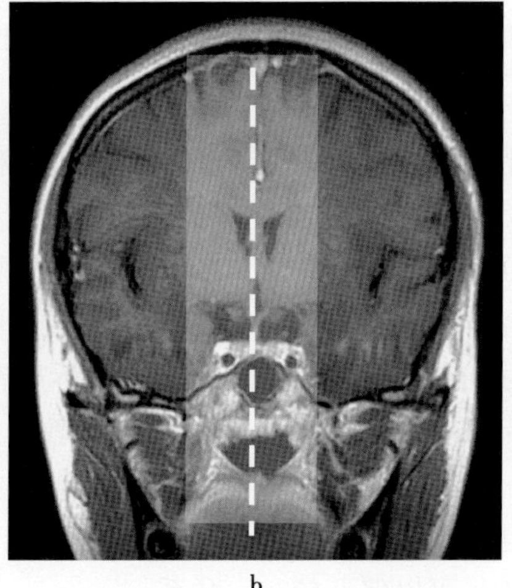
b
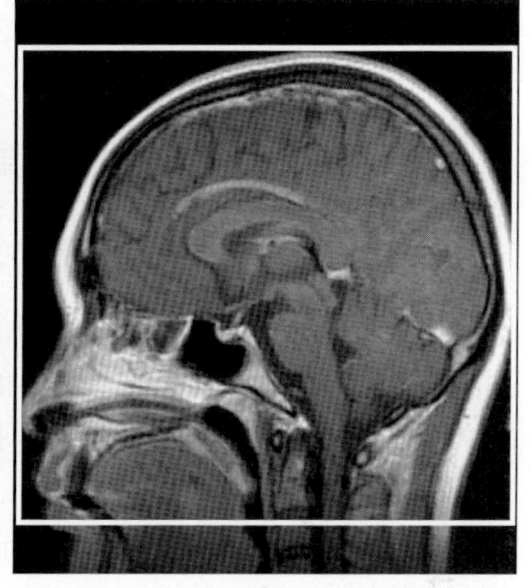
c

图 7-15 垂体矢状位扫描定位方法

表 7-4 垂体常规扫描参数

序列	方位	TR(ms)	TE(ms)	层厚(mm)	层间距(mm)	矩阵	FOV(cm)	相位编码方向
定位	三平面							
T2WI-TSE	冠状	3000	90	3	0.3	320×256	18～20	左右
T1WI-TSE	冠状	500	15	3	0.3	320×256	18～20	左右
T1WI-TSE	矢状	500	15	3	0.3	320×256	20～22	前后
动态增强	冠状							

（六）垂体微腺瘤的特殊检查要求

怀疑有垂体微腺瘤，即临床有泌乳、停经史，实验室检查有泌乳素增高、生长激素增高等，即使 MR 常规扫描未见病变者，需行垂体动态增强扫描。

选用冠状位 T1WI 增强序列。由于受病灶范围、层数、层厚等因素牵制，以及动态时间分辨率的要求，必须设计扫描参数使其单期扫描时间控制在 12～20 秒之间。增强前先行预扫描 1 次，判断一下定位效果并及时作出相应调整。注射对比剂与扫描同时进行，前几期连续扫描，然后加大间隔时间，最后一次可延迟至 5 分钟。这种扫描的优势是不受固定扫描期限限制，自由观察微腺瘤对比剂填充情况。垂体微腺瘤早期增强幅度低，正常垂体组织增强明显（图 7-16）。而时间-信号强度曲线更利于观察正常垂体与微腺瘤的增强性状。

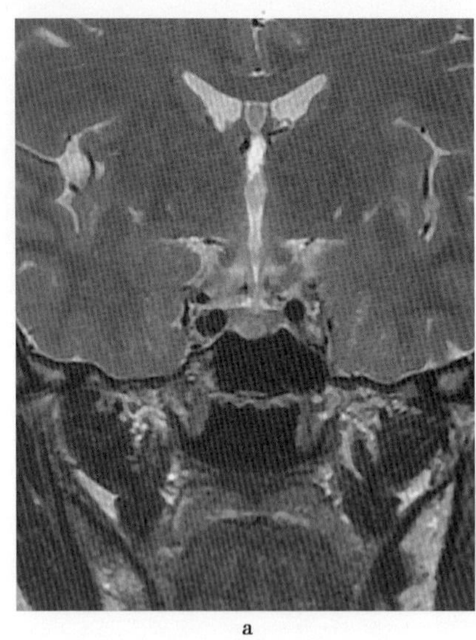
a

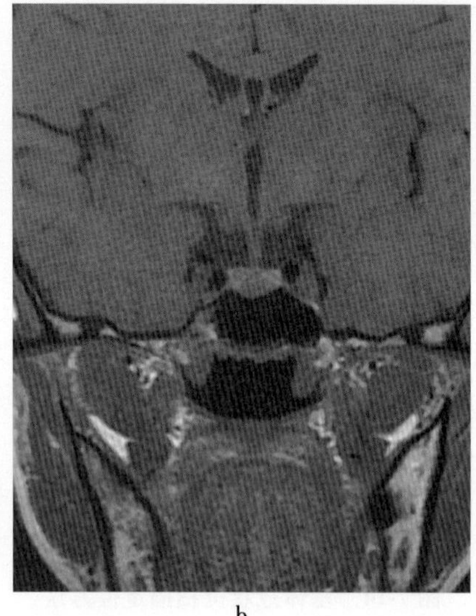
b

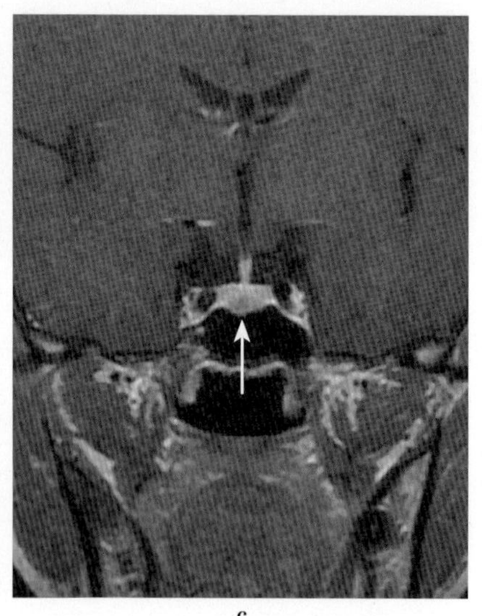
c

图 7-16 垂体微腺瘤 MR 平扫及动态增强图像

a. T2WI 示垂体中线偏左下凸出稍高信号影；b. T1WI 示垂体中线偏左下凸出稍低信号影；c. 病灶动态早期增强幅度较正常垂体低（白箭头示）

（七）图像优化（序列参数应用技巧）（技术要点、伪影问题）

由于垂体窝位于 willis 环的前面和下部，血管搏动伪影比较剧烈。小 FOV 会增加混淆现象，相位方向上有解剖结构在 FOV 之外时，有必要采用 NPW。在 FOV 的上下左右加饱和带来减小伪影和混淆现象。

垂体窝结构较小，微腺瘤通常也很难看到。那么空间分辨力就很重要。薄层，小 FOV 可以保证较好的空间分辨力。

（八）对比剂应用

垂体和鞍区病变一般应常规增强扫描。而微腺瘤的动态增强扫描更应精确控制对比剂注入后的扫描时间，因为最终垂体腺体和微腺瘤都会被强化，这点很重要。

（九）摄片和图像后处理

五、眼眶 MR 成像技术

（一）检查前准备

1. 接诊时，核对患者一般资料，明确检查目的和要求。对目的和要求不清的申请单，应请临床医师务必写清，以免检查部位出错。

2. 患者是否属禁忌证的范围。并嘱患者认真阅读检查注意事项，按要求准备，提供耳塞。

3. 进入检查室之前，应除去患者身上一切能除去的金属物品、磁性物质及电子器件，以免引起伪影及对物品的损坏。

4. 去除义齿、假发、接发；涂有摩丝、发胶、啫喱水的患者需清洗头发；检查前向患者解释尽量不涂睫毛膏、不戴美瞳等化妆品。

5. 告诉患者所需检查的时间，扫描过程中不得随意运动；教会患者通过 MR 设备的声音辨别机器是否在扫描，在扫描时凝视前方保持眼睑和眼球不动。平静呼吸，若有不适，可通过话筒和工作人员联系。

6. 婴幼儿、焦躁不安及幽闭恐惧症患者，应给适量的镇静剂或麻醉药物。一旦发生幽闭恐惧症立即停止检查，让患者脱离现场。

7. 急、危重患者，必须做 MR 检查时，应有临床医师陪同观察。

8. 去除义眼。

（二）常见适应证与禁忌证

【适应证】

1. 眶部肿瘤，包括眼球、视神经与眶的各种肿瘤。

2. 眼肌疾病，如格氏眼病等。

3. 血管性病变，包括眶内静脉曲张、血管畸形、颈内动脉海绵窦瘘等。

4. 眼部外伤。

5. 非金属性眼内和眶内异物。

6. 眶内炎症包括炎性假瘤与眶内感染。

【禁忌证】

1. 装有心脏起搏器或带金属植入物者。

2. 使用带金属的各种抢救用具而不能去除者。

3. 术后体内留有金属夹子者。检查部位邻近体内有不能去除的金属植入物（如固定金属义齿）。

4. MRI 对比剂有关的禁忌证。严重心、肝、肾功能衰竭禁用对比剂。

5. 早期妊娠者（3 个月内）的妇女应避免 MRI 扫描。

6. 幽闭恐惧症患者。

（三）线圈选择及患者体位设计

【线圈选择】

头颅正交线圈、多通道线圈或头颈联合线圈。

【体位设计】

患者仰卧位，头先进，双手置于身体两侧，人体长轴与床面长轴一致，头部两侧用海绵垫固定。颈短及肥胖患者两肩尽量向下且臀部垫以棉垫抬高臀部；婴幼儿头颅较小患者在颈、背部垫软垫，使头部尽量伸向线圈中心。双眼连线中点对准线圈“十字”定位线。移动床面位置，开定位灯，使十字定位灯的纵横交点对准头线圈纵、横轴中点，即以线圈中心为采集中心，锁定位置，并送至磁场中心。眼睑、眶周病灶（如血管瘤）形状随体位改变的患者可根据有利显示病变要求而采用俯卧、侧卧位。

（四）扫描方位

先扫定位片，采用快速成像序列同时冠，矢，轴三方向定位图，在定位片上确定扫描基线、扫描方法和扫描范围。

眼眶常规扫描方位是横断位、冠状位和斜矢状位。

1. 横断位　以矢状位和冠状位做定位参考像。在矢状位定位像上，视神经眶内段的平行线作为扫描基线（图 7-17a）；在冠状位定位像上，经两侧眼球中心的连续作为扫描基线（图 7-17b）。扫描范围上下包括眶上、下壁。在横断面定位像上设置 FOV 大小及调整 FOV 端正（图 7-17c）。

2. 冠状位　以横轴位及矢状位做定位参考像。在横轴位定位像上使定位线与大脑中线结构连续垂直（图 7-18a）。在矢状位定位像上视神经眶内段的垂直线作为扫描基线（图 7-18b）。扫描范围从眼睑到眶尖。在冠状面定位像上设置 FOV 大小及调整 FOV 端正（图 7-18c）。

3. 斜矢状位　以横轴位及冠状位做定位参考像，在横轴位定位像，以视神经眶内段的平行线作为扫描基线（图 7-19a）；在冠状位定位像上大脑中线结构的平行线作为扫描基线。扫描范围从眼眶外侧缘到眼眶内侧缘（图 7-19b）。在矢状面定位像上设置 FOV 大小及调整 FOV 端正（图 7-19c）。

（五）推荐脉冲序列及参数

【推荐脉冲序列】

1. 横断位　T1WI-FLAIR
2. 横断位　T2WI-TSE
3. 冠状位　T2WI-TSE
4. 斜矢状位　T2WI-FLAIR

【扫描参数】

眼眶常用参考脉冲序列及扫描参数见表 7-5。

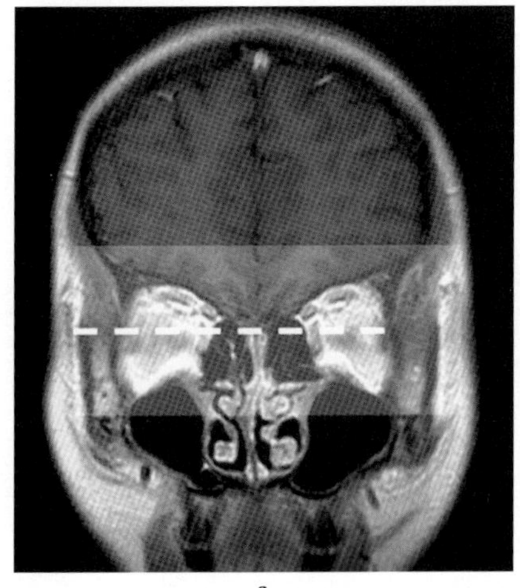
a

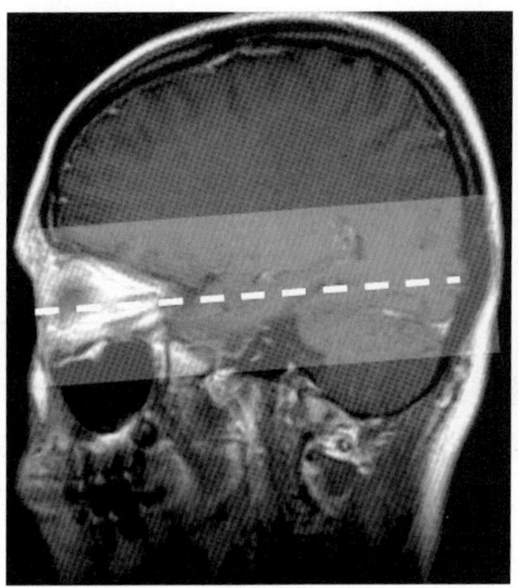
b

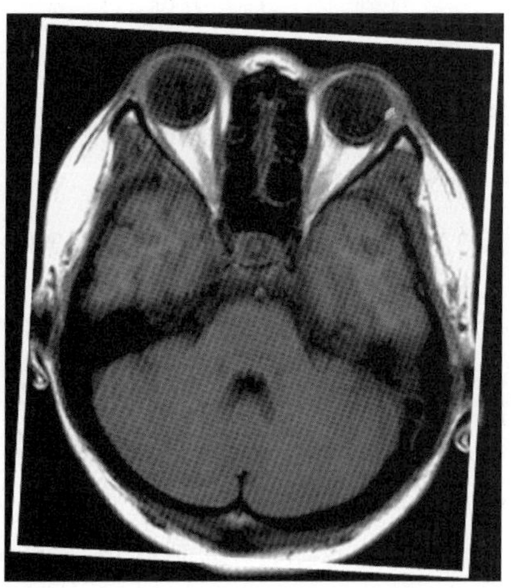
c

图 7-17　眼眶横断位扫描定位方法

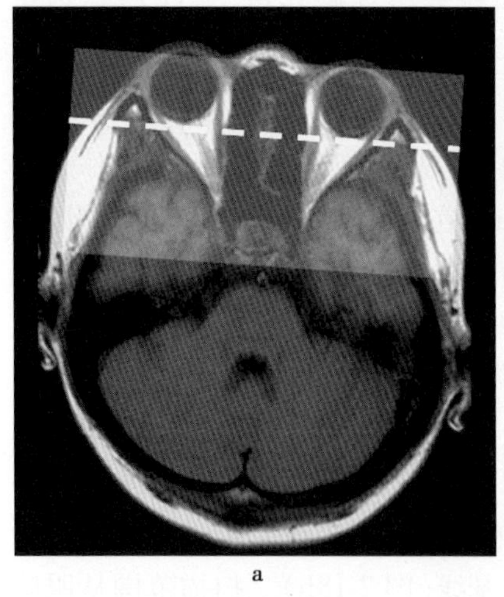
a

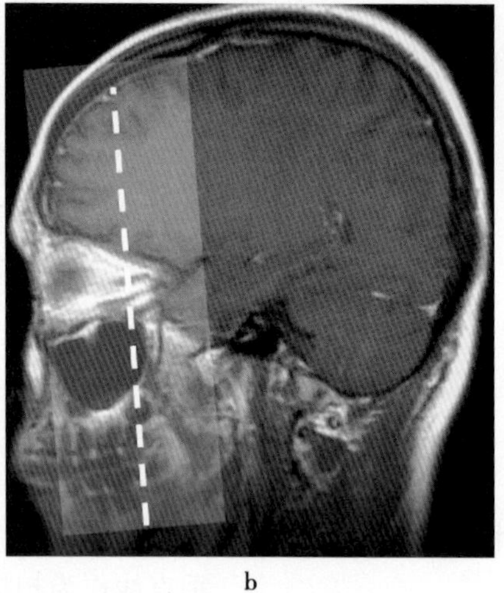
b

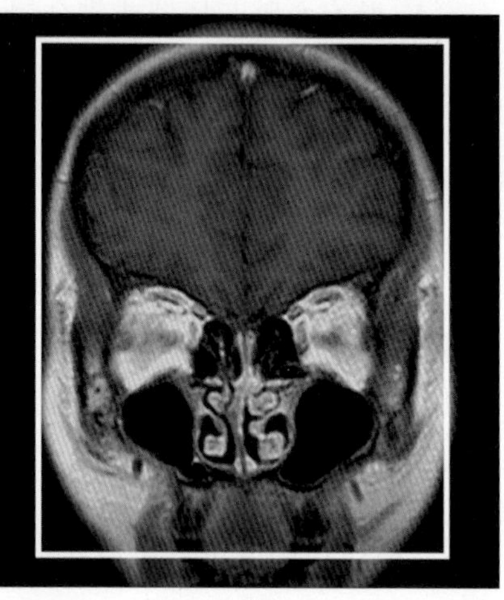
c

图 7-18 眼眶冠状位扫描定位方法

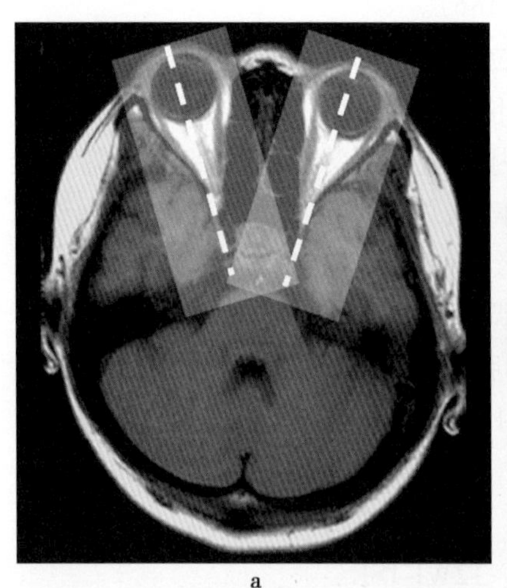
a

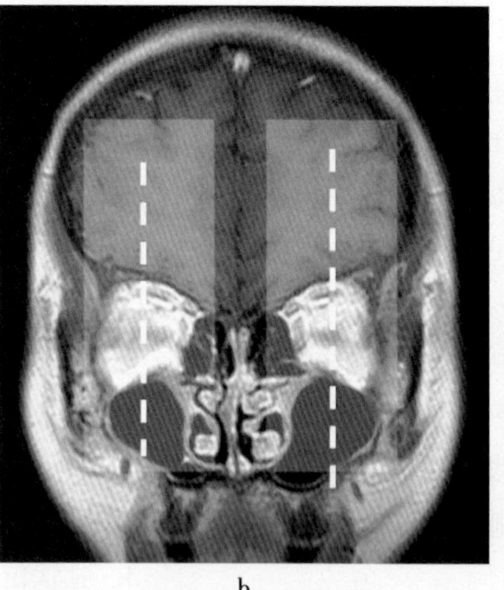
b

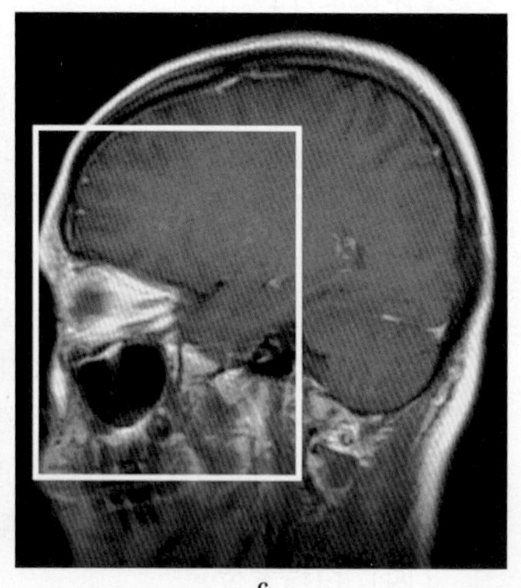
c

图 7-19 眼眶斜矢状位扫描定位方法

表 7-5 眼眶常规扫描参数

序列	方位	TR（ms）	TE（ms）	层厚（mm）	层间距（mm）	矩阵	FOV（cm）	相位编码方向
定位	三平面							
T2WI-TSE	轴位	3500	80	3	0.3～0.5	320×256	22～24	左右
T1WI-FLAIR	轴位	1750	12	3	0.3～0.5	320×256	22～24	左右
T2WI-TSE	冠状	3000	90	3	0.3～0.5	320×256	22～24	左右
T2WI-FLAIR	斜矢状	3000	90	3	0.3～0.5	320×256	22～24	前后

（六）眼眶常见病变的特殊检查要求

1. 眶内病变　眼眶内脂肪丰富，T2WI 像上多为高信号，病变容易被脂肪所掩盖，所以，T2WI 要加压脂技术，用以压制高信号的脂肪。T1WI 一般不加脂肪压制技术。但疑为脉络膜黑色素瘤则 T1WI 加压脂，而 T2WI 不加脂肪压制。因为黑色素瘤在 T1WI 上为高信号，T2WI 为低信号。这是由于黑色素瘤细胞内有较多顺磁性物质，使肿瘤的 T1 和 T2 值缩短，形成与一般肿瘤 MR 信号相反的信号特征。

2. 眼肌病变　眼肌病变通常需要高信号脂肪的衬托，所以不加脂肪压制技术，有利于病变的显示。

3. 血管性病变　如眼眶静脉曲张、颈动脉海绵窦漏等，除常规扫描外，必要时行俯卧或侧卧检查，这样的加压检查对明确病变性质及部位更有帮助。

（七）图像优化（序列参数应用技巧）

采用表面线圈可以获得较好的 SNR。它可以使比较小的解剖结构如视神经具有较好的分辨力。线圈的选择主要取决于感兴趣区的范围。如果眼眶和眼眶内的视神经是感兴趣区，那么采用表面线圈；如果视交叉和颅内视觉通路是感兴趣区，则选择头线圈。

有些患者可能是失明的，或者具有部分视力，检查时必须考虑这一点。检查前一定要告知患者检查时眼球不要乱动，并训练几次。并确保除去所有的眼球周围的饰物。采用的序列尽可能快，扫描时间尽可能短。

（八）对比剂应用

增强扫描是必要的，增强时要采用脂肪抑制。

（九）摄片和图像后处理

六、鼻咽及鼻窦 MR 成像技术

（一）检查前准备

1. 接诊时，核对患者一般资料，明确检查目的和要求。对目的和要求不清的申请单，应请临床医师务必写清，以免检查部位出错。

2. 患者是否属禁忌证的范围。并嘱患者认真阅读检查注意事项，按要求准备，提供耳塞。

3. 进入检查室之前，应除去患者身上一切能除去的金属物品、磁性物质及电子器件，以免引起伪影及对物品的损坏。

4. 去除义齿、假发、接发；涂有摩丝、发胶、啫喱水的患者需清洗头发。

5. 告诉患者所需检查的时间，扫描过程中不得随意运动，平静呼吸，若有不适，可通过话筒和工作人员联系。

6. 婴幼儿、焦躁不安及幽闭恐惧症患者，应给适量的镇静剂或麻醉药物。一旦发生幽闭恐惧症立即停止检查，让患者脱离现场。

7. 急、危重患者，必须做 MR 检查时，应有临床医师陪同观察。

（二）常见适应证与禁忌证

【适应证】

1. 鼻咽部肿瘤，如鼻咽癌、纤维血管瘤和脊索瘤等。

2. 鼻窦肿瘤、囊肿、息肉及黏膜增厚、窦内积液、积脓等。

3. 咽隐窝病变。

4. 颅颈部病变。

【禁忌证】

1. 装有心脏起搏器或带金属植入物者。

2. 使用带金属的各种抢救用具而不能去除者。

3. 术后体内留有金属夹子者。检查部位邻近体内有不能去除的金属植入物。

4. MRI 对比剂有关的禁忌证。严重心、肝、肾功能衰竭禁用对比剂。

5. 早期妊娠者（3 个月内）的妇女应避免 MRI 扫描。

6. 幽闭恐惧症患者。

（三）线圈选择及患者体位设计

【线圈选择】

头颅多通道线圈或头颈联合线圈。

【体位设计】

患者仰卧位，头先进，双手置于身体两侧，人体长轴与床面长轴一致，头部两侧用海绵垫固定。颈短及肥胖患者两肩尽量向下且臀部垫以棉垫抬高臀部；婴幼儿头颅较小患者在颈、背部垫软垫，使头部尽量伸向线圈中心。眼眶下缘对准线圈“十字”定位线。移动床面位置，开定位灯，使十字定位灯的纵横交点对准线圈纵、横轴中点，即以线圈中心为采集中心，锁定位置，并送至磁场中心。

（四）扫描方位

先扫定位片，采用快速成像序列同时冠，矢，轴三方向定位图，在定位片上确定扫描基线、扫描方法和扫描范围。

鼻咽、鼻窦常规扫描方位是横断位、冠状位和矢状位。

1. 横断位　以矢状位和冠状位做定位参考像。在矢状位定位像上，硬腭的平行线作为扫描基线（图 7-20a）；在冠状位定位像上，硬腭的平行线作为扫描基线（图 7-20b）。扫描范围上至垂体，下至软腭下缘。在横断面定位像上设置 FOV 大小及调整 FOV 端正（图 7-20c）。

2. 冠状位　以横轴位及矢状位做定位参考像。在横轴位定位像上使定位线与大脑中线结构连线垂直（图 7-21a）。在矢状位定位像上硬腭的垂直线作为扫描基线（图 7-21b）。扫描范围从鼻尖到枕骨大孔前缘。在冠状面定位像上设置 FOV 大小及调整 FOV 端正（图 7-21c）。

3. 矢状位　以横轴位及冠状位做定位参考像，在横轴位定位像，以中线结构的平行线作为扫描基线(图 7-22a);在冠状位定位像上以硬腭的垂直线作为扫描基线。扫描范围从一侧颞骨到另一侧颞骨(图 7-22b)。在矢状面定位像上设置 FOV 大小及调整 FOV 端正(图 7-22c)。

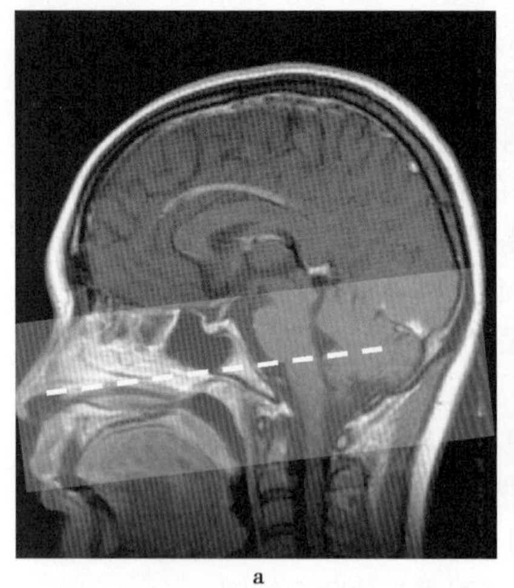
a

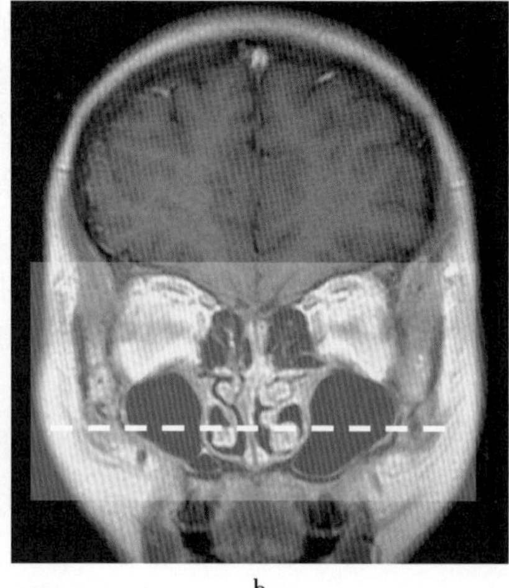
b

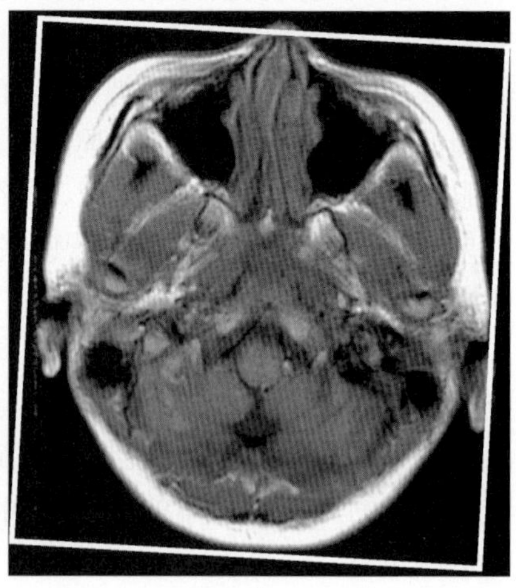
c

图 7-20 鼻咽、鼻窦横断位扫描定位方法

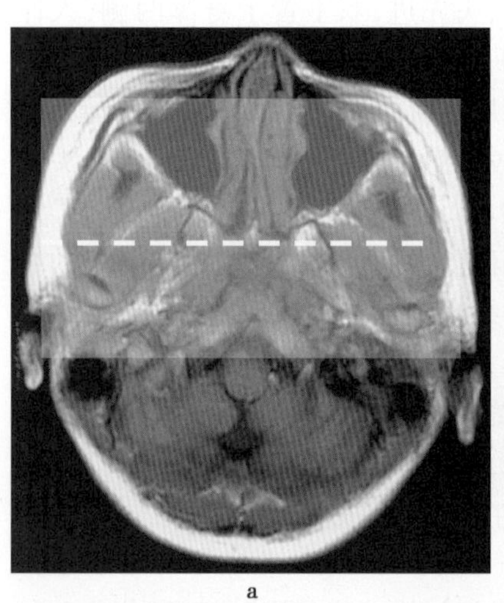
a

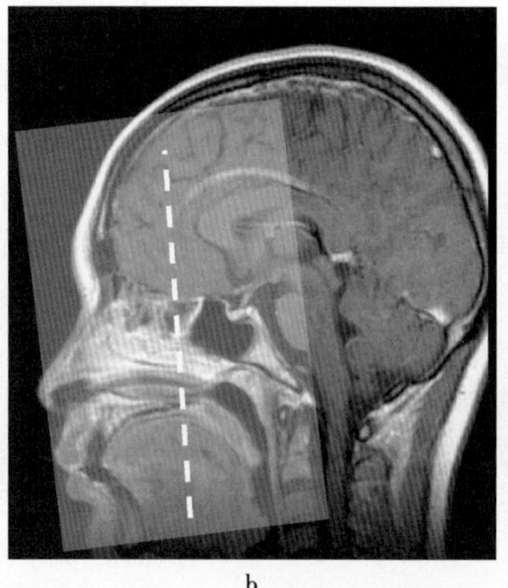
b

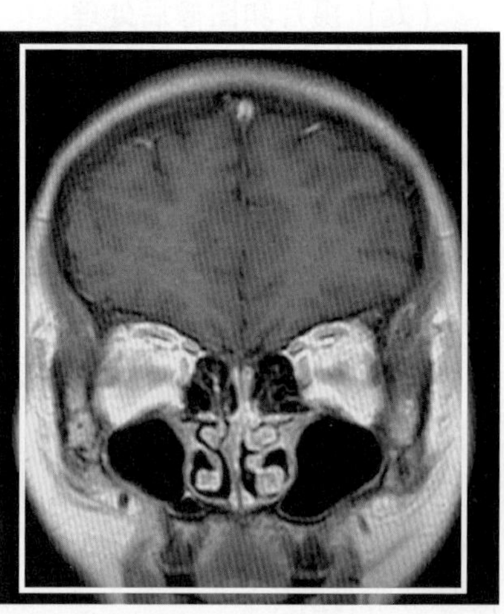
c

图 7-21 鼻咽、鼻窦冠状位扫描定位方法

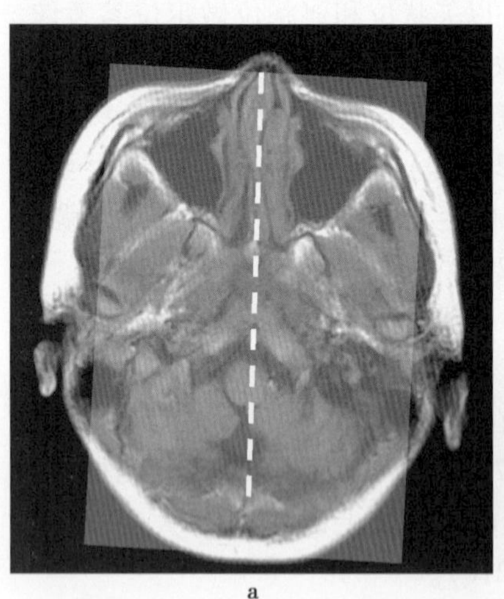
a

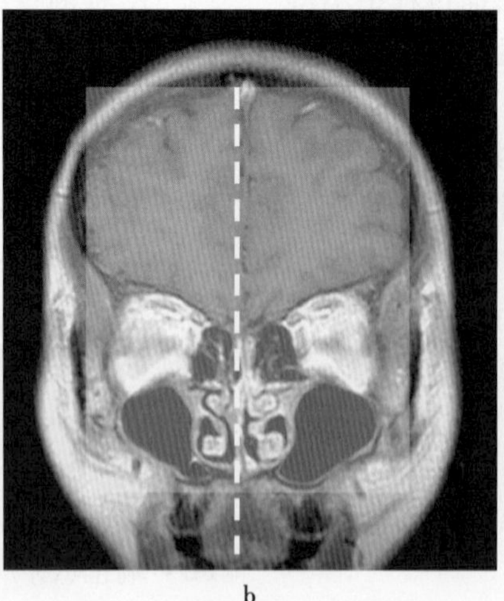
b

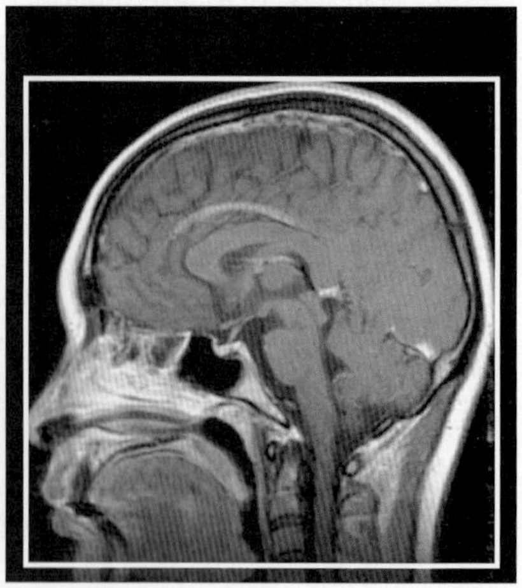
c

图 7-22 鼻咽、鼻窦矢状位扫描定位方法

（五）推荐脉冲序列及参数

【推荐脉冲序列】

1. 横断位　T1WI-TSE
2. 横断位　T2WI-TSE
3. 冠状位　T2WI-TSE
4. 矢状位　T2WI-TSE

【扫描参数】

鼻咽、鼻窦常用参考脉冲序列及扫描参数见表7-6。

（六）图像优化（序列参数应用技巧）

1. 技术要点　由于各窦内含有空气，质子密度较低，因此该区域的SNR和CNR都不太理想。在显示骨骼上，MRI不如CT。MRI在显示软组织上优于CT。因此此时SNR比分辨力更重要。选用中等层厚扫描、大NEX，大矩阵。

2. 伪影问题　伪影主要来自于颈动脉、椎动脉搏动。在FOV下面加饱和脉冲可以消除该伪影。

表7-6　鼻咽、鼻窦常规扫描参数

序列	方位	TR(ms)	TE(ms)	层厚(mm)	层间距(mm)	矩阵	FOV(cm)	相位编码方向
定位	三平面							
T2WI-TSE	轴位	3000	90	3～4	0.6～0.8	320×256	22～24	左右
T1WI-TSE	轴位	550	15	3～4	0.6～0.8	320×256	22～24	左右
T2WI-TSE	冠状	3000	90	3～4	0.6～0.8	320×256	22～24	左右
T2WI-TSE	矢状	3000	90	3～4	0.6～0.8	320×256	22～24	前后

（七）对比剂应用

鼻窦扫描一遍无需增强，只有在鉴别炎症与肿瘤时需要注射造影剂；鼻咽部扫描必须增强，并加脂肪抑制技术。

（八）摄片和图像后处理

七、口咽部、唾液腺MR成像技术

（一）检查前准备

1. 接诊时，核对患者一般资料，明确检查目的和要求。对目的和要求不清的申请单，应请临床医师务必写清，以免检查部位出错。

2. 患者是否属禁忌证的范围。并嘱患者认真阅读检查注意事项，按要求准备，提供耳塞。

3. 进入检查室之前，应除去患者身上一切能除去的金属物品、磁性物质及电子器件，以免引起伪影及对物品的损坏。

4. 去除义齿、假发、接发；涂有摩丝、发胶、啫喱水的患者需清洗头发。

5. 告诉患者所需检查的时间，扫描过程中不得随意运动，平静呼吸，若有不适，可通过话筒和工作人员联系。

6. 婴幼儿、焦躁不安及幽闭恐惧症患者，应给适量的镇静剂或麻醉药物。一旦发生幽闭恐惧症立即停止检查，让患者脱离现场。

7. 急、危重患者，必须做MR检查时，应有临床医师陪同观察。

8. 教会患者通过MR设备的声音辨别机器是否在扫描，在图像扫描采集时尽量减少吞咽动作，可嘱患者舌尖轻抵门齿。

（二）常见适应证与禁忌证

【适应证】

1. 腮腺病变。
2. 舌癌等占位性病变。
3. 唾液腺肿块检查。

【禁忌证】

1. 装有心脏起搏器或带金属植入物者。

2. 使用带金属的各种抢救用具而不能去除者。

3. 术后体内留有金属夹子者。检查部位邻近体内有不能去除的金属植入物。

4. MRI对比剂有关的禁忌证。严重心、肝、肾功能衰竭禁用对比剂。

5. 早期妊娠者（3个月内）的妇女应避免MRI扫描。

6. 幽闭恐惧症患者。

（三）线圈选择及患者体位设计

【线圈选择】

头颅多通道线圈或头颈联合线圈。

【体位设计】

患者仰卧位，头先进，双手置于身体两侧，人体长轴与床面长轴一致，头部两侧用海绵垫固定。颈短及肥胖患者两肩尽量向下且臀部垫以棉垫抬高臀部；婴幼儿头颅较小患者在颈、背部垫软垫，使头部尽量伸向线圈中心。口唇中心对准线圈“十字”定位线。移动床面位置,开定位灯,使十字定位灯的纵横交点对准线圈纵、横轴中点,即以线圈中心为采集中心,锁定位置,并送至磁场中心。

(四)扫描方位

先扫定位片,采用快速成像序列同时冠,矢,轴三方向定位图,在定位片上确定扫描基线、扫描方法和扫描范围。

口咽、唾液腺常规扫描方位是横断位、矢状位和冠状位。

1. 横断位 以矢状位和冠状位做定位参考像。在矢状位定位像上,硬腭的平行线作为扫描基线(图 7-23a);在冠状位定位像上,硬腭的平行线作为扫描基线(图 7-23b)。扫描范围上至硬腭,下至舌骨。在横断面定位像上设置 FOV 大小及调整 FOV 端正(图 7-23c)。

2. 冠状位 以横轴位及矢状位做定位参考像。在横轴位定位像上以腭正中缝或舌中隔的垂直线作为扫描基线(图 7-24a)。在矢状位定位像上硬腭的垂直线作为扫描基线(图 7-24b)。扫描范围从门齿到颈髓前缘。在冠状面定位像上设置 FOV 大小及调整 FOV 端正(图 7-24c)。

3. 矢状位 以横轴位及冠状位做定位参考像。在横轴位定位像,以腭正中缝或舌中隔的平行线作为扫描基线(图 7-25a);在冠状位定位像上以硬腭的垂直线作为扫描基线。扫描范围从一侧颞骨到另一侧颞骨(7-25b),具体范围根据具体病灶区域而定。在矢状面定位像上设置 FOV 大小及调整 FOV 端正(图 7-25c)。

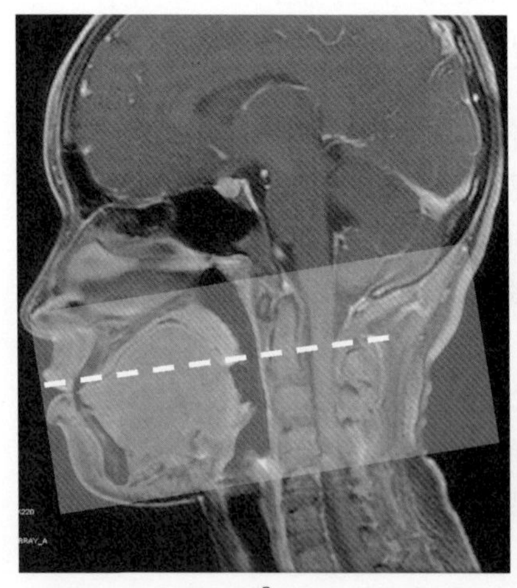
a

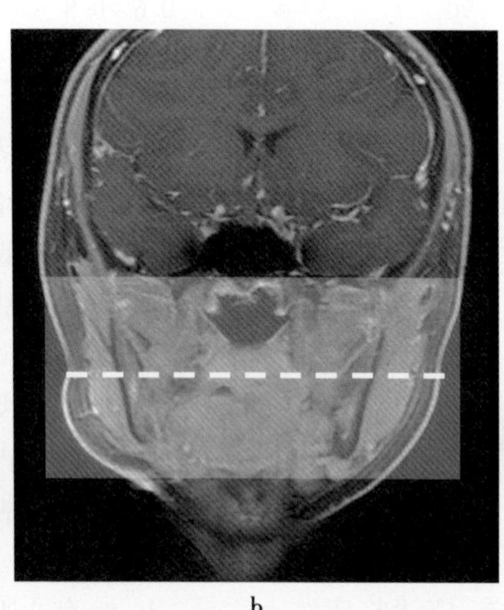
b

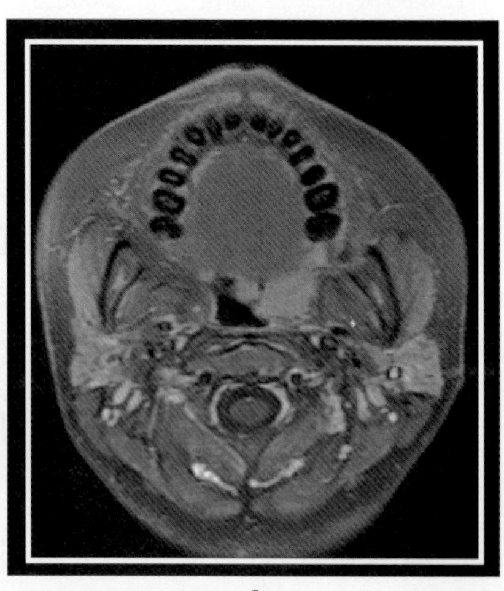
c

图 7-23 口咽部、唾液腺横断位扫描定位方法

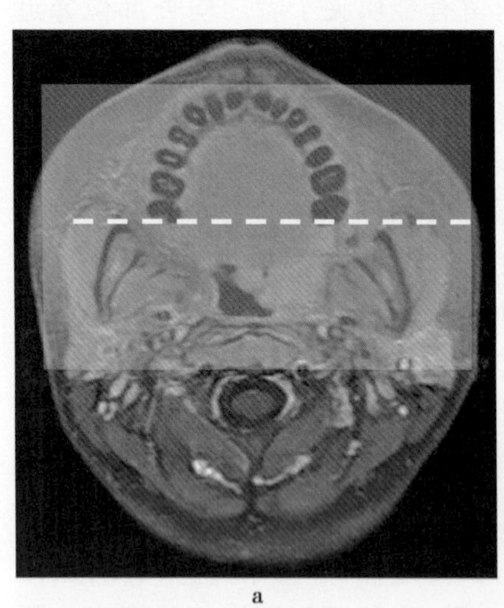
a

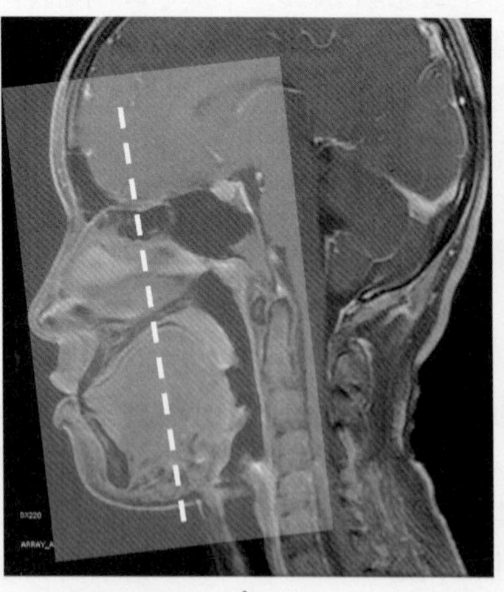
b

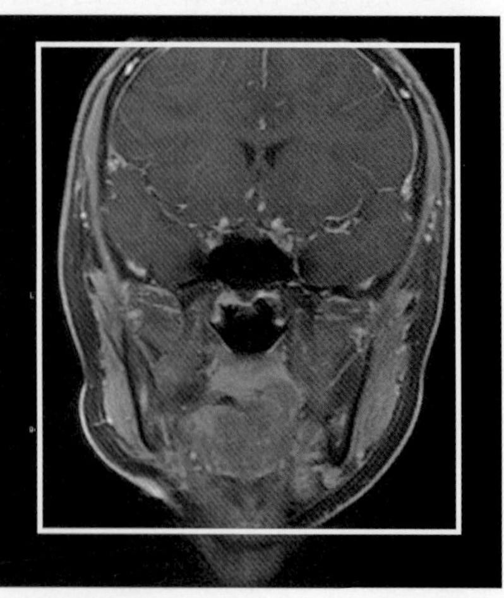
c

图 7-24 口咽部、唾液腺冠状位扫描定位方法

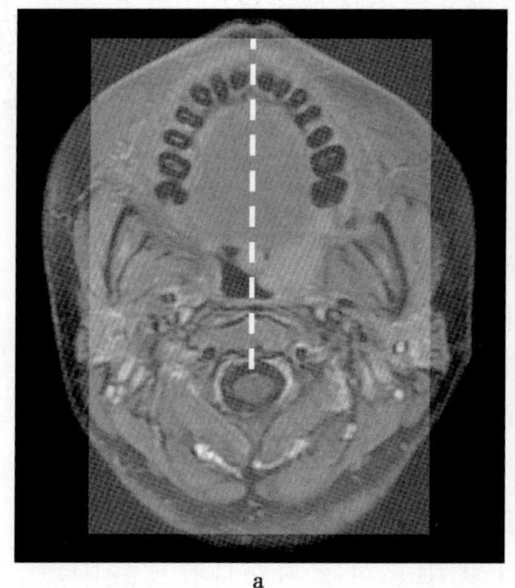
a

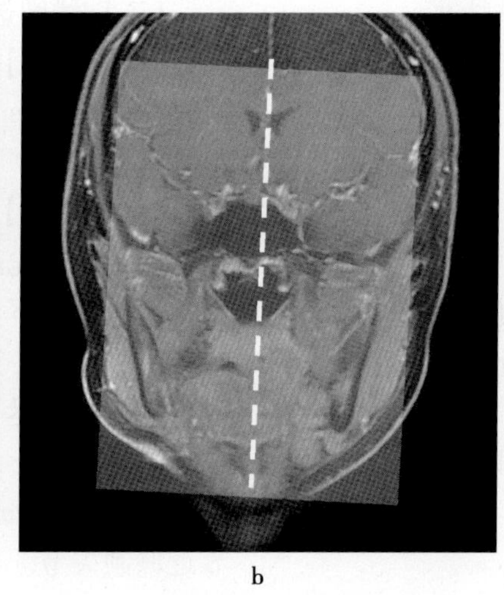
b

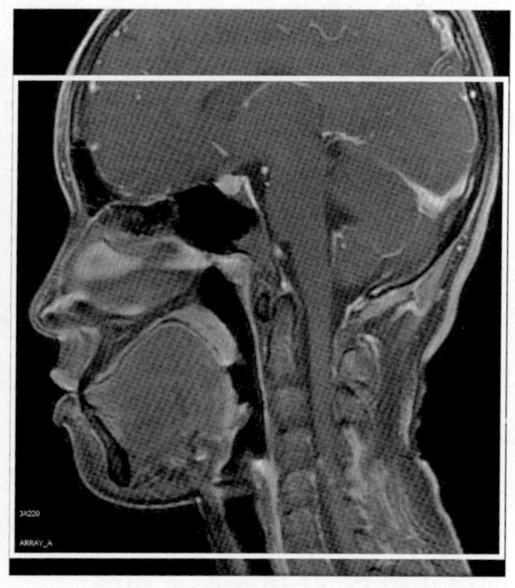
c

图 7-25　口咽部、唾液腺矢状位扫描定位方法

（五）推荐脉冲序列及参数

【推荐脉冲序列】

1. 横断位　T1WI-TSE
2. 横断位　T2WI-TSE
3. 冠状位　T2WI-TSE
4. 矢状位　T2WI-TSE

【扫描参数】

口咽部、唾液腺常用参考脉冲序列及扫描参数见表 7-7。

表 7-7　口咽部、唾液腺常规扫描参数

序列	方位	TR（ms）	TE（ms）	层厚（mm）	层间距（mm）	矩阵	FOV（cm）	相位编码方向
定位	三平面							
T2WI-TSE	轴位	3000	90	3～4	0.6～0.8	320×256	22～24	左右
T1WI-TSE	轴位	550	15	3～4	0.6～0.8	320×256	22～24	左右
T2WI-TSE	冠状	3000	90	3～4	0.6～0.8	320×256	22～24	左右
T2WI-TSE	矢状	3000	90	3～4	0.6～0.8	320×256	22～24	前后

（六）口咽部、唾液腺常见病变的特殊检查要求

1. 唾液腺结石　显示对称的平扫薄层横断位 T1WI 不加脂肪压制序列像非常有价值。在唾液腺区脂肪高信号的衬托下，低信号的腺管结石显示更清晰。

2. 颅颈部淋巴结、翼腭窝、颈动脉间隙病变　颈部脂肪较多，为了更清晰地显示病变，扫描时要加脂肪抑制，定位诊断需要矢状位。除平扫外，增强扫描是很有必要的。

（七）图像优化（序列参数应用技巧）

唾液腺相对较小，因此空间分辨力非常重要。正确选择线圈可以优化 SNR。

采用薄层、大矩阵、大 NEX 扫描。可以采用 FSE 与 RT 的结合以提高 SNR，伪影主要来自于颈动脉、椎动脉、颈静脉等血管的搏动和吞咽运动。在 FOV 上、下面加饱和带可以消除该伪影。

（八）对比剂应用

通常不用增强。在区分病理结构和正常解剖结构时给予增强。

（九）摄片和图像后处理

八、颞颌关节（TMJ）MR 成像技术

（一）检查前准备

1. 接诊时，核对患者一般资料，明确检查目的和要求。对目的和要求不清的申请单，应请临床医师务必写清，以免检查部位出错。

2. 患者是否属禁忌证的范围。并嘱患者认真

阅读检查注意事项，按要求准备，提供耳塞。

3. 进入检查室之前，应除去患者身上一切能除去的金属物品、磁性物质及电子器件，以免引起伪影及对物品的损坏。

4. 去除义齿、假发、接发；涂有摩丝、发胶、啫喱水的患者需清洗头发。

5. 告诉患者所需检查的时间，扫描过程中不得随意运动，平静呼吸，若有不适，可通过话筒和工作人员联系。

6. 婴幼儿、焦躁不安及幽闭恐惧症患者，应给适量的镇静剂或麻醉药物。一旦发生幽闭恐惧症立即停止检查，让患者脱离现场。

7. 急、危重患者，必须做 MR 检查时，应有临床医师陪同观察。

8. 教会患者通过 MR 设备的声音辨别机器是否在扫描，在图像扫描采集时尽量减少吞咽动作，可嘱患者舌尖轻抵门齿。

（二）常见适应证与禁忌证

【适应证】

颞颌关节紊乱病。

【禁忌证】

1. 装有心脏起搏器或带金属植入物者。

2. 使用带金属的各种抢救用具而不能去除者。

3. 术后体内留有金属夹子者。检查部位邻近体内有不能去除的金属植入物。

4. MRI 对比剂有关的禁忌证。严重心、肝、肾功能衰竭禁用对比剂。

5. 早期妊娠者（3 个月内）的妇女应避免 MRI 扫描。

6. 幽闭恐惧症患者。

（三）线圈选择及患者体位设计

【线圈选择】

选用 7～8mm 环形 TMJ 表面线圈一对，以及张口装置。

【体位设计】

患者取头先进，仰卧在检查床上，颈短及肥胖患者两肩尽量向下且臀部垫以棉垫抬高臀部。人体长轴与床面长轴一致，双手置于身体两旁或胸前。头颅正中矢状面尽可能与线圈纵轴保持一致，并垂直于床面。两环形线圈分别置于两侧颞颌关节处（外耳孔前方 1～2cm），线圈表面与主磁场平行，并尽量靠近颞颌关节。采集中心对准两外耳孔连线中点。通常先行闭口位检查，然后体位保持不动，再行张口位扫描。一次固定，左右对比成像。

（四）扫描方位

先扫定位片，采用快速成像序列同时冠，矢，轴三方向定位图，在定位片上确定扫描基线、扫描方法和扫描范围。

TMJ 常规扫描方位是斜冠状位和矢状位。

1. 斜冠状位　在横断位定位像，平行于下颌骨髁状突长轴、垂直于下颌骨体部的直线作为扫描基线（图 7-26a）；在矢状位定位像，平行于髁状突的直线作为扫描基线（图 7-26b）。在冠状面定位像上设置 FOV 大小及调整 FOV 端正（图 7-26c）。

2. 斜矢状位　在横断位定位像，垂直于下颌髁状突长轴、平行于下颌骨体部的直线作为扫描基线（图 7-27a）；在冠状位定位像，平行于下颌骨髁状突长轴的直线作为扫描基线（图 7-27b）。在矢状面定位像上设置 FOV 大小及调整 FOV 端正（图 7-27c）。

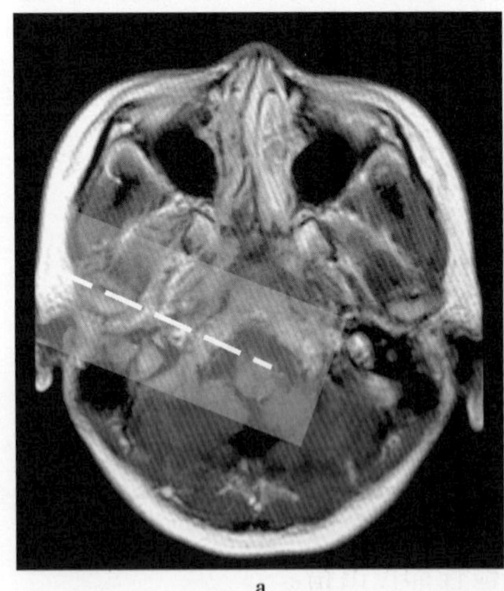
a

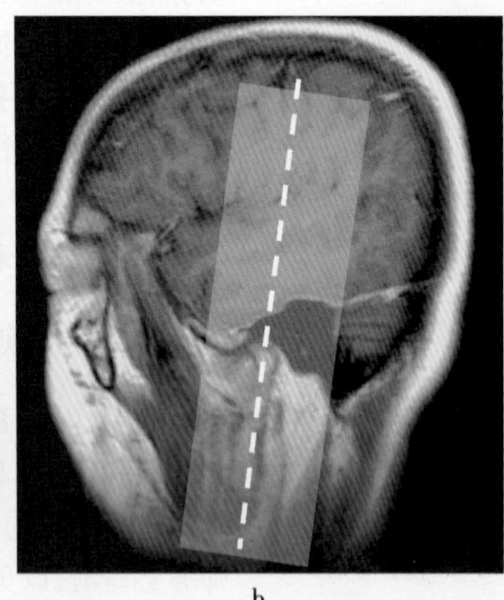
b

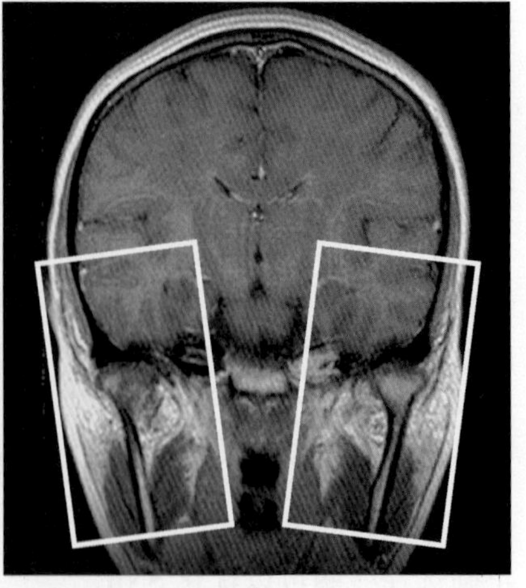
c

图 7-26　颞颌关节斜冠状位扫描定位方法

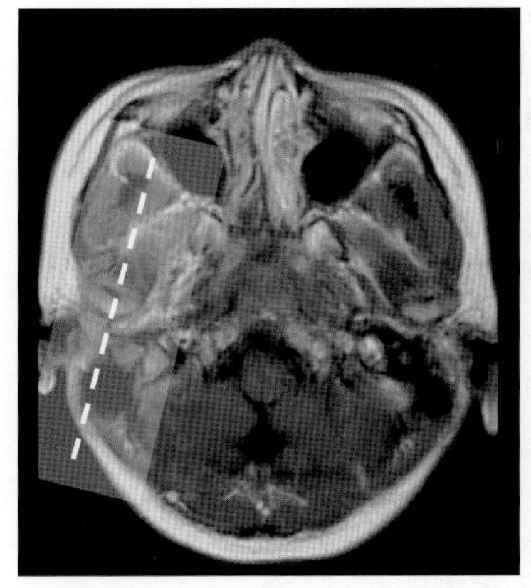
a

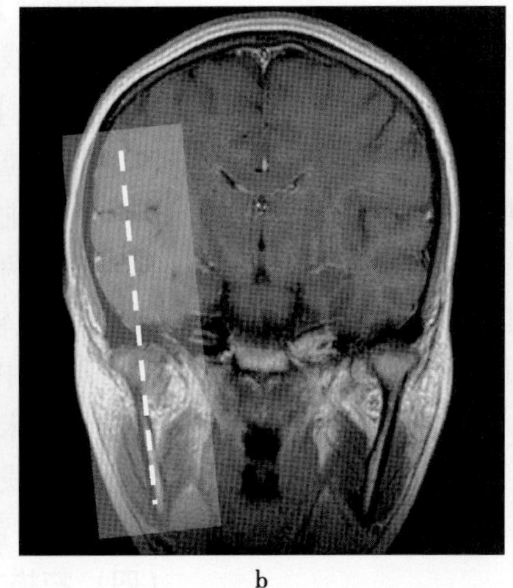
b

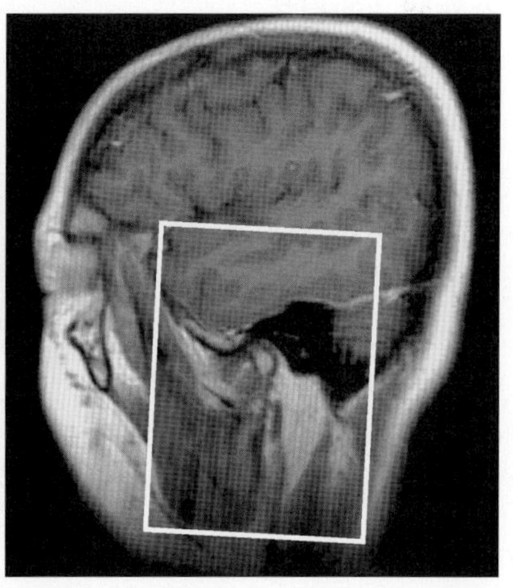
c

图 7-27 颞颌关节斜矢状位扫描定位方法

（五）推荐脉冲序列及参数

【推荐脉冲序列】

1. 闭口位

（1）冠状位：T2WI-TSE

（2）矢状位：PDWI-TSE

（3）矢状位：T1WI-TSE

2. 张口位 矢状位：T1WI-TSE

【扫描参数】

颞颌关节常用参考脉冲序列及扫描参数见表 7-8。

表 7-8 颞颌关节常规扫描参数

序列	方位	TR（ms）	TE（ms）	层厚（mm）	层间距（mm）	矩阵	FOV（cm）	相位编码方向
定位	三平面							
T2WI-TSE	斜冠状	3000	80	2	0.2	320×256	12～16	左右
PDWI-TSE	斜矢状	3775	25	2	0.2	320×256	12～16	前后
T1WI-TSE	斜矢状	500	12	2	0.2	320×256	12～16	前后
T1WI-TSE 张口位	斜矢状	500	12	2	0.2	320×256	12～16	前后

（六）颞颌关节扫描的特殊要求

1. 颞颌关节 MRI 是诊断颞颌关节紊乱病的首选检查方法。双侧关节同时扫描，并要求做双侧的张口位和闭口位扫描。

2. T1WI 显示解剖结构，尤其是关节盘最佳；T2WI 和 PDWI 可提供关节积液、炎症或水肿等相关信息。

3. 张口位扫描应尽量选择能缩短时间的序列。

（七）图像优化（序列参数应用技巧）

SNR 主要取决于线圈的质量。由于关节较小，空间分辨力非常重要，采用小 FOV，薄层，大矩阵是必要的。常犯的错误是矢状位斜位时，过度倾斜，注意一定要与下颌小头关节垂直。

伪影主要来自于颈动脉搏动。在 FOV 上、下面加饱和带可以消除该伪影。

（八）对比剂应用

一般不用对比剂。

（九）摄片和图像后处理

拍片时加上定位像，并标记左、右侧及张、闭口外扫描。

九、脑神经 MR 成像技术

（一）检查前准备

1. 接诊时，核对患者一般资料，明确检查目的和要求。对目的和要求不清的申请单，应请临床医师务必写清，以免检查部位出错。

2. 患者是否属禁忌证的范围。并嘱患者认真阅读检查注意事项，按要求准备，提供耳塞。

3. 进入检查室之前，应除去患者身上一切能除去的金属物品、磁性物质及电子器件，以免引起伪影及对物品的损坏。

4. 去除义齿、假发、接发；涂有摩丝、发胶、啫喱水的患者需清洗头发。

5. 告诉患者所需检查的时间，扫描过程中不得随意运动，平静呼吸，若有不适，可通过话筒和工作人员联系。

6. 婴幼儿、焦躁不安及幽闭恐惧症患者，应给适量的镇静剂或麻醉药物。一旦发生幽闭恐惧症立即停止检查，让患者脱离现场。

7. 急、危重患者，必须做 MR 检查时，应有临床医师陪同观察。

（二）常见适应证与禁忌证

【适应证】

1. 血管性脑神经痛。
2. 脑神经炎、微小神经鞘瘤。
3. 面瘫或面部麻木。
4. 单侧面部痉挛。
5. 三叉神经痛。

【禁忌证】

1. 装有心脏起搏器或带金属植入物者。
2. 使用带金属的各种抢救用具而不能去除者。
3. 术后体内留有金属夹子者。检查部位邻近体内有不能去除的金属植入物。
4. MRI 对比剂有关的禁忌证。严重心、肝、肾功能衰竭禁用对比剂。
5. 早期妊娠者（3 个月内）的妇女应避免 MRI 扫描。
6. 幽闭恐惧症患者。

（三）线圈选择及患者体位设计

【线圈选择】

头颅正交线圈、多通道线圈或头颈联合线圈。

【体位设计】

患者仰卧位，头先进，双手置于身体两侧，人体长轴与床面长轴一致，头部两侧用海绵垫固定。颈短及肥胖患者两肩尽量向下且臀部垫以棉垫抬高臀部；婴幼儿头颅较小患者在颈、背部垫软垫，使头部尽量伸向线圈中心。外耳孔连线对准线圈“十字”定位线。移动床面位置，开定位灯，使十字定位灯的纵横交点对准线圈纵、横轴中点，即以线圈中心为采集中心，锁定位置，并送至磁场中心。

（四）扫描方位

下面以面神经、听神经为例。

先扫定位片，采用快速成像序列同时冠，矢，轴三方向定位图，在定位片上确定扫描基线、扫描方法和扫描范围。

常规扫描方位是横断位、冠状位。

1. 横断位　以矢状位和冠状位做定位参考像。在矢状位定位像上，前后联合平行线作为扫描基线（图 7-28a）；在冠状位定位像上，平行于面听神经内听道的连线作为扫描基线（图 7-28b）。扫描范围从小脑天幕到枕骨大孔。在横断面定位像上设置 FOV 大小及调整 FOV 端正（图 7-28c）。

2. 冠状位　以横轴位及矢状位做定位参考像。在横轴位定位像，平行于面听神经内听道的连线作为扫描基线（图 7-29a）。在矢状位定位像上前后联合垂直线作为扫描基线（图 7-29b）。扫描范围从鼻咽后壁到枕骨大孔后缘。在冠状面定位像上设置 FOV 大小及调整 FOV 端正（图 7-29c）。

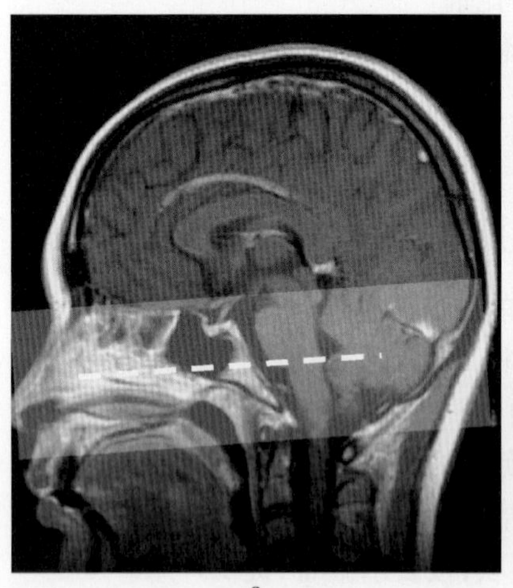
a

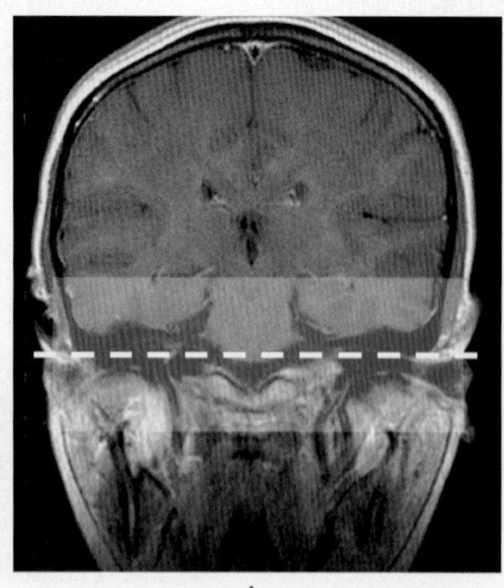
b

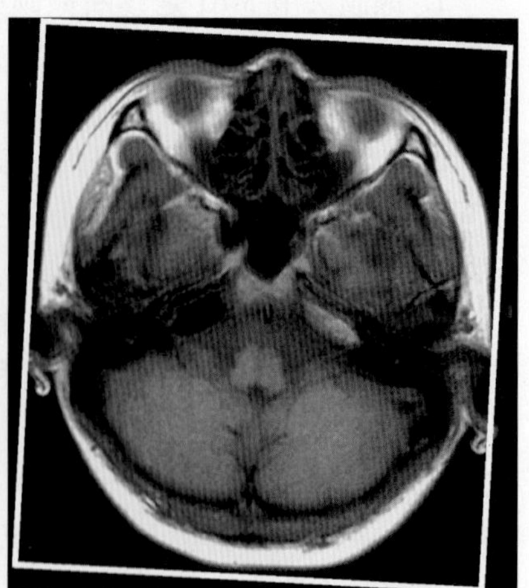
c

图 7-28　面、听神经横断位扫描定位方法

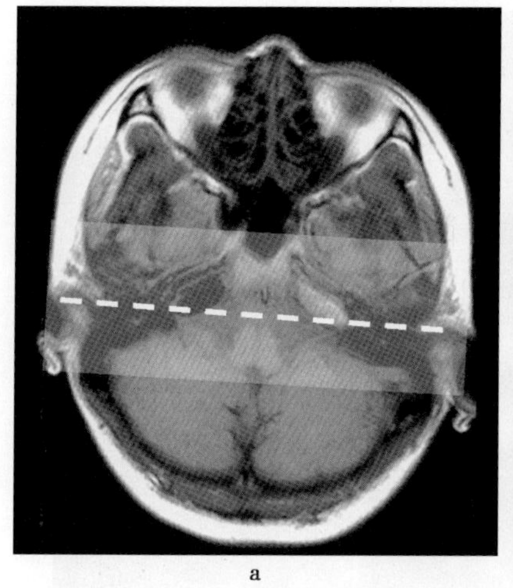
a

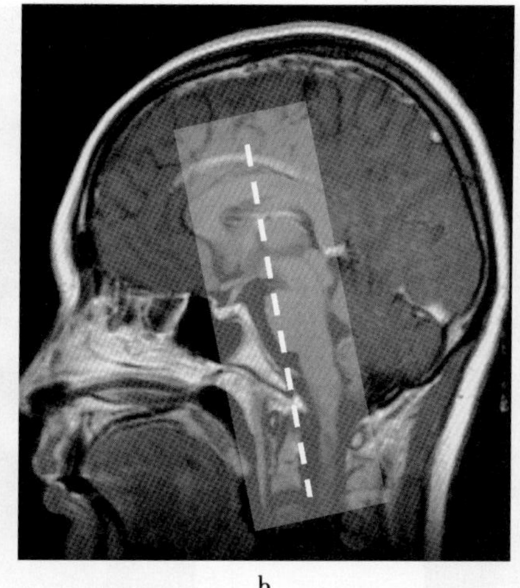
b

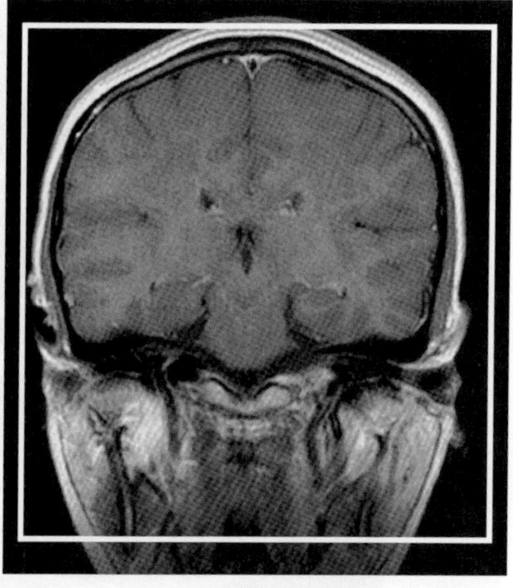
c

图 7-29 面、听神经冠状位扫描定位方法

（五）推荐脉冲序列及参数

【推荐脉冲序列】

1. 横断位 T2WI-TSE
2. 横断位 T1WI-TSE
3. 冠状位 T2WI-TSE
4. 3D FIESTA（平衡式稳态自由进动序列），该序列在 SIEMENS 设备上称作 True FISP，PHILIPS 称作 B-FFE。
5. 3D TOF MRA

【扫描参数】

脑神经常用参考脉冲序列及扫描参数见表 7-9。

表 7-9 脑神经常规扫描参数

序列	方位	TR（ms）	TE（ms）	层厚（mm）	层间距（mm）	矩阵	FOV（cm）	相位编码方向
定位	三平面							
T2WI-TSE	轴位	3000	80	3	0.5	384×256	20～22	左右
T1WI-TSE	轴位	550	12	3	0.5	384×256	20～22	左右
T2WI-TSE	冠状	3000	80	3	0.5	384×256	20～22	左右
3D-FIESTA	轴位	6	2.4	--	--	256×256	20	左右
3D-TOF-MRA	轴位	25	--	1.6	-0.7	320×256	20	左右

（六）脑神经常见病变的特殊检查要求

观察神经与血管交互关系时需加扫 3D MRA 序列。

（七）图像优化（序列参数应用技巧）

对于脑神经及其病变这类细小解剖结构和病理结构，高分辨是必需的。MRI 高分辨率的技术要点是：较大的矩阵，如 512×512；较薄的层厚，如 1mm。

（八）对比剂应用

通常不用对比剂。在怀疑微小神经鞘瘤时需增强扫描。

（九）摄片和图像后处理

1. 多平面重建（MPR） 3D FIESTA 序列图像的特点是脑脊液、内耳淋巴液呈高信号，其他组织呈相对低信号（图 7-30）。进行 MPR 重建对显示三叉神经、内听道内的面听神经及其之间的解剖关系尤为重要。观察三叉神经一般采用斜矢状位重建；观察面、听神经通常采用斜冠状位（平行于内听道的斜冠状位）。多平面的重建是对横断位图像的一个重要补充。

2. 最大信号强度投影（MIP） 原始数据 MIP 重建，重建层厚选择 3～5mm。神经呈中等信号，血管为高信号。MIP 重建能多层面多角度显示脑神经与周围血管之间的走行、交互关系，对诊断因血管搏动引起的头痛、面神经痛等疾患提供极为重要的影像学信息（图 7-31）。

3. 内耳水成像的容积重建 3D FIESTA 序列用于内耳区扫描经容积重建可以获得内耳的水成像。经逐级裁剪、去除内耳周围的组织，最后能够任意角

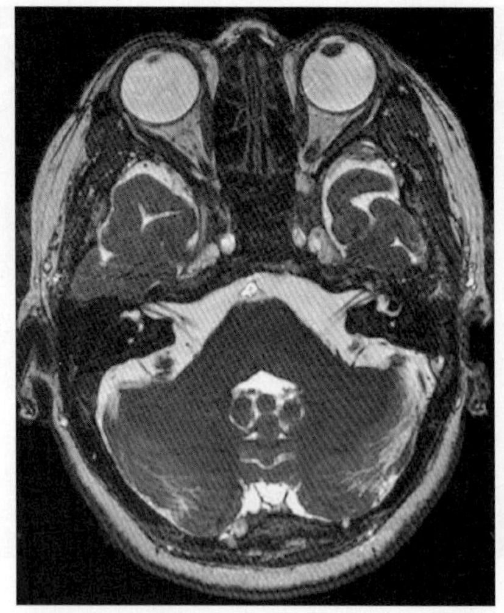

图 7-30 两侧面、听神经在高信号的脑脊液衬托下清晰可见

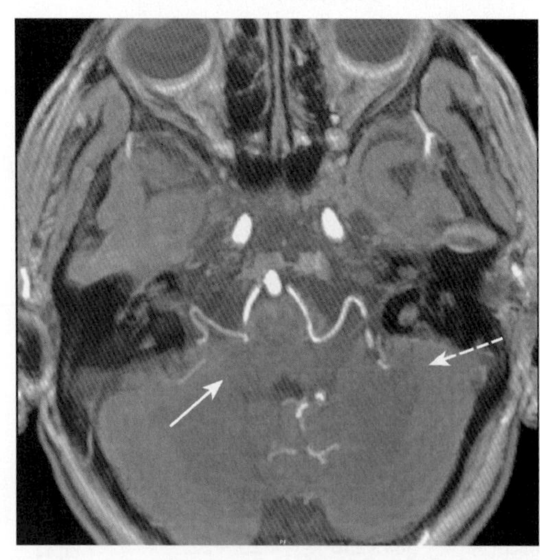

图 7-31 双侧小脑前下动脉自基底动脉发出后，向后外方斜行，在小脑脚处形成桥臂袢折向前外下走行，至绒球外上方弯向下内侧，形成一个凸向外的内耳道袢，右侧血管袢位于Ⅶ、Ⅷ神经间，左侧血管袢位于面神经前内侧，远端跨面、听神经走行

度、立体显示内耳迷路、半规管等结构，对于发现先天解剖畸形和迷路的形态改变非常有利(图 7-32)。

十、脑部血管成像 MR 成像技术

(一) 检查前准备

1. 接诊时，核对患者一般资料，明确检查目的和要求。对目的和要求不清的申请单，应请临床医师务必写清，以免检查部位出错。

2. 患者是否属禁忌证的范围。并嘱患者认真阅读检查注意事项，按要求准备，提供耳塞。

3. 进入检查室之前，应除去患者身上一切能除去的金属物品、磁性物质及电子器件，以免引起伪影及对物品的损坏。

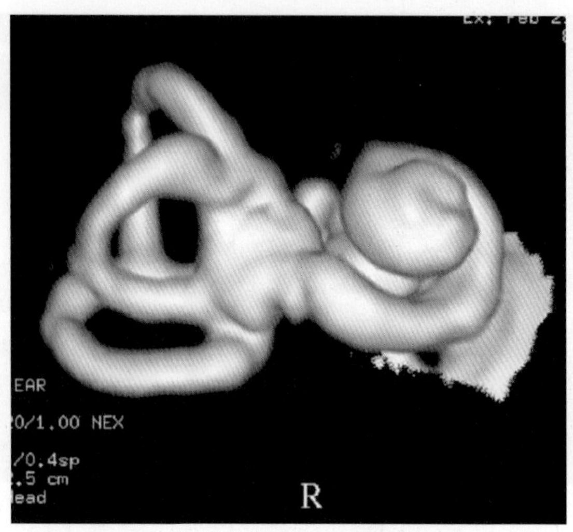

图 7-32 内耳水成像的容积重建立体显示内耳迷路、半规管等结构

4. 去除义齿、假发、接发；涂有摩丝、发胶、啫喱水的患者需清洗头发。

5. 告诉患者所需检查的时间，扫描过程中不得随意运动，平静呼吸，若有不适，可通过话筒和工作人员联系。

6. 婴幼儿、焦躁不安及幽闭恐惧症患者，应给适量的镇静剂或麻醉药物。一旦发生幽闭恐惧症立即停止检查，让患者脱离现场。

7. 急、危重患者，必须做 MR 检查时，应有临床医师陪同观察。

(二) 常见适应证与禁忌证

【适应证】

1. 颅内动脉瘤。
2. 脑梗死。
3. 动静脉畸形(AVM)。
4. 包括矢状窦血栓的经颅血管栓塞。
5. 颈动脉尤其分叉处的血流评价。
6. 脑血管疾病术后、治疗后随访。
7. 筛选可疑又不能行 DSA 检查的脑血管疾病。

【禁忌证】

1. 装有心脏起搏器或带金属植入物者。
2. 使用带金属的各种抢救用具而不能去除者。
3. 术后体内留有金属夹子者。检查部位邻近体内有不能去除的金属植入物。
4. MRI 对比剂有关的禁忌证。严重心、肝、肾功能衰竭禁用对比剂。
5. 早期妊娠者(3 个月内)的妇女应避免 MRI 扫描。

6. 幽闭恐惧症患者。

（三）线圈选择及患者体位设计

【线圈选择】

头颅正交线圈、多通道线圈或头颈联合线圈。

【体位设计】

患者仰卧位，头先进，双手置于身体两侧，人体长轴与床面长轴一致，头部两侧用海绵垫固定。颈短及肥胖患者两肩尽量向下且臀部垫以棉垫抬高臀部；婴幼儿头颅较小患者在颈、背部垫软垫，使头部尽量伸向线圈中心。鼻根对准线圈“十字”定位线。移动床面位置，开定位灯，使十字定位灯的纵横交点对准头线圈纵、横轴中点，即以线圈中心为采集中心，锁定位置，并送至磁场中心。

（四）扫描方位

先扫定位片，采用快速成像序列同时冠，矢，轴三方向定位图，在定位片上确定扫描基线、扫描方法和扫描范围。

横断位多层块重叠扫描（图 7-33）。

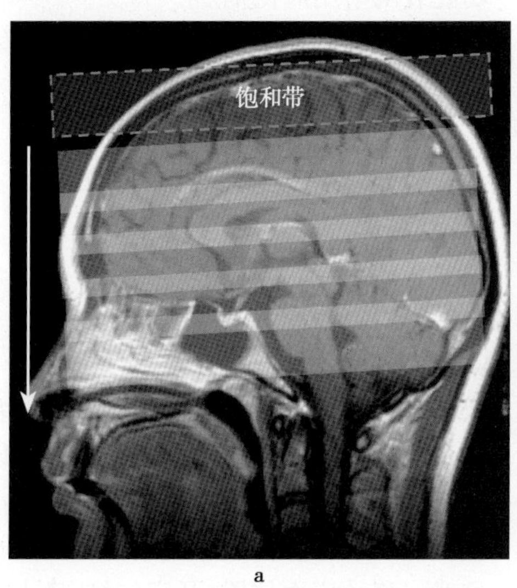

a

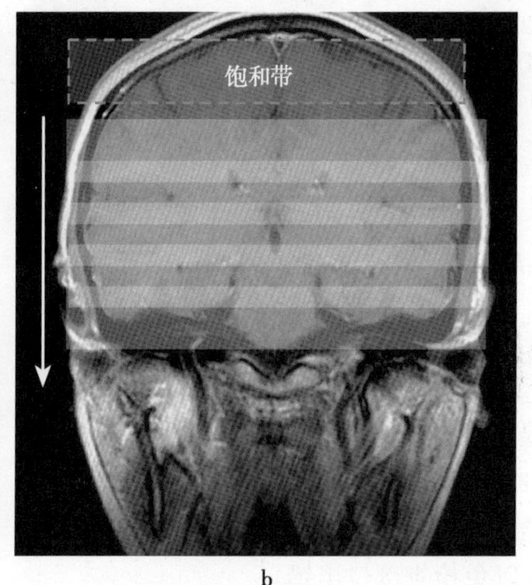

b

图 7-33　横断位多个层块逆血流重叠采集

（五）推荐脉冲序列及参数

3D TOF MRA 技术或 3D PC MRA 技术。但基于血流的流入增强效应的 TOF 法是目前临床最常用的 MRA 技术。

【扫描参数】

脑血管常用参考脉冲序列及扫描参数见表 7-10。

（六）图像优化（序列参数应用技巧）

3D TOF MRA 的血流饱和现象不容忽视，饱和现象主要受两个方面因素的影响：慢血流信号明显减弱、容积内血流远侧的信号也明显减弱。

表 7-10　脑血管常规扫描参数

序列	方位	TR（ms）	TE（ms）	层厚（mm）	层间距（mm）	矩阵	FOV（cm）	相位编码方向
定位	三平面							
3D-TOF-MRA	轴位	25	—	1.6	-0.7	320×256	20	左右

为了减少血流饱和，可采用以下对策：

1. 缩小激发角度，但这将造成背景组织信号抑制不佳。

2. 采用多个薄层块重叠采集　把成像容积分成数个层块，每个层块厚度减薄，层块内的饱和效应就会减轻。

3. 逆血流采集　容积采集时先采集血流远端的信号，然后向血流的近端逐渐采集（图 7-33a 箭头所示），可有效减少血流饱和。

4. FOV 上缘加预饱和带消除静脉流动伪影。

（七）对比剂应用

头颅 MRA 可以不用对比剂；颈部 MRA 一般注射对比剂，但对于对比剂过敏患者可以参照头颅 MRA 扫描法完成颈部血管成像。

（八）摄片和图像后处理

最大信号强度投影（MIP）：原始数据 MIP 重建，

重建层厚选择 3 ~ 5mm，血管显示为高信号。MIP 重建能多层面任意角度显示血管形态、走行（图 7-34）。

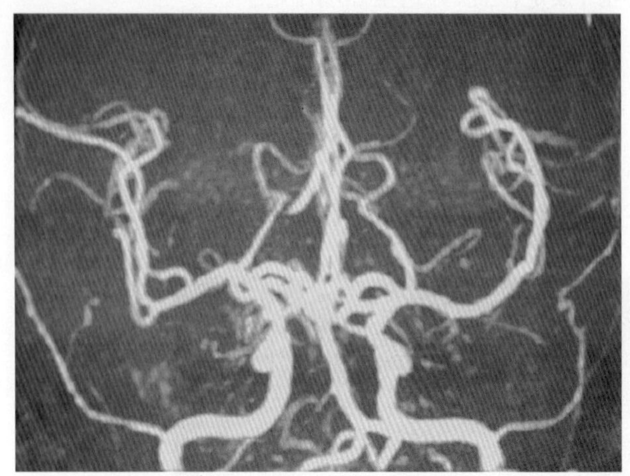

图 7-34 头颅 MRA 最大信号强度投影（MIP）重建像

十一、喉 MR 成像技术

（一）检查前准备

1. 接诊时，核对患者一般资料，明确检查目的和要求。对目的和要求不清的申请单，应请临床医师务必写清，以免检查部位出错。

2. 患者是否属禁忌证的范围。并嘱患者认真阅读检查注意事项，按要求准备，提供耳塞。

3. 进入检查室之前，应除去患者身上一切能除去的金属物品、磁性物质及电子器件，以免引起伪影及对物品的损坏。

4. 去除义齿、假发、接发；涂有摩丝、发胶、啫喱水的患者需清洗头发。

5. 告诉患者所需检查的时间，扫描过程中不得随意运动，平静呼吸，若有不适，可通过话筒和工作人员联系。

6. 婴幼儿、焦躁不安及幽闭恐惧症患者，应给适量的镇静剂或麻醉药物。一旦发生幽闭恐惧症立即停止检查，让患者脱离现场。

7. 急、危重患者，必须做 MR 检查时，应有临床医师陪同观察。

8. 教会患者通过 MR 设备的声音辨别机器是否在扫描，在图像扫描采集时尽量减少吞咽动作，可嘱患者舌尖轻抵门齿。

（二）常见适应证与禁忌证

【适应证】

1. 喉癌等喉部病变。

2. 囊肿性病变。

3. 甲状腺及甲状旁腺瘤肿大、甲状腺癌。

4. 颈部软组织（淋巴结肿大）包块。

【禁忌证】

1. 装有心脏起搏器或带金属植入物者。

2. 使用带金属的各种抢救用具而不能去除者。

3. 术后体内留有金属夹子者。检查部位邻近体内有不能去除的金属植入物。

4. MRI 对比剂有关的禁忌证。严重心、肝、肾功能衰竭禁用对比剂。

5. 早期妊娠者（3 个月内）的妇女应避免 MRI 扫描。

6. 幽闭恐惧症患者。

（三）线圈选择及患者体位设计

【线圈选择】

头颈联合线圈或颈部相控阵线圈。

【体位设计】

患者仰卧位，头先进，双手置于身体两侧，人体长轴与床面长轴一致，头部两侧用海绵垫固定。颈短及肥胖患者两肩尽量向下且臀部垫以棉垫抬高臀部；婴幼儿头颅较小患者在颈、背部垫软垫，使头部尽量伸向线圈中心。喉结中心对准线圈“十字”定位线。移动床面位置，开定位灯，使十字定位灯的纵横交点对准头线圈纵、横轴中点，即以线圈中心为采集中心，锁定位置，并送至磁场中心。

（四）扫描方位

先扫定位片，采用快速成像序列同时冠，矢，轴三方向定位图，在定位片上确定扫描基线、扫描方法和扫描范围。

常规扫描方位是横断位、冠状位和矢状位。

1. 横断位 以矢状位和冠状位做定位参考像。定位线垂直于气管，扫描范围从第 3 颈椎到第 7 颈椎（图 7-35a，b）。在横断面定位像上设置 FOV 大小及调整 FOV 端正（图 7-35c）。

2. 冠状位 以横轴位及正中矢状位做定位参考像。定位线平行于气管、甲状软骨，扫描范围从喉结前缘至颈髓（图 7-36a，b）。在冠状面定位像上设置 FOV 大小及调整 FOV 端正（图 7-36c）。

3. 矢状位 以横轴位及冠状位做定位参考像。定位线平行于正中矢状位，扫描范围包括两侧颈部淋巴结（图 7-37a，b）。在矢状面定位像上设置 FOV 大小及调整 FOV 端正（图 7-37c）。

（五）推荐脉冲序列及参数

【推荐脉冲序列】

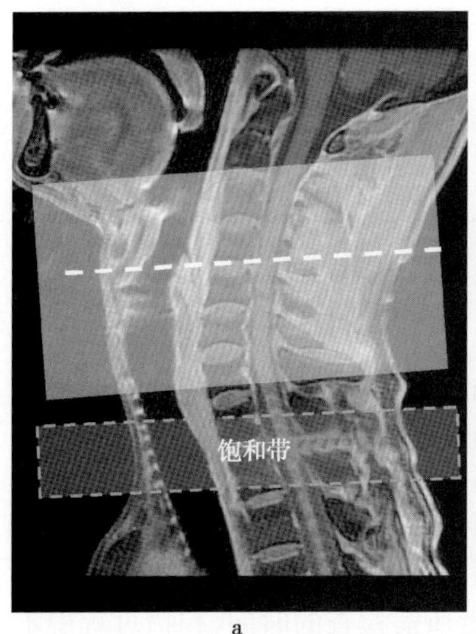

a

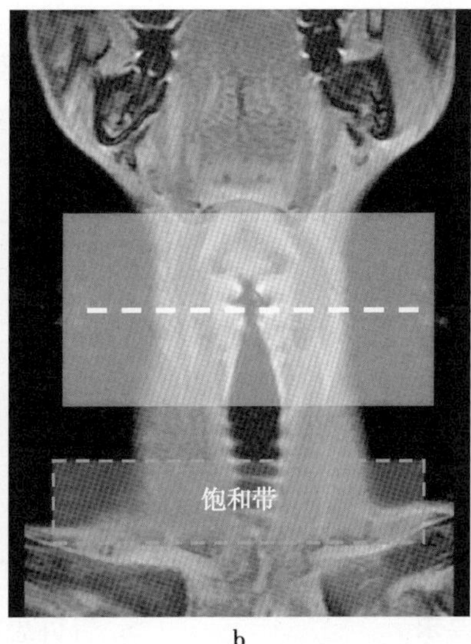

b

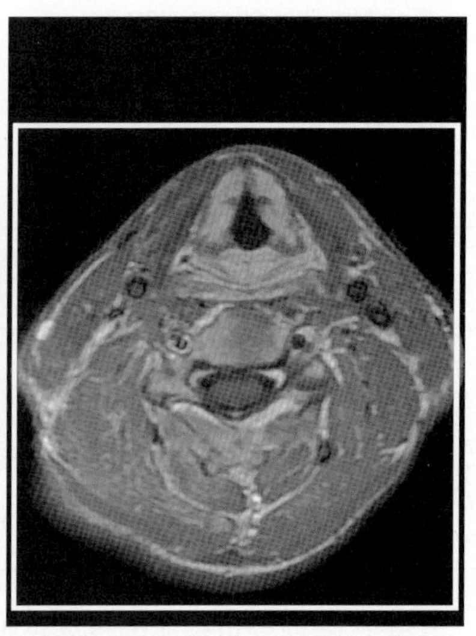
c

图 7-35 喉部横断位扫描定位方法

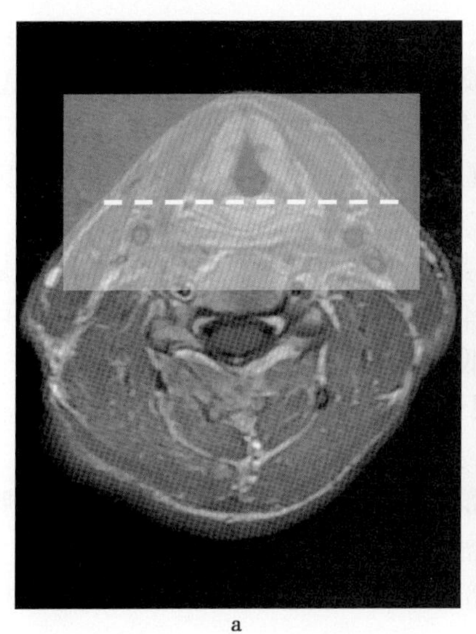
a

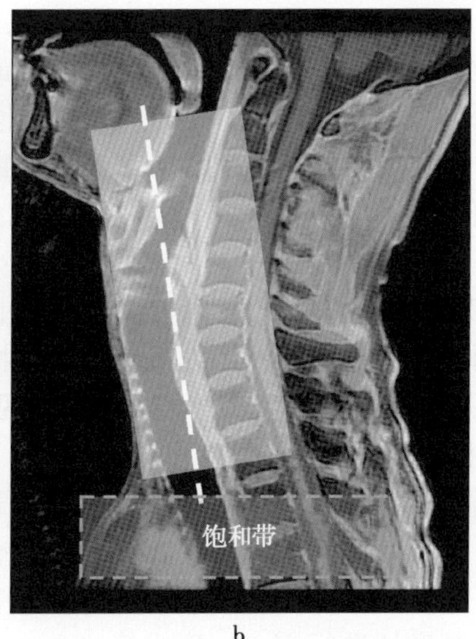

b

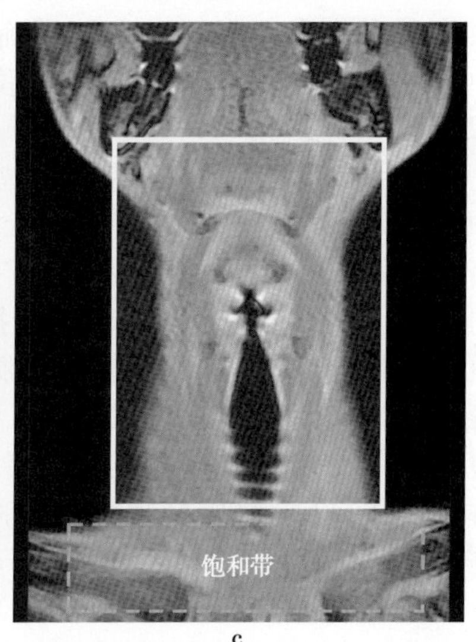

c

图 7-36 喉部冠状位扫描定位方法

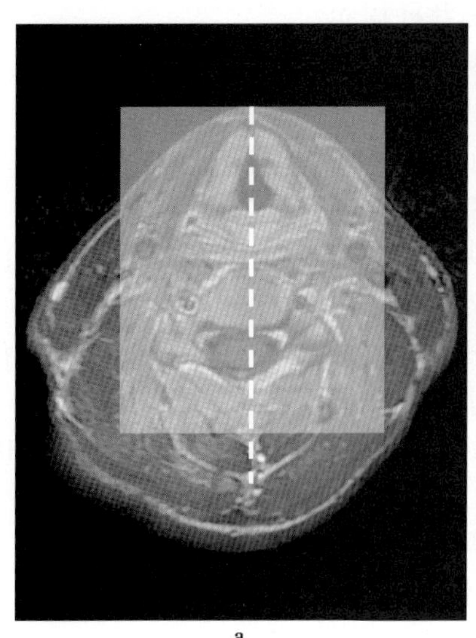
a

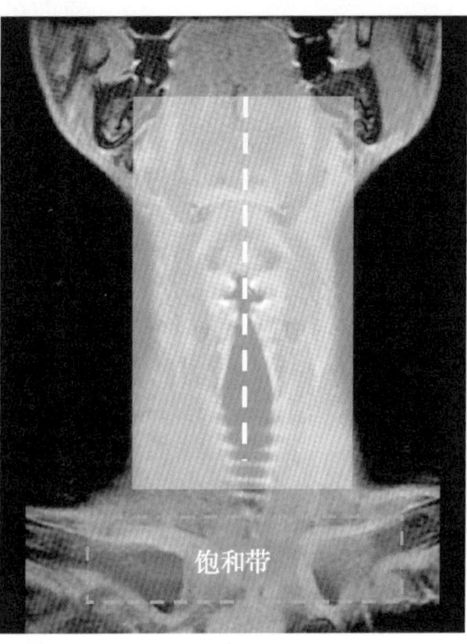

b

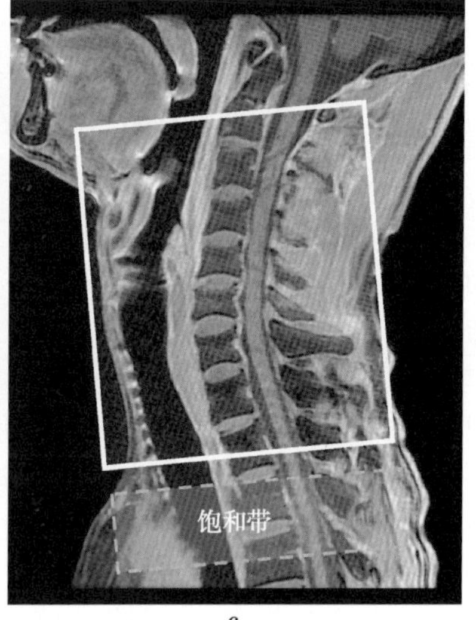

c

图 7-37 喉部矢状位扫描定位方法

1. 横断位 T1WI-TSE
2. 横断位 T2WI-TSE
3. 冠状位 T2WI-TSE
4. 矢状位 T2WI-TSE

【扫描参数】

喉部常用参考脉冲序列及扫描参数见表7-11。

表7-11 喉部常规扫描参数

序列	方位	TR (ms)	TE (ms)	层厚 (mm)	层间距 (mm)	矩阵	FOV (cm)	相位编码方向
定位	三平面							
T2WI-TSE	轴位	3000	80	3	0.5	320×256	22~24	左右
T1WI-TSE	轴位	550	12	3	0.5	320×256	22~24	左右
T2WI-TSE	冠状	3000	80	3	0.5	320×256	22~24	左右
T2WI-TSE	矢状	3000	80	3	0.5	320×256	22~24	前后

（六）喉部常见病变的特殊检查要求

1. 喉癌 常需了解喉周围的浸润情况，有无淋巴结转移等。扫描时在横断位加大扫描范围，上至蝶鞍、海绵窦和Meckel区域，以明确上述部位有无肿瘤沿神经蔓延。矢状位和冠状位要薄层扫描；T2WI加脂肪抑制。

2. 甲状腺、甲状旁腺病变 扫描范围视甲状腺肿大、病变程度而定，以横断和冠状位为主。T1WI高信号病变，注意加脂肪抑制。

（七）图像优化（序列参数应用技巧）

伪影主要来自于颈动脉、椎动脉、颈静脉等血管的搏动和吞咽运动。在FOV上、下方加饱和带可以消除该伪影；另外，要告知患者检查时不要做吞咽动作，检查前要将唾液排干净并保持平静呼吸。

（八）对比剂应用

喉部的扫描通常不用增强，只有对病灶进行定性和分级时，才给予增强。但颈部的扫描通常需要注射对比剂。

（九）摄片和图像后处理

十二、颈部软组织MR成像技术

（一）检查前准备

1. 接诊时，核对患者一般资料，明确检查目的和要求。对目的和要求不清的申请单，应请临床医师务必写清，以免检查部位出错。

2. 患者是否属禁忌证的范围。并嘱患者认真阅读检查注意事项，按要求准备，提供耳塞。

3. 进入检查室之前，应除去患者身上一切能除去的金属物品、磁性物质及电子器件，以免引起伪影及对物品的损坏。

4. 去除义齿、假发、接发；涂有摩丝、发胶、啫喱水的患者需清洗头发。

5. 告诉患者所需检查的时间，扫描过程中不得随意运动，平静呼吸，若有不适，可通过话筒和工作人员联系。

6. 婴幼儿、焦躁不安及幽闭恐惧症患者，应给适量的镇静剂或麻醉药物。一旦发生幽闭恐惧症立即停止检查，让患者脱离现场。

7. 急、危重患者，必须做MR检查时，应有临床医师陪同观察。

8. 教会患者通过MR设备的声音辨别机器是否在扫描，在图像扫描采集时尽量减少吞咽动作，可嘱患者舌尖轻抵门齿。

（二）常见适应证与禁忌证

【适应证】

1. 各种面部的良恶性肿瘤，包括咽旁、颈动脉间隙等部的肿瘤。
2. 各种颈部的血管性病变，如：血管畸形、血栓形成等。
3. 颈部的囊肿性病变。
4. 颈部的肉芽性病变。
5. 颈部的淋巴结肿大。

【禁忌证】

1. 装有心脏起搏器或带金属植入物者。
2. 使用带金属的各种抢救用具而不能去除者。
3. 术后体内留有金属夹子者。检查部位邻近体内有不能去除的金属植入物。
4. MRI对比剂有关的禁忌证。严重心、肝、肾功能衰竭禁用对比剂。
5. 早期妊娠者（3个月内）的妇女应避免MRI扫描。
6. 幽闭恐惧症患者。

（三）线圈选择及患者体位设计

【线圈选择】

头颈联合线圈或颈部相控阵线圈。

【体位设计】

患者仰卧位，头先进，双手置于身体两侧，人体长轴与床面长轴一致，头部两侧用海绵垫固定。颈短及肥胖患者两肩尽量向下且臀部垫以棉垫抬高臀部；婴幼儿头颅较小患者在颈、背部垫软垫，使头部尽量伸向线圈中心。喉结中心对准线圈“十字”定位线。移动床面位置，开定位灯，使十字定位灯的纵横交点对准头线圈纵、横轴中点，即以线圈中心为采集中心，锁定位置，并送至磁场中心。

（四）扫描方位

先扫定位片，采用快速成像序列同时冠，矢，轴三方向定位图，在定位片上确定扫描基线、扫描方法和扫描范围。

常规扫描方位是横断位、冠状位和矢状位。

1. 横断位　以矢状位和冠状位做定位参考像。定位线垂直于气管，扫描范围从枕骨大孔到锁骨（图7-38a，b）。在横断面定位像上设置FOV大小及调整FOV端正（图7-38c）。

2. 冠状位　以横轴位及正中矢状位做定位参考像。定位线平行于气管、甲状软骨，扫描范围从颈前缘到经后缘（图7-39a，b）。在冠状面定位像上设置FOV大小及调整FOV端正（图7-39c）。

3. 矢状位　以横轴位及冠状位做定位参考像。定位线平行于正中矢状位，扫描范围从颈部一侧到另一侧（图7-40a，b）。在矢状面定位像上设置FOV大小及调整FOV端正（图7-40c）。

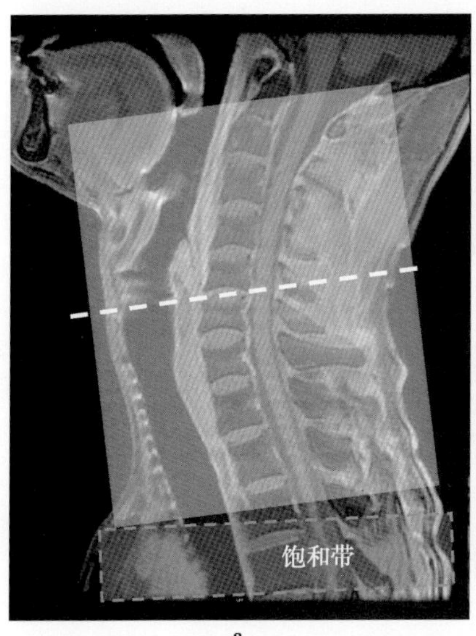

a

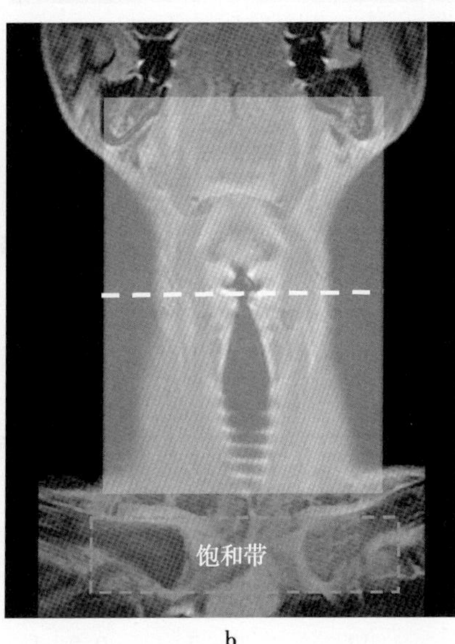

b

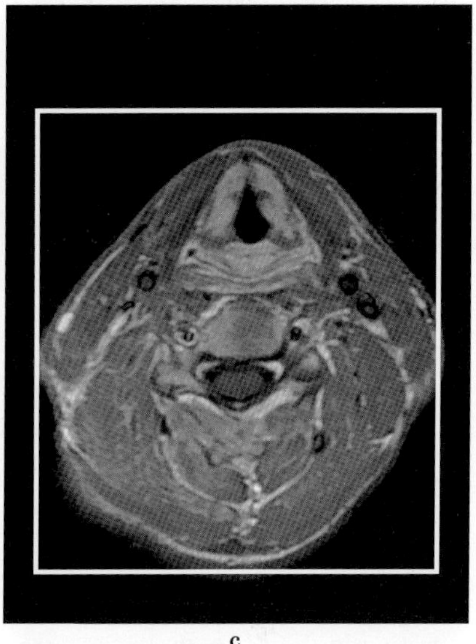
c

图7-38　颈部横断位扫描定位方法

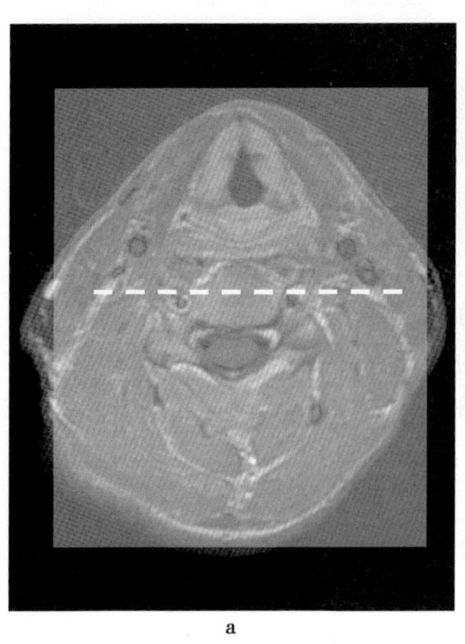
a

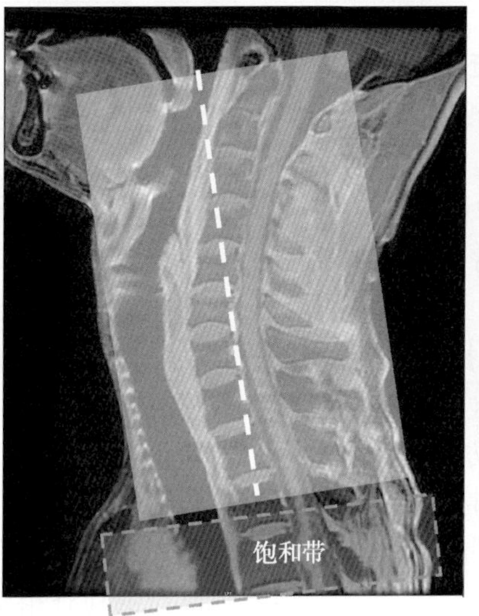

b

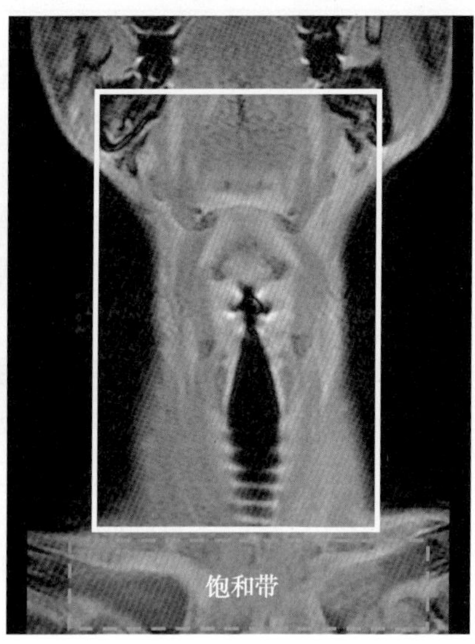

c

图7-39　颈部冠状位扫描定位方法

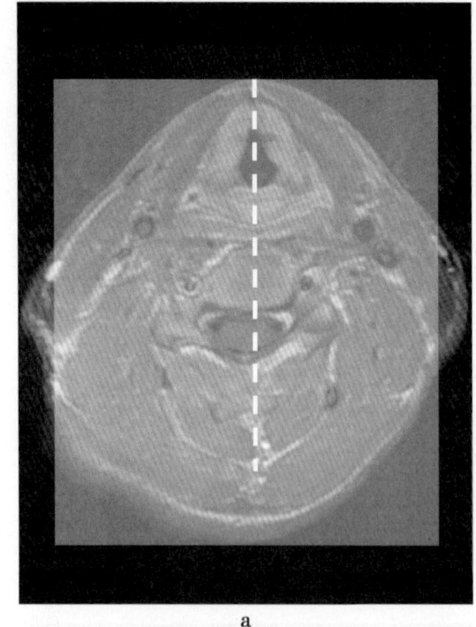
a

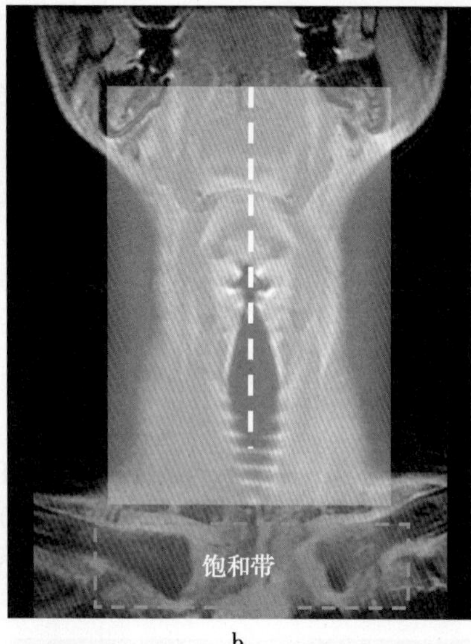

b

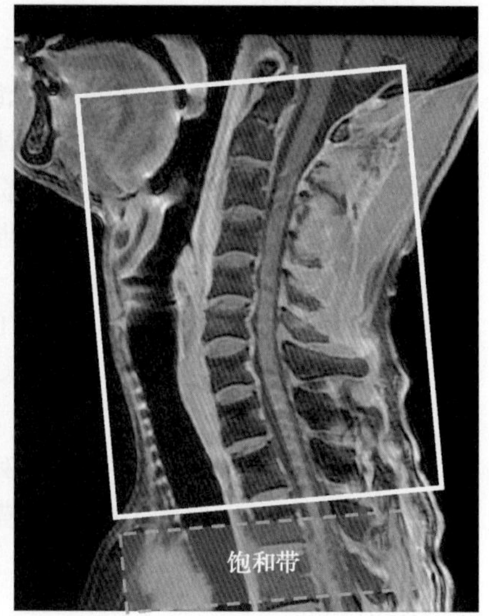

c

图 7-40 颈部矢状位扫描定位方法

（五）推荐脉冲序列及参数

【推荐脉冲序列】

1. 横断位 T1WI-TSE
2. 横断位 T2WI-TSE
3. 冠状位 T2WI-TSE
4. 矢状位 T2WI-TSE

【扫描参数】

颈部软组织常用参考脉冲序列及扫描参数见表 7-12。

表 7-12 颈部软组织常规扫描参数

序列	方位	TR（ms）	TE（ms）	层厚（mm）	层间距（mm）	矩阵	FOV（cm）	相位编码方向
定位	三平面							
T2WI-TSE	轴位	3000	80	5～7	0.5～1	320×256	22～24	左右
T1WI-TSE	轴位	550	12	5～7	0.5～1	320×256	22～24	左右
T2WI-TSE	冠状	3000	80	5～7	0.5～1	320×256	22～24	左右
T2WI-TSE	矢状	3000	80	5～7	0.5～1	320×256	22～24	前后

（六）颈部常见病变的特殊检查要求

颈部包块 扫描方法与喉部相同，但要根据病变大小来决定扫描厚度及范围。T2WI 均需压脂，且要增强扫描做定性诊断。增强扫描对某些肿瘤的诊断以及肿大淋巴结与正常结构的鉴别很有价值。

（七）图像优化（序列参数应用技巧）

伪影主要来自于颈动脉、椎动脉、颈静脉等血管的搏动和吞咽运动。在 FOV 上、下方加饱和带可以消除该伪影；另外，要告知患者检查时不要做吞咽动作，检查前要将唾液排干净并保持平静呼吸。

（八）对比剂应用

颈部的扫描通常需要注射对比剂。

（九）摄片和图像后处理

第二节 腹部磁共振检查技术

一、肝脏 MR 成像技术

（一）检查前准备

1. 受检者的准备 除需与颅脑、脊柱等部位检查相同的准备外，肝脏 MRI 检查要求受检者空腹。一般情况下肝脏 MRI 检查无需服用消化道对比剂。

2. 受检者的呼吸训练与监控 与颅脑、脊柱等部位的检查相比，肝脏的 MRI 检查需要受检者更多的配合。在检查前及摆放受检者体位的过程中，应注意与受检者交流，让受检者了解检查的全过程，这样不但可以缓解被检查者的紧张心理,还可使其更好地配合检查。

呼吸运动是影响肝脏 MRI 图像质量的重要因素之一,呼吸运动的有效控制和监控可以有效地提高肝脏 MRI 图像的质量,而后者主要依赖于呼吸的训练和监控。受检者的训练主要是呼吸和屏气训练。无论是呼吸触发技术或者呼吸补偿技术,都要求受检者进行均匀且较缓慢的呼吸。一般来讲肝脏 MRI 检查采用的是呼气门控,采集信号的触发位点在呼气相的中后期,停止位点为下一次吸气相的起始点,即利用两次呼吸相之间的相对静止期进行信号的采集。

(二) 常见适应证与禁忌证

磁共振的多参数成像的特点在肝脏病变的鉴别诊断中具有重要价值。有时不需对比剂即可鉴别肝脏病变。MRCP 对胰、胆管病变的显示具有独特的优势。

除 MRI 通常禁忌证外,无特殊禁忌证。

(三) 线圈选择及患者体位设计

【线圈选择】

线圈通常选择表面线圈,如专用的腹部线圈或者心脏扫描线圈。原则上被检查部位或组织要尽量贴近线圈,可根据具体情况灵活选择线圈,如小儿腹部扫描可选择头线圈等。

【体位设计】

肝脏的 MRI 检查一般采用仰卧位,双手臂置于身体两侧或上举至头颈部两侧,人体长轴与床面长轴重合。肝脏 MRI 扫描主要的扫描方位是横断面,双手臂置于身体两侧不会影响横断面的扫描。而当采用冠状面动态扫描时,为避免卷褶伪影才有必要把双手上举置于头颈部两侧。双手臂置于身体两侧时注意使用衬垫隔开受检者手臂与身体,不使其直接接触,以免产生灼伤,尤其在 3.0T 及以上场强的磁体中更要注意。

一般来说,肝脏 MRI 扫描定位线中心置于剑突下缘。

(四) 扫描方位

肝脏 MRI 检查以横轴位为主,辅以冠状位。必要时可加矢状位或斜位的扫描。一般情况下,腹部横轴位的相位编码方向一般选择前后方向,并尽可能采用矩形 FOV。冠状面的相位编码方向一般选择左右方向。

1. 横断位　以冠状位做定位参考像(图 7-41),在冠状位定位像上使横轴位定位线垂直于人体长轴。横轴位扫描范围应包括整个肝脏。T1WI 像与 T2WI 像层面要保持一致。

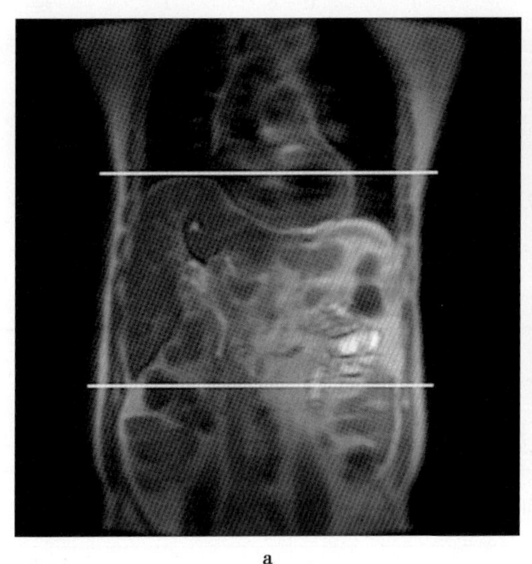
a

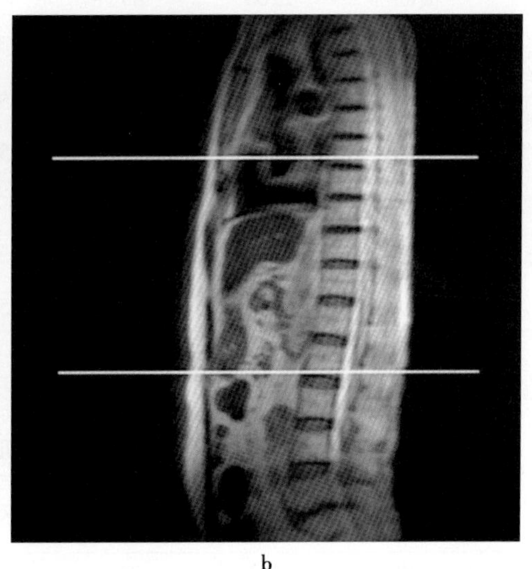
b

图 7-41　肝脏常规扫描横轴位的定位方法

肝脏横轴位在冠状位上定位,定位线垂直于躯体长轴

2. 冠状位　以横轴位及矢状位做定位参考像(图 7-42)。扫描范围根据肝脏前后径及病变大小而定。

(五) 推荐脉冲序列及参数

【推荐脉冲序列】

平扫横轴位 T2WI/FS、T2WI、T1WI、冠状位 T2WI/FS,增强后常规进行横轴位动态增强 T1WI、冠状位 T1WI。

区别肿瘤及血管瘤:多回波序列、DWI(弥散加权成像)b 值 400 ~600。

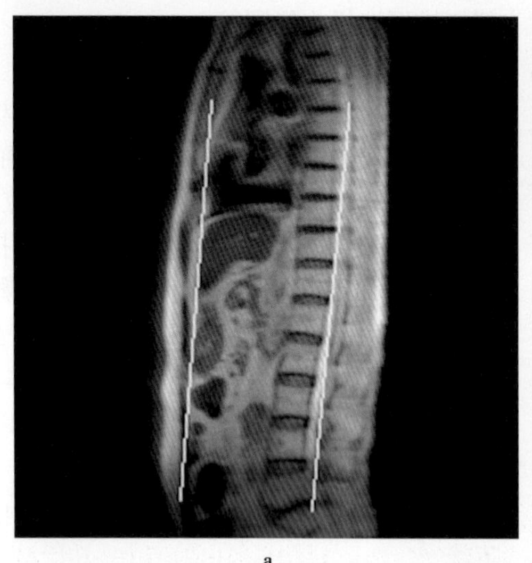
a

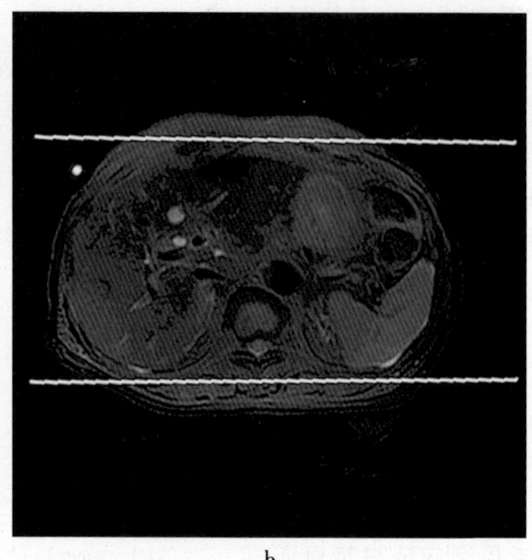
b

图 7-42 肝脏常规扫描冠状位的定位方法
肝脏冠状位在横轴位和矢状位上定位，定位线平行于肝脏

MRCP：2D 或 3D，必要时梗阻部位薄层横轴位 T2W/FS。

【扫描参数】

1.5T GE 机型为例，推荐参数如表 7-13（RI 表示呼吸周期，RT 表示呼吸触发，BH 表示屏气，数字后带“°”的表示为翻转角）。

表 7-13 1.5T GE 机型肝脏常规扫描参数

序列	方位	TR/TI	TE	ETL/翻转角	NEX	层厚	层距	压脂	呼吸
FSE-T2	横断	2RI	85	15	2	6～8	1	是	RT
或 FSE-T2	横断	2200	85	17	1	6～8	1	是	BH
SS-FSE-T2	横断	Min	85		1	6～8	1	否	BH
FSPGR-T1	横断	782	4.2	55°	1	6～8	1	否	无
或 FSPGR-T1	横断	230	2.2/4.5	85°	0.5	6～8	1	否	BH
FSE-T2	冠状	2RI	85	17	2	6～8	1	是	RT
LAVA 动态	横断	Min	Min	12°	0.7	4～5	3D	是	BH
LAVA	冠状	Min	Min	15°	0.7	4	3D	是	BH

3.0T GE 机型为例，推荐参数如表 7-14。

表 7-14 3.0T GE 机型肝脏常规扫描参数

序列	方位	TR/TI	TE	ETL/翻转角	NEX	层厚	层距	压脂	呼吸
FSE-T2	横断	2RI	85	16	2	6～8	2	是	RT
SS-FSE-T2	横断	Min	85	/	1	6～8	2	否	BH
FSPGR-T1	横断	900	Min	20°	3	6～8	2	否	无
或 FSPGR-T1	横断	230	2.5/5.8	80°	0.75	6～8	2	否	BH
DWI	横断	1300	Min	/	4	5	1	/	BH
FSE-T2	冠状	2RI	102	19	2	6～8	1	是	RT
LAVA 动态	横断	Min	Min	12°	0.7	4～5	3D	是	BH
LAVA	冠状	Min	Min	15°	0.7	3	3D	是	BH

（六）肝脏常见病变的特殊检查要求

1. 肝脏血管瘤是常见的肝脏良性肿瘤，临床多无症状，且并发症极低，大多不需要手术切除，影像学检查的目的就是确诊。肝脏血管瘤在常规平扫图像上的表现与囊肿难以区分，无增强扫描时鉴别囊肿和血管瘤可加扫 FLAIR 或短 TR SE 多回波序列，FLAIR 上囊肿呈现低信号，血管瘤仍呈现高信号，而多回波序列中血管瘤信号为高信号，囊肿在第一回波中信号低于后续的回波。或者可使用 Balance-SSFP（FIETA/GE、True FISP/西门子、B-FFE/飞利浦）序列，囊肿在 Balance-SSFP 图像上仍呈现与 T2WI 上类似的很高信号，而血管瘤的信号与 T2WI 相比会有所衰减。DWI 亦可方便鉴别二者，囊肿呈现低信号，而血管瘤呈现略高信号。

增强扫描鉴别血管瘤需要加扫延时扫描（图 7-43）。增强的方式与 CT 上的碘对比剂相似，小血管瘤动脉期可即刻明显强化，大血管瘤动脉期多呈现周边结节状强化，随时间延迟逐渐向病变内强化，延迟扫描病变强化程度多等于或高于肝实质，大血管瘤可伴有动静脉瘘征象。

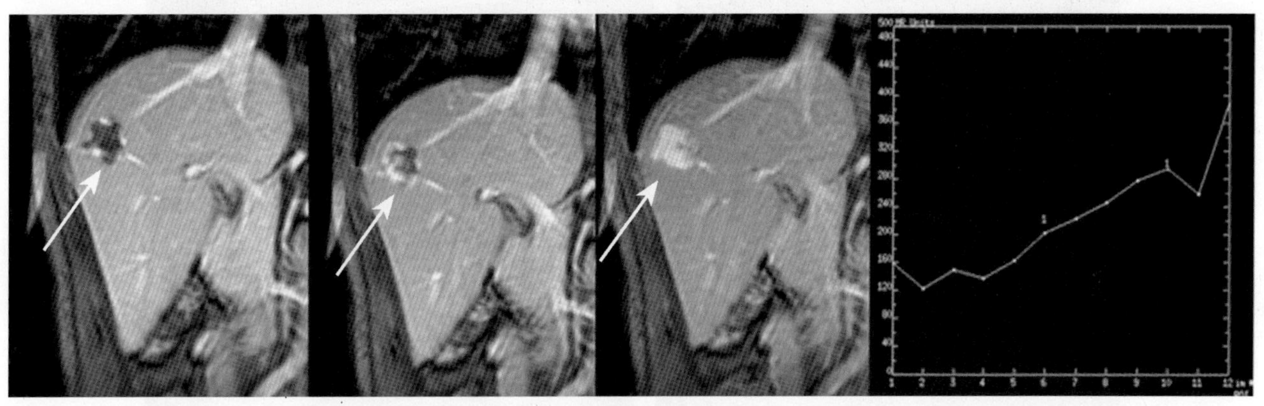

图 7-43　肝血管瘤动态增强

2. 肝硬化再生结节　常规扫描难以与肿瘤病变相鉴别，动态增强序列是鉴别诊断的重要依据（图 7-44）。

3. 肝细胞癌 HCC　动态增强序列是鉴别肝细胞癌 HCC 的重要依据（图 7-45）。

（七）图像优化（序列参数应用技巧）

1. 扫描时相的掌握　在循环状态正常的情况下，肝脏动脉期的时刻一般为注射对比剂后的 23～25 秒，扫描时原则上要把 K 空间中心数据的采集时刻置于开始注射对比剂后的 23～25 秒。对于二维扰相梯度回波 T1WI 序列等没有采用 K 空间中心优先填充的三维扰相梯度回波 T1WI 序列来说，如果整个序列的采集时间为 20 秒左右，则动脉期采集的起始点一般是在开始注射对比剂后 15～18 秒（25-20/2），若序列采集时间短，则应适当延长延迟时间，如序列采集时间为 15 秒，则延迟时间可以为 17～20 秒（25-15/2）；对于采用中心填充或椭圆中心填充等 K 空间中心优先采集技术的三维扰相梯度回波 T1WI 来说，动脉期的采集起始点一般为开始注射对比剂后 22～23 秒。对于反转恢复超快速梯度回波 T1WI 序列来说，动脉期采集起始点一般在开始注射对比剂后 23～25 秒。对于任何序列，门静脉期的扫描时刻一般在注射对比剂开始后 50～60 秒，平衡期为 3～4 分钟，相比动脉期，静脉期和平衡期对时相的要求不是很严格，并可根据具体的需要进行延时扫描。

无论采用何种序列进行动态增强扫描，在计算动脉期起始时间都应该考虑到受检者执行屏气准备所需要的时间，这个时间应该根据受检者的实际情况灵活调整。如某患者动脉期开始时刻是在开始注射对比剂且该病例屏气准备时间需要 5 秒的话，则在开始注射对比剂后 10 秒即让患者开始屏气准备，此时正好到 15 秒，即开始启动采集；而如果患者屏气准备时间需要 10 秒的话，则应该在开始注射对比剂后 5 秒即让患者开始屏气准备。

对于循环异常的受检者，其各期时相的掌握应该根据具体情况而灵活调整，可采用测量循环时间等方法进行估算，也可采用智能触发或透视触发等技术启动扫描。

在有些新型的高场 MRI 设备上，三维容积内插快速扰相梯度回波序列采集整个肝脏的时间仅需要 3～12 秒，可进行双动脉期扫描得到动脉早期和动脉晚期的图像，甚至可以进行多动脉期的扫描，这样对于时相的掌握的要求就有所降低。

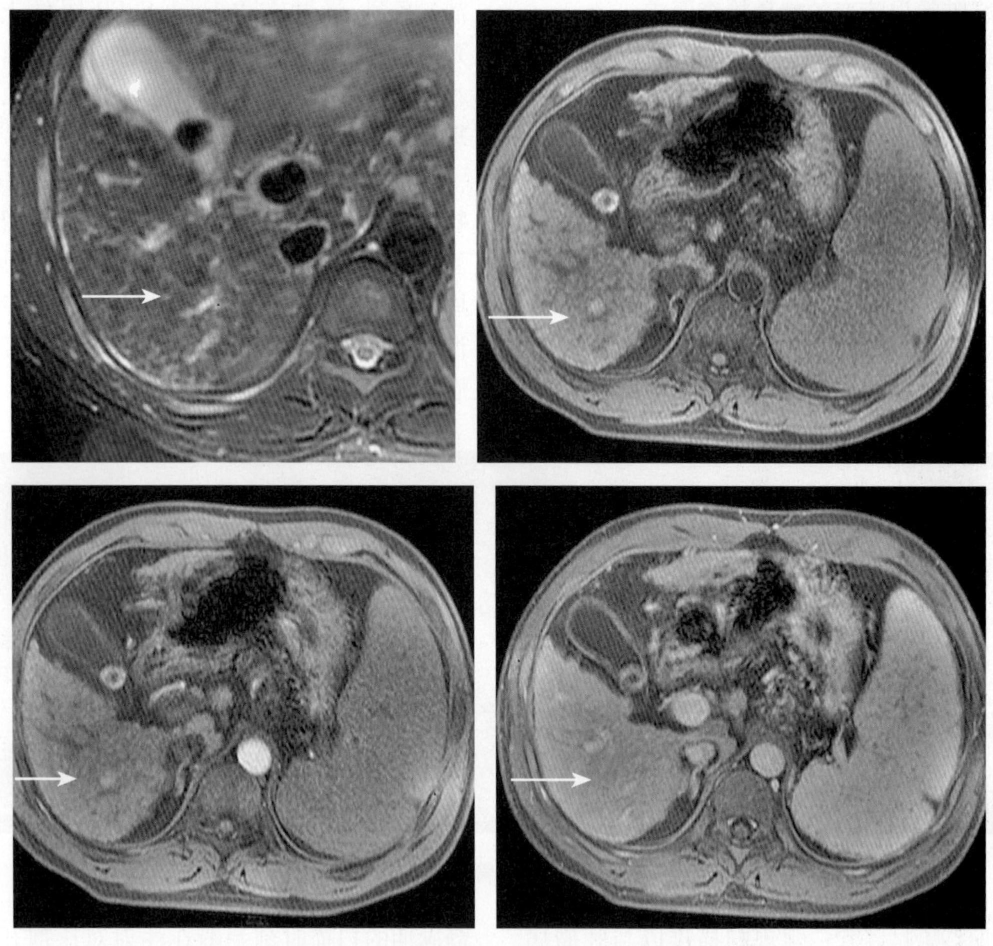

图 7-44 肝硬化再生结节、LAVA 多期增强

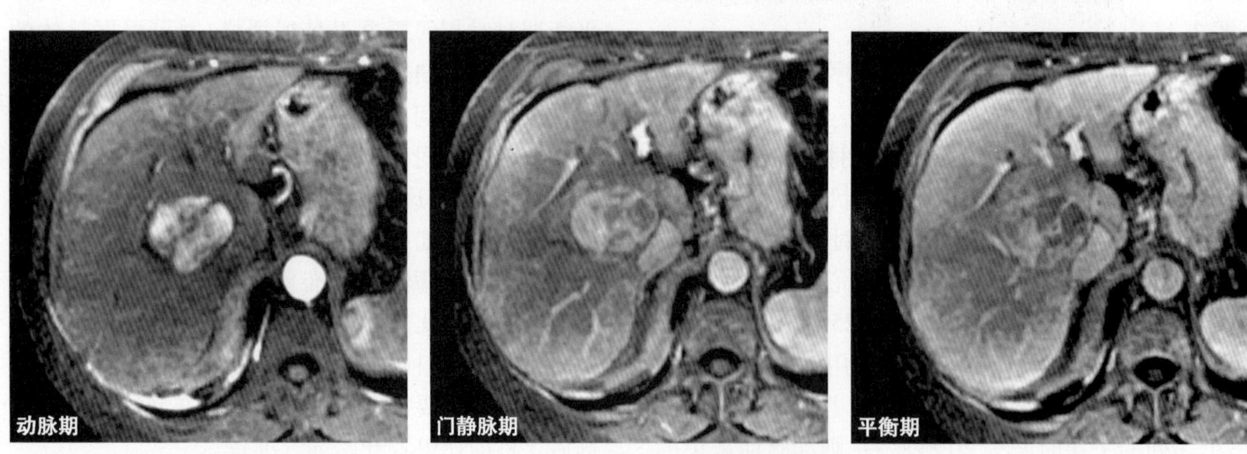

图 7-45 肝细胞癌 HCC,LAVA 多期增强

2. T1WI 序列

(1) SE 序列:在肝脏应用中,SE T1WI 序列要求受检者均匀呼吸,并施加呼吸补偿技术(GE)或长程平均技术(LOTA 技术,西门子)。该序列的优点在于:①图像有较高的信噪比;②序列结构比较简单,信号变化比较容易解释;③无需屏气,有利于儿童或年老体弱者的检查。其缺点在于:①存在不同程度的呼吸运动伪影;②存在运动相关的部分容积效应,减低了图像的 T1 对比;③采集时间较长,不能进行动态增强扫描。故 SE T1WI 仅用于不能屏气但可以均匀呼吸的受检者。

(2) 二维扰相 GRE 序列:是目前最常用的肝脏 T1WI 序列之一,这类序列有 GE 公司的 FSPGR、西门子的 FLASH 和飞利浦的 T1-FFE。该序列具有以下优点:①采集速度快,一次屏气可以完成单个部位的T1WI的采集;②图像有足够的信噪比和良好的组织对比,T1对比总体上优于SE T1WI序列;③既可用于平扫,又可用于动态增强扫描;④可以进行化学位移成像。该序列的缺点在于:①屏气不佳者,图像有明显的运动伪影;②层厚一般大于三维采集序列,且有层间距,不利于微小病灶的显示。该序列多用于能够良好屏气的受检者的常规T1WI扫描。

(3)三维扰相GRE序列:另一个目前常用的肝脏T1WI序列(高场机)。通常使用并行采集等快速采集技术并采用容积内插技术,这类序列有西门子公司的VIBE、GE公司的FAME和LAVA序列及飞利浦的THRIVE序列等。这类序列具有以下优点:①快速采集,如果同时采用多种快速采集技术,其采集速度超过二维扰相GRE序列;②与二维采集相比,图像层厚可更薄,有利于小病灶的显示;③容积内连续采集,有利于后处理重建;④用于增强扫描,可以同时得到肝实质和血管的图像。该序列的缺点在于:①对硬件的要求较高,高场机效果较好,在0.5T以下的低场机的采集速度不足以在一次屏气扫描完整个部位;②图像的T1对比不及二维扰相梯度回波序列。该序列在高场机主要用于动态增强扫描。

(4)二维反转恢复快速梯度回波序列:二维反转恢复快速梯度回波(IR-FGRE)序列属于超快速的T1WI,这类序列有GE的FIRM序列、西门子的Turbo FLASH T1WI和飞利浦的TFE T1WI等。其优点在于采集速度快,单层采集时间一般在1秒以下,因此即使受检者不屏气也没有明显的呼吸运动伪影。该序列的缺点在于:①图像的信噪比及组织对比较差;②由于图像是单层采集,类似于CT,因此在动态增强扫描时,同一次屏气的不同层面可能不完全在同一时相。该序列一般仅用于不能屏气者的T1WI或动态增强扫描,也可用于肝脏单层的灌注加权成像。

3. T2WI序列

(1)呼吸触发中短回波链FSE(TSE)T2WI序列:是目前应用最广泛的肝脏T2WI序列,ETL常为7~16,采集时间一般为3~6分钟,由于ETL较短,其T2对比与常规SE序列相近;而采用的呼吸触发技术明显减少了呼吸运动伪影。一般把该序列作为腹部T2WI的首选序列。该序列的缺点在于呼吸不均匀的受检者仍有较为严重的运动伪影。

(2)长回波链屏气FSE(TSE)T2WI序列:该序列ETL常在20以上,可在20~30秒获得15~20层图像。该序列的优点在于:①成像快速,可以进行屏气扫描;②可以进行权重较重T2WI,有利于实性病变与良性富水病变的鉴别。缺点在于ETL太长,图像的软组织T2对比较差,不利于实性病变特别是小肿瘤的检出。该序列主要用于不能均匀呼吸但可较好屏气的受检者。

(3)半傅立叶单次激发快速SE(SS-FSE或HASTE)T2WI序列。该序列的特点是:①信号采集速度快,单层成像时间不到1秒,即便不屏气也几乎没有运动伪影;②与单次激发FSE(TSE)T2WI序列相比,可选用相对较短的有效TE(60~80ms),适合于肝脏T2WI检查;③由于回波链很长,因此图像的软组织T2对比比屏气的长回波链FSE还差。该序列仅用于不能屏气又不能均匀呼吸的受检者。在飞利浦的机型上,对T2WI除了可以使用单次激发快速序列还可以添加门控技术,并使用复数个重复激励次数来进行平均以获得更好的图像质量。

(4)SE-EPI T2WI序列:SE-EPI T2WI可采用单次激发或多次激发技术,用于肝脏者多采用单次激发。单次激发SE-EPI T2WI序列的优点在于:①成像速度快,单层图像采集时间不足1秒;②在所有的屏气T2WI序列中,其T2对比最好;③可以用于DWI。缺点在于伪影较重,在不少受检者由于伪影存在,图像几乎不能用于诊断。该序列可用作前述三个T2WI的补充序列。

(5)Balance-SSFP序列:这类序列有GE的FIESTA、西门子的True FISP及飞利浦的Balance-FFE序列等。该序列的优点包括:①水样成分如血液、胆汁、胰液等与软组织之间的对比很好,水样成分呈现很高信号,而软组织为中等偏低信号;②由于勾边现象,脏器的轮廓显示清晰;③图像信噪比良好。缺点在于:①T1/T2对比,软组织对比很差,几乎在所有序列中对比最差,不利于肝脏实性病变的检出;②容易产生磁敏感伪影。该序列在主要作为补充序列用于肝内外脉管结构的显示,切不可用该序列来替代常规的T2WI序列。

(八)对比剂应用

增强扫描不但可以增加病变的检出率,对于病变的定性诊断也很有帮助。因此对于腹部病变特别是肿瘤或肿瘤样病变的MRI检查,应该常规进行动态增强扫描。

对比剂:0.1mmol/kg,2ml/s速度静脉注射。

（九）摄片和图像后处理

通常摄取横轴位 T2WI/FS 及 T1WI，增强后主要摄取横轴位 T1 加权脂肪抑制图像，并摄取病变部位冠状位 T1 加权脂肪抑制图像。

必要时重建：薄层重建清晰显示病变及侵犯范围。

二、胆囊、胆道 MR 成像技术

（一）检查前准备

1. 受检者的准备　与肝脏 MRI 检查相比，胆囊、胆道 MRI 检查要求更为严格，受检者需空腹检查，禁食禁水 6 小时以上，防止胃肠道液体太多，影响对胆道的显示和观察。

有需要者可服用胃肠道阴性对比剂来抑制胃肠道的液体信号。

2. 受检者的呼吸训练与监控　与肝脏 MRI 检查一样，需要患者的良好配合，MRCP 一般需要进行屏气和呼吸触发两种扫描方式，检查前应对患者充分训练。

（二）常见适应证与禁忌证

胆囊与胆管内的胆汁属于静止的液体，表现为高信号，扩张的胆道系统与周围组织形成良好对比。虽然胆囊内结石无法在 MRI 上直接显影，但其周围所包绕的胆汁形成的对比能较好地显示其大小、位置以及形态。MRCP 对胰胆管病变的显示具有独特的优势。

除 MRI 检查通常禁忌证外无特殊禁忌证。

（三）线圈选择及患者体位设计

【线圈选择】

线圈通常选择表面线圈如专用的腹部线圈或者心脏扫描线圈。

【体位设计】

体位同肝脏 MRI 扫描，患者仰卧位，定位线中心置于剑突下缘。

（四）扫描方位

胆囊 MRI 检查以横轴位为主，辅以冠状位。必要时可加沿管道走行方向的斜矢状位或斜冠位。

MRCP 通常进行冠状位扫描，必要时进行平行于左右胆管的斜冠位扫描。

1. 横轴位　以冠状位做定位参考像（图 7-46），在冠状位定位像上使横轴位定位线垂直于人体长轴。横轴位一般常规扫描整个肝脏。T1WI 像与 T2WI 像层面要保持一致。

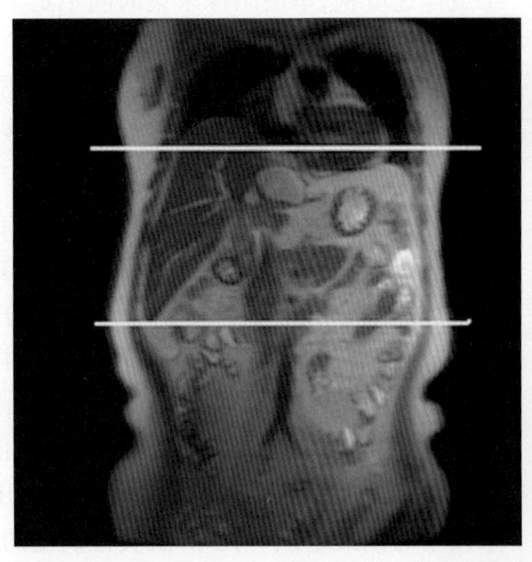

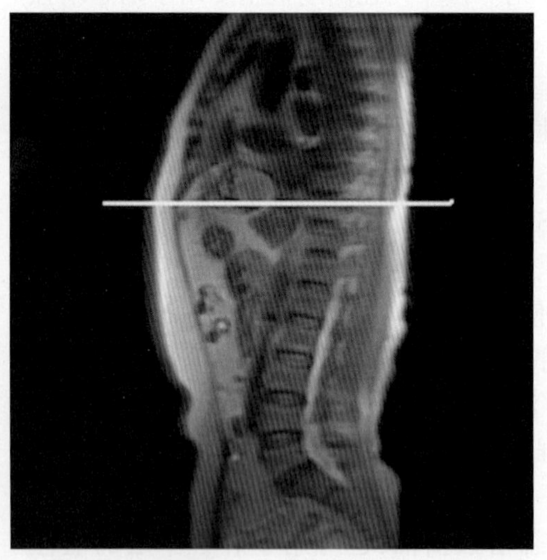

图 7-46　胆囊常规扫描横轴位的定位方法

胆囊横轴位在冠状位上定位，定位线垂直于躯体长轴，矢状位只用于辅助定位

2. 冠状位　以横轴位及矢状位做定位参考像（图 7-47）。

（五）推荐脉冲序列及参数

【推荐脉冲序列】

平扫横轴位 T2WI/FS、T2WI、T1WI 冠状位 T2WI/FS，增强后常规进行横轴位动态增强 T1WI、冠状位 T1WI。

MRCP：2D 或 3D，在梗阻部位进行薄层横轴位 T2WI/FS。

【扫描参数】

以 1.5T GE 机型为例，推荐参数如表 7-15。

以 3.0T GE 机型为例，推荐参数如表 7-16。

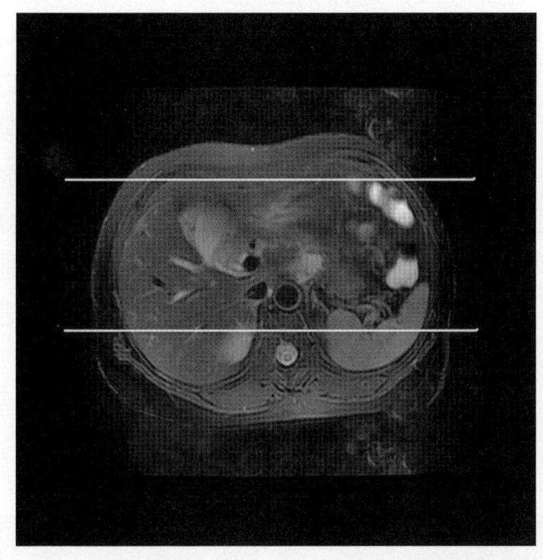
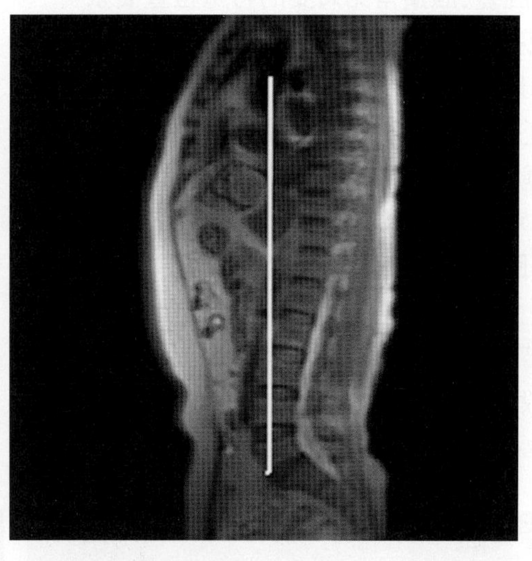

图 7-47　胆囊常规扫描冠状位的定位方法
胆囊冠状位在横轴位上定位,矢状位只用于辅助定位

表 7-15　1.5T GE 机型胆囊、胆道常规扫描参数

序列	方位	TR/TI	TE	ETL/翻转角	NEX	层厚	层距	压脂	呼吸	备注
SS-FSE-T2	冠状	6000	Min	/	/	50	/	是	BH	MRCP
FRFSE-XL-T2	冠状	1RI	703	/	/	4	3D	是	RT	MRCP
FSE-T2	横断	2RI	85	15	2	5	1	是	RT	
或 FSE-T2	横断	2200	85	17	1	5	1	是	BH	
SS-FSE-T2	横断	Min	85	/	1	5	1	否	BH	
FSPGR-T1	横断	782	4.2	55°	1	5	1	否	无	
或 FSPGR-T1	横断	230	2.2/4.5	85°	0.5	5	1	否	BH	
FSE-T2	冠状	2RI	85	17	2	5	1	是	RT	
LAVA	横断	Min	Min	12°	0.7	4	3D	是	BH	动态
LAVA	冠状	Min	Min	15°	0.7	3	3D	是	BH	

表 7-16　3.0T GE 机型胆囊、胆道常规扫描参数

序列	方位	TR/TI	TE	ETL/翻转角	NEX	层厚	层距	压脂	呼吸	备注
SSFSE-T2	冠状	5000	Min	/	/	50	/	是	BH	MRCP
FRFSE-XL-T2	冠状	1RI	340	/	/	2.8	3D	是	RT	MRCP
FSE-T2	横断	2RI	85	16	2	5	1	是	RT	
SS-FSE-T2	横断	Min	85	/	1	5	1	否	BH	
FSPGR-T1	横断	900	Min	20°	3	5	1	否	无	
或 FSPGR-T1	横断	230	2.5/5.8	80°	0.75	5	1	否	BH	
DWI	横断	1300	Min	/	4	5	1	/	BH	b=600
FSE-T2	冠状	2RI	102	19	2	5	1	是	RT	
LAVA	横断	Min	Min	12°	0.7	4	3D	是	BH	动态
LAVA	冠状	Min	Min	15°	0.7	3	3D	是	BH	

（六）胆囊、胆道常见病变的特殊检查要求

除常规扫描序列外可以加做 MRCP。MRCP 对胰胆管病变的显示具有独特的优势，结合常规 MRI 图像可以获得直观的诊断印象，需要注意的是在有梗阻的部位加扫薄层扫描，必要时口服阴性对比剂降低胃肠道高信号水对图像质量的影响（图 7-48 ~ 图 7-51）。

（七）图像优化（序列参数应用技巧）

MRCP 主要有三种扫描方式，即屏气厚块一次投射 MRCP、呼吸触发 3D MRCP、2D 连续薄层扫描 MRCP，一般联合使用前两种。

MRCP 必须使用脂肪抑制技术。

（八）对比剂应用

与 CT 相比，MRI 有更高的软组织分辨力，一部分病变依靠 MRI 平扫即可检出，甚至可以确诊。但胆囊、胆道器官由于管壁较薄，而且发生实质性病变时的天然对比往往不好，需要借助对比剂制造人工对比。增强扫描不但可以增加病变的检出率，对于病变的定性诊断也很有帮助。因此对于胆囊肿瘤和胆道梗阻性病变的 MRI 检查，应该常规进行动态增强扫描。

对比剂：0.1mmol/kg，2 ~ 3ml/s 速度静脉注射。

（九）摄片和图像后处理

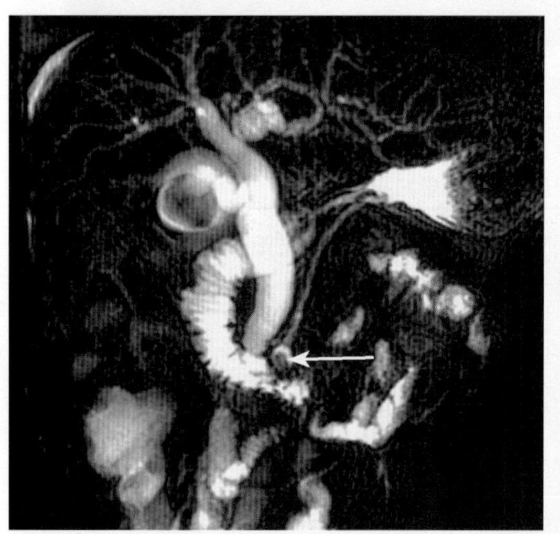

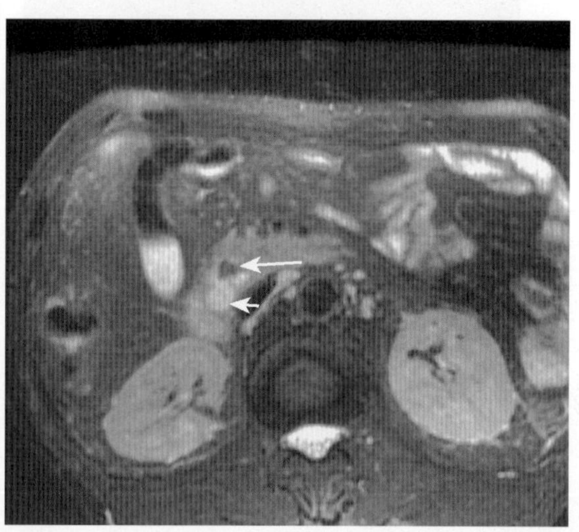

图 7-48　MRCP 胰管结石、胆总管扩张

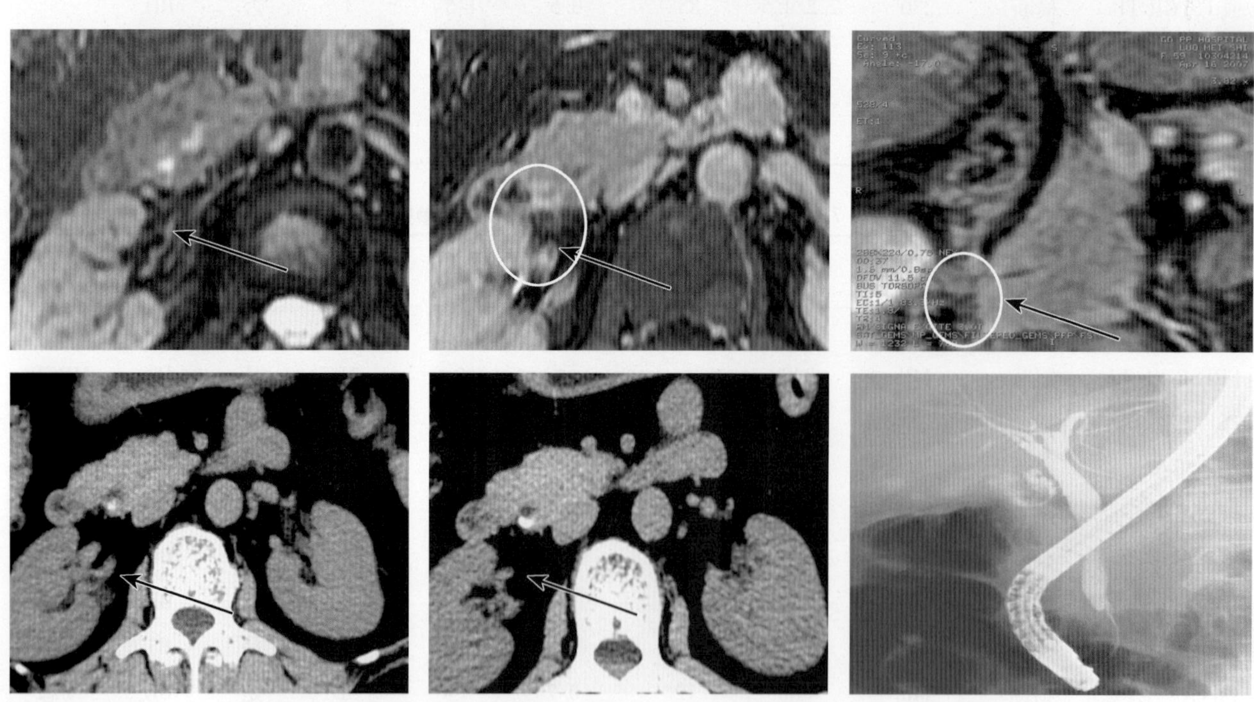

图 7-49　胰胆管十二指肠连接区小结石、十二指肠乳头炎：T2WI 薄层点状低信号，薄层增强显示十二指肠乳头部环形强化，CT、ERCP 证实

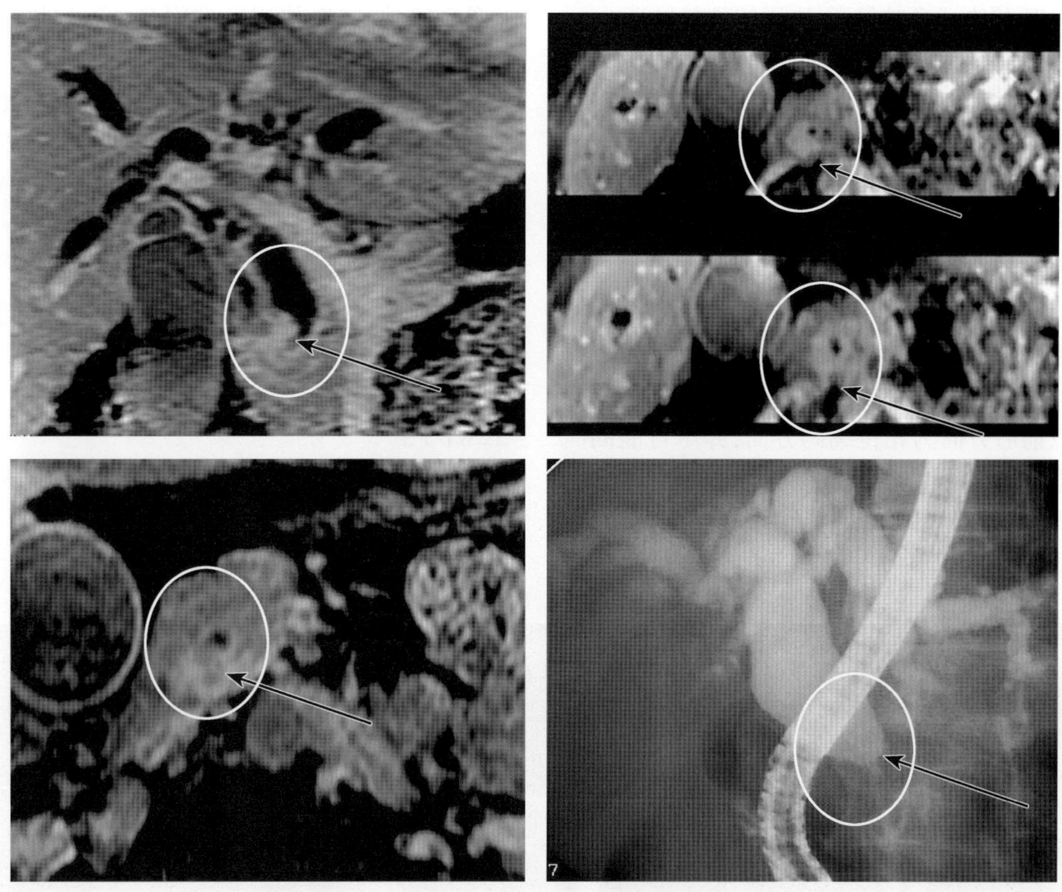

图 7-50 十二指肠中分化腺癌:薄层清晰显示病变范围

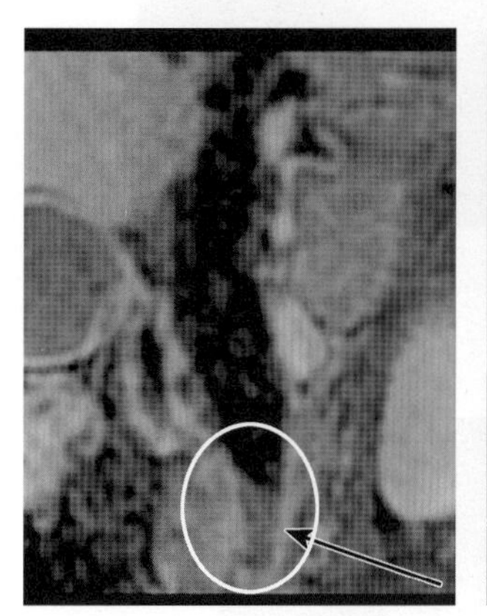
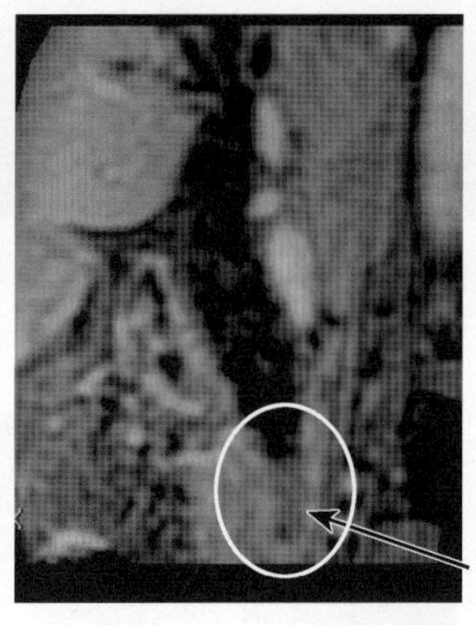
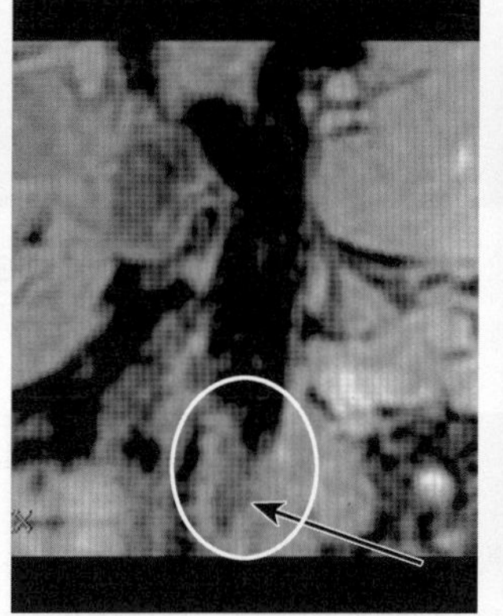
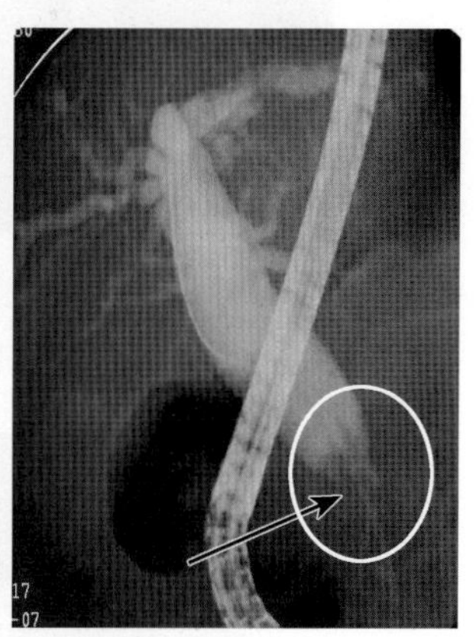

图 7-51 必要时重建:薄层重建清晰显示病变及侵犯范围

通常摄取横轴位 T2WI/FS 及 T1WI,增强后主要摄取横轴位 T1 加权脂肪抑制图像,并摄取病变部位冠状位 T1 加权脂肪抑制图像。

必要时重建:薄层重建清晰显示病变及侵犯范围。

三、胰腺 MR 成像技术

(一) 检查前准备

1. 受检者的准备 同肝脏 MRI 检查,胰腺 MRI 检查要求受检者最好能够空腹检查。一般情况下胰腺 MRI 检查无需做特殊准备。

2. 受检者的呼吸训练与监控 同肝脏 MRI 检查。

(二) 常见适应证与禁忌证

胰腺周围有脂肪衬托,MRI 扫描中胰腺各种病变通常在脂肪抑制技术下能获得较好的对比。慢性胰腺炎、胰腺癌等造成胰管扩张时,MRCP 可以帮助进行诊断。近来 DWI 在胰腺疾病的诊断与鉴别诊断中也表现出了相当的潜力。

除 MRI 检查通常禁忌证外,无特殊禁忌证。

(三) 线圈选择及患者体位设计

【线圈选择】

线圈通常选择表面线圈如专用的腹部线圈或者心脏扫描线圈。

【体位设计】

同肝脏扫描体位。

(四) 扫描方位

胰腺 MRI 检查以横轴位为主,辅以冠状位。必要时可加矢状位或斜位的扫描。一般情况下,胰腺横轴位以前后方向为相位编码方向,并尽可能同时采用矩形 FOV。冠状面扫描一般选择左右方向为相位编码方向。

1. 冠状位　以横轴位及矢状位做定位参考像(图 7-52)。一般使用标准冠状位。扫描范围根据胰腺前后径及病变大小而定。

2. 横轴位　以冠状位做定位参考像(图 7-53),在冠状位定位像上使横轴位定位线垂直于人体长轴。横轴位扫描范围包括整个胰腺。T1WI 像与 T2WI 像层面要保持一致。

(五) 推荐脉冲序列及参数

【推荐脉冲序列】(与肝脏扫描序列相似,需要薄层扫描)

平扫横轴位 T2WI/FS、T2WI、T1WI 冠状位 T2WI/FS。

增强后常规进行横轴位动态增强 T1WI、冠状位 T1WI。

DWI(弥散加权成像)b 值 400 ~ 600。

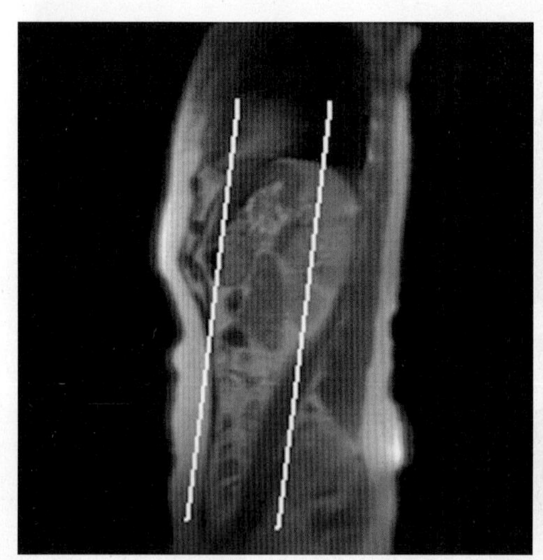
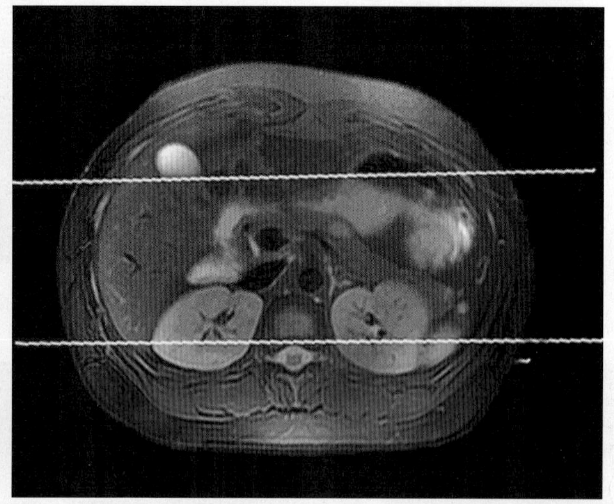

图 7-52　胰腺常规扫描冠状位的定位方法
胰腺冠状位在轴状位和矢状位上定位

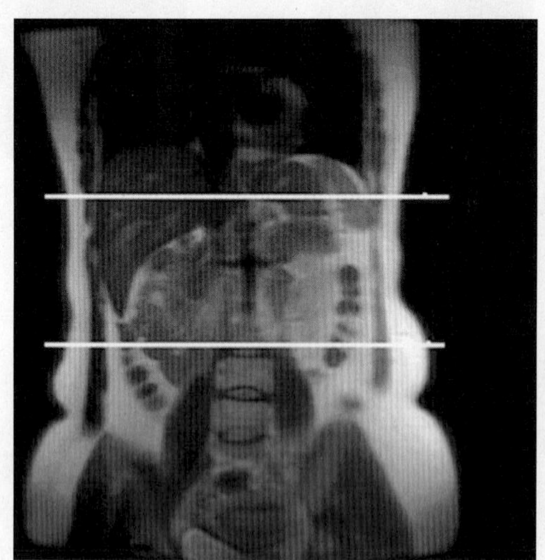
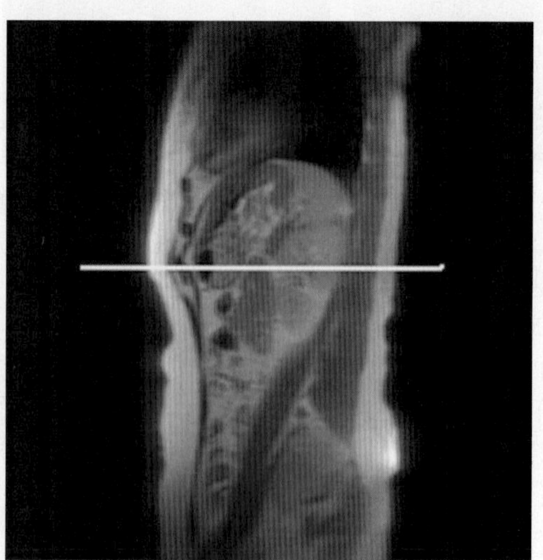

图 7-53　胰腺常规扫描横轴位的定位方法
胰腺横轴位在冠状位和矢状位上定位

【扫描参数】

以 1.5T GE 机型为例，推荐参数如表 7-17。

以 3.0T GE 机型为例，推荐参数如表 7-18。

（六）胰腺常见病变的特殊检查要求

1. 胆囊、胆管、胰管病变　除常规扫描序列外可以加做 MRCP，MRCP 对胰胆管病变的显示具有独特的优势，结合常规 MRI 图像可以获得直观的诊断印象，需要注意的是在有梗阻的部位加扫薄层扫描。

表 7-17　1.5T GE 机型胰腺常规扫描参数

序列	方位	TR/TI	TE	ETL/翻转角	NEX	层厚	层距	压脂	呼吸
FSE-T2	横断	2RI	85	15	2	5	1	是	RT
或 FSE-T2	横断	2200	85	17	1	5	1	是	BH
SS-FSE-T2	横断	Min	85	/	1	5	1	否	BH
FSPGR-T1	横断	782	4.2	55°	1	5	1	否	无
或 FSPGR-T1	横断	230	2.2/4.5	85°	0.5	5	1	否	BH
DWI	横断	1300	Min	/	4	3	1	/	BH
FSE-T2	冠状	2RI	85	17	2	4	0	是	RT
LAVA 动态	横断	Min	Min	12°	0.7	4	3D	是	BH
LAVA	冠状	Min	Min	15°	0.7	4	3D	是	BH

表 7-18　3.0T GE 机型胰腺常规扫描参数

序列	方位	TR/TI	TE	ETL/翻转角	NEX	层厚	层距	压脂	呼吸
FSE T2	横断	2RI	85	16	2	3	1	是	RT
SS-FSE T2	横断	Min	85	/	1	3	1	否	BH
FSPGR T1	横断	900	Min	20°	3	3	1	否	无
或 FSPGR T1	横断	230	2.5/5.8	80°	0.75	3	1	否	BH
FSE T2	冠状	2RI	102	19	2	3	0	是	RT
LAVA 动态	横断	Min	Min	12°	0.7	3	3D	是	BH
LAVA	冠状	Min	Min	15°	0.7	3	3D	是	BH

2. 胰腺癌　胰腺癌主要依据胰腺肿瘤的信号，增强特点以及继发胰管扩张等表现作出诊断，血管侵袭和腹膜后淋巴结肿大对诊断具有重要意义，增强扫描有助于胰腺癌诊断。当存在胆道低位梗阻时，应注意胰头部肿瘤的可能性。

扫描层厚与间距均要薄，3～5/0.3～1mm，图像质量以 T1WI 脂肪抑制（T1WI/FS）、T2WI 脂肪抑制（T2WI/FS）最好。

T1WI 脂肪抑制：由于脂肪信号受抑制，胰腺腺泡组织内的水溶性蛋白成分高，使胰腺呈相对高信号，显示正常胰腺和毗邻结构较为有利（图 7-54）。

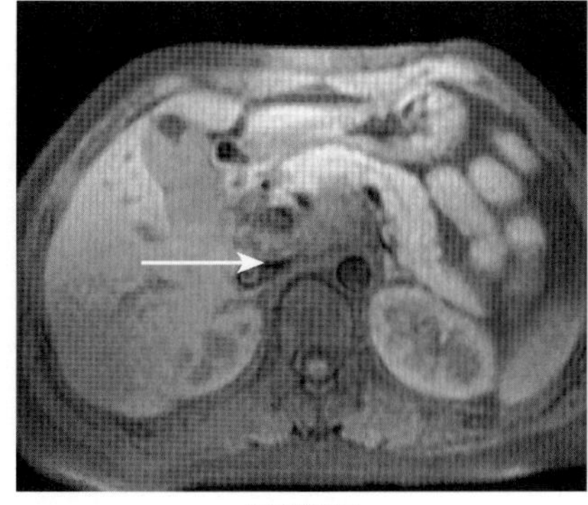

T1WI/FS

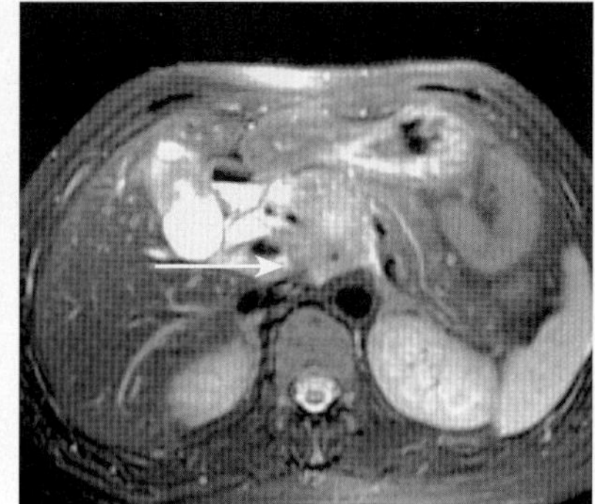

T2WI/FS

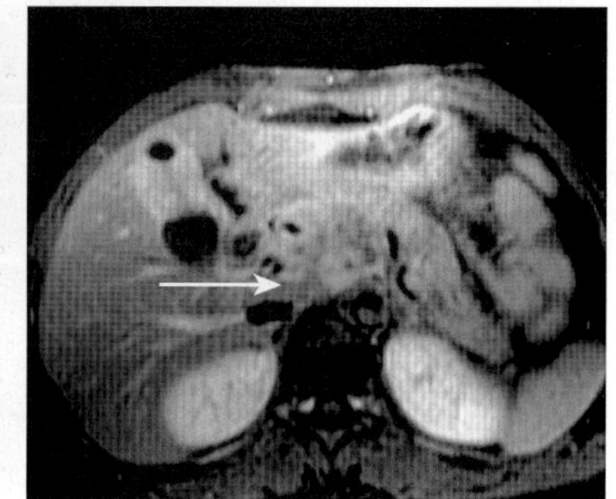

T2WI/FS+C

图 7-54　T1WI 脂肪抑制：胰腺为相对高信号，病变为低信号，较 T2WI 清晰

(七) 图像优化(序列参数应用技巧)

胰腺动态增强扫描同肝脏动态增强扫描。

胰腺体积较小,应进行薄层扫描,钩突要包括在扫描范围之内,对于恶性肿瘤的患者应适当扩大扫描范围。

(八) 对比剂应用

胰腺的天然对比往往不好,需要借助对比剂制造人工对比。增强扫描不但可以增加病变的检出率,对于病变的定性诊断也颇有帮助。因此对于胰腺病变特别是肿瘤或肿瘤样病变的 MRI 检查,应该常规进行动态增强扫描。

对比剂:0.1mmol/kg,2～3ml/s 速度静脉注射。

(九) 摄片和图像后处理

通常摄取横轴位 T2WI/FS 及 T1WI,增强后主要摄取横轴位 T1 加权脂肪抑制图像,并摄取病变部位冠状位 T1 加权脂肪抑制图像。

必要时重建:薄层重建清晰显示病变及侵犯范围。

四、肾上腺 MR 成像技术

(一) 检查前准备

1. 受检者的准备　同肝脏的 MRI 扫描。

2. 受检者的呼吸训练与监控　同肝脏的 MRI 扫描。

(二) 常见适应证与禁忌证

占位性病变,免疫炎性细胞浸润或纤维化引起的皮质和(或)髓质萎缩,先天性类固醇合成酶缺陷引起的皮质增生等会引起肾上腺形态改变的疾病都可以用 MRI 进行检测。

除 MRI 检查通常禁忌证外无特殊禁忌证。

(三) 线圈选择及患者体位设计

【线圈选择】

线圈通常选择表面线圈如专用的腹部线圈或者心脏扫描线圈。

【体位设计】

肾上腺的检查体位与肝脏检查体位设计一致。

肾上腺定位线中心对准剑突与脐连线中点。

(四) 扫描方位

肾上腺 MRI 检查以横轴位为主,冠状位对显示肾上腺与肝脏、双肾的关系更加有效,尤其在区别病变位于肾上腺还是肾脏时冠状位扫描是必不可少的。一般情况下,横轴位选择前后方向为相位编码方向,并尽可能同时采用矩形 FOV。冠状面扫描则一般选择左右方向为相位编码方向。

1. 横轴位　以冠状位做定位参考像(图 7-55),在冠状位定位像上使横轴位定位线垂直于人体长轴。横轴位扫描范围从肾上极上 2cm 到肾门,若病变体积较大,可适当增加扫描范围以扫描完整个病变。T1WI 像与 T2WI 像层面要保持一致。

2. 冠状位　以横轴位及矢状位做定位参考像(图 7-56)。一般使用标准冠状位。扫描范围根据肾上腺前后径及病变大小而定。

(五) 推荐脉冲序列及参数

【推荐脉冲序列】(常规采用薄层扫描)

平扫横轴位 T2WI/FS、T2WI、同反相位 T1WI、冠状位 T2WI。

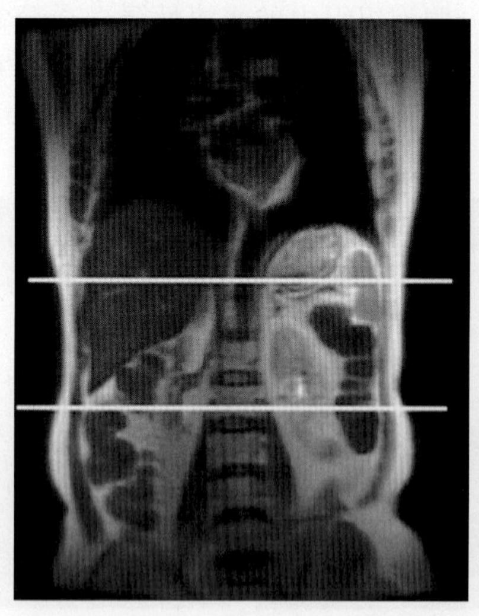
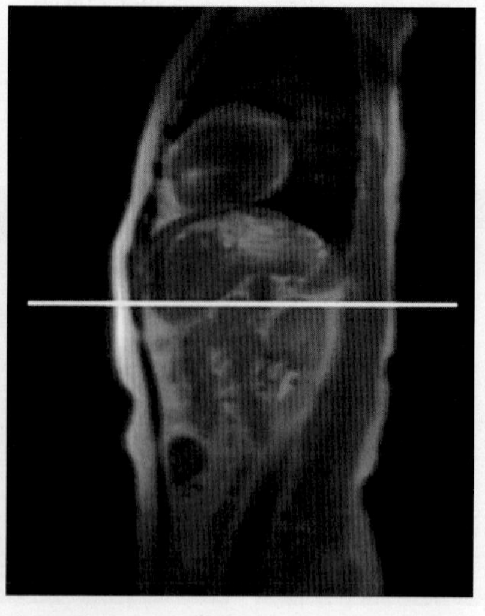

图 7-55　肾上腺常规扫描横轴位的定位方法

肾上腺横轴位在冠状位上定位,定位线垂直于躯体长轴

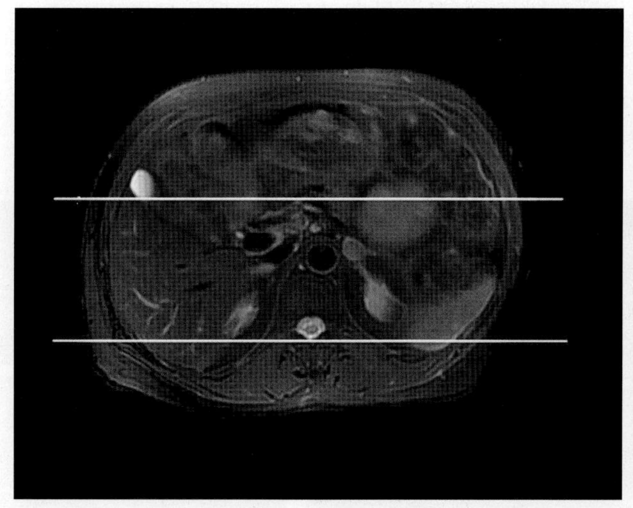
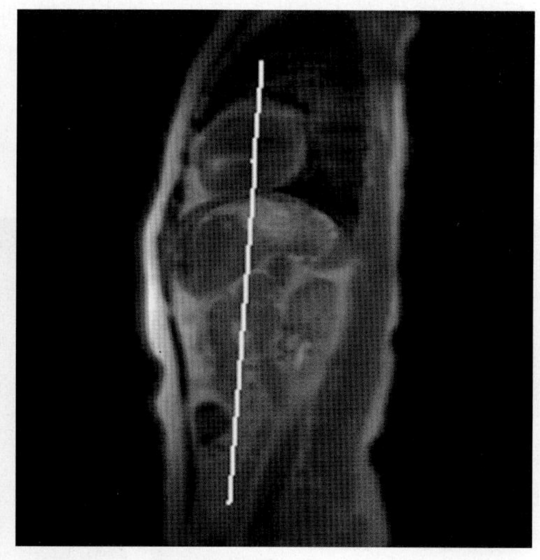

图 7-56　肾上腺常规扫描冠状位的定位方法
肾上腺冠状位在横轴位上定位，矢状位上定位线平行于双肾长轴

增强后常规进行横轴位动态增强 T1WI、冠状位 T1WI。

【扫描参数】

以 1.5T GE 机型为例，推荐参数如表 7-19。

以 3.0T GE 机型为例，推荐参数如表 7-20。

(六) 腹部常见病变的特殊检查要求

肾上腺肿瘤　同反相位成像可帮助区分肾上腺腺瘤、髓样脂肪瘤，为发现肾上腺占位时的重要扫描序列。肾上腺腺瘤因为含有一定量的脂肪，其信号在反向位图像上有明显的下降，而肾上腺恶性病变如转移瘤或原发性肾上腺皮质癌不含或含有极少量脂肪，在反相位图像上不产生信号下降。

表 7-19　1.5T GE 机型肾上腺常规扫描参数

序列	方位	TR/TI	TE	ETL/翻转角	NEX	层厚	层距	压脂	呼吸
FSE-T2	横断	2RI	85	15	2	3	0.6	是	RT
或 FSE-T2	横断	2200	85	17	1	3	0.6	是	BH
SS-FSE-T2	横断	Min	85	/	1	3	0.6	否	BH
FSPGR-T1	横断	230	2.2/4.5	85°	0.5	3	0.6	否	BH
FSE-T2	冠状	2RI	85	17	2	3	0.6	否	RT
LAVA 动态	横断	Min	Min	12°	0.7	4	3D	是	BH
LAVA	冠状	Min	Min	15°	0.7	4	3D	是	BH

表 7-20　3.0T GE 机型肾上腺常规扫描参数

序列	方位	TR/TI	TE	ETL/翻转角	NEX	层厚	层距	压脂	呼吸
FSE-T2	横断	2RI	85	16	2	3	0.6	是	RT
SS-FSE-T2	横断	Min	85	/	1	3	0.6	否	BH
FSPGR-T1	横断	230	2.5/5.8	80°	0.75	3	0.6	否	BH
DWI	横断	1300	Min	/	4	3	0.6	/	BH
FSE-T2	冠状	2RI	102	19	2	3	0.6	否	RT
LAVA 动态	横断	Min	Min	12°	0.7	3	3D	是	BH
LAVA	冠状	Min	Min	15°	0.7	3	3D	是	BH

注：对于较大肿瘤病变需要扫描压脂的冠状位，并加扫厚层序列扩大扫描范围

同反相位成像对于纯脂肪组织不能起到鉴别作用,应与脂肪抑制序列相互结合以助定性(图7-57)。

动态强化亦有助于鉴别诊断。在动态增强扫描时,腺瘤多呈早期、轻/中度强化且廓清迅速,非腺瘤多呈早/中期、中/重度强化且廓清缓慢。

对于肾上腺占位病变,进行冠状位扫描有助于明确病变与周围组织的结构关系(图7-58)。

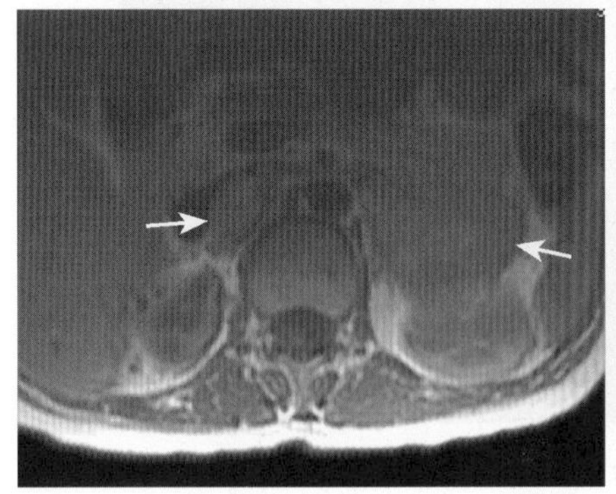
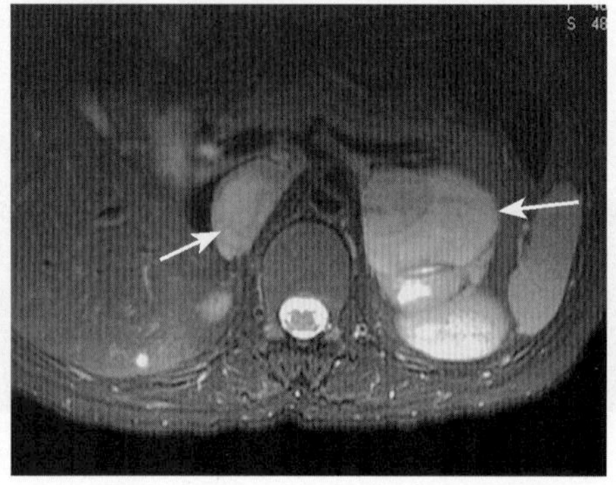
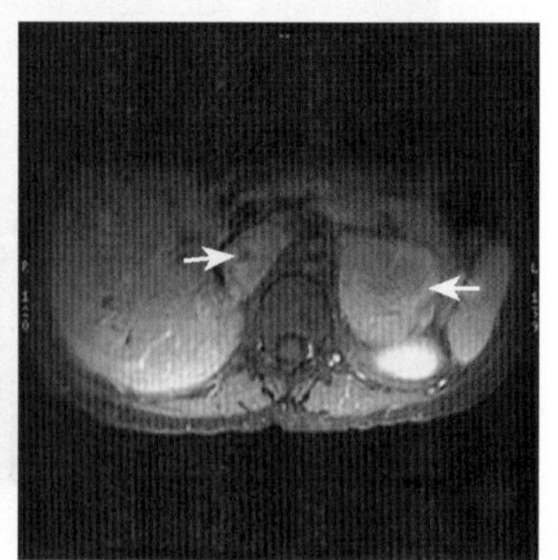

图7-57 多发性内分泌腺瘤ⅡA型:双侧嗜铬细胞瘤

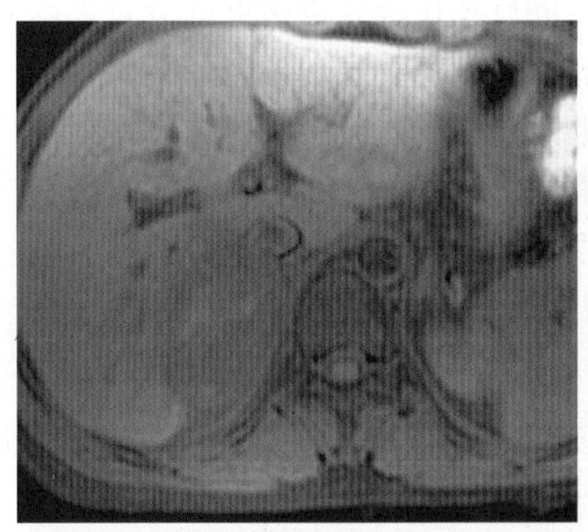
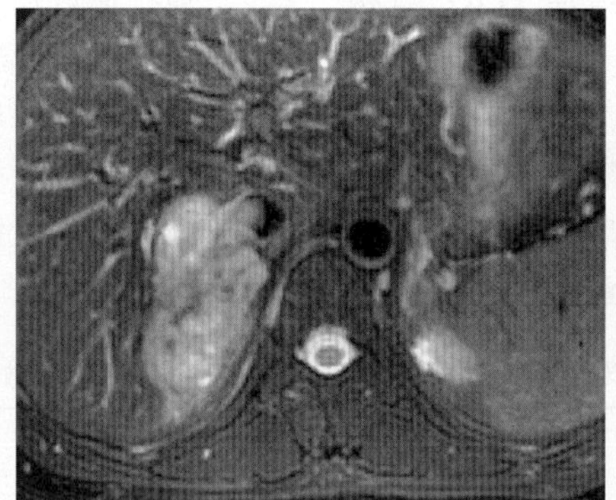
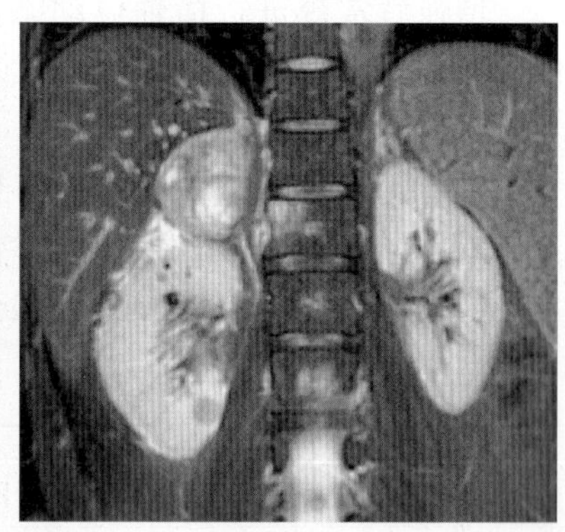

图7-58 冠状位扫描有利于显示病变与周围结构关系

(七)图像优化(序列参数应用技巧)

扫描时相同肝脏MRI扫描。

(八)对比剂应用

肾上腺的天然对比往往不好,需要借助对比剂制造人工对比。增强扫描不但可以增加病变的检出率,对于病变的定性诊断也颇有帮助。如在动态增强扫描时,腺瘤多呈早期、轻/中度强化且廓清迅速,非腺瘤多呈早/中期、中/重度强化且廓清缓慢。

对比剂:0.1mmol/kg,2~3ml/s速度静脉注射。

(九)摄片和图像后处理

通常摄取横轴位T2WI/FS及T1WI,增强后主要摄取横轴位T1加权脂肪抑制图像,并摄取病变部位冠状位T1加权脂肪抑制图像。

必要时重建:薄层重建清晰显示病变及侵犯范围。

五、肾脏、输尿管MR成像技术

(一)检查前准备

1. 受检者的准备 肾脏MRI检查并不要求受检者空腹检查。一般情况下肾脏MRI检查无需服用消化道对比剂。

2. 受检者的呼吸训练与监控 同肝脏的MRI检查。

(二)常见适应证与禁忌证

肾与其周围脂肪囊在MRI图像上可形成鲜明的对比,肾实质与肾盂内尿液也可形成良好对比。MRI对肾脏疾病的诊断具有重要价值,对肾实质及血管病变的显示优势明显。MR泌尿系成像(MRU)可直接显示尿路,对输尿管狭窄、梗阻具有重要诊断价值,对肾功能差、IVP检查不显影的患者尤为适用。

除MRI通常禁忌证外,无特殊禁忌证。

(三)线圈选择及患者体位设计

【线圈选择】

线圈通常选择表面线圈如专用的腹部线圈或者心脏扫描线圈。

【体位设计】

肾脏的 MRI 检查体位与肝脏 MRI 检查一致。

肾脏定位线中心对准剑突与脐连线中点。

（四）扫描方位

肾脏 MRI 检查以横轴位及冠状位并重。一般情况下，肾脏横轴位以前后方向为相位编码方向，并尽可能同时采用矩形 FOV。冠状面扫描选择左右方向为相位编码方向。

1. 横轴位　以冠状位做定位参考像（图 7-59），在冠状位定位像上使横轴位定位线垂直于人体长轴。横轴位扫描范围包括整个肾脏。T1WI 像与 T2WI 像层面要保持一致。

2. 冠状位　以横轴位及矢状位做定位参考像（图 7-60）。一般使用标准冠状位。扫描范围根据肾脏前后径及病变大小而定。

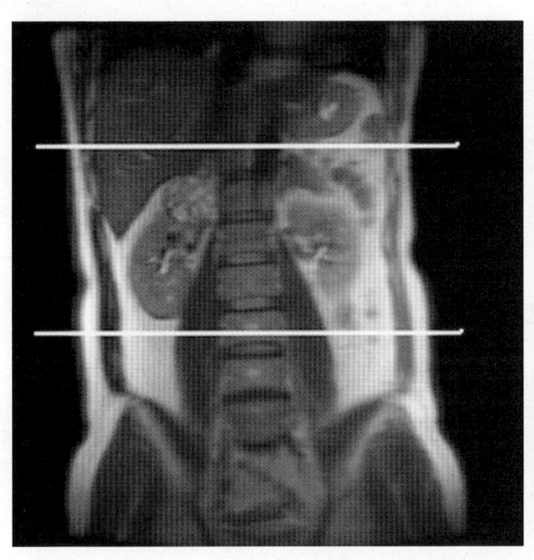
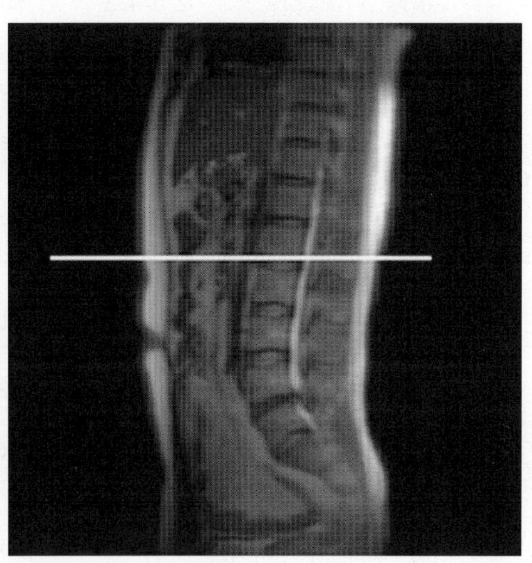

图 7-59　肾脏常规扫描横轴位的定位方法

肾脏横轴位在冠状位上定位，定位线垂直于躯体长轴

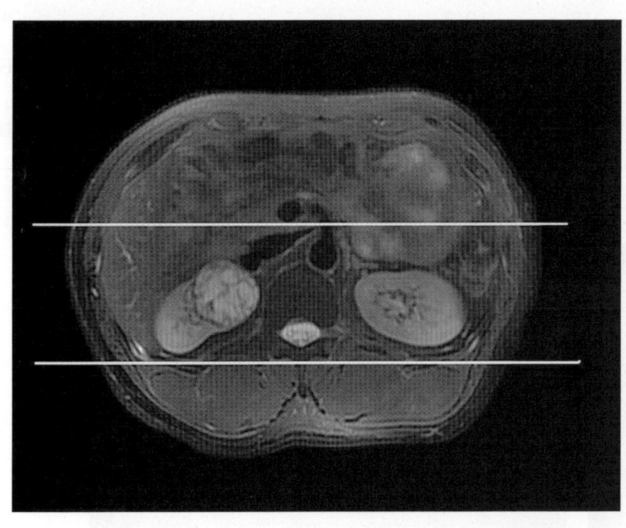
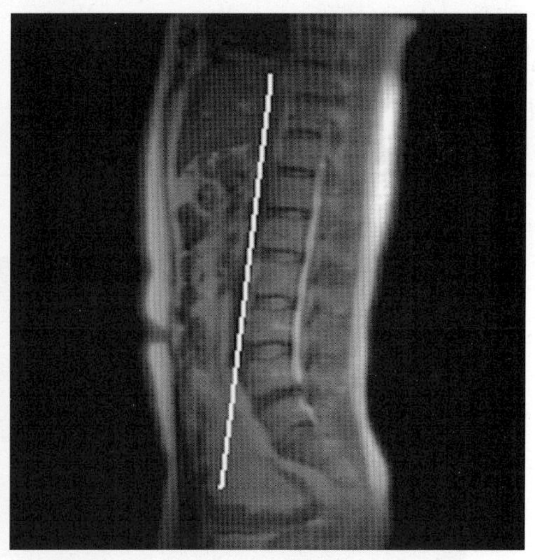

图 7-60　肾脏常规扫描冠状位的定位方法

肾脏冠状位在轴状位和矢状位上定位，矢状位定位线平行于脊柱

（五）推荐脉冲序列及参数

【推荐脉冲序列】

平扫横轴位 T2WI/FS、T2WI、T1WI 冠状位 T2WI/FS，增强后常规进行横轴位动态增强 T1WI、冠状位 T1WI。

肾脏动态增强扫描同肝脏动态增强扫描。

【扫描参数】

以 1.5T GE 机型为例，推荐参数如表 7-21。

以 3.0T GE 机型为例，推荐参数如表 7-22。

（六）常见病变的特殊检查要求

1. 尿路梗阻　除常规扫描序列外可以加做 MRU，需要注意的是在有梗阻的部位加扫薄层扫描明确梗阻原因（图 7-61）。

表 7-21 1.5T GE 机型肾脏常规扫描参数

序列	方位	TR/TI	TE	ETL/翻转角	NEX	层厚	层距	压脂	呼吸
FSE-T2	横断	2RI	85	15	2	6	1	是	RT
或 FSE-T2	横断	2200	85	17	1	6	1	是	BH
SS-FSE-T2	横断	Min	85	/	1	6	1	否	BH
FSPGR-T1	横断	782	4.2	55°	1	6	1	否	无
或 FSPGR-T1	横断	210	2.0/4.3	80°	0.5	6	1	否	BH
FSE-T2	冠状	2RI	85	17	2	5	1	是	RT
LAVA 动态	横断	Min	Min	12°	0.7	4.6	3D	是	BH
LAVA	冠状	Min	Min	15°	0.7	4	3D	是	BH
FRFSE-T2 (MRU)	冠状	1RI	Min	90°	1	3	3D	是	RT

表 7-22 3.0T GE 机型肾脏常规扫描参数

序列	方位	TR/TI	TE	ETL/翻转角	NEX	层厚	层距	压脂	呼吸
FSE-T2	横断	2RI	102	16	2	6	1	是	RT
SS-FSE-T2	横断	Min	85	/	1	6	1	否	BH
FSPGR-T1	横断	900	Min	20°	3	6	1	否	无
或 FSPGR-T1	横断	205	2.1	90°	1	6	1	否	BH
FSE-T2	冠状	2RI	240	29	2	3	0	是	RT
LAVA 动态	横断	Min	Min	12°	0.7	4	3D	是	BH
LAVA	冠状	Min	Min	15°	0.7	3	3D	是	BH
FRFSE-T2 (MRU)	冠状	1RI	Min	90°	1	2.8	3D	是	RT

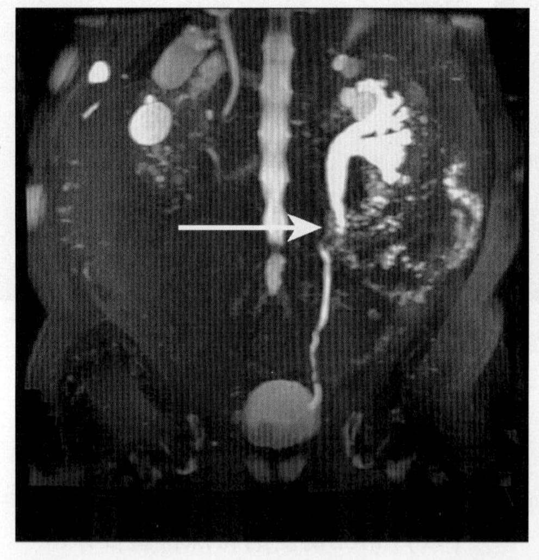
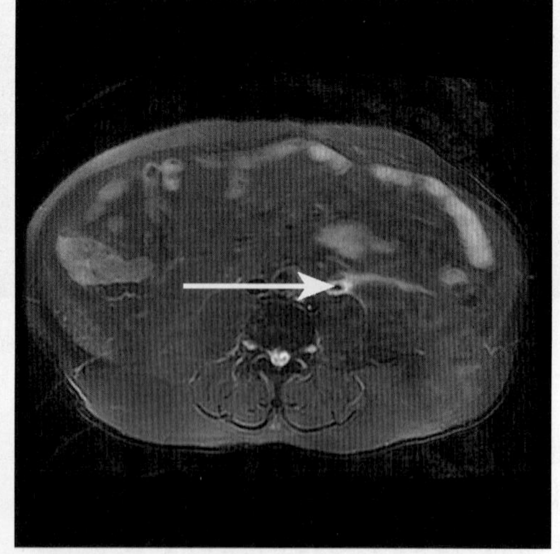

图 7-61 MRU 及梗阻部位的轴位 T2WI

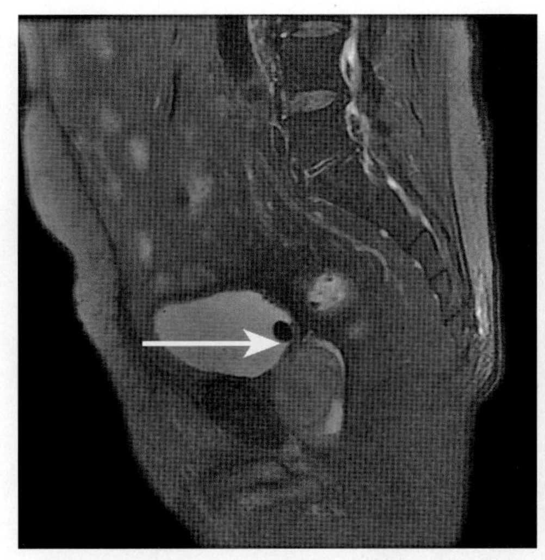
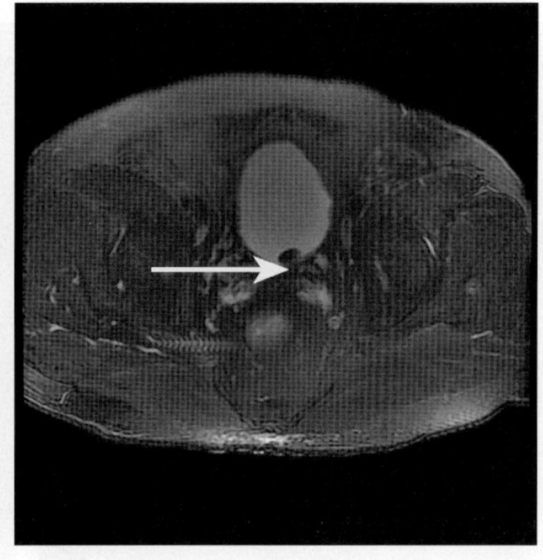

图 7-62　本图与图 7-61 为同一患者，膀胱内亦存在结石

肾盂、输尿管的病变往往与膀胱病变同时发生，所以必要时行膀胱的扫描提供更多的信息(图 7-62)。

2. 肾癌　怀疑肾癌时，检查范围需适当增大，除了肾脏病变外，还应加强对腹膜后淋巴结、肾静脉、下腔静脉的显示。

(七) 图像优化(序列参数应用技巧)

肾脏占位病变疑有脂肪成分时，可以进行同反相位扫描以帮助诊断。

(八) 对比剂应用

磁共振增强扫描可明显增加肾实质的对比，对肾实质的病变特别是肿瘤或肿瘤样病变的 MRI 检查具有重要的意义。

对比剂：0.1mmol/kg，2～3ml/s 速度静脉注射。

(九) 摄片和图像后处理

通常摄取横轴位 T2WI/FS 及 T1WI，增强后主要摄取横轴位 T1 加权脂肪抑制图像，并摄取病变部位冠状位 T1 加权脂肪抑制图像。

必要时重建：薄层重建清晰显示病变及侵犯范围。

六、前列腺 MR 成像技术

(一) 检查前准备

1. 受检者的准备　前列腺 MRI 检查并不严格要求受检者空腹检查。一般情况下前列腺 MRI 检查无需服用消化道对比剂，对于前列腺 MRI 扫描，受检者最好有适量的尿液充盈膀胱。使用直肠内线圈时则需提前一天只进食流食，以保证直肠内清洁。

2. 受检者的呼吸训练与监控　与腹部 MRI 检查相比，多数情况下呼吸运动对于前列腺部位的 MRI 扫描影响不大，无需进行呼吸控制。

(二) 常见适应证与禁忌证

前列腺增生、前列腺炎是男性常见疾病，而对于前列腺来说，前列腺癌的诊断和分期尤为重要。MRI 是诊断前列腺癌、尤其是早期者的有效方法，对于前列腺癌的局部分期有重大意义。

有直肠肛门手术史、近期活检、肠梗阻、肛瘘、巨大痔、炎症性肠病、抗凝治疗及出血性疾患患者不可使用直肠内线圈。

(三) 线圈选择及患者体位设计

【线圈选择】

线圈可以选择表面线圈如专用的腹部线圈或者心脏扫描线圈，有条件的话也可以使用直肠内线圈。

【体位设计】

前列腺的 MRI 检查一般采用仰卧位，双手臂置于扫描区域以外的位置，人体长轴与床面长轴重合。双手臂置于身体两侧时注意使用衬垫隔开受检者手臂与身体，不使其直接接触，以免产生灼伤，尤其在 3.0T 及以上场强的磁体中更要注意。

前列腺 MRI 定位线中心对脐与耻骨联合连线中点。

(四) 扫描方位

前列腺 MRI 检查包括横轴位、矢状位、冠状位。

1. 矢状位　以横轴位及冠状位做定位参考像(图 7-63)。一般使用标准矢状位。扫描范围包括前列腺或根据病变大小而定。

2. 横轴位　以冠状位做定位参考像(图 7-64)，在冠状位定位像上使横轴位定位线垂直于人体长轴。横轴位扫描范围包括整个前列腺。T1WI 像与 T2WI 像层面要保持一致。

3. 冠状位　以横轴位及矢状位做定位参考像(图 7-65)。一般使用标准冠状位。扫描范围以膀胱底部为中心或根据病变大小而定。

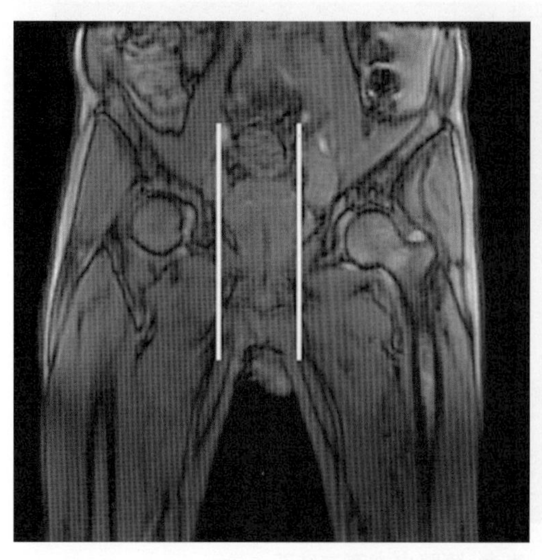
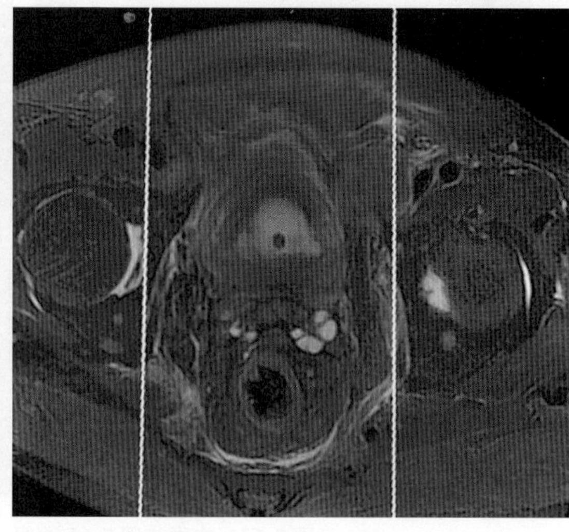

图 7-63 前列腺常规扫描矢状位定位方法

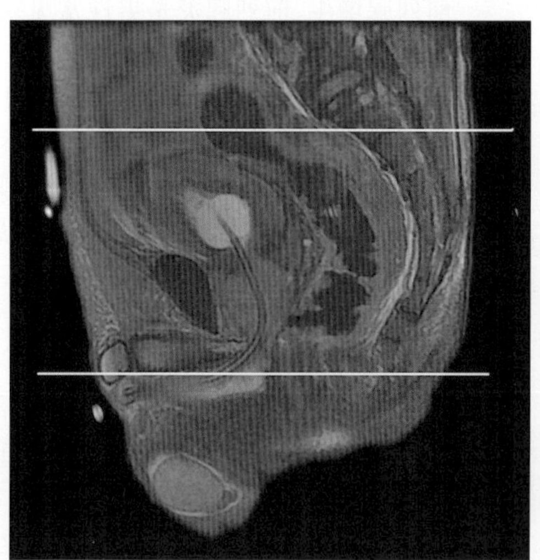
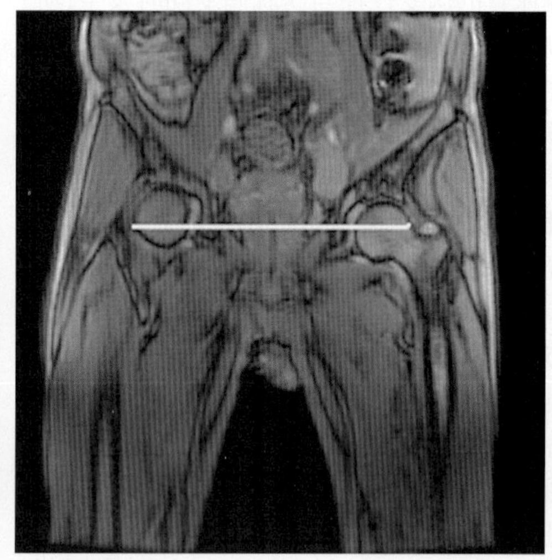

图 7-64 前列腺常规扫描横轴位定位方法

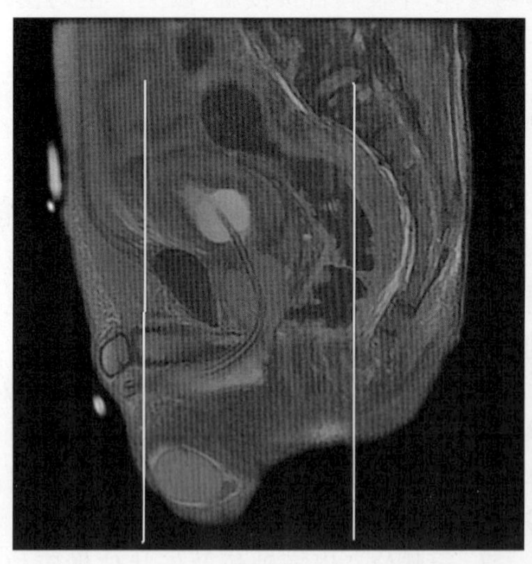
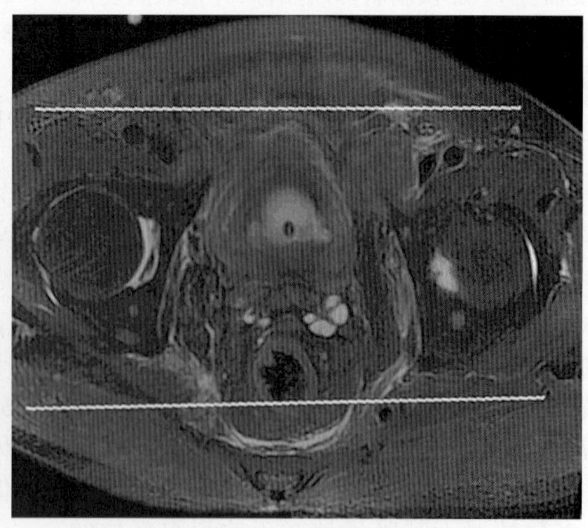

图 7-65 前列腺常规扫描冠状位定位方法

（五）推荐脉冲序列及参数

【推荐脉冲序列】

平扫横轴位高分辨 T2WI/FS、T2WI、T1WI、T1WI/FS；矢状位及冠状位 T2WI/FS。

增强后横轴位 T1WI/FS、冠状位 T1WI/FS、矢状位 T1WI/FS。

【扫描参数】

以 1.5T GE 机型为例，推荐参数如表 7-23。

以 3.0T GE 机型为例，推荐参数如表 7-24。

（六）前列腺常见病变的特殊检查要求

前列腺癌　患者有血性精液，疑有精囊炎时应加扫 T1WI/FS 序列，病变的精囊腺显示为高信号（图 7-66）。

表 7-23　1.5T GE 机型前列腺常规扫描参数

序列	方位	TR/TI	TE	ETL/翻转角	NEX	层厚	层距	压脂
FSE-T2	横断	3850	120	17	2	5	1	是
FSE-T2	横断	3550	110	17	2	5	1	否
FRFSE-T1	横断	650	Min	3	2	5	1	否
FRFSE-T2	冠状	3000	102	17	2	5	1	是
FRFSE-T2	矢状	3000	102	17	2	5	1	是
FSPGR-T1	横断	230	Min	80°	2	5	1	是
FSPGR-T1	冠状	190	Min	80°	2	5	1	是
FSPGR-T1	矢状	195	Min	80°	2	5	1	是

表 7-24　3.0T GE 机型前列腺常规扫描参数

序列	方位	TR/TI	TE	ETL/翻转角	NEX	层厚	层距	压脂
FSE-T2	横断	4300	140	24	3	5	1	是
FSE-T2	横断	4300	140	24	3	5	1	否
FSE-T1	横断	450	Min	2	2	5	1	否
FSE-T2	冠状	4000	140	24	4	5	1	是
FSE-T2	矢状	4100	140	24	3	5	1	是
DWI	横断	1300	Min	/	4	4	1	/
LAVA 动态	横断	Min	Min	12°	0.7	4	3D	是
LAVA	冠状	Min	Min	12°	0.7	5	3D	是
LAVA	矢状	Min	Min	12°	0.7	5	3D	是

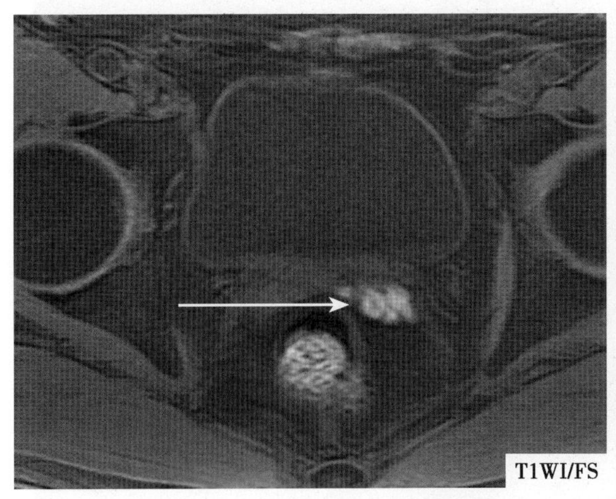

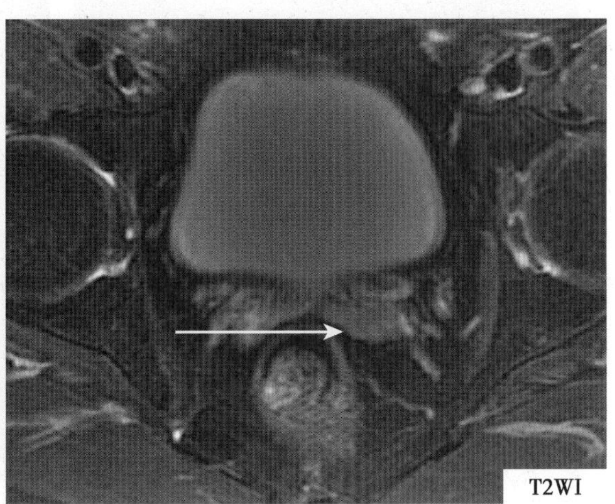

图 7-66　精囊腺出血、精囊炎：T1WI/FS 高信号具有鉴别意义

前列腺 DWI、MRS 及动态增强扫描可提高肿瘤诊断、鉴别诊断及前列腺癌分期的准确性

（七）图像优化（序列参数应用技巧）

盆腔部位受呼吸运动影响极小，一般不使用呼吸门控，可减少扫描时间。

膀胱内存储一定量的尿液可清晰显示膀胱壁，但 MR 扫描时间较长，不宜提前过度积尿，以免患者检查过程中不适而产生运动伪影。

使用动态增强序列进行扫描时，用该序列在注射对比剂前进行一次平扫可代替常规 T1WI/FS 序列，观察出血、钙化等情况的同时方便与增强后序列进行对比。由于前列腺血流动力学较慢的特性，扫描启动时间一般在注射造影剂后 25 秒左右。

（八）对比剂应用

对比剂：0.1mmol/kg，2～3ml/s 速度静脉注射。

（九）摄片和图像后处理

通常摄取横轴位 T2WI/FS 及 T1WI，增强后主要摄取横轴位 T1 加权脂肪抑制图像，并摄取病变部位冠状位及矢状位 T1 加权脂肪抑制图像。

必要时重建：薄层重建清晰显示病变及侵犯范围。

七、子宫 MR 成像技术

（一）检查前准备

1. 受检者的准备 子宫 MRI 检查并不严格要求受检者空腹检查。一般情况下子宫 MRI 检查无需服用消化道对比剂，对于膀胱 MRI 扫描，受检者最好有适量的尿液充盈膀胱。

2. 受检者的呼吸训练与监控 与腹部 MRI 检查相比，多数情况下呼吸运动对于子宫部位的 MRI 扫描影响不大，无需进行呼吸控制。

（二）常见适应证与禁忌证

MRI 多方位、大视野成像可清晰显示子宫的解剖结构。尤其对女性盆腔疾病诊断有价值，对盆腔内血管及淋巴结的鉴别较容易，是盆腔肿瘤、炎症、子宫内膜异位症、转移癌等病变的最佳影像学检查手段。

对于子宫 MRI，有铁磁性节育环者不宜进行此项检查。

（三）线圈选择及患者体位设计

【线圈选择】

线圈可以选择表面线圈如专用的腹部线圈或者心脏扫描线圈。

【体位设计】

同前列腺的 MRI 检查。

（四）扫描方位

子宫 MRI 检查包括横轴位、矢状位、冠状位。

1. 矢状位 以横轴位及冠状位做定位参考像（图 7-67）。一般使用标准矢状位。扫描范围包括子宫或根据病变大小而定。

2. 横轴位 以冠状位做定位参考像（图 7-68），在冠状位定位像上使横轴位定位线垂直于人体长轴。横轴位扫描范围包括整个盆腔。T1WI 像与 T2WI 像层面要保持一致。

3. 冠状位 以横轴位及矢状位做定位参考像（图 7-69）。一般使用标准冠状位。扫描范围以膀胱底部为中心或根据病变大小而定。

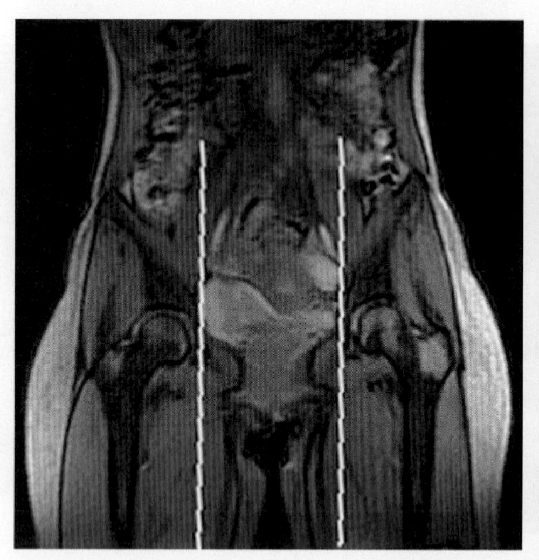

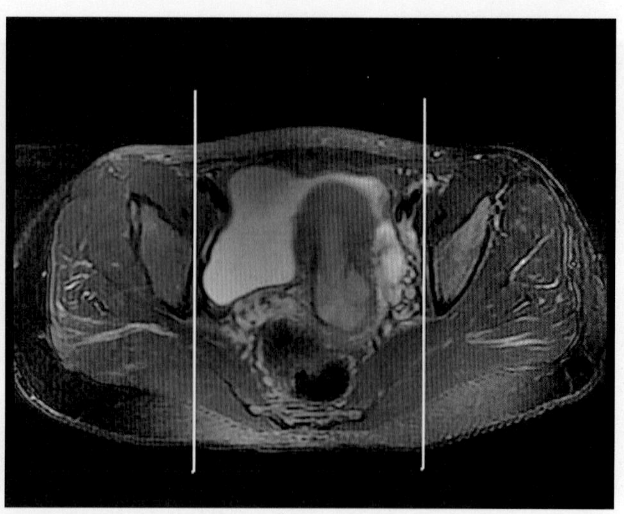

图 7-67 子宫常规扫描矢状位定位方法

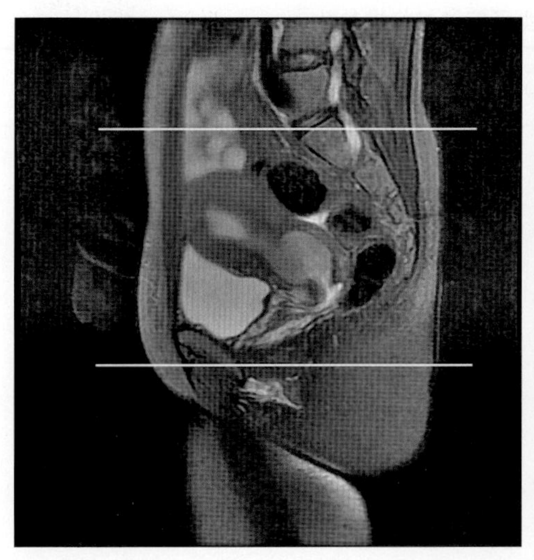
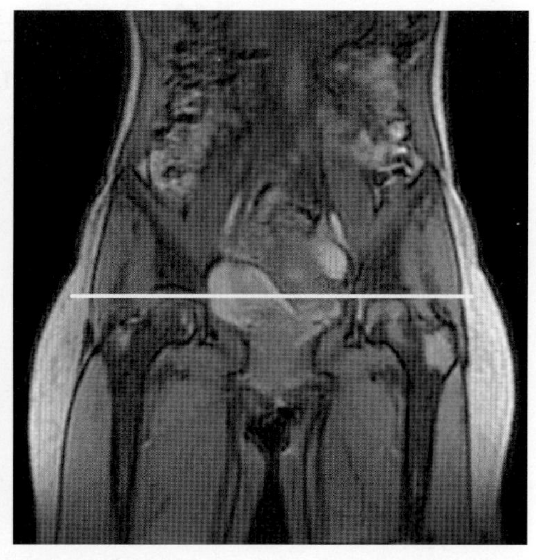

图 7-68 子宫常规扫描横轴位定位方法

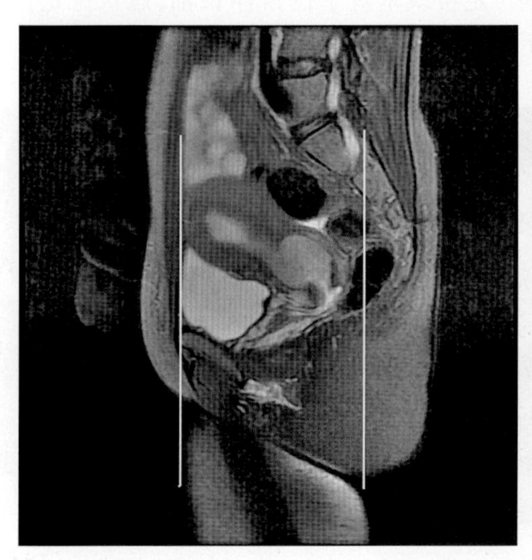
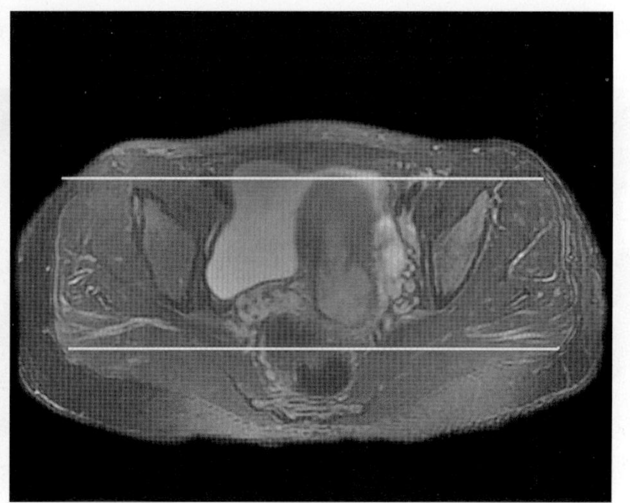

图 7-69 子宫常规扫描冠状位定位方法

（五）推荐脉冲序列及参数

【推荐脉冲序列】

平扫横轴位 T2WI/FS、T2WI、T1WI、T1WI/FS；矢状位及冠状位 T2WI/FS。

增强后横轴位 T1WI/FS、冠状位 T1WI/FS、矢状位 T1WI/FS。

【扫描参数】

以 1.5T GE 机型为例，推荐参数如表 7-25。

以 3.0T GE 机型为例，推荐参数如表 7-26。

表 7-25 1.5T GE 机型子宫常规扫描参数

序列	方位	TR/TI	TE	ETL/翻转角	NEX	层厚	层距	压脂
FSE T2	横断	3850	120	17	2	5	1	是
FSE T2	横断	3550	110	17	2	5	1	否
FRFSE T1	横断	650	Min	3	2	5	1	否
FRFSE T2	冠状	3000	102	17	2	5	1	是
FRFSE T2	矢状	3000	102	17	2	5	1	是
FSPGR T1	横断	230	Min	80°	2	5	1	是
FSPGR T1	冠状	190	Min	80°	2	5	1	是
FSPG R T1	矢状	195	Min	80°	2	5	1	是

表 7-26 3.0T GE 机型子宫常规扫描参数

序列	方位	TR/TI	TE	ETL/翻转角	NEX	层厚	层距	压脂
FSE-T2	横断	4300	140	24	3	5	1	是
FSE-T2	横断	4300	140	24	3	5	1	否
FSE-T1	横断	450	Min	2	2	5	1	否
DWI	横断	1300	Min	/	4	4	1	/
FSE-T2	冠状	4000	140	24	4	5	1	是
FSE-T2	矢状	4100	140	24	3	5	1	是
LAVA 动态	横断	Min	Min	12°	0.7	4	3D	是
LAVA	冠状	Min	Min	12°	0.7	5	3D	是
LAVA	矢状	Min	Min	12°	0.7	5	3D	是

（六）盆腔常见病变的特殊检查要求

在主要观察子宫的情况下，可不采用常规定位，横轴位定位线垂直子宫宫体长轴，冠状位定位线平行于子宫宫体长轴（图 7-70）。

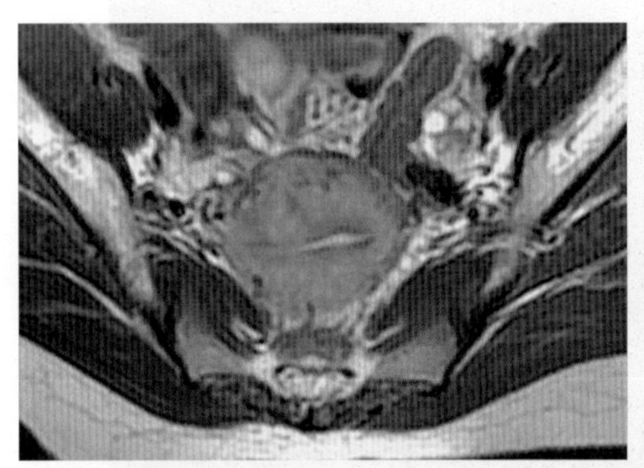
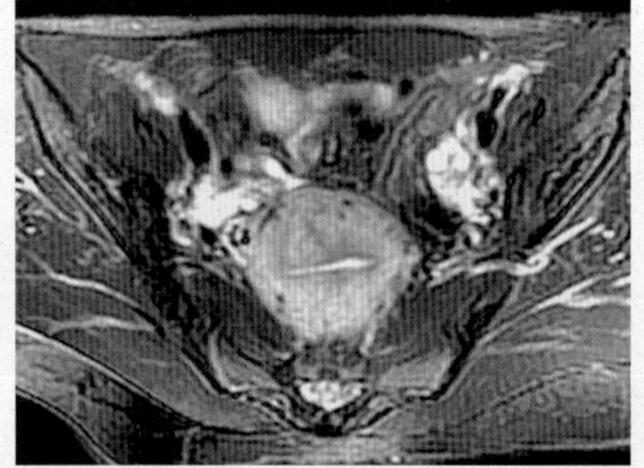
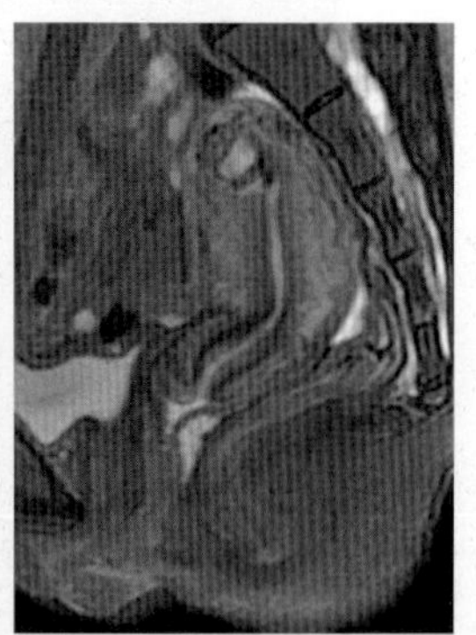

图 7-70 子宫滋养细胞肿瘤，Sag 观察子宫形态

（七）图像优化（序列参数应用技巧）

盆腔部位受呼吸运动影响极小，一般不使用呼吸门控，可减少扫描时间。

膀胱内存储一定量的尿液不但可清晰显示膀胱壁还可以更好显示子宫轮廓，但 MR 扫描时间较长，不宜提前过度积尿，以免患者检查过程中不适而产生运动伪影。

矢状位对于子宫内膜癌的诊断及分期极为重要，而对于宫颈癌及卵巢，轴位和冠状位的扫描是主要方向。

（八）对比剂应用

对比剂：0.1mmol/kg，2～3ml/s 速度静脉注射。

（九）摄片和图像后处理

通常摄取横轴位 T2WI/FS 及 T1WI，增强后主要摄取横轴位 T1 加权脂肪抑制图像，并摄取病变部位冠状位及矢状位 T1 加权脂肪抑制图像。

必要时重建：薄层重建清晰显示病变及侵犯范围。

八、阴囊及睾丸 MR 成像技术

（一）检查前准备

1. 受检者的准备 阴囊及睾丸 MRI 检查无需特殊准备。

2. 受检者的呼吸训练与监控 无需进行呼吸控制。

（二）常见适应证与禁忌证

MRI 多方位、大视野成像可清晰显示盆腔的解剖结构。对于阴囊及睾丸的恶性病变可以准确分期，其他诸如炎症、隐睾等疾病亦有着独特的价值。

无特殊禁忌证。

（三）线圈选择及患者体位设计

【线圈选择】

线圈可以选择表面线圈如专用的腹部线圈或者心脏扫描线圈。

【体位设计】

同前列腺的 MRI 扫描。

阴囊及睾丸 MRI 定位线中心对脐与耻骨联合连线中点或直接定位于阴囊。

（四）扫描方位

阴囊及睾丸 MRI 检查包括横轴位、矢状位、冠状位。

1. 矢状位　以横轴位及冠状位做定位参考像（图 7-71）。一般使用标准矢状位。扫描范围包括膀胱或根据病变大小而定。

2. 横轴位　以冠状位做定位参考像（图 7-72），在冠状位定位像上使横轴位定位线垂直于人体长轴。横轴位扫描范围包括整个盆腔。T1WI 像与 T2WI 像层面要保持一致。

3. 冠状位　以横轴位及矢状位做定位参考像（图 7-73）。一般使用标准冠状位。扫描范围以膀胱底部为中心或根据病变大小而定。

（五）推荐脉冲序列及参数

【推荐脉冲序列】

平扫横轴位高分辨 T2WI/FS、T2WI、T1WI、T1WI/FS；矢状位及冠状位 T2WI/FS。

增强后横轴位 T1WI/FS、冠状位 T1WI/FS、矢状位 T1WI/FS。

【扫描参数】

以 1.5T GE 机型为例，推荐参数如表 7-27。

以 3.0T GE 机型为例，推荐参数如表 7-28。

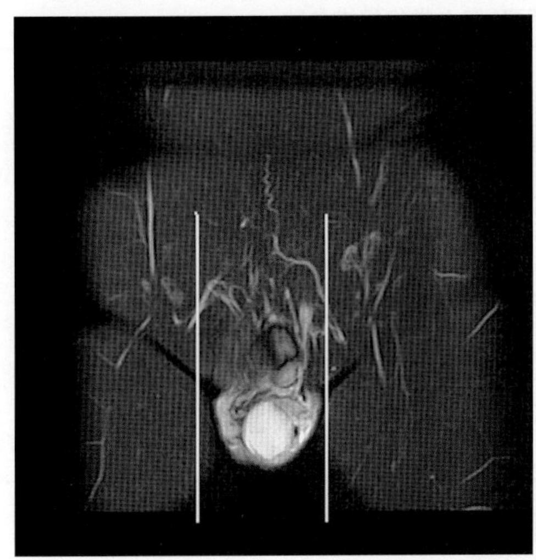
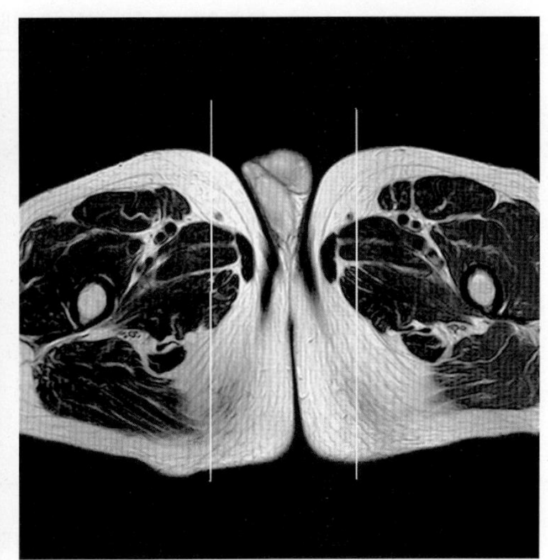

图 7-71　睾丸常规扫描矢状位定位方法

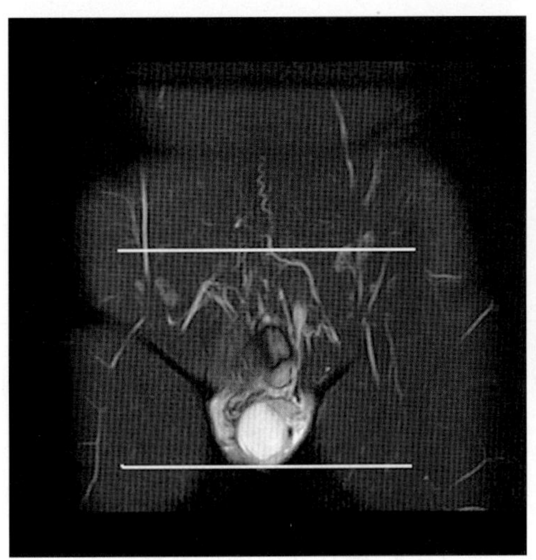
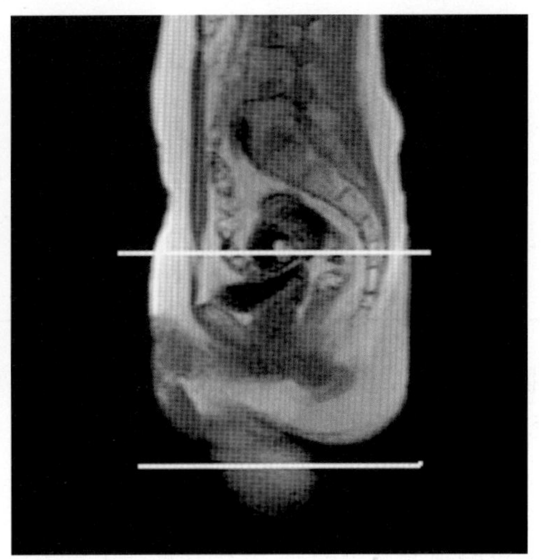

图 7-72　睾丸常规扫描横轴位定位方法

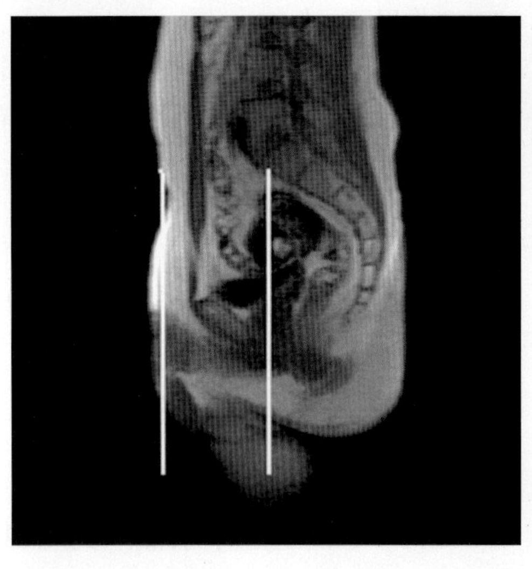
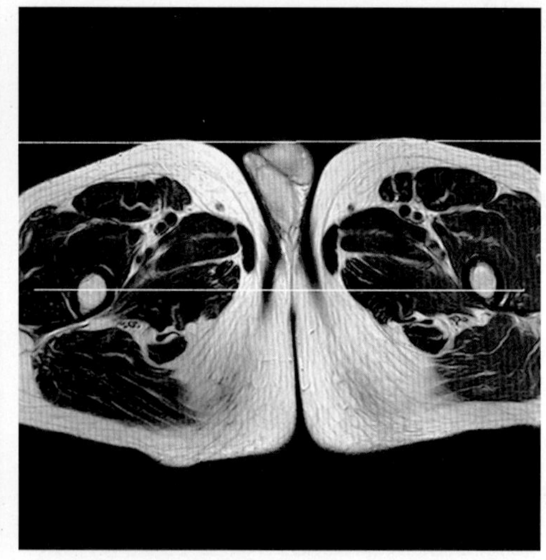

图 7-73 睾丸常规扫描冠状位定位方法

表 7-27 1.5T GE 机型阴囊、睾丸常规扫描参数

序列	方位	TR/TI	TE	ETL/翻转角	NEX	层厚	层距	压脂
FSE-T2	横断	3850	120	17	2	5	1	是
FSE-T2	横断	3550	110	17	2	5	1	否
FRFS-T1	横断	650	Min	3	2	5	1	否
FRFSE-T2	冠状	3000	102	17	2	5	1	是
FRFSE-T2	矢状	3000	102	17	2	5	1	是
FSPGR-T1	横断	230	Min	80°	2	5	1	是
FSPGR-T1	冠状	190	Min	80°	2	5	1	是
FSPGR-T1	矢状	195	Min	80°	2	5	1	是

表 7-28 3.0T GE 机型阴囊、睾丸常规扫描参数

序列	方位	TR/TI	TE	ETL/翻转角	NEX	层厚	层距	压脂
FSE T2	横断	4300	140	24	3	5	1	是
FSE T2	横断	4300	140	24	3	5	1	否
FSE T1	横断	450	Min	2	2	5	1	否
FSE T2	冠状	4000	140	24	4	5	1	是
FSE T2	矢状	4100	140	24	3	5	1	是
LAVA	横断	Min	Min	12°	0.7	4	3D	是
LAVA	冠状	Min	Min	12°	0.7	5	3D	是
LAVA	矢状	Min	Min	12°	0.7	5	3D	是

（六）阴囊及睾丸常见病变的特殊检查要求

对于炎症性疾病和外伤的检查范围，可包括阴囊局部和底部。对于肿瘤性病变要进行大范围扫描，了解淋巴结转移情况，至少包括全盆腔。而对于隐睾患者，扫描时强调薄层扫描，范围从髂前上棘至阴囊。

（七）图像优化（序列参数应用技巧）

阴囊及睾丸部位不受呼吸运动影响，一般不使用呼吸门控。

（八）对比剂应用

对比剂：0.1mmol/kg，2～3ml/s 速度静脉注射。

（九）摄片和图像后处理

通常摄取横轴位 T2WI/FS 及 T1WI，增强后主要摄取横轴位 T1 加权脂肪抑制图像，并摄取病变部位冠状位及矢状位 T1 加权脂肪抑制图像。

必要时重建：薄层重建清晰显示病变及侵犯范围。

第三节　脊柱及脊髓磁共振检查技术

一、颈椎及颈髓 MR 成像技术

（一）检查前准备

1. 确认受检者没有禁忌证。

2. 嘱受检者及陪同家属除去随身携带的金属物品，如手机、手表、刀具、硬币、钥匙、发卡、别针、磁卡、金属气管插管、带金属扣的颈托、带金属扣的内衣（文胸）、磁性护腰带等，禁忌推床、轮椅、金属拐杖、金属假肢等进入扫描室。

3. 嘱受检者在扫描过程中不要随意运动，尽量控制吞咽动作。

4. 婴幼儿、烦躁不安及幽闭恐惧症受检者，应给适量的镇静剂或麻醉药物（由麻醉师实施），以提高检查成功率。

5. 急危重受检者，必须做 MRI 检查时，应由临床医师陪同观察，同时备有抢救器械、药品，受检者发生紧急情况时，应迅速移至扫描室外抢救。

（二）常见适应证与禁忌证

【适应证】

磁共振检查广泛适用于颈椎及颈髓的肿瘤性病变、炎症性病变及先天变异，如椎管肿瘤；椎骨肿瘤；颈椎及颈髓炎性疾病；脊髓退行性变和椎管狭窄症；颈椎及颈髓外伤；颈椎及颈髓先天性疾病；神经根病变；颈椎及颈髓病变手术后复查。

【禁忌证】

1. 装有心脏起搏器及电子耳蜗者。
2. 椎骨植入磁性固定钢板（钛金属除外）。
3. 血管金属支架、血管止血金属夹。
4. 带有呼吸机及心电监护设备的危重患者。
5. 体内有胰岛素泵等神经刺激器患者。
6. 妊娠三个月内。

（三）线圈选择及体位设计

【线圈选择】

可采用颈部表面线圈、颈部阵列线圈或全脊柱阵列线圈（颈胸腰联合阵列线圈）的颈段。

【体位设计】

线圈置于检查床上，长轴与床长轴一致。受检者仰卧，颈部位于颈线圈上，头先进，身体长轴与线圈（床）长轴一致，双臂置于身体两侧，受检者体位应舒适，头不可过仰，颈部放松与颈线圈自然贴近。使用软质表面线圈时，颈部两侧加软垫使线圈尽量贴近颈部并固定线圈。保持头、颈解剖位置。嘱受检者在检查过程中控制咳嗽及吞咽动作。矢状位定位光标对鼻尖与胸骨柄切迹连线，横断位定位光标对甲状软骨水平及线圈中心，锁定位置后，进床至磁体中心。

（四）扫描方位

常规进行矢状面及横断面成像，必要时常加冠状面成像，用于观察椎体病变或鉴别脊髓病变、椎间孔、神经根病变。首先行冠、矢、轴三平面定位像扫描用于定位划线。

1. 矢状面成像　在冠状面定位像上设置矢状面成像层面，使层面与颈髓及颈椎的头尾轴平行一致，于矢状面定位像上根据不同检查目的设置冠状面预饱和带，在矢状面定位像上设置 FOV 大小及调整 FOV 端正。如图 7-74（a，b）。

2. 横断面成像　在矢状面定位像上设置横断面成像，主要观察颈髓病变时，层面与兴趣区脊髓垂直，主要观察椎间盘或椎体病变时，层面与椎间盘或椎体平行。根据病变范围设定扫描层数。在椎体前方设置冠状面预饱和带，在成像层面范围上方设置横断面预饱和带。在横断面定位像上设置 FOV 大小及调整 FOV 端正。如图 7-74（c，d）。

3. 冠状面成像　在矢状面像上设置冠状面成像层面，使层面与兴趣区脊髓及椎体平行，在横断面定位像上使其与椎体左右轴平行。在冠状面定位像上设置 FOV 大小及调整 FOV 端正。

（五）推荐脉冲序列及参数

【推荐脉冲序列】

可选用：

自旋回波序列（SE）

快速自旋回波序列（FSE/TSE）

梯度回波序列（GRE）

快速梯度回波序列

翻转恢复序列（IR）

快速翻转恢复序列。

常规进行矢状面 FSE-T2WI 及 FSE-T1WI 扫描，横断面 FSE-T2WI 或 FSE-T1WI 扫描，必要时增加冠状面 FSE-T1WI 或 FSE-T2WI 扫描。根据诊断需要增加矢状面或冠状面 FSE-T2WI-脂肪抑制序列或 FSE-T1WI-脂肪抑制序列。

【扫描参数】

颈椎常用参考脉冲序列及扫描参数见表 7-29。

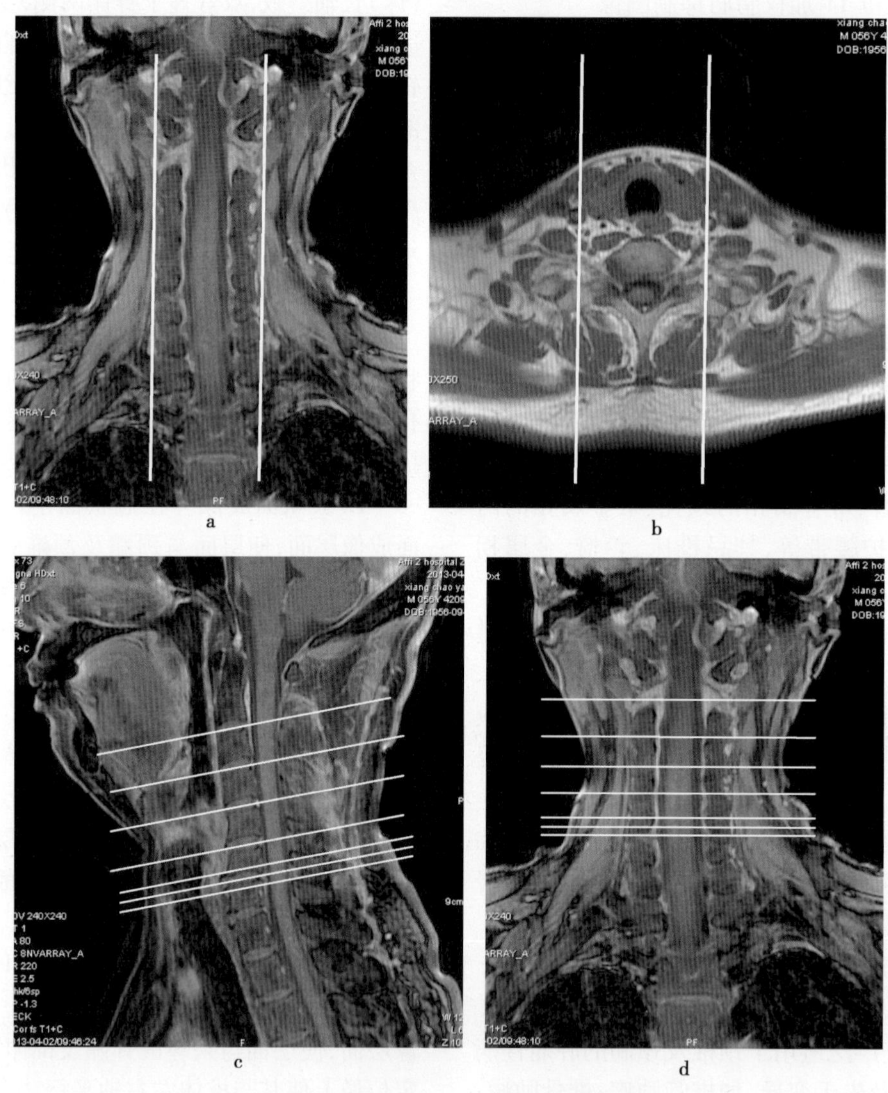

图 7-74 颈椎 MRI 矢状面、横断面成像

图 a,b. 矢状面成像在 a 冠状面及 b 横断面像上设置层面;图 c,d. 横断面成像在矢状面像上设置与椎间盘平行的成像层面,在椎体前方设置冠状面预饱和带,消除吞咽动作的运动伪影,在成像层面上方及下方设置横断面预饱和带,以消除血管及脑脊液搏动伪影的影响

表 7-29 颈椎常规扫描序列与参数

序列	方位	TR (ms)	TE (ms)	层厚 (mm)	层间距 (mm)	矩阵	FOV (cm)	相位编码方向
定位	三平面							
T2WI-FSE	矢状	3000	90	2~3	0.2~0.6	320×256	24~26	头脚
T1WI-FLAIR	矢状	1750	12	2~3	0.2~0.6	320×256	24~26	头脚
T2*WI	横断位	225	10	2~3	0.2~0.6	320×256	18~20	前后

(六) 常见病变的特殊检查要求

对于颈椎及颈髓外伤及炎症性病变,增加矢状位 FSE-T2WI-脂肪抑制序列可增加病灶与背景组织的信号对比度,从而提高病灶检出率,也可鉴别高信号病灶是否脂肪组织。对于 T1WI 为高信号的病灶,应常规增加 T1WI-脂肪抑制序列,以鉴别高信号病灶是脂肪组织或出血性病灶。

对脂肪瘤应增加 T1WI-脂肪抑制序列。

对神经根病变需采用弥散加权序列及 FSE-T2WI-脂肪抑制序列行冠状面薄层无间隔扫描。

（七）图像优化

相位编码方向及预饱和技术对优化图像质量具有较重要的意义。

相位编码方向：

矢状面成像的相位编码方向一般取前后向，以避免脊髓与椎管内脂肪的化学位移伪影，且可以减少成像时间，但易受吞咽及口腔运动伪影的干扰。若以观察椎间盘和椎体病变为主，相位编码方向改为头足向，可以避免椎间盘和椎体之间的化学位移伪影。冠状面成像的相位编码方向一般取左右向。横断面成像的相位编码方向取左右向或前后向。

预饱和技术：

矢状面成像在颈椎前方设置竖行预饱和带，将喉部及口腔预饱和，以消除吞咽动作运动伪影的影响，在扫描野外的上下方分别设置横断面预饱和带，可以避免回卷伪影的产生。横断面成像除了在颈椎前方设置预饱和带，还可增加在成像层面的上方及下方分别设置横断面方向的预饱和带，以消除血管（颈静脉及颈动脉）搏动伪影及脑脊液搏动伪影的影响。由于呼吸运动的影响，颈部脂肪高信号也可产生伪影，对颈后脂肪较厚的受检者在相应局部施加预饱和带，也可减少伪影产生的机会。

超样采集技术：

在冠状面成像，如果FOV设置过小，可能会产生两侧肩部的回卷伪影，此时可施加超样采集技术或在FOV外左右侧设置预饱和带以消除伪影。

流动补偿技术：

在层面方向施加流动补偿技术可减少血管搏动及脑脊液搏动伪影。

心电或外周脉搏触发技术：

血管搏动及脑脊液搏动伪影，除了采用预饱和技术加以消除外，还可以通过使用心电门控触发或外周指脉触发技术加以控制。

$T2^*$成像：采用梯度回波的$T2^*$序列也可消除脑脊液的搏动伪影。

（八）对比剂应用

颈椎及颈髓磁共振增强扫描，一般使用T1阳性造影剂。因此应采用T1加权序列成像，并且施加脂肪抑制技术，以抑制脂肪组织高信号，避免脂肪组织高信号对有强化的病灶高信号的干扰及混淆。

（九）摄片和图像后处理

常规平扫及增强扫描一般无需对图像作特殊后处理。可根据需要选择部分图像或全部图像打印，每一方位的序列，应显示扫描层面的划线定位像。

二、胸椎及胸髓MR成像技术

（一）检查前准备

1. 确认受检者没有禁忌证。

2. 嘱受检者及陪同家属除去随身携带的金属物品，如手机、手表、刀具、硬币、钥匙、发卡、别针、磁卡、带金属扣的内衣（文胸）、金属拉链内裤、腰带及磁性护腰带等，禁忌推床、轮椅、金属拐杖、金属假肢等进入扫描室。

3. 嘱受检者在扫描过程中不要随意运动，尽量控制咳嗽。

4. 婴幼儿、烦躁不安及幽闭恐惧症受检者，应给适量的镇静剂或麻醉药物（由麻醉师实施），以提高检查成功率。

5. 急危重受检者，必须做MRI检查时，应由临床医师陪同观察，同时备有抢救器械、药品，受检者发生紧急情况时，应迅速移至扫描室外抢救。

（二）常见适应证及禁忌证

【适应证】

可广泛适用于椎管肿瘤；椎骨肿瘤；胸椎及胸髓炎性疾病；脊髓退行性变和椎管狭窄症；胸椎及胸髓外伤；胸椎及胸髓先天性疾病；胸椎及胸髓病变手术后复查，还适用于骨髓病变如再生障碍性贫血及白血病等的胸椎成像。

【禁忌证】

1. 装有心脏起搏器及电子耳蜗者。
2. 椎骨植入磁性固定钢板（钛金属除外）。
3. 血管金属支架、血管止血金属夹。
4. 带有呼吸机及心电监护设备的危重患者。
5. 体内有胰岛素泵等神经刺激器患者。
6. 妊娠三个月内。

（三）线圈选择及体位设计

【线圈选择】

可采用脊柱表面线圈或全脊柱阵列线圈（颈胸腰联合阵列线圈）的胸段。

【体位设计】

线圈置于检查床上，长轴与床长轴一致。受检者仰卧，胸段脊柱位于胸椎线圈上，头先进，身体长轴与线圈（床）长轴一致，双臂置于身体两侧，受检者体位应舒适。嘱受检者在检查过程中控制咳嗽。矢状位定位光标对身体正中线，线圈上下缘应包含第七颈椎及第十二胸椎，必要时在体表放置MR图像上可显示的标志以便椎体计数。横断位定位光标对第六胸椎水平（乳头）及线圈中心，锁定位置，进床至磁体中心。

（四）扫描方位

常规进行矢状面及横断面成像,冠状面成像常用于观察椎体病变或鉴别脊髓病变、椎间孔、神经根病变。首先行冠、矢、轴三平面定位像扫描用于定位划线。

1. 矢状面成像　在冠状面定位像上设置矢状面成像层面,使层面与胸髓长轴平行一致。于胸椎前方设置冠状面预饱和带,范围包含前胸壁至心脏,以减少心脏大血管搏动及胸部呼吸运动的伪影。在矢状面定位像上设置 FOV 大小及调整 FOV 端正。如图 7-75(a,b)。

2. 横断面成像　在矢状面定位像上设置横断面成像,主要观察脊髓病变时,层面与兴趣区脊髓垂直,主要观察椎间盘或椎体病变时,层面与椎间盘或椎体平行。根据病变范围设定扫描层数。在椎体前方设置冠状面预饱和带,在成像层面范围上方设置横断面预饱和带。在横断面定位像上设置 FOV 大小及调整 FOV 端正图 7-75(c,d)。

3. 冠状面成像　在矢状面像上设置冠状面成像层面,使层面与兴趣区脊髓及椎体平行,在横断面定位像上使其与椎体左右轴平行。在冠状面定位像上设置 FOV 大小及调整 FOV 端正。

4. 颈椎矢状位成像　由于胸椎椎体计数的特殊性,在胸椎矢状面像上判断胸骨柄与第二胸椎下缘齐平,或在体表放置 MR 图像可显示的标志来判断胸椎计数的方法,虽可行但不一定可靠,因此,可加扫 1~2 层颈椎矢状面定位像序列扫描,上缘包含颅底,下缘包含部分胸椎。由于第二颈椎较易被辨认,计数椎体时,在颈椎矢状面定位像图像上用光标从第二颈椎数到第一胸椎,把光标定于第一胸椎体中心,并把光标位置读数标记在光标附近(第一胸椎中心水平)。再在胸椎矢状面图像上移动光标到相同位置读数的位置,此时光标对准的椎体即为第一胸椎体,把光标锁定,并把光标读数标记在附近(第一胸椎体中心水平)。保存标记好第一胸椎体的颈椎矢状面定位像图像及胸椎矢状面图像,以便计数胸椎体时使用。

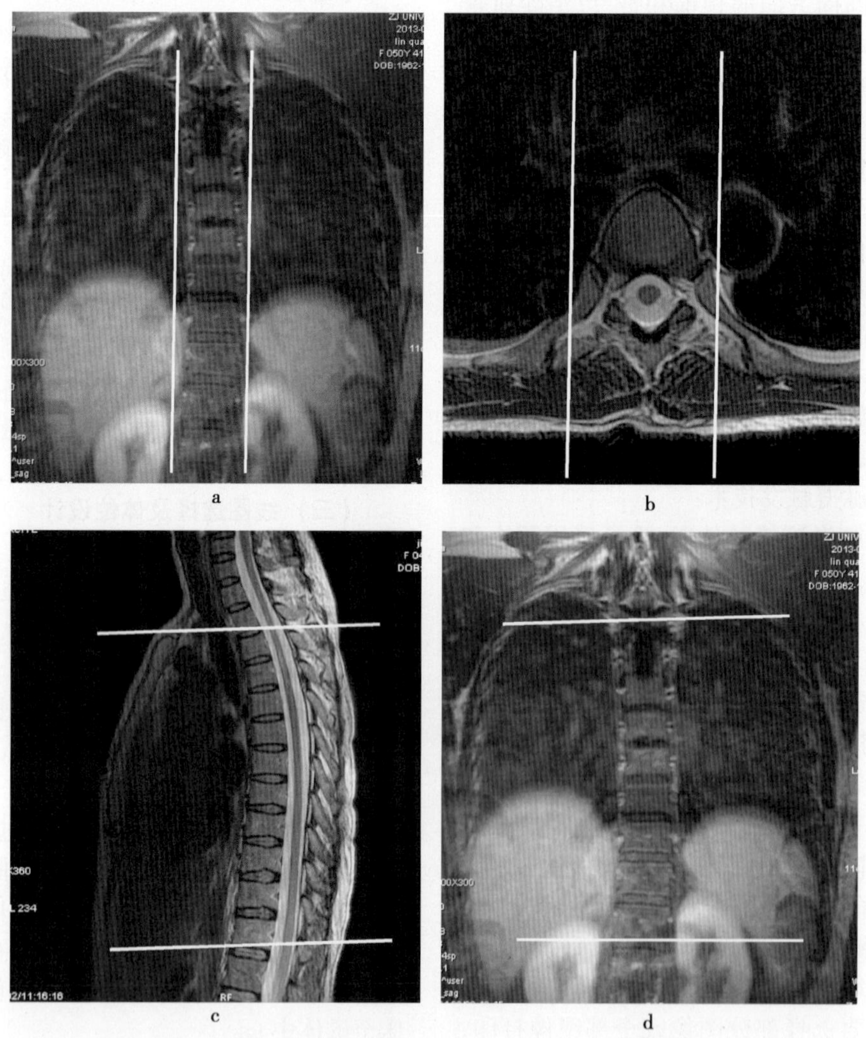

图 7-75　胸椎 MRI 矢状面、横断面成像定位

（五）推荐脉冲序列及参数

【推荐脉冲序列】

可选用：

自旋回波序列（SE）

快速自旋回波序列（FSE/TSE）

梯度回波序列（GRE）

快速梯度回波序列

翻转恢复序列（IR）

快速翻转恢复序列。

常规进行矢状面 FSE-T2WI 及 FSE-T1WI 扫描，横断面 FSE-T2WI 或 FSE-T1WI 扫描，必要时增加冠状面 FSE-T1WI 或 FSE-T2WI 扫描。根据诊断需要增加矢状面或冠状面 FSE-T2WI-脂肪抑制序列或 FSE-T1WI-脂肪抑制序列。

【扫描参数】

胸椎常用参考脉冲序列及扫描参数见表 7-30。

表 7-30　胸椎常规扫描序列与参数

序列	方位	TR（ms）	TE（ms）	层厚（mm）	层间距（mm）	矩阵	FOV（cm）	相位编码方向
定位	三平面							
T2WI-FSE	矢状	2800	100	2～3	0.2～0.6	320×256	34～36	头脚
T1WI-FLAIR	矢状	1800	20	2～3	0.2～0.6	320×256	34～36	头脚
T2WI-FSE	横断位	3000	100	2～3	0.2～0.6	320×256	20～22	左右

（六）常见病变的特殊检查要求

对于胸椎及胸髓外伤及炎症性病变，增加矢状位 FSE-T2WI-脂肪抑制序列可增加病灶与背景组织的信号对比度，从而提高病灶检出率，也可鉴别高信号病灶是否脂肪组织。对于 T1WI 为高信号的病灶，应常规增加 T1WI-脂肪抑制序列，以鉴别高信号病灶是脂肪组织或出血性病灶。

对脂肪瘤应增加 T1WI-脂肪抑制序列。

对血液病骨髓病变的观察，除了矢状面 T2WI、T1WI 序列，还应加作冠状面 T1WI 序列，以更好地观察脊柱旁结节病变。

由于脊髓血管极细小，脊髓的血管畸形，常无法进行常规 MRA 成像，可以使用长回波时间（TE>200ms）的高分辨（512×512）FSE-T2WI 序列，使畸形血管呈流空表现，即“黑血”影像。也可采用流动去相位序列，产生“黑血”效应。PC 法有时也可取得较好效应。

（七）图像优化

1. 相位编码方向　矢状面成像的相位编码方向可以取前后向，以避免脊髓与椎管内脂肪的化学位移伪影，且可以减少成像时间，但易受心脏大血管搏动及胸部呼吸运动伪影的干扰。若以相位编码方向改为头足向，可以避免椎间盘和椎体之间的化学位移伪影，但易产生头足方向的回卷伪影及增加扫描时间。冠状面成像的相位编码方向一般取左右向。横断面成像的相位编码方向取前后向或左右向。

2. 预饱和技术　矢状面成像应在胸椎前方设置竖形预饱和带覆盖心脏大血管，以消除心脏大血管搏动及胸部呼吸运动伪影的影响，在扫描野外的上下方分别设置横断预饱和带，可以避免相位编码方向为头足方向时的回卷伪影的产生。横断面成像除了在胸椎前方设置预饱和带，还可增加在成像层面的上方及下方分别设置横断方向的预饱和带，以消除血管搏动伪影及脑脊液搏动伪影的影响。

3. 超样采集技术　在冠状面成像，如果 FOV 设置过小，可能会产生两侧胸壁的回卷伪影，此时可施加超样采集技术或在 FOV 外左右侧设置预饱和带加以消除。

4. 流动补偿技术　在层面方向施加流动补偿技术可以减少血管搏动及脑脊液搏动伪影。

5. 心电或外周脉搏触发技术　血管搏动及脑脊液搏动伪影，除了采用以上技术加以消除外，还可以通过使用心电门控触发或外周指脉触发技术加以控制。

（八）对比剂应用

胸椎及胸髓磁共振增强扫描，一般使用 T1 阳性造影剂。因此应采用 T1WI 序列成像，并且施加脂肪抑制技术，以抑制脂肪组织高信号，避免脂肪组织高信号对有强化的病灶高信号的干扰及混淆。

（九）摄片和图像后处理

常规平扫及增强扫描一般无需对图像作特殊后处理。可根据需要选择部分图像或全部图像打印，每一方位的序列，应显示扫描层面的划线定位像。

鉴于胸椎椎体计数的特殊性，可把标记有第一胸椎体标记的胸椎矢状面图像及颈椎矢状面定位像图像并在一起，以便准确计数胸椎体定位。

三、腰椎及腰椎管 MR 成像技术

（一）检查前准备

1. 确认受检者没有禁忌证。

2. 嘱受检者及陪同家属除去随身携带的金属物品，如手机、手表、刀具、硬币、钥匙、发卡、别针、磁卡、带金属扣的内衣（文胸）、金属拉链内裤、腰带及磁性护腰带等，禁忌推床、轮椅、金属拐杖、金属假肢等进入扫描室。

3. 嘱受检者在扫描过程中不要随意运动。

4. 婴幼儿、烦躁不安及幽闭恐惧症受检者，应给适量的镇静剂或麻醉药物（由麻醉师实施），以提高检查成功率。

5. 急危重受检者，必须做 MRI 检查时，应由临床医师陪同观察，同时备有抢救器械、药品，受检者发生紧急情况时，应迅速移至扫描室外抢救。

（二）常见适应证及禁忌证

【适应证】

可广泛适用于腰椎及椎管的肿瘤性病变、炎症性病变及先天变异，如椎管肿瘤；椎骨肿瘤；椎体及椎管炎性疾病；椎体退行性变和椎管狭窄症；外伤；先天性疾病；腰椎及椎管病变手术后复查；腰脊神经根病变；骨髓病变如再生障碍性贫血及白血病等的胸椎成像。

【禁忌证】

1. 装有心脏起搏器及电子耳蜗者。
2. 椎骨植入磁性固定钢板（钛金属除外）。
3. 血管金属支架、血管止血金属夹。
4. 带有呼吸机及心电监护设备的危重患者。
5. 体内有胰岛素泵等神经刺激器患者。
6. 妊娠三个月内。

（三）线圈选择及体位设计

【线圈选择】

可采用脊柱表面线圈或全脊柱阵列线圈（颈胸腰联合阵列线圈）的腰段。

【体位设计】

线圈置于检查床上，长轴与床长轴一致。受检者仰卧，腰段脊柱位于腰椎线圈上。头先进，身体长轴与线圈（床）长轴一致，双臂置于身体两侧，双下肢用软垫支架垫起屈膝，使腰部自然紧贴线圈。矢状轴定位光标对身体正中线，线圈上下缘应包含第十二胸椎至部分骶椎。横断位定位光标对第三腰椎水平（髂嵴上 3～5cm）及线圈中心，锁定位置，进床至磁体中心。

（四）扫描方位

常规进行矢状面及横断面成像，冠状面成像常用于观察椎体病变或椎管病变、椎间孔、神经根病变。首先行冠、矢、轴三平面定位像扫描用于定位划线。

1. 矢状面成像　在冠状面定位像上设置矢状面成像层面，使层面与腰椎管长轴平行一致。于腰椎前方设置冠状面预饱和带，范围包含椎体前部分腹主动脉至前腹壁，以消除腹部呼吸运动及腹主动脉搏动的伪影。在矢状面定位像上设置 FOV 大小及调整 FOV 端正。如图 7-76（a，b）。

2. 横断面成像　在矢状面定位像上设置横断面成像，主要观察椎管病变时，层面与兴趣区椎管垂直，主要观察椎间盘或椎体病变时，层面与椎间盘或椎体平行。根据病变范围设定扫描层数。在椎体前方设置冠状面预饱和带，在成像层面范围上方设置横断面预饱和带。在横断面定位像上设置 FOV 大小及调整 FOV 端正（图 7-76c，d）。

3. 冠状面成像　在矢状面像上设置冠状面成像层面，使层面与兴趣区脊髓及椎体平行，在横断面定位像上使其与椎体左右轴平行。在冠状面定位像上设置 FOV 大小及调整 FOV 端正。

（五）推荐脉冲序列及参数

【推荐脉冲序列】

可选用：

自旋回波序列（SE）

快速自旋回波序列（FSE/TSE）

梯度回波序列（GRE）

快速梯度回波序列

翻转恢复序列（IR）

快速翻转恢复序列。

常规进行矢状面 FSE-T2WI 及 FSE-T1WI 扫描，横断面 FSE-T2WI 或 FSE-T1WI 扫描，必要时增加冠状面 FSE-T1WI 或 FSE-T2WI 扫描。根据诊断需要增加矢状面或冠状面 FSE-T2WI-脂肪抑制序列或 FSE-T1WI-脂肪抑制序列。

【扫描参数】

腰椎常用参考脉冲序列及扫描参数见表 7-31。

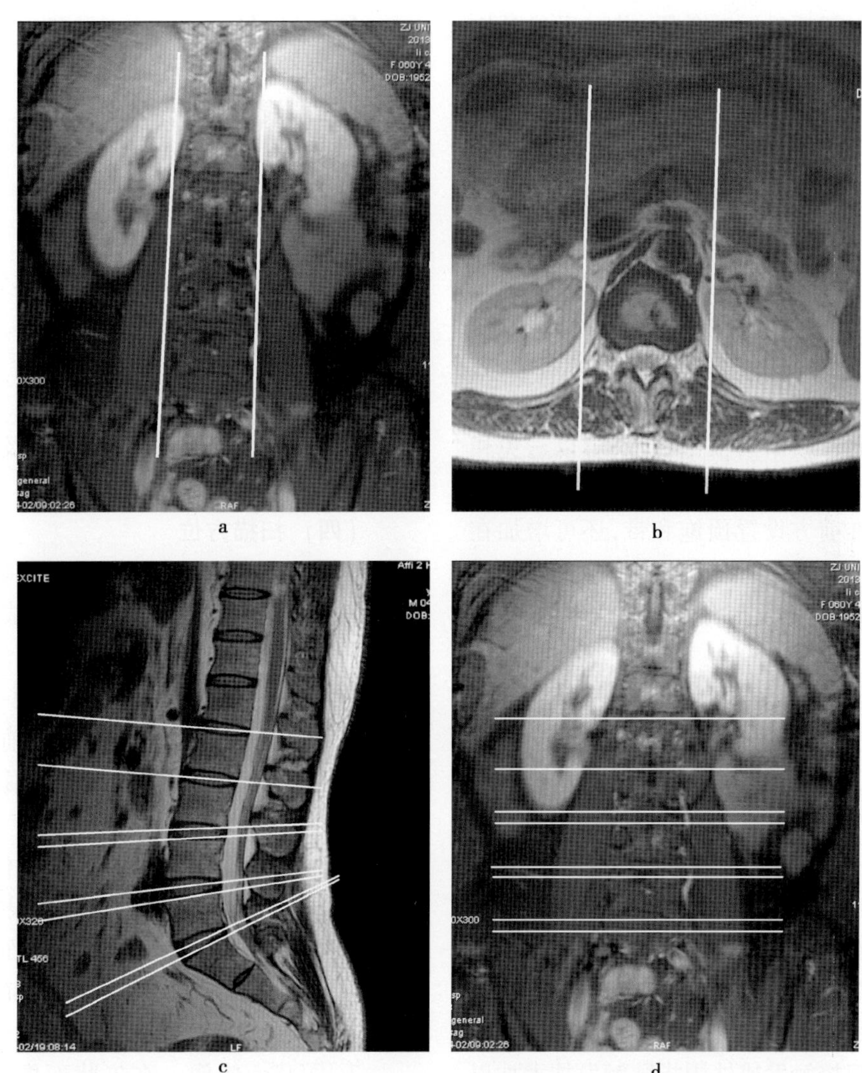

图 7-76　腰椎 MRI 矢状面、横断面成像定位

表 7-31　腰椎常规扫描序列与参数

序列	方位	TR (ms)	TE (ms)	层厚 (mm)	层间距 (mm)	矩阵	FOV (cm)	相位编码方向
定位	三平面							
T2WI-FSE	矢状	2800	100	2～3	0.2～0.6	320×256	32～34	头脚
T1WI-FLAIR	矢状	1800	20	2～3	0.2～0.6	320×256	32～34	头脚
T2WI-FSE	横断位	3000	100	2～3	0.2～0.6	320×256	22～24	左右

（六）常见病变的特殊检查要求

对于外伤及炎症性病变，增加矢状位 FSE-T2WI-脂肪抑制序列可增加病灶与背景组织的信号对比度，从而提高病灶检出率，也可鉴别高信号病灶是否为脂肪组织。对于 T1WI 为高信号的病灶，应常规增加 T1WI-脂肪抑制序列，以鉴别高信号病灶是脂肪组织或出血性病灶。

对脂肪瘤应增加 T1WI-脂肪抑制序列。

对血液病骨髓病变的观察，除了矢状面 T2WI、T1WI 序列，还应加作冠状面 T1WI 序列，以更好地观察脊柱旁结节病变。

对椎管的血管畸形，也可以使用长回波时间（TE>200ms）高分辨（512×512）的 FSE-T2WI 序列及流动去相位序列，产生“黑血”效应，使畸形血管呈流空表现。也可采用 PC 法。

（七）图像优化

1. 相位编码方向　和胸椎一样，腰椎 MRI 矢状面成像的相位编码方向一般也取前后向，也易产生腹主动脉搏动及腹部呼吸运动伪影,此可通过预饱和带加以消除。若相位编码方向改为头足向,可以避免椎间盘和椎体之间的化学位移伪影,但易产生头足方向的回卷伪影及增加扫描时间,此可借在FOV外的上下方设置的横断面预饱和带加以消除。冠状面成像的相位编码方向一般取左右向。横断面成像的相位编码方向取前后向或左右向。

2. 预饱和技术 矢状面成像应在腰椎前方设置冠状面预饱和带覆盖部分腹主动脉至前腹壁,可以减轻血管搏动及呼吸运动伪影的影响,在扫描野外的上下方分别设置横断面预饱和带,可以避免相位编码方向为头足方向时的回卷伪影的产生。横断面成像除了在腰椎前方设置预饱和带,还可增加在成像层面的上方及下方分别设置横断方向的预饱和带,以消除血管搏动伪影及脑脊液搏动伪影的影响。超样采集技术:

在矢状面及冠状面成像时,如果FOV设置过小,可能会产生上下方向(见于矢状面成像)及左右方向(见于冠状面成像)的回卷伪影,此时可施加超样采集技术或在FOV外上下方(用于矢状面成像)及左右侧(用于冠状面成像)设置预饱和带加以消除。

3. 流动补偿技术 在层面方向施加流动补偿技术可以减少大血管搏动及脑脊液搏动伪影。

4. 心电或外周脉搏触发技术 血管搏动及脑脊液搏动伪影,除了采用以上技术加以消除外,还可以通过使用心电门控触发或外周指脉触发技术加以控制。

(八) 对比剂应用

增强扫描一般使用T1阳性造影剂,因此应采用T1WI序列成像,并且施加脂肪抑制技术,以抑制脂肪组织高信号,避免脂肪组织高信号对有强化的病灶高信号的干扰及混淆。

(九) 摄片和图像后处理

常规平扫及增强扫描一般无需对图像作特殊后处理。可根据需要选择部分图像或全部图像打印,每一方位的序列,应显示扫描层面的划线定位像。放大图像时应保留第一骶椎显示,以便计数腰椎体定位。

四、骶椎及骶髂关节MR成像技术

(一) 检查前准备

与腰椎MRI相同。

(二) 常见适应证及禁忌证

【适应证】

与腰椎MRI相同。

【禁忌证】

与腰椎MRI相同。

(三) 线圈选择及体位设计

【线圈选择】

与腰椎MRI相同。

【体位设计】

线圈置于检查床上,长轴与床长轴一致。受检者仰卧,腰段脊柱位于腰椎线圈上。头先进,身体长轴与线圈(床)长轴一致,双臂置于身体两侧。矢状轴定位光标对身体正中线,线圈上下缘应包含髂嵴至尾椎。横断位定位光标对骨盆及线圈中心,锁定位置,进床至磁体中心。

(四) 扫描方位

常规进行矢状面及横断面成像及冠状面成像。骶髂关节MRI以冠状面及横断面成像为主。

1. 矢状面成像 在冠状面定位像上设置矢状面成像层面,使层面与腰椎管长轴平行一致。于腰椎前方设置冠状面预饱和带覆盖前腹壁,以消除腹部呼吸运动伪影。在矢状面定位像上设置FOV大小及调整FOV端正。

2. 横断面成像 在矢状面定位像上设置横断面成像,层面与兴趣区椎体垂直,根据病变范围设定扫描层数。在椎体前方设置冠状面预饱和带,在成像层面范围上方设置横断面预饱和带。在横断面定位像上设置FOV大小及调整FOV端正。

3. 冠状面成像 在矢状面像上设置冠状面成像层面,使层面与兴趣区骶椎或尾椎体平行。在冠状面定位像上设置FOV大小及调整FOV端正。骶髂关节冠状面成像应在横断面像上设置层面,层数范围包含骶髂关节前后界限。

(五) 推荐脉冲序列及参数

与腰椎相同。

(六) 常见病变的特殊检查要求

与腰椎MRI基本相同。

(七) 图像优化

与腰椎基本相同。

(八) 对比剂应用

与腰椎相同。

(九) 摄片和图像后处理

与腰椎MRI基本相同。

五、全脊柱MR成像技术

(一) 检查前准备

与腰椎MRI相同。

（二）常见适应证及禁忌证

与脊柱 MRI 相同。

（三）线圈选择及体位设计

【线圈选择】

采用全脊柱阵列线圈（颈胸腰椎联合线圈）。

【体位设计】

体位设计与脊柱 MRI 相同。横轴定位光标对颈部甲状软骨及颈椎2节线圈之间的中心。

（四）扫描方位

与脊柱 MRI 相同。用全脊柱 MRI 软件，设置全脊柱矢状面、冠状面成像层面，程序自动按颈、胸、腰段分别扫描。横断面成像则需手动分段设定兴趣区扫描层面，并选择兴趣区相对应的线圈。矢状面成像分段定位如图7-77。

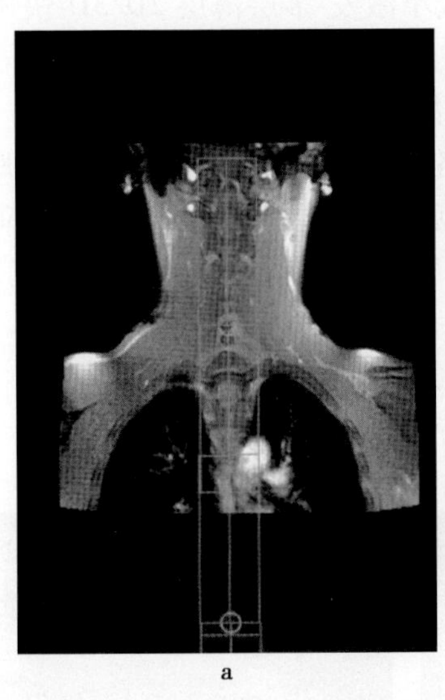

a

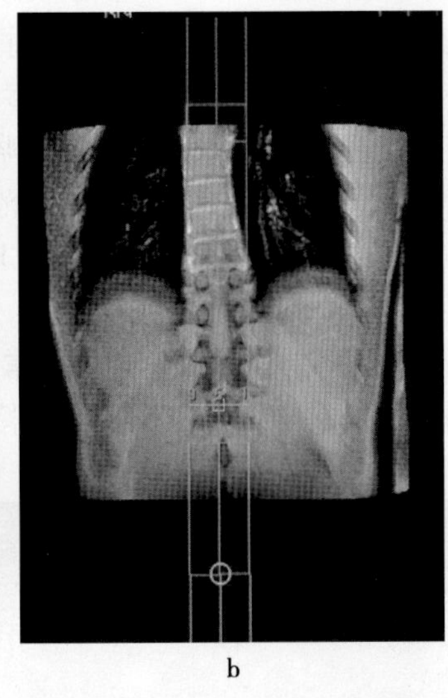

b

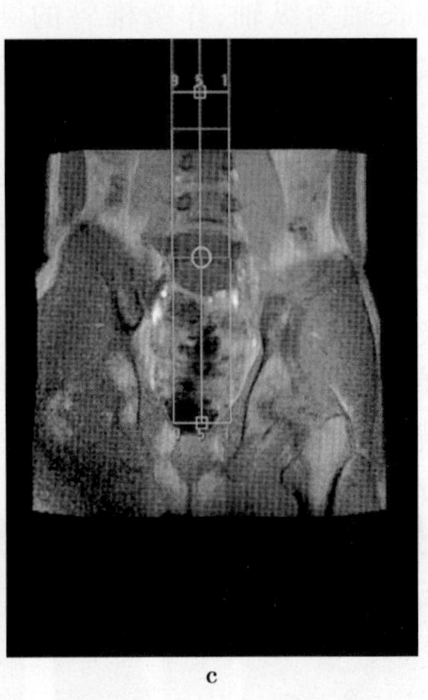

c

图7-77　全脊柱 MRI 矢状面成像分段定位

a,b,c 分别在脊柱冠状面定位像的颈、胸、腰段设置矢状面成像联动层面

（五）推荐脉冲序列及参数

与脊柱 MRI 相同。

（六）常见病变的特殊检查要求

与脊柱 MRI 基本相同。

（七）图像优化

与脊柱 MRI 基本相同。

（八）对比剂应用

与脊柱 MRI 相同。

（九）摄片和图像后处理

用全脊柱 MRI 软件扫描获得的图像，在工作站用拼接软件将矢状面及冠状面全脊柱分段成像的图像进行无缝拼接，即可获得全脊柱影像，如图7-78。

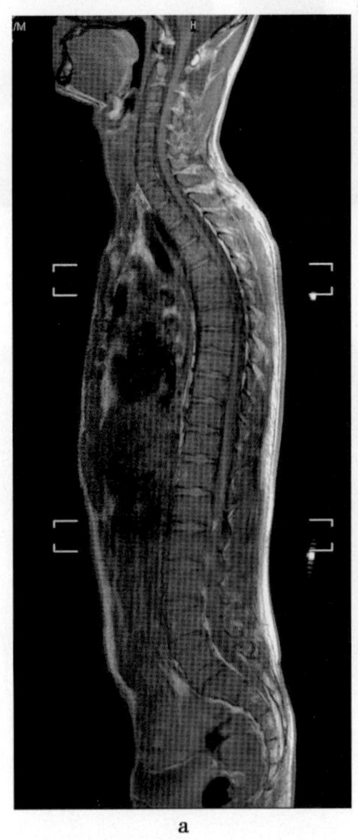

a

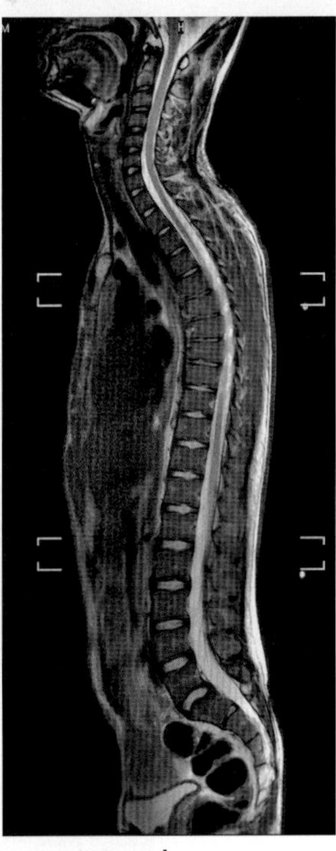

b

图7-78　全脊柱 MRI 矢状面图像后处理无缝拼接后

六、磁共振脊髓造影（MRM）

（一）检查前准备

与腰椎 MRI 相同。

（二）常见适应证及禁忌证

【适应证】

MRM 常用于椎间盘疝；椎管狭窄；蛛网膜及神经根囊肿；神经纤维瘤；神经源性肿瘤；椎管内占位性病变等脊柱和脊髓疾病的检查。

【禁忌证】

与腰椎 MRI 相同。

（三）线圈选择及体位设计

与腰椎 MRI 相同。

（四）扫描方位

MRM 水成像常规进行冠状面或矢状面多层薄层 2D/3D-快速自旋回波重 T2WI 序列成像，也可行以椎管长轴为纵轴，作绕椎管的圆周辐射状层面的单次激发-单 3D 块-快速自旋回波 T2WI 序列成像。

1. 多激发或单激发-多层薄层 2D/3D-快速自旋回波重 T2WI 序列　在矢状面及横断面像上设置平行于椎管的冠状面或矢状面 3D 块扫描层面，范围包含完整椎管。如图 7-79。

2. 单次激发-单 3D 块-快速自旋回波 T2WI 序列　在横断面像上设置以椎管长轴为纵轴，作绕椎管的圆周辐射状扫描块（层），扫描块数通过设定旋转角度大小或直接设定块数而获得。如图 7-80。

（五）推荐脉冲序列及参数

【推荐脉冲序列】

推荐：

单次激发-单 3D 块-快速自旋回波 T2WI 序列。

多激发或单激发-多层薄层 2D/3D-快速自旋回波重 T2WI 序列。

【扫描参数】

依机型略异。一般参数：FOV 250 ~ 300mm（视扫描脊柱段范围而定），矩阵 192 ~ 300×256 ~ 512。其余与 MRCP、MRU 基本相同。不需闭气，也不需呼吸门控。

（六）常见病变的特殊检查要求

一般无特殊要求。

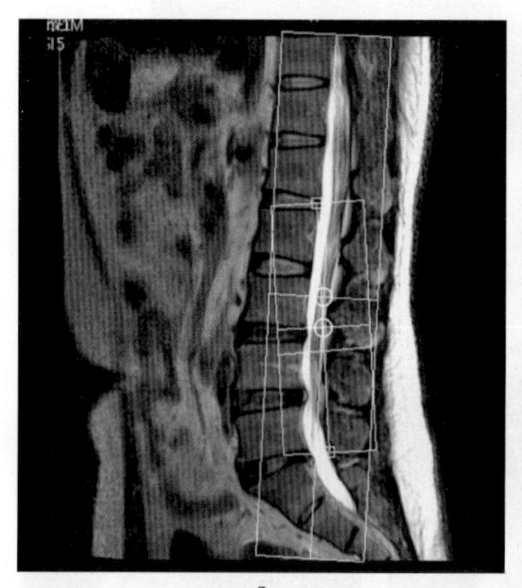
a

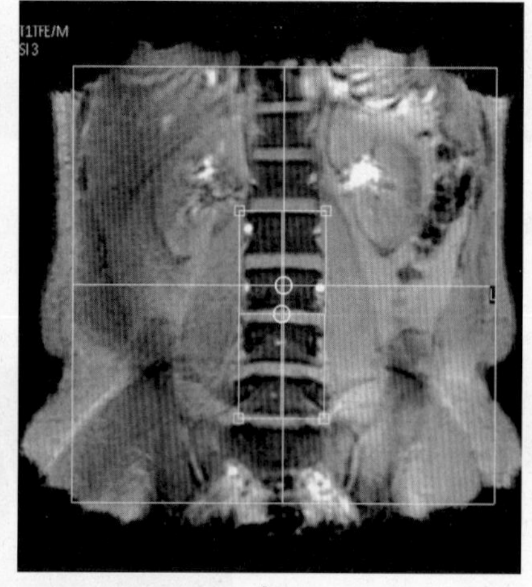
b

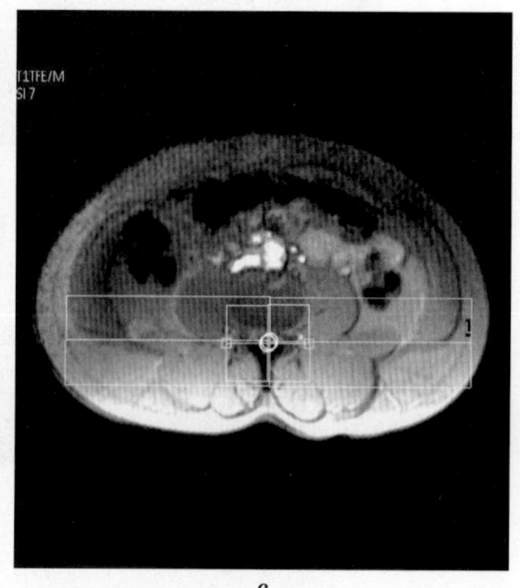
c

图 7-79　多激发多层薄层-3D-MRM 定位

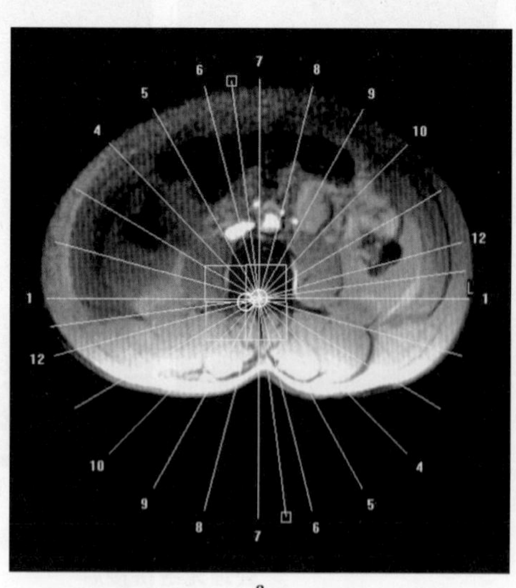
a

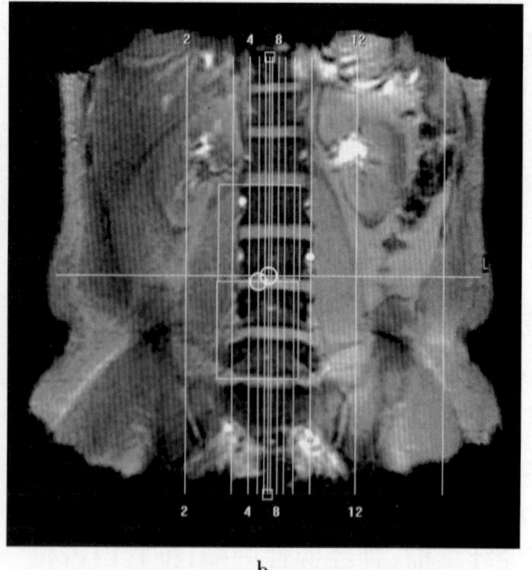
b

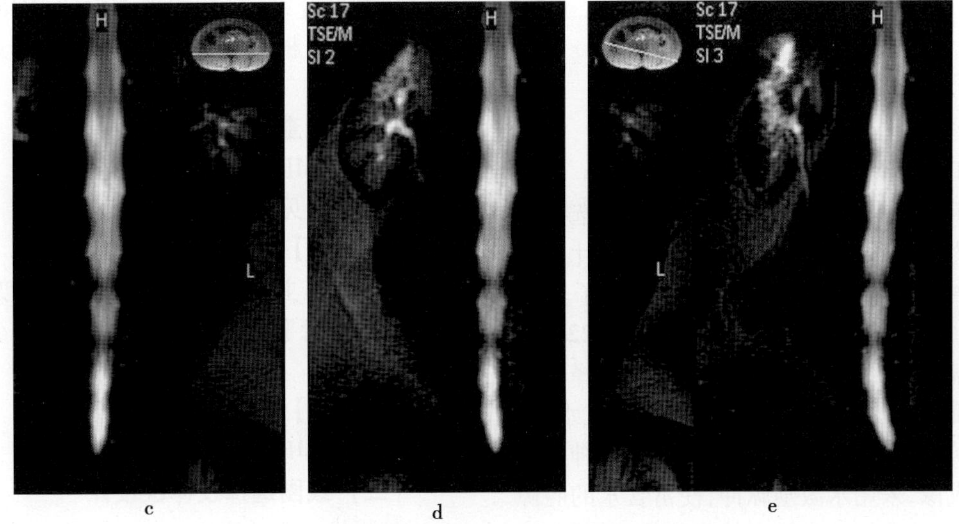

c d e

图 7-80 单激发单块-3D-MRM

图 a,b:以椎管为旋转轴,设置辐射状成像层面,每一角度的 3D 块,仅需 1 ~2 秒扫描时间,即获得该角度的 3D 脊髓造影像。图 c,d,e:为不同角度的脊髓造影像

(七) 图像优化

相位编码方向取前后向或左右向;超样采集;多层薄层扫描或单块扫描;长 TR 长 TE。

(八) 对比剂应用

MRM 不需注射对比剂。

(九) 摄片和图像后处理

图像后处理方法同 MRCP/MRU 等。多激发或单激发-多层薄层 2D/3D 快速自旋回波序列原始图像可作 MIP 处理并旋转,如图 7-81(a),获得三维椎管造影像,如图 7-81(b,c)。单激发-单 3D 块序列扫描无需后处理,扫描完成即获得相应角度扫描的三维椎管造影像。

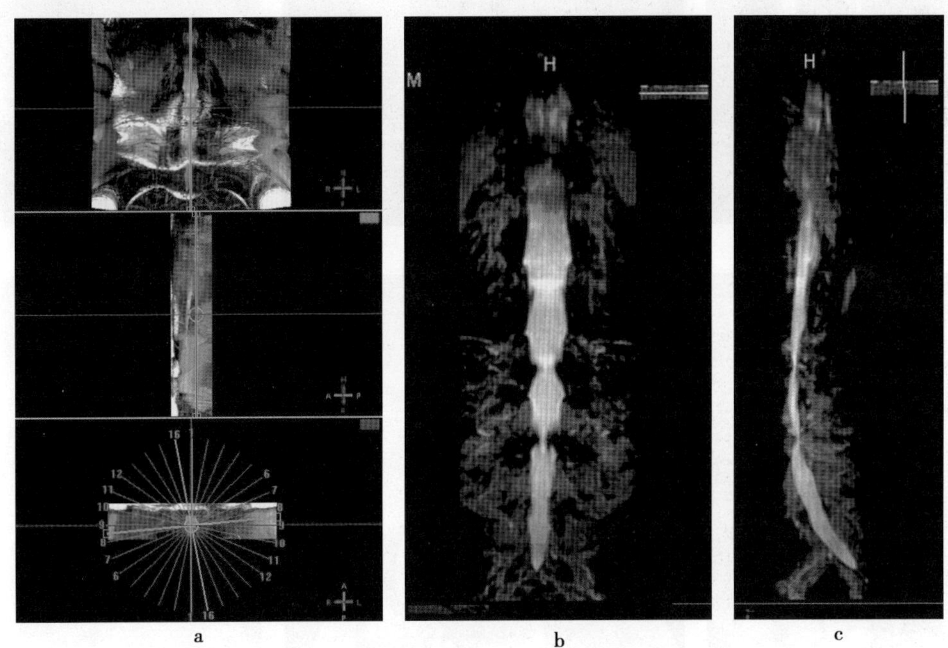

a b c

图 7-81 多激发多层薄层 3D-MRM 后处理 MIP 重组

图 a:在多层薄层 3D-MRM 的横、矢、冠面 MIP 图像上,作以椎管为旋转轴的辐射状多角度重组,获得不同角度的脊髓造影像(图 b,c)

七、PROSET 序列脊神经根 MR 成像技术

PROSET(principle of selective excitation technigue,PROSET)选择性激励技术序列是一种选择性激励脉冲。为分离水与脂肪的磁化向量,设计一种层选射频脉冲,选择性地激励水或脂肪质子产生 MR 信号,通常为 121 二项式 90°脉冲,由 22.5°、45°、22.5°分离脉冲组成,通过第 2 个脉冲选择性地向前或向后旋转磁化向量,以控制抑制脂肪或水,而获得水或脂肪的高对比度清晰影像。在腰脊神经进行 PROSET 成像,采用水激励脉冲,使富含水的腔隙信号明显增高,并施加抑脂技术使脂肪信号抑制,而使椎管脑脊液及神经根及根鞘显示为高信号,对脊神经根的显示具有特异性,能突出显示硬膜囊内的脊髓、马尾神经、神经根及相应鞘袖,甚至脊神经节和节后神经纤维,这是常规 MRI 及 MRM 无法做到的,对脊神经根病变的诊断和鉴别诊断具有较高价值。

(一)检查前准备

与腰椎 MRI 相同。

(二)常见适应证及禁忌证

【适应证】

PROSET 主要用于腰脊神经根病变、腰椎间盘突出、腰椎管狭窄、腰椎管占位性病变等疾病的检查。

【禁忌证】

与腰椎 MRI 相同。

(三)线圈选择及体位设计

与腰椎 MRI 相同。

(四)扫描方位

PROSET 序列一般进行冠状面成像。3D 扫描快范围覆盖腰椎管及椎体,如图 7-82(a,b,c)。

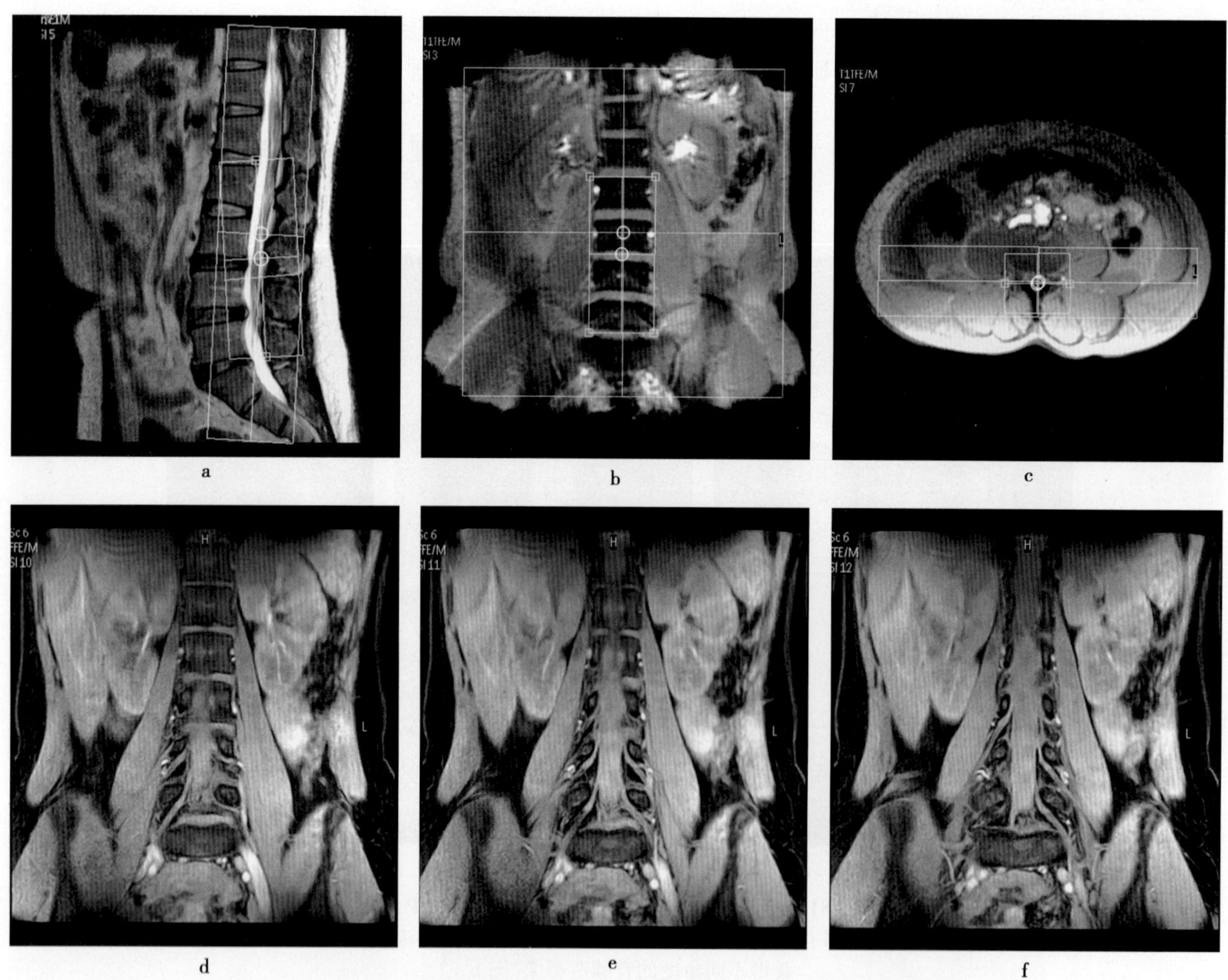

图 7-82 3D-水激励脂肪抑制序列(PROSET)腰脊神经根成像

图 a,b,c:PROSET 冠状面成像定位。图 d,e,f:PROSET 原始图像经腰脊神经根曲面容积重组软件处理后获得的腰脊神经根解剖走行图像

（五）推荐脉冲序列及参数

【推荐脉冲序列】

PROSET 序列为三维扫描快速梯度回波序列（3D-FFE），脉冲通常为 121 二项式 90°脉冲选择性激励脉冲。

【扫描参数】

腰椎 PROSET 常用参考脉冲序列及扫描参数见表 7-32。

表 7-32 腰椎 PROSET 序列参数

序列	方位	TR (ms)	TE (ms)	层厚 (mm)	层间距 (mm)	矩阵	FOV (cm)	相位编码方向
定位	三平面							
3D-FFE	冠状	8.6	4.6	1	0	256×256	24～26	前后/左右

（六）常见病变的特殊检查要求

一般无特殊。

（七）图像优化

相位编码方向取前后向或左右向；超样采集；薄层三维扫描。

（八）对比剂应用

PROSET 序列不需注射对比剂。

（九）摄片和图像后处理

PROSET 序列为三维模式成像，原始图像可作多平面重组（MPR）及脊神经根曲面容积重建，后者可获得脊神经根三维走行解剖形态图像，如图 7-82（d，e，f）。

第四节 四肢骨关节磁共振检查技术

一、肩关节 MR 成像技术

（一）检查前准备

1. 确认受检者没有禁忌证。
2. 嘱受检者及陪同家属除去随身携带的金属物品，如手机、手表、刀具、硬币、钥匙、发卡、别针、磁卡、金属手链、戒指等。禁忌推床、轮椅、金属拐杖、金属假肢等进入扫描室。
3. 嘱受检者在扫描过程中不要随意运动。
4. 婴幼儿、烦躁不安及幽闭恐惧症受检者，应给适量的镇静剂或麻醉药物（由麻醉师实施），以提高检查成功率。
5. 急危重受检者，必须做 MRI 检查时，应由临床医师陪同观察，同时备有抢救器械、药品，受检者发生紧急情况时，应迅速移至扫描室外抢救。

（二）常见适应证与禁忌证

【适应证】

MRI 具有较高的软组织分辨力，因此，在骨、关节软骨病变、韧带损伤及关节周围软组织病变检查中具有重要价值，为骨关节系统早期病变的首选影像学检查方法。主要应用于：早期骨软骨缺血性坏死；肌肉软组织疾病；关节感染；关节复杂损伤；非特异性关节炎；早期急性骨髓感染；骨髓肿瘤或侵犯骨髓的转移瘤；骨关节的恶性肉瘤和良性骨关节肿瘤；韧带损伤。

【禁忌证】

1. 装有心脏起搏器及电子耳蜗者。
2. 四肢骨植入磁性固定钢板及人工磁性金属关节（钛金属除外）。
3. 血管金属支架、血管止血金属夹。
4. 带有呼吸机及心电监护设备的危重患者。
5. 体内有胰岛素泵等神经刺激器患者。
6. 妊娠三个月内。

（三）线圈选择及体位设计

【线圈选择】

可采用肩关节专用线圈或软线圈。

【体位设计】

受检者仰卧，头先进。上肢伸直，掌心向上，用沙袋固定手掌，受检者对侧肩背部抬高，呈半侧卧状态，受检侧肩关节位于线圈中心并尽量靠近检查床中线。横断位定位光标对准线圈中心。锁定位置后进床至磁体中心。

（四）扫描方位

常规进行横断面、斜冠状面及斜矢状面成像。

1. 横断面成像　在矢状面及冠状面像上设置横断面成像，层面与关节盂垂直图 7-83（a，b）。
2. 斜冠状面成像　在横断面及矢状面定位像上设置肩关节冠状面成像层面，一般沿肩胛骨和冈上肌走行方向选层，并垂直于盂肱关节，在矢状面与肱骨长轴平行。在冠状面定位像上设置 FOV 大小及调整 FOV 端正图 7-83（c，d）。
3. 斜矢状面成像　在横断面及冠状面像上设置肩关节斜矢状面成像层面，平行于盂肱关节。在矢状面像上设置 FOV 大小及调整 FOV 端正图 7-83（e，f）。

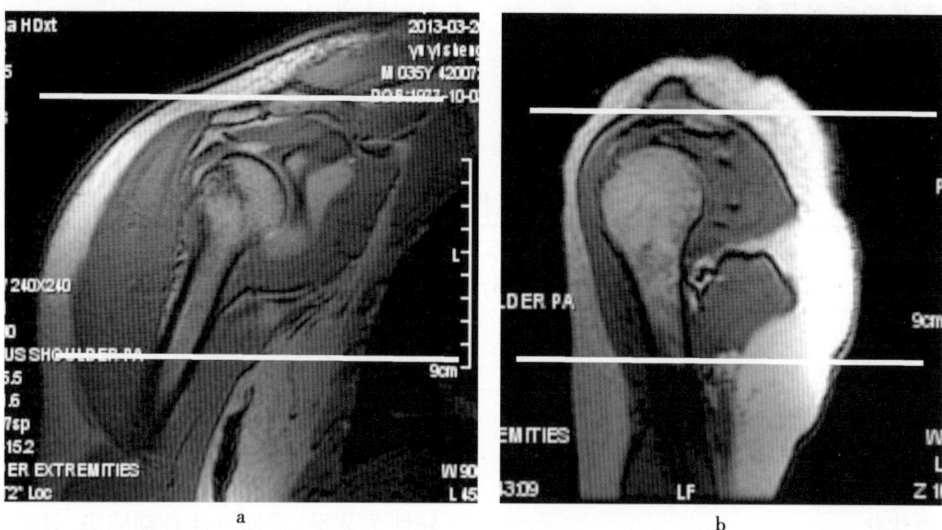

a　　　　b

图 7-83a,b　肩关节横断面定位像

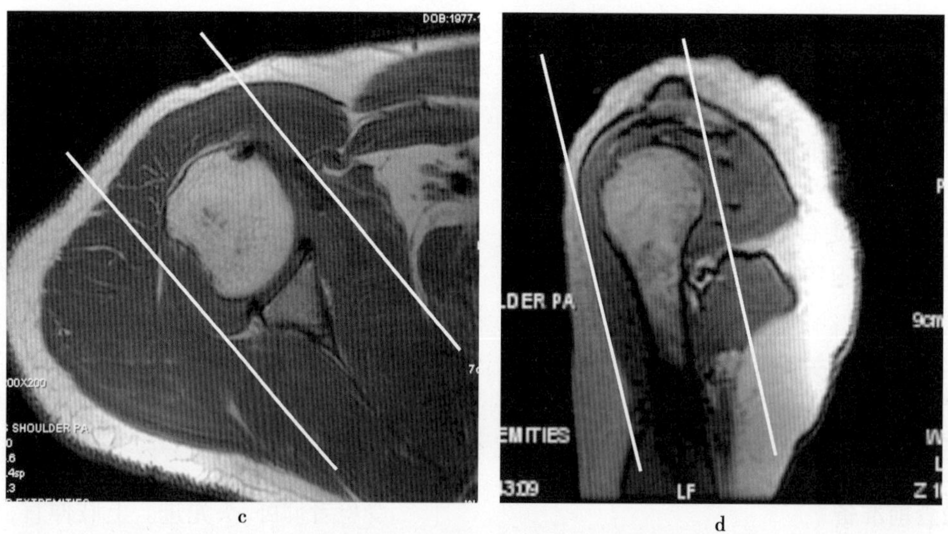

c　　　　d

图 7-83c,d　肩关节斜冠状面定位像

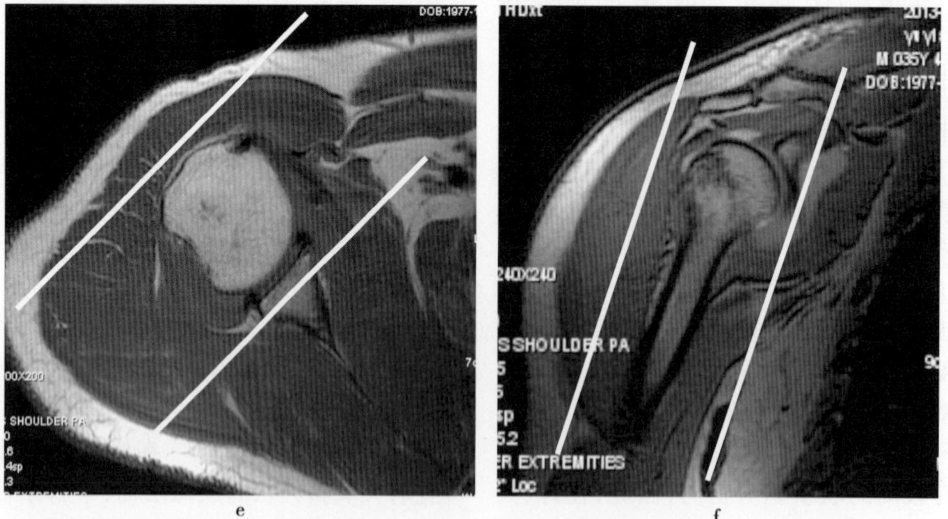

e　　　　f

图 7-83e,f　肩关节斜矢状面定位像

（五）推荐脉冲序列及参数

【推荐脉冲序列】可选用：

自旋回波序列（SE）

快速自旋回波序列（FSE/TSE）

梯度回波序列（FLASH）2D/3D

快速梯度回波序列（FLASH）2D/3D

翻转恢复序列（STIR）

快速翻转恢复序列。

常规推荐：

冠状面 T2WI-FSE/T2WI-FSE-脂肪抑制、T1WI-SE；

矢状面 T2WI-FSE、T2WI-FSE-脂肪抑制、T1WI-SE；

横断面 T2WI-FSE-脂肪抑制/T1WI-SE；

软骨与肌腱：

T1WI-SE-脂肪抑制；

2D-FLASH-脂肪抑制；

3D-FLASH-脂肪抑制；

T2WI-3D-FISP；

骨髓：

T1WI-SE-脂肪抑制；

T1WI-STIR（TIR）；

T2WI-FSE-脂肪抑制。

【扫描参数】

肩关节常用参考脉冲序列及扫描参数见表7-33。

表 7-33　肩关节常规扫描序列与参数

序列	方位	TR（ms）	TE（ms）	层厚（mm）	层间距（mm）	矩阵	FOV（cm）	相位编码方向
定位	三平面							
T2WI-FSE	横断位	3800	60	3～4	0.6～0.8	320×256	16～18	前后
T1WI-SE	横断位	500	10	3～4	0.6～0.8	320×256	16～18	前后
T2WI-FSE	斜矢状	3600	20	3	0.3～0.6	320×256	16～18	左右
T2WI-FSE	斜冠状	3600	60	3	0.3～0.6	320×256	16～18	左右

（六）常见病变的特殊检查要求

一般无特殊检查要求。

（七）图像优化

矩形采集；相位编码方向取短轴向以减少采集时间；超样采集以消除回卷伪影。

（八）对比剂应用

一般采用 T1WI 阳性对比剂进行增强扫描，序列选择 T1WI-脂肪抑制三维成像。

（九）摄片和图像后处理

一般不需特殊后处理。

二、肘关节 MR 成像技术

（一）检查前准备

与肩关节 MRI 相同。

（二）常见适应证与禁忌证

与肩关节 MRI 相同。

（三）线圈选择及体位设计

【线圈选择】

可采用软线圈或膝关节线圈。

【体位设计】

受检者仰卧，上肢伸直，掌心向上；使用膝关节线圈时，患者俯卧，肘关节上举过头。用沙袋固定手掌，对侧肩背部抬高，呈半侧卧状态，受检侧肘关节位于线圈中心，受检侧肘关节及线圈中线尽量靠近检查床中线（磁体 Z 轴中线）。横断位定位光标对准线圈中心，锁定位置后进床至磁体中心。

（四）扫描方位

常规进行横断面、冠状面及矢状面扫描。

1. 横断面成像　在矢状面及冠状面像上设置横断面成像，垂直于冠状面扫描，包括整个肘关节（图 7-84a，b）。

2. 冠状面成像　在横断面及矢状面定位像上设置肘关节冠状面成像层面，平行于肱骨内外髁，在冠状面定位像上设置 FOV 大小及调整 FOV 端正（图 7-84c，d）。

3. 矢状面成像　在横断面及冠状面像上设置肘关节矢状面成像层面，垂直于肱骨内外髁，在矢状面像上设置 FOV 大小及调整 FOV 端正（图 7-84e，f）。

（五）推荐脉冲序列及参数

【推荐脉冲序列】

脉冲序列与肩关节 MRI 相同。

【扫描参数】

肘关节常用参考脉冲序列及扫描参数见表7-34。

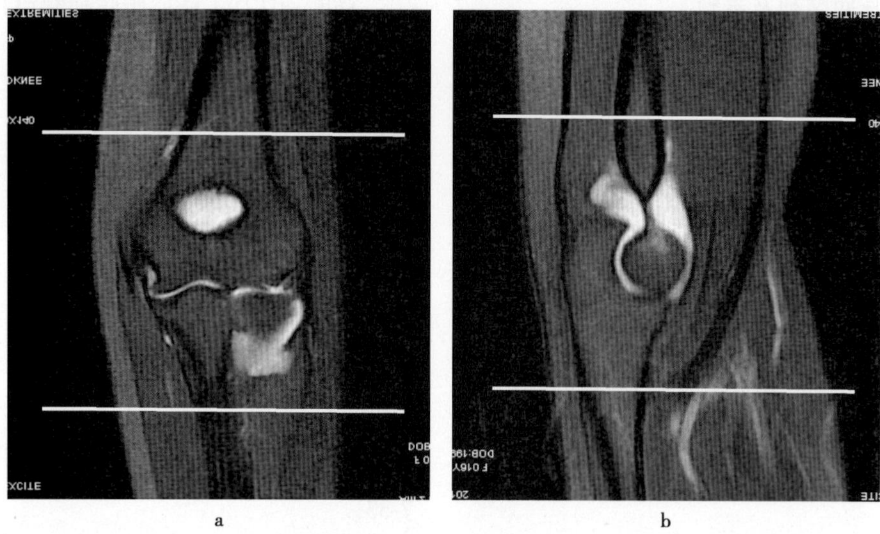

a b

图 7-84a,b 肘关节横断面定位像

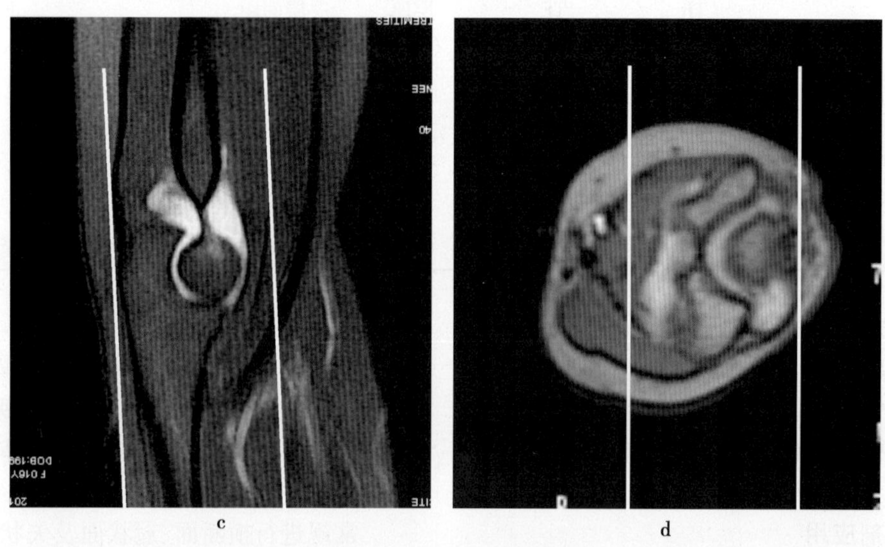

c d

图 7-84c,d 肘关节冠状面定位像

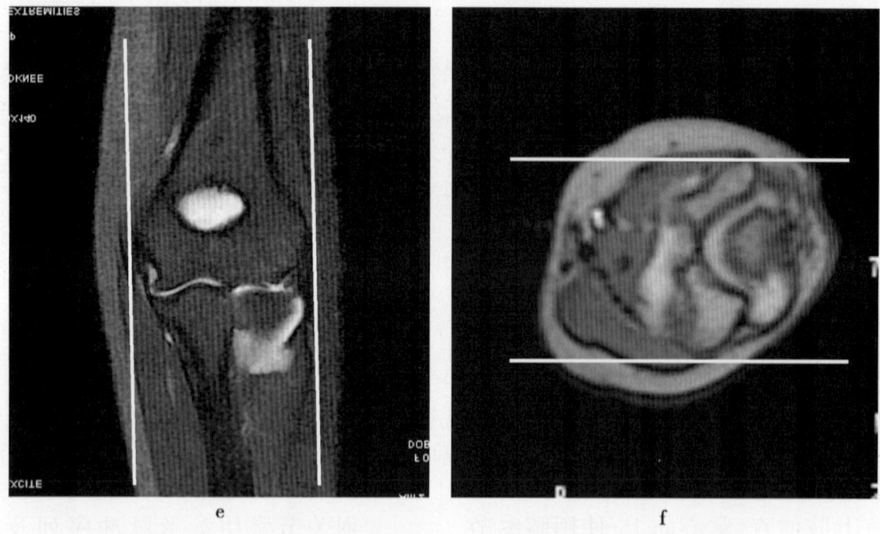

e f

图 7-84e,f 肘关节矢状面定位像

表 7-34　肘关节常规扫描序列与参数

序列	方位	TR（ms）	TE（ms）	层厚（mm）	层间距（mm）	矩阵	FOV（cm）	相位编码方向
定位	三平面							
T2WI-FSE	横断位	3300	55	3	0.6～0.8	320×256	14	前后
T1WI-SE	横断位	500	10	3	0.6～0.8	320×256	14	前后
T2WI-FSE	矢状	3300	55	3	0.3～0.6	320×256	14	左右
T2WI-FSE	冠状	3300	55	3	0.3～0.6	320×256	14	左右

（六）常见病变的特殊检查要求

一般无特殊检查要求。

（七）图像优化

矩形采集；相位编码方向取短轴向以减少采集时间；在长轴方向超样采集以消除回卷伪影；在长轴方向上下方设置横断面预饱和带以减少血管搏动伪影。

（八）对比剂应用

一般采用 T1WI 阳性对比剂进行增强扫描，序列选择 T1WI-脂肪抑制三维成像。

（九）摄片和图像后处理

一般不需特殊后处理。

三、腕关节 MR 成像技术

（一）检查前准备

与肘关节 MRI 相同。

（二）常见适应证与禁忌证

与肘关节 MRI 相同。

（三）线圈选择及体位设计

【线圈选择】

可采用腕关节专用线圈或软线圈。

【体位设计】

患者俯卧，腕关节上举过头；或者仰卧，上肢伸直置于身体一侧，受检侧腕关节位于线圈中心，受检侧关节及线圈中线尽量靠近检查床中线（磁体 Z 轴中线）。横断位定位光标对准线圈中心，锁定位置后进床至磁体中心。

（四）扫描方位

常规进行横断面、冠状面及矢状面扫描。

1. 冠状面成像　在横断面及矢状面定位像上设置腕关节冠状面成像层面，在冠状面定位像上设置 FOV 大小及调整 FOV 端正（图 7-85a，b）。

2. 横断面成像　在矢状面及冠状面像上设置横断面成像，平行于腕关节扫描，包括整个腕关节（图 7-85c，d）。

3. 矢状面成像　在横断面及冠状面像上设置腕关节矢状面成像层面，在矢状面像上设置 FOV 大小及调整 FOV 端正（图 7-85e，f）。

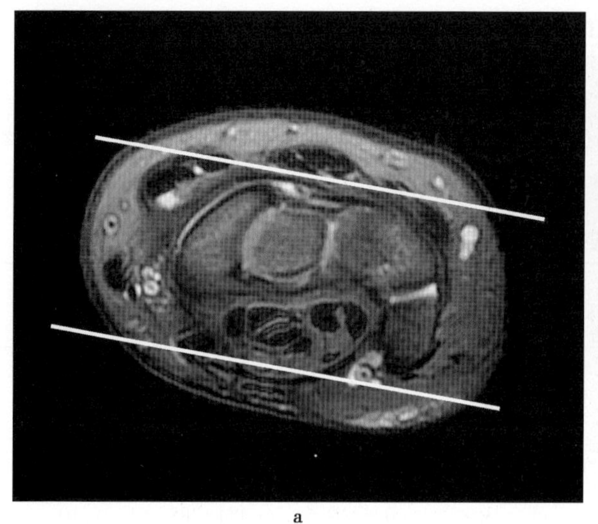
a

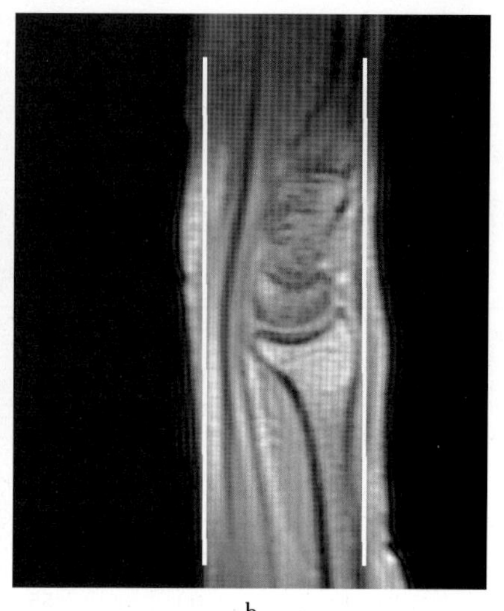
b

图 7-85a，b　腕关节冠状面定位像

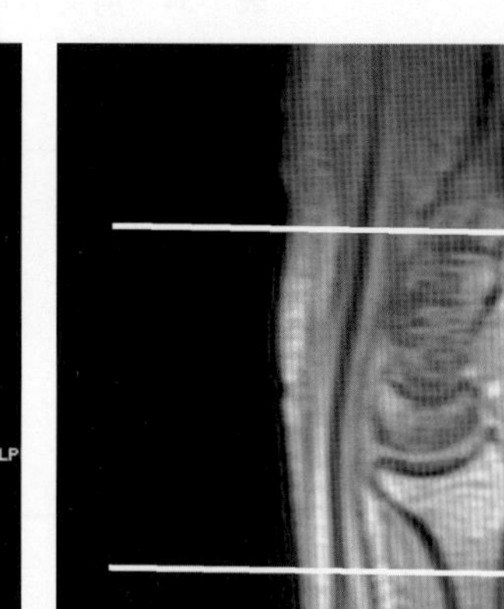

c d

图 7-85c,d 腕关节横断面定位像

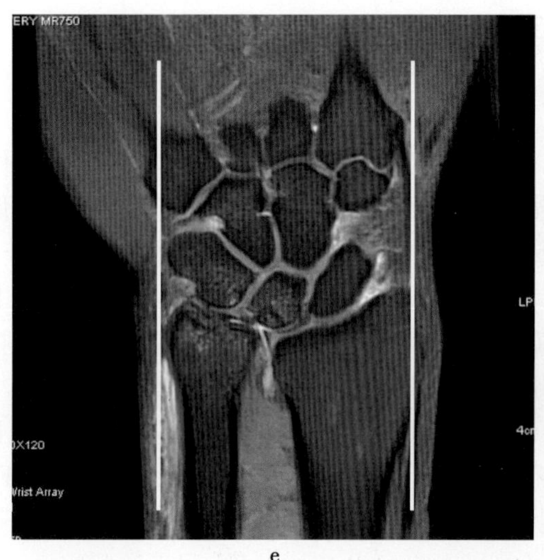

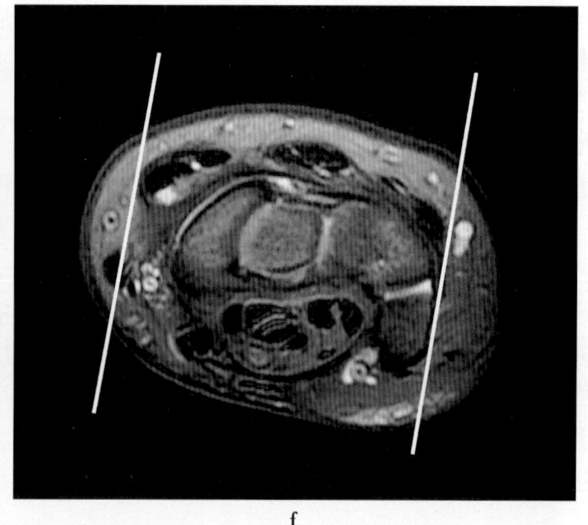

e f

图 7-85e,f 腕关节矢状面定位像

(五) 推荐脉冲序列及参数

【推荐脉冲序列】

脉冲序列与肘关节 MRI 相同。

【扫描参数】

腕关节常用参考脉冲序列及扫描参数见表 7-35。

表 7-35 腕关节常规扫描序列与参数

序列	方位	TR (ms)	TE (ms)	层厚 (mm)	层间距 (mm)	矩阵	FOV (cm)	相位编码方向
定位	三平面							
T2WI-FSE	横断位	3100	55	3	0.6~0.8	384×288	10	前后
T1WI-SE	横断位	500	16	3	0.6~0.8	384×320	10	前后
T2WI-FSE	矢状	3100	55	3	0.3~0.6	384×288	10	左右
T2WI-FSE	冠状	3800	55	3	0	384×320	10	左右

（六）常见病变的特殊检查要求

一般无特殊检查要求。

（七）图像优化

矩形采集；相位编码方向取短轴向以减少采集时间；在长轴方向超样采集以消除回卷伪影；在长轴方向上下方设置横断面预饱和带以减少血管搏动伪影。

（八）对比剂应用

一般采用T1WI阳性对比剂进行增强扫描，序列选择T1WI-脂肪抑制三维成像。

（九）摄片和图像后处理

一般不需特殊后处理。

四、双手MR成像技术

（一）检查前准备

与腕关节MRI相同。

（二）常见适应证与禁忌证

与腕关节MRI相同。

（三）线圈选择及体位设计

【线圈选择】

可采用软线圈或矩形阵列线圈（体部阵列线圈）。

【体位设计】

采用软线圈进行单侧手掌MRI时，受检者仰卧，头先进。上肢伸直，掌心向上，用沙袋固定手掌，受检侧对侧肩背部抬高，呈半侧卧状态，受检侧手掌尽量靠近检查床中线（Z轴中线）。

采用矩形阵列线圈进行双侧手掌MRI时。可采用俯卧位，头先进，双手上举过头，掌心向下，伸直靠拢置于矩形线圈中心。

矢状定位光标对床中线及线圈中线，横断位定位光标对准线圈中心。

（四）扫描方位

与腕关节MRI相同。

（五）推荐脉冲序列及参数

与腕关节MRI相同。

【扫描参数】

手常用参考脉冲序列及扫描参数见表7-36。

表7-36　手常规扫描序列与参数

序列	方位	TR（ms）	TE（ms）	层厚（mm）	层间距（mm）	矩阵	FOV（cm）	相位编码方向
定位	三平面							
T2WI-FSE	冠状	3800	55	2～3	0	320×256	16～18	左右
T1WI-FSE	冠状	450	10	2～3	0	320×256	16～18	左右
T2WI-FSE	横断位	3100	55	4	0.8	256×224	10～12	前后
T2WI-FSE	矢状	3800	70	3	0.6	320×256	16～18	前后

（六）常见病变的特殊检查要求

对临床疑有肌腱损伤、断裂的患者，扫描定位线的设定需按肌腱的走行而定，并采用大FOV，包括肌腱的起始点。

（七）图像优化

矩形采集；相位编码方向取短轴向以减少采集时间；在长轴方向超样采集以消除回卷伪影；在长轴方向上下方设置横断面预饱和带以减少血管搏动伪影。

（八）对比剂应用

一般采用T1WI阳性对比剂进行增强扫描，序列选择T1WI-脂肪抑制三维成像。

（九）摄片和图像后处理

一般不需特殊后处理。

五、髋关节MR成像技术

（一）检查前准备

1. 确认受检者没有禁忌证。

2. 嘱受检者及陪同家属除去随身携带的金属物品，如手机、手表、刀具、硬币、钥匙、发卡、别针、磁卡、金属手链、戒指等。禁忌推床、轮椅、金属拐杖、金属假肢等进入扫描室。

3. 嘱受检者在扫描过程中不要随意运动。

4. 婴幼儿、烦躁不安及幽闭恐惧症受检者，应给适量的镇静剂或麻醉药物（由麻醉师实施），以提高检查成功率。

5. 急危重受检者，必须做MRI检查时，应由临床医师陪同观察，同时备有抢救器械、药品，受检者发生紧急情况时，应迅速移至扫描室外抢救。

（二）常见适应证与禁忌证

【适应证】

MRI具有较高的软组织分辨力，因此，在骨、关节软骨病变、韧带损伤及关节周围软组织病变检查中具有重要价值，为骨关节系统早期病变的首选影像学检查方法。主要应用于：早期骨软骨缺血性坏死；肌肉软组织疾病；关节感染；关节复杂损伤；非特异性关节炎；早期急性骨髓感染；骨髓肿瘤或侵犯骨髓的转移瘤；骨关节的恶性肉瘤和良性骨关节肿瘤；韧带损伤。

【禁忌证】

1. 装有心脏起搏器及电子耳蜗者。

2. 四肢骨植入磁性固定钢板及人工磁性金属关节（钛金属除外）。

3. 血管金属支架、血管止血金属夹。

4. 带有呼吸机及心电监护设备的危重患者。

5. 体内有胰岛素泵等神经刺激器患者。

6. 妊娠三个月内。

（三）线圈选择及体位设计

【线圈选择】

可采用矩形阵列线圈（体部阵列线圈）。

【体位设计】

线圈置于检查床上，长轴与床长轴一致。受检者仰卧，脚先进。髂前上棘置于线圈中心。矢状定位光标对线圈长轴中线，横断位定位光标对线圈中心。锁定位置后进床至磁体中心。

（四）扫描方位

常规进行横断面及冠状面成像。

1. 横断面成像　在冠状面像上设置横断面成像，层面覆盖髋臼上缘至股骨大转子，或根据病变范围设定扫描层数（图 7-86a，b）。

2. 冠状面成像　在横断面像上设置冠状面成像层面，层面覆盖髋关节前后缘，或根据病变范围设置层数。在冠状面像上设置 FOV 大小及调整 FOV 端正（图 7-86c，d）。

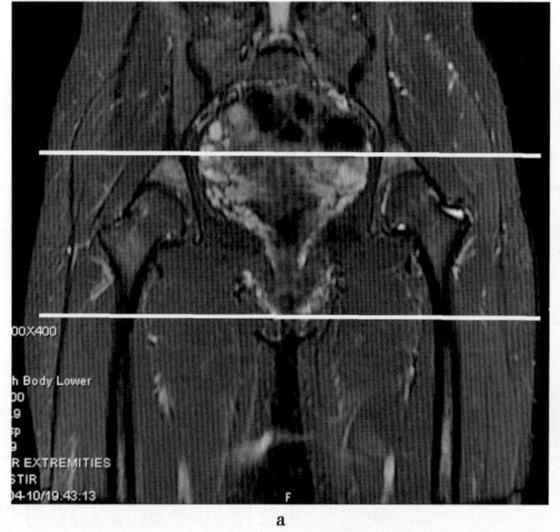

a

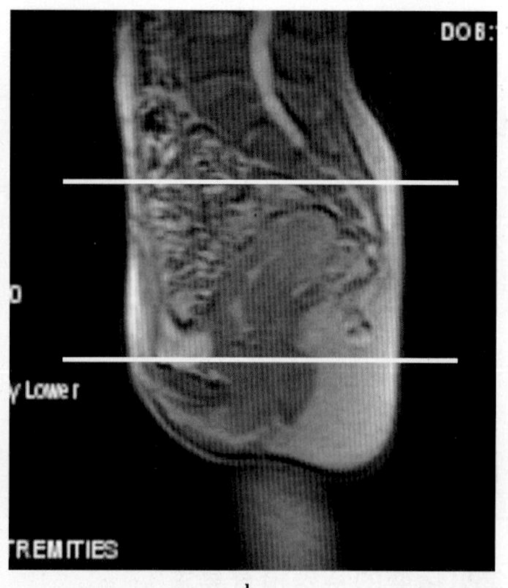

b

图 7-86a，b　髋关节横断面定位像

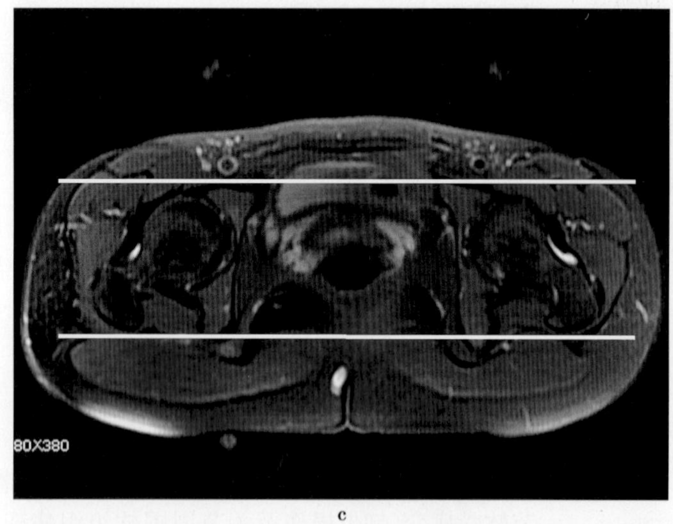

c

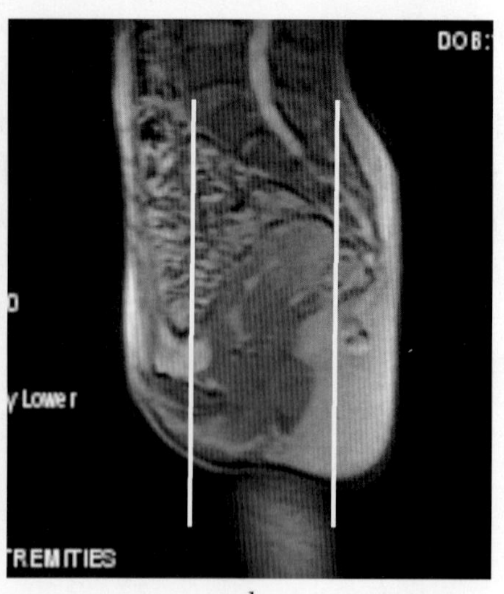

d

图 7-86c，d　髋关节冠状面定位像

（五）推荐脉冲序列及参数

【推荐脉冲序列】可选用：

自旋回波序列（SE）

快速自旋回波序列（FSE/TSE）

梯度回波序列（FLASH）2D/3D

快速梯度回波序列（FLASH）2D/3D

翻转恢复序列（STIR）

快速翻转恢复序列。

常规推荐：

横断面 T2WI-FSE、T1WI-SE、T2WI-FSE-脂肪抑制；

冠状面 T2WI-FSE/T2WI-FSE-脂肪抑制序列、T1WI-SE；

【扫描参数】

髋关节常用参考脉冲序列及扫描参数见表7-37。

表 7-37　髋关节常规扫描序列与参数

序列	方位	TR (ms)	TE (ms)	层厚 (mm)	层间距 (mm)	矩阵	FOV (cm)	相位编码方向
定位	三平面							
T2WI-FSE	横断位	3925	85	3～4	1	324×256	38～40	前后
T1WI-FLAIR	横断位	450	15	3～4	1	324×256	38～40	前后
T2WI-FSE	冠状	3925	65	3	0.3～0.6	388×324	38～40	左右

（六）常见病变的特殊检查要求

若观察白血病等血液病骨髓病变，冠状面 T1WI-SE 比较有意义，增加 T1WI-FSE-脂肪抑制，可对比观察骨髓浸润。

（七）图像优化

矩形采集；相位编码方向取短轴向以减少采集时间；超样采集以消除回卷伪影。

（八）对比剂应用

一般采用 T1WI 阳性对比剂进行增强扫描，序列选择 T1WI-脂肪抑制三维成像。

（九）摄片和图像后处理

一般不需特殊后处理。

六、大腿/小腿及其肌肉 MR 成像技术

（一）检查前准备

与髋关节 MRI 相同

（二）常见适应证与禁忌证

与髋关节 MRI 相同。

（三）线圈选择及体位设计

【线圈选择】

可采用四肢专用正交线圈、体部阵列线圈。

【体位设计】

线圈置于检查床上，长轴与床长轴一致。受检者仰卧，脚先进。使用单孔四肢专用正交线圈时，受检侧肢体置于线圈中，一侧关节包括在线圈内。使用体部阵列线圈时，双侧受检肢体并列于线圈内，近侧或远侧关节包括在线圈内。矢状位定位光标对线圈长轴中线，横断位定位光标对线圈中心。锁定位置后进床至磁体中心。

（四）扫描方位

常规进行冠状面、矢状面及横断面成像。

1. 矢状面成像　在冠状面像及横断面像上设置矢状面成像层面，层面与长骨长轴平行一致，在矢状面定位像上设置 FOV 大小及调整 FOV 端正（图 7-87a，b）。

2. 冠状面成像　在矢状面及横断面定位像上设置冠状面成像层面，使层面与长骨长轴平行。在冠状面定位像上设置 FOV 大小及调整 FOV 端正（图 7-87c，d）。

3. 横断面成像　在矢状面及冠状面像上设置横断面成像，层面与长骨长轴垂直。根据病变范围设定扫描层数（图 7-87e，f）。

（五）推荐脉冲序列及参数

【推荐脉冲序列】可选用：

自旋回波序列（SE）；

快速自旋回波序列（FSE/TSE）；

梯度回波序列（FLASH）2D/3D；

快速梯度回波序列（FLASH）2D/3D；

翻转恢复序列（STIR）；

快速翻转恢复序列。

常规推荐：

矢状面 T2WI-FSE、T1WI-SE；

横断面 T2WI-FSE-脂肪抑制、T1WI-SE；

冠状面 T2WI-FSE、T1WI-SE；

在矢状面或冠状面增加 T2WI-FSE-脂肪抑制序列。

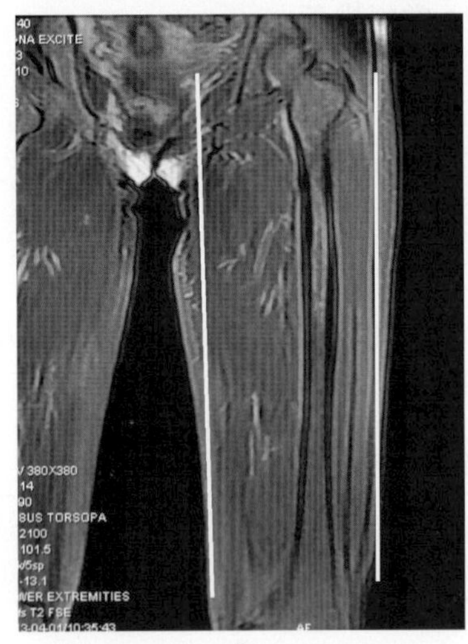

a

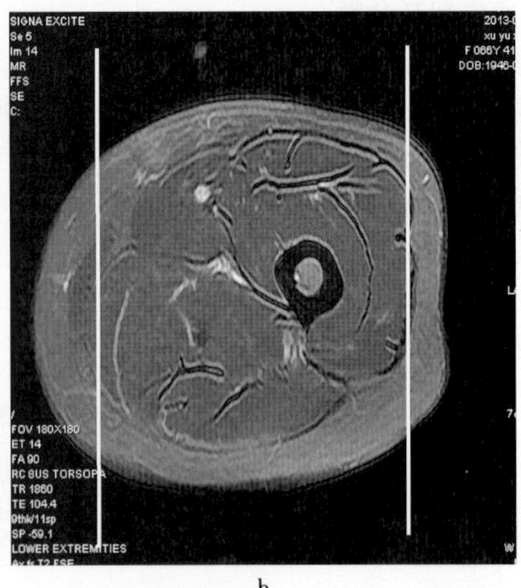

b

图 7-87a，b　大腿矢状面定位像

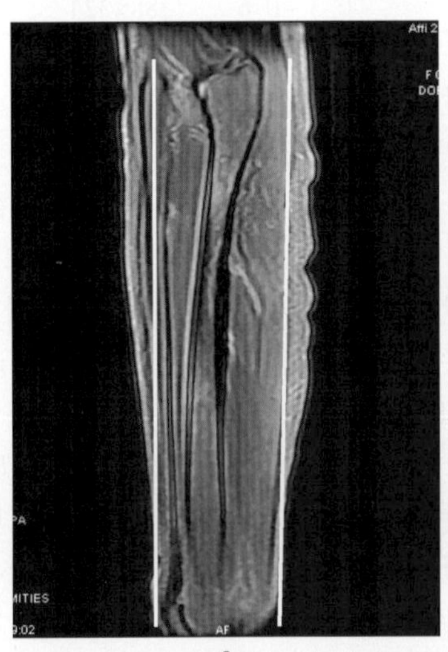

c

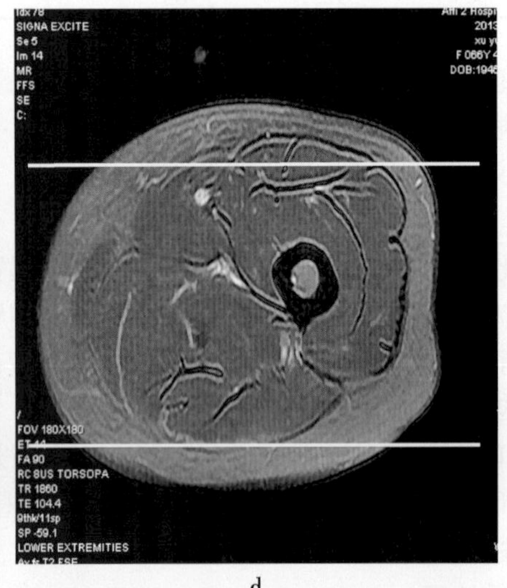

d

图 7-87c，d　大腿冠状面定位像

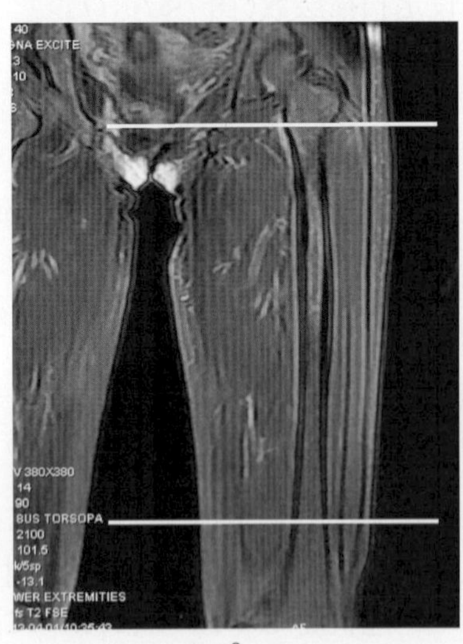

e

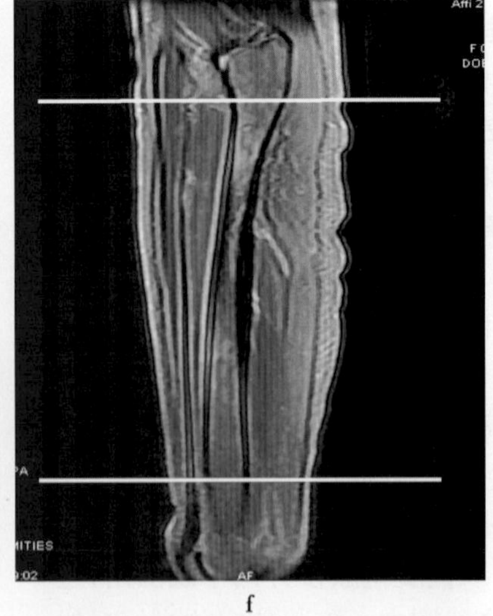

f

图 7-87e，f　大腿横断面定位像

软骨与肌腱推荐：

T1WI-SE-脂肪抑制；

2D-FLASH-脂肪抑制；

3D-FLASH-脂肪抑制；

T2WI-3D-FISP。

骨髓推荐：

T1WI-SE-脂肪抑制；

T1WI-STIR(TIR)；

T2WI-FSE-脂肪抑制。

【扫描参数】

大腿/小腿常用参考脉冲序列及扫描参数见表7-38。

表7-38　大腿/小腿常规扫描序列与参数

序列	方位	TR (ms)	TE (ms)	层厚 (mm)	层间距 (mm)	矩阵	FOV (cm)	相位编码方向
定位	三平面							
T2WI-FSE	冠状	2800	80	3	0.6	320×256	32～36	左右
T1WI-FSE	冠状	450	10	3	0.6	320×256	32～36	左右
T2WI-FSE	横断位	2800	70	5	1	256×224	22～24	前后
T2WI-FSE	矢状	2800	70	4	1	320×256	32～36	左右

（六）常见病变的特殊检查要求

使用矩形阵列线圈行双腿成像时，冠状面及横断面成像可加大FOV行双侧同时扫描，以便左右对比观察。

（七）图像优化

矩形采集；相位编码方向取短轴向以减少采集时间；在长轴方向超样采集以消除回卷伪影；在长轴方向上下方设置横断面预饱和带以减少血管搏动伪影。

（八）对比剂应用

一般采用T1WI阳性对比剂进行增强扫描，序列选择T1WI-脂肪抑制冠状面、矢状面及横断面成像。

（九）摄片和图像后处理

一般不需特殊后处理。

七、膝关节MR成像技术

（一）检查前准备

与下肢MRI相同。

（二）常见适应证与禁忌证

与下肢MRI相同。

（三）线圈选择及体位设计

【线圈选择】

采用膝关节专用线圈或软线圈。

【体位设计】

受检者仰卧，脚先进。采用软线圈进行单侧膝关节成像时，应使软线圈贴近受检关节，并置于检查床中线（磁体Z轴中线）。矢状定位光标对线圈长轴中线，横断位定位光标对线圈中心。

（四）扫描方位

常规进行冠状面、矢状面成像，必要时增加横断面成像。

1. 冠状面成像　在矢状面及横断面定位像上设置膝关节冠状面成像层面，使层面与膝关节左右方向平行。在冠状面定位像上设置FOV大小及调整FOV端正。如图7-88(a,b)。

2. 矢状面成像　在冠状面像及横断面像上设置膝关节矢状面成像层面，层面与前交叉韧带有后外向前下的走向平行。在矢状面定位像上设置FOV大小及调整FOV端正。如图7-88(c,d)。

3. 横断面成像　在矢状面及冠状面像上设置膝关节横断面成像，层面与膝关节长轴垂直。如图7-88(e,f)。

（五）推荐脉冲序列及参数

【推荐脉冲序列】可选用：

自旋回波序列(SE)；

快速自旋回波序列(FSE/TSE)；

梯度回波序列(FLASH)2D/3D；

快速梯度回波序列(FLASH)2D/3D；

翻转恢复序列(STIR)；

快速翻转恢复序列。

常规推荐：

冠状面T2WI-FSE/T2WI-FSE-脂肪抑制、T1WI-SE；

矢状面T2WI-FSE、T2WI-FSE-脂肪抑制、T1WI-SE；

横断面T2WI-FSE-脂肪抑制/T1WI-SE。

软骨与肌腱：

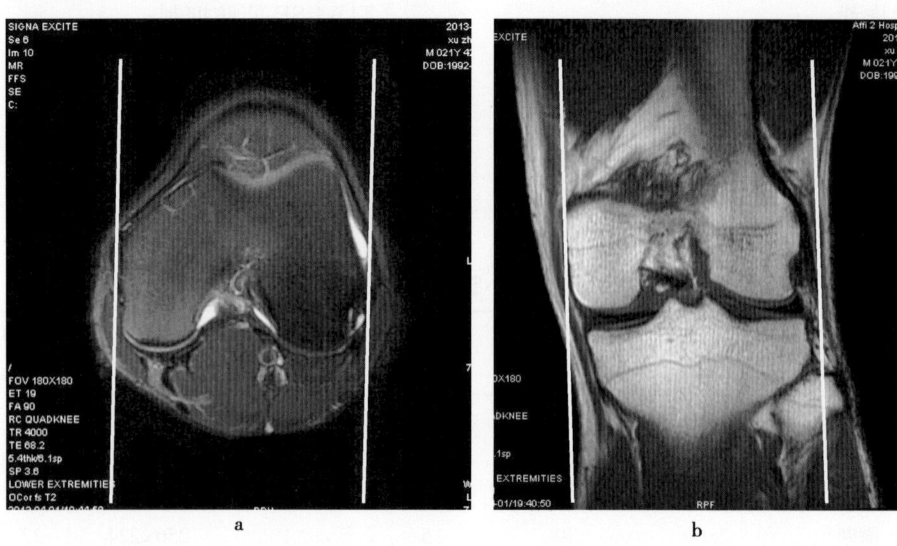

图 7-88a,b 膝关节 MRI 矢状面定位像

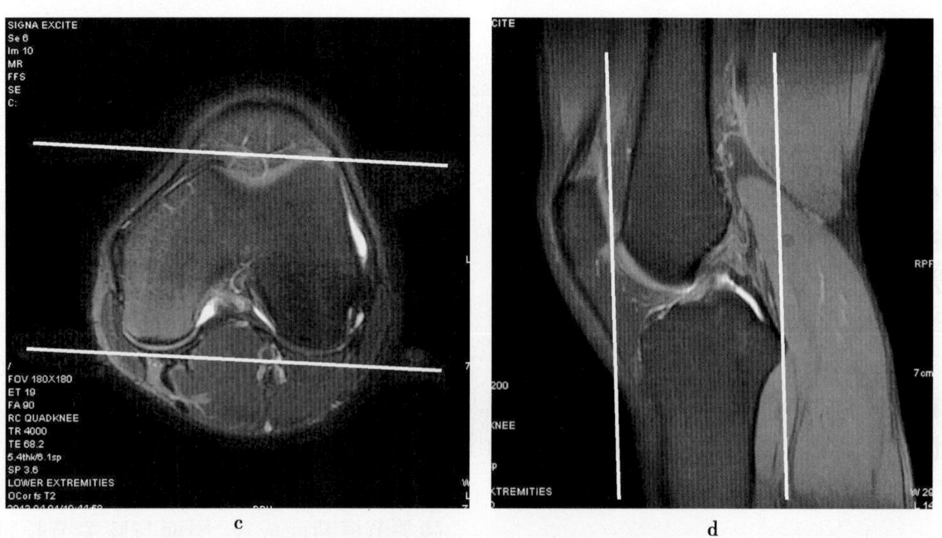

图 7-88c,d 膝关节 MRI 冠状面定位像

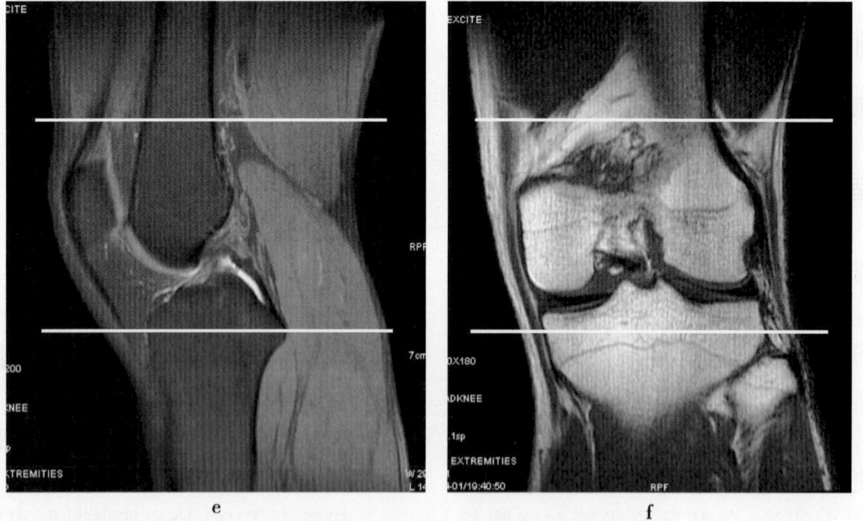

图 7-88e,f 膝关节 MRI 横断面定位像

T1WI-SE-脂肪抑制；

2D-FLASH-脂肪抑制；

3D-FLASH-脂肪抑制；

T2WI-3D-FISP。

骨髓：

T1WI-SE-脂肪抑制；

T1WI-STIR(TIR)；

T2WI-FSE-脂肪抑制。

半月板：

矢状面-DESS；

矢状面-T2WI-3D-FISP。

【扫描参数】

膝关节常用参考脉冲序列及扫描参数见表7-39。

表7-39　膝关节常规扫描序列与参数

序列	方位	TR (ms)	TE (ms)	层厚 (mm)	层间距 (mm)	矩阵	FOV (cm)	相位编码方向
定位	三平面							
T2WI-FSE	矢状	3800	60	3～4	0.6～0.8	320×256	16～18	头足
FSE-PD	矢状	3600	20	3～4	0.6～0.8	388×324	16～18	头足
T2WI-FSE	冠状	3600	60	3～4	0.6～0.8	320×256	16～18	左右
T1WI-FSE	冠状	400	10	3～4	0.6～0.8	320×256	16～18	左右
T2WI-FSE	横断位	3600	60	3～4	0.6～0.8	320×256	12～14	前后

（六）常见病变的特殊检查要求

使用矩形阵列线圈行双膝关节成像时，冠状面及横断面成像应加大FOV行双侧同时扫描，以便左右对比观察。

（七）图像优化

矩形采集；相位编码方向取短轴向以减少采集时间；超样采集以消除回卷伪影；在长轴方向上下方设置横断面预饱和带以减少血管搏动伪影。

（八）对比剂应用

一般采用T1WI阳性对比剂进行增强扫描，序列选择T1WI-脂肪抑制冠状面、矢状面及横断面成像。

（九）摄片和图像后处理

一般不需特殊后处理。

八、踝关节MR成像技术

（一）检查前准备

与膝关节MRI相同。

（二）常见适应证与禁忌证

与膝关节MRI相同。

（三）线圈选择及体位设计

【线圈选择】

采用踝关节专用线圈。

【体位设计】

受检者仰卧，脚先进。将患侧踝关节置于线圈内，利用各种辅助固定装置使其处于稳定状态，以减少运动伪影的产生。矢状定位光标对线圈长轴中线，横断位定位光标对线圈中心。

（四）扫描方位

常规进行横断面、矢状面和冠状面成像。

1. 横断面成像　在矢状面及冠状面像上设置踝关节横断面成像，在矢状位上平行于距骨顶并与胫骨长轴垂直。如图7-89(a,b)。

2. 矢状面成像　在冠状面像及横断面像上设置踝关节矢状面成像层面，与跟骨长轴平行，并垂直于内外踝连线。在矢状面定位像上设置FOV大小及调整FOV端正。如图7-89(c,d)。

3. 冠状面成像　在矢状面及横断面定位像上设置踝关节冠状面成像层面，与胫骨长轴平行，并平行于内外踝连线。在冠状面定位像上设置FOV大小及调整FOV端正。如图7-89(e,f)。

（五）推荐脉冲序列及参数

【推荐脉冲序列】

与膝关节MRI相同。

【扫描参数】

踝关节常用参考脉冲序列及扫描参数见表7-40。

（六）常见病变的特殊检查要求

跟腱损伤患者的扫描，常进行平行于跟腱长轴的矢状位和横断位扫描。对于跟腱损伤后出现的水肿、出血、渗液等常采用T2WI压脂、T1WI等序列扫描。扫描时应选用较薄层厚、层间距及较大的FOV以利于显示跟腱。

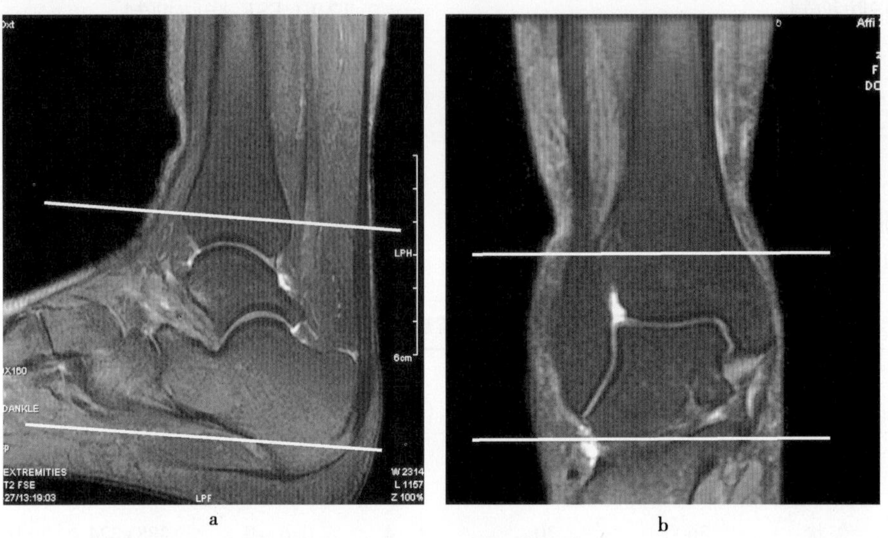

图 7-89a,b 踝关节横断面定位像

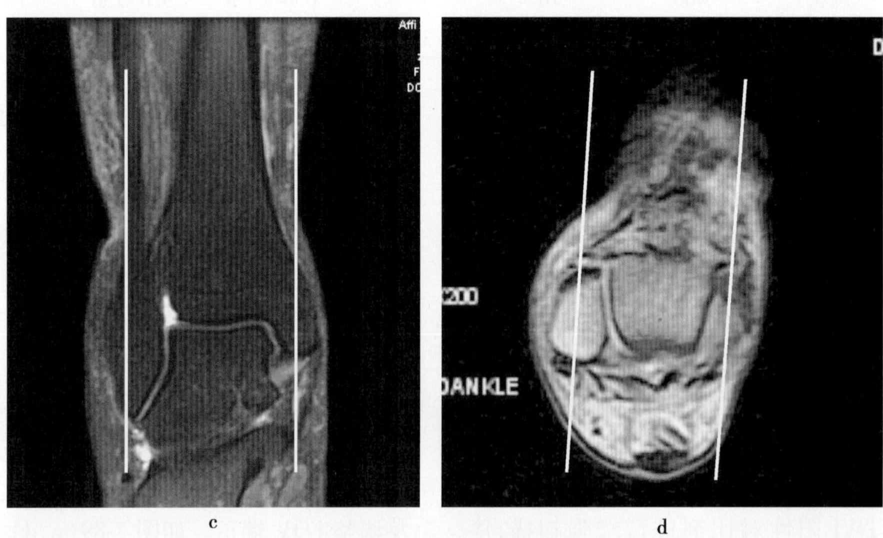

图 7-89c,d 踝关节矢状面定位像

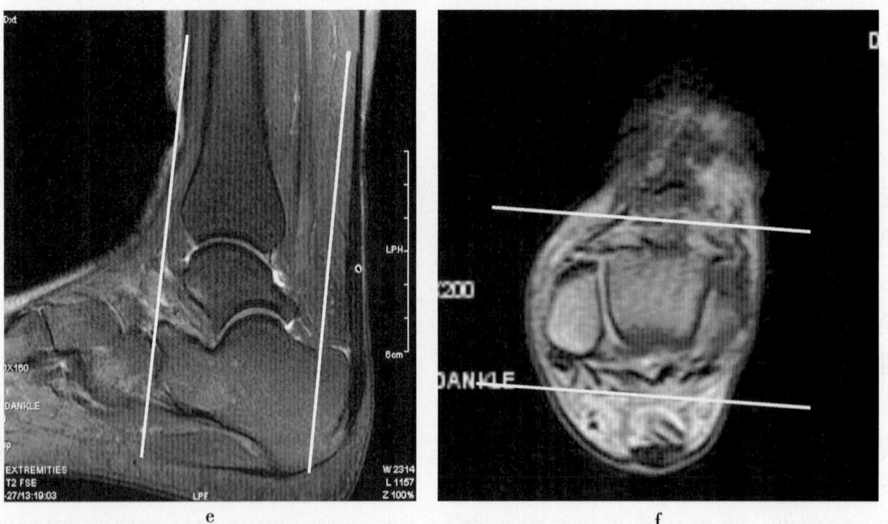

图 7-89e,f 踝关节冠状面定位像

表 7-40　踝关节常规扫描序列与参数

序列	方位	TR (ms)	TE (ms)	层厚 (mm)	层间距 (mm)	矩阵	FOV (cm)	相位编码方向
定位	三平面							
T2WI-FSE	矢状	3800	60	3	0.6	320×256	16	头足
FSE-PD	矢状	3600	20	3	0.6	388×324	16	头足
T2WI-FSE	冠状	3600	60	3	0.6	320×256	16	左右
T2WI-FSE	横断位	3600	60	3	0.6	320×256	12～14	前后

（七）图像优化

矩形采集；相位编码方向取短轴向以减少采集时间；超样采集以消除回卷伪影；在长轴方向上下方设置横断面预饱和带以减少血管搏动伪影。

（八）对比剂应用

一般采用 T1WI 阳性对比剂进行增强扫描，序列选择 T1WI-脂肪抑制冠状面、矢状面及横断面成像。

（九）摄片和图像后处理

一般不需特殊后处理。

九、双足 MR 成像技术

（一）检查前准备

与踝关节 MRI 相同。

（二）常见适应证与禁忌证

与踝关节 MRI 相同。

（三）线圈选择及体位设计

【线圈选择】

采用足线圈或矩形阵列线圈（体部阵列线圈）。

【体位设计】

受检者仰卧，脚先进。采用软线圈进行单侧足成像时，应使软线圈贴近受检足，并置于检查床中线（磁体 Z 轴中线）。采用矩形阵列线圈行双足成像时，以绑带固定小腿部使双足并拢，置于线圈中心及磁体 Z 轴中线。矢状位定位光标对线圈长轴中线，横断位定位光标对线圈中心。

（四）扫描方位

常规进行冠状面、矢状面及横断面成像。

1. 冠状面成像　在矢状面及横断面定位像上设置足冠状面成像层面，使层面与足长轴平行。在冠状面定位像上设置 FOV 大小及调整 FOV 端正。如图 7-90（a，b）。

2. 横断面成像　在矢状面及冠状面像上设置足横断面成像，层面与足长轴垂直。根据病变范围设定扫描层数。如图 7-90（c，d）。

3. 矢状面成像　在冠状面像及横断面像上设置足矢状面成像层面，层面与足长轴平行。在矢状面定位像上设置 FOV 大小及调整 FOV 端正。如图 7-90（e，f）。

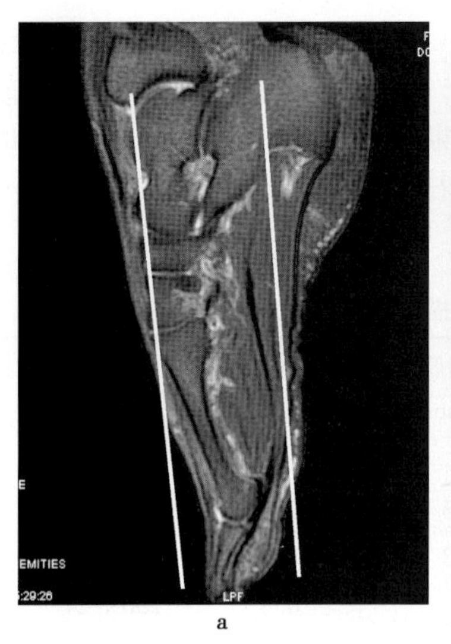
a

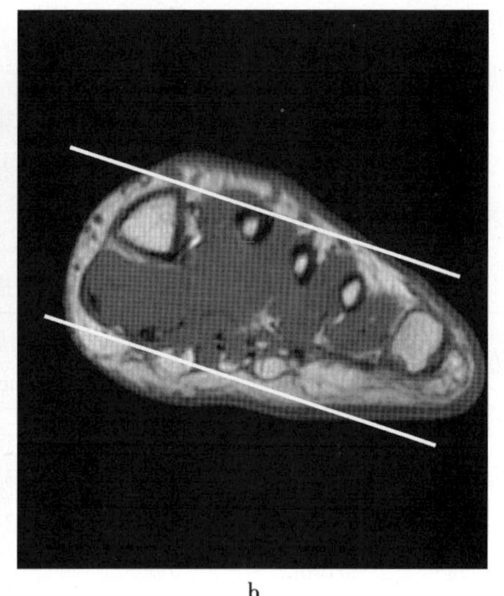
b

图 7-90a，b　足冠状面定位像

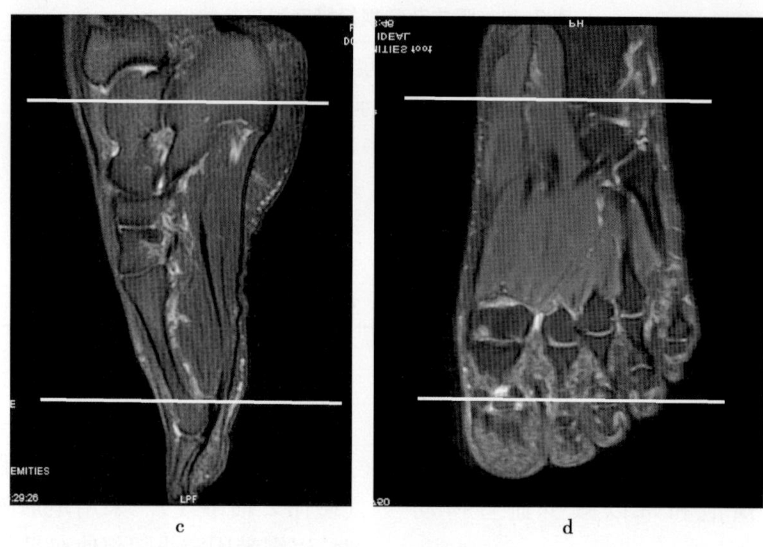

c d

图 7-90c,d 足横断面定位像

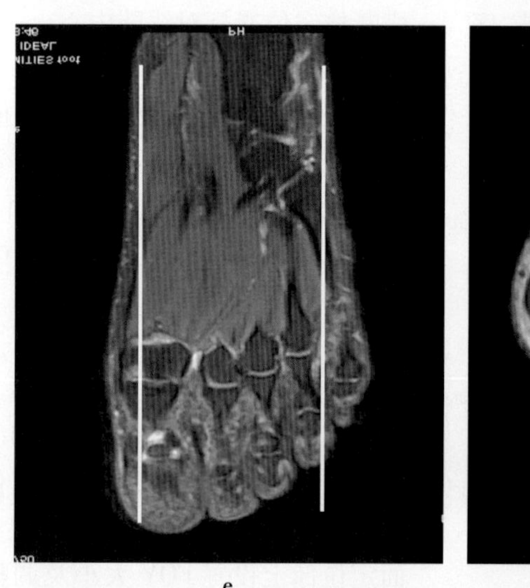

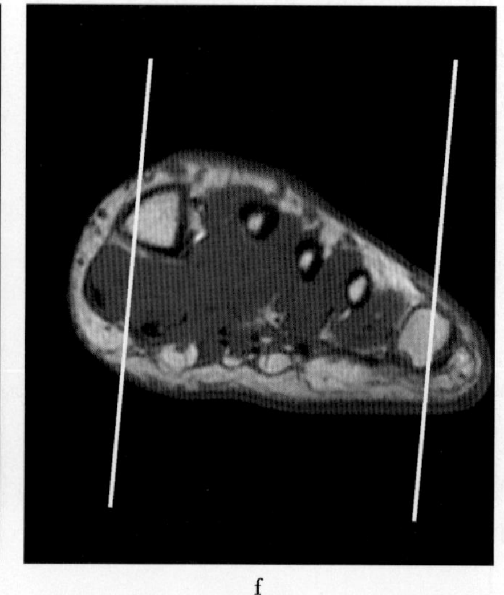

e f

图 7-90e,f 足矢状面定位像

(五) 推荐脉冲序列及参数

【推荐脉冲序列】

与踝关节 MRI 相同。

【扫描参数】

足常用参考脉冲序列及扫描参数见表 7-41。

(六) 常见病变的特殊检查要求

使用矩形阵列线圈行双足成像时,冠状面及横断面成像可加大 FOV 行双侧同时扫描,以便左右对比观察。

表 7-41 足常规扫描序列与参数

序列	方位	TR (ms)	TE (ms)	层厚 (mm)	层间距 (mm)	矩阵	FOV (cm)	相位编码方向
定位	三平面							
T2WI-FSE	冠状	3800	55	3	0.3	320×256	18~20	左右
T1WI-FSE	冠状	450	10	3	0.3	320×256	18~20	左右
T2WI-FSE	横断位	3100	55	4	0.8	256×224	14~16	前后
T2WI-FSE	矢状	3800	70	3	0.6	320×256	18~20	前后

（七）图像优化

矩形采集；相位编码方向取短轴向以减少采集时间；超样采集以消除回卷伪影；在长轴方向上下方设置横断面预饱和带以减少血管搏动伪影。

（八）对比剂应用

一般采用 T1WI 阳性对比剂进行增强扫描，序列选择 T1WI-脂肪抑制冠状面、矢状面及横断面成像。

（九）摄片和图像后处理

一般不需特殊后处理。

第五节　胸部及乳腺 MR 检查技术

一、胸部 MR 成像技术

对于大多数的肺部检查，磁共振成像不是首选，空间分辨率不如 CT，对细小结构显示欠佳，特别对 10mm 以下的结节难以显示，对钙化显示不敏感，检查时间长患者难合作，肺部检查首选 CT。

（一）检查前准备

1. 接诊时，核对患者一般资料，明确检查目的和要求。

2. 患者是否属禁忌证的范围。并嘱患者认真阅读检查注意事项，按要求准备，提供耳塞。

3. 进入检查室之前，应除去患者身上一切能除去的金属物品、义齿、磁性物质及电子器件，以免引起伪影及对物品的损坏。

4. 常规使用心电门控，训练受检者屏气或应用呼吸补偿技术。

5. 有焦躁不安及幽闭恐惧症患者，应给适量的镇静剂或麻醉药物。

（二）常见适应证与禁忌证

【适应证】

1. 肺部肿瘤，了解肿瘤的大小与肺叶、肺段、支气管的关系。

2. 肿瘤定位非常正确，能够显示肿块与血管、支气管的受压情况。

3. 纵隔与肺门肿块。

【禁忌证】

1. 装有心脏起搏器或带金属植入物者。

2. 急诊患者不适合检查。

3. 术后体内留有金属夹子者。检查部位邻近体内有不能去除的金属植入物。

4. MRI 对比剂有关的禁忌证。严重心、肝、肾功能衰竭禁用对比剂。

5. 早期妊娠者（3 个月内）的妇女应避免 MRI 扫描。

（三）线圈及患者体位

【线圈选择】

体部相控阵表面线圈，后纵隔、脊柱旁病变可采用脊柱相控阵线圈。

【体位设计】

患者仰卧位，手臂放于两旁，训练患者有规律的呼吸并放置呼吸传感器在下胸部或上腹部。在给患者摆放表面线圈和扫描定位时，使纵向定位线穿过线圈和受检者的中线；水平定位线穿过线圈的十字中点。表面线圈上缘与喉结平齐。

采集中心对准胸骨中点。

（四）扫描方位

首先行冠、矢、轴三平面定位像扫描，在定位像上确定扫描基线、扫描方法和扫描范围。胸部常规扫描方位有横轴位、矢状位、冠状位，必要时加扫其他斜面的图像。

1. 横轴位（T2WI、T1WI、GRE 屏气序列）　取冠状位定位像定位，相位编码方向为前后向（选择“无相位卷褶”技术）。

2. 斜冠状位（T2WI、T1WI）　取正中矢状位做定位像，使扫描线与气管长轴平行。相位编码方向为左右向（选择“无相位卷褶”技术）。

3. 矢状位（T1WI）　取横轴位做定位像，相位编码方向为前后向。

（五）常用成像序列及参数

胸部扫描参数（1.5T）推荐如表 7-42。

【脉冲序列】

1. T2WI-TSE　是最基本的扫描序列，通常添加脂肪抑制及呼吸门控技术。

2. T1WI-GRE　三维容积内插快速 GRE 序列（西门子的 VIBE 序列，GE FAME、LAVA 序列及飞利浦的 THRIVE 序列）采集速度比二维扰相位 GRE 序列更快，扫描层面更薄，具有高空间分辨率，有利于小病灶的显示。

3. HASTE（半傅立叶变换的单次激发超快速自旋回波序列），此序列扫描速度快，对受检者的体位运动和呼吸、心跳运动不敏感。该序列通常用于肺水肿、肺出血和肺炎的检查。

表 7-42 胸部常规扫描序列与参数

序列	方位	TE (ms)	层厚 (mm)	层间距 (mm)	矩阵	NEX	FOV (cm)	相位编码方向
定位	三平面							
FSE-T2WI	轴位	85	6～8	1～2	320×256	2	36	前后
SE-T1WI	轴位	25	6～8	1～2	256×192	2	36	前后
FSE-T2WI	冠状	85	4～5	0.5～1	256×192	2～4	40	左右
SE-T1WI	矢状	25	4～5	1	256×256	2	32	前后

三维容积内插快速 GRE 序列(西门子的 VIBE 序列,GE FAME、LAVA 序列及飞利浦的 THRIVE 序列)采集速度比二维扰相位 GRE 序列更快,扫描层面更薄,具有高空间分辨率,有利于小病灶的显示。

HASTE(半傅立叶变换的单次激发超快速自旋回波序列),此序列扫描速度快,对受检者的体位运动和呼吸、心跳运动不敏感。该序列通常用于肺水肿、肺出血和肺炎的检查。

(六) 胸部常见病变的特殊检查要求

1. 与气管平行的斜冠状位相,能清楚显示气管分叉、隆突区病变。FSE T2WI 加脂肪抑制技术,显示胸壁病变更佳。

2. 胸部病变往往多发,横断位扫描要包括整个胸部,以免漏掉病变。如果病变较小,可加做薄层扫描。

3. T1WI 像呈高信号的病变要在同样情况下加做 T1WI 加脂肪抑制技术。T2WI 常规要加脂肪抑制技术。

4. 由于胸部的呼吸运动伪影干扰,使用呼吸门控时,还要取得患者的配合,嘱患者做平静有规律的呼吸尤为重要。

5. 胸内甲状腺肿为由颈部连至前纵隔的病变,矢状位图像有利于显示其与颈部甲状腺相连。

二、乳腺 MR 成像技术

(一) 检查前准备

1. 最佳检查时间 由于正常乳腺组织增强在月经周期的分泌期最为显著,因而对乳腺核磁检查尽量安排在月经周期的 7～14 天进行。

2. 接诊时,核对患者一般资料,明确检查目的和要求。对目的和要求不清的申请单,应请临床医师务必写清,以免检查部位出错。

3. 并嘱患者认真阅读检查注意事项,按要求准备,提供耳塞。

4. 进入检查室之前,应除去患者身上一切能除去的金属物品、义齿等磁性物质及电子器件,以免引起伪影及对物品的损坏。

5. 告诉患者扫描过程中不得随意运动,平静呼吸,若有不适,可通过话筒和工作人员联系。

6. 对有焦躁不安及幽闭恐惧症患者,应给适量的镇静剂或麻醉药物。一旦发生幽闭恐惧症立即停止检查,让患者脱离现场。

(二) 常见适应证与禁忌证

【适应证】

1. 乳腺占位病变的定性 X 线摄影或超声影像检查不能确定性质时,可考虑磁共振检查。

2. 乳腺癌的分期 对浸润性乳腺癌的高敏感性,有助于显示和评价肿瘤对胸肌筋膜、胸大肌以及肋间肌的浸润等。对外科手术有指导意义,特别在保留乳房治疗时建议行乳腺增强的核磁检查。

3. 辅助化疗疗效的评估 在化疗前、化疗中及化疗后进行磁共振检查有助于对化疗反应性的评估。

4. 保乳术后复发的监测 保留乳房手术(包括组织成形术)后,鉴别肿瘤复发和术后瘢痕。

5. 乳房成形术后随访 假体植入术后乳腺 X 线摄影评估困难者,MRI 检查有助于乳腺癌的诊断和植入假体完整性的评价。

【禁忌证】

1. 妊娠期妇女。

2. 体内装置有起搏器、外科金属夹子等铁磁性物质以及其他不得接近强磁场者。

3. 患有幽闭恐惧症者。

4. 具有对任何钆螯合物过敏史的患者。

(三) 线圈及患者体位

【线圈选择】

乳腺专用表面线圈。

【体位设计】

患者俯卧于乳腺线圈上(图7-91),双侧乳房悬于线圈凹槽内,使乳房处于自然下垂状态,乳头置于线圈中心,并将额头置于专用枕上。

采集中心对准线圈中心(双乳头连线)。

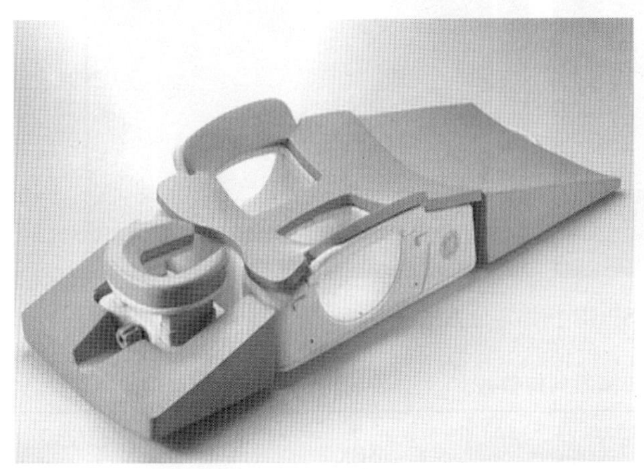

图7-91 GE机型乳腺专用线圈

(四)扫描方位

双侧乳腺检查以横轴位为主,矢状位为辅。乳腺病变检查做平扫加动态增强扫描。

1. 横轴位[T2WI加脂肪抑制、T1WI、3D SPGR(VABRANT)、DWI] 在矢状位定位像上定位,定位线包括双侧乳腺上下缘及两侧胸壁。横轴位相位编码方向在左右向,以防心脏搏动伪影对图像的影响。定位中心在胸壁前缘(图7-92)。

2. 矢状位(T2WI加脂肪抑制、3D SPGR) 取冠状位或横轴位定位,两侧乳腺分别定位,相位编码方向上下向(图7-93)。

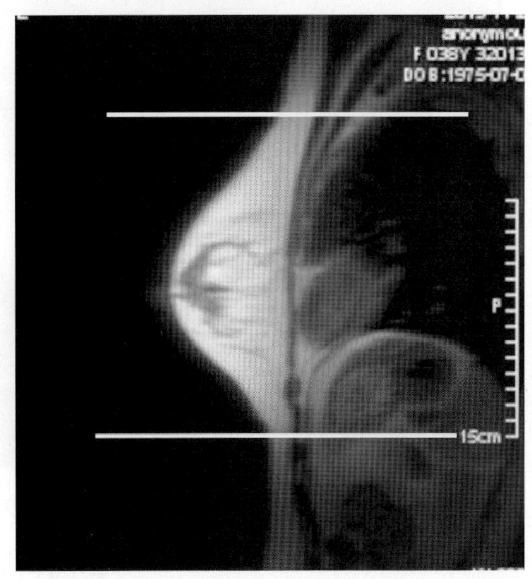

图7-92 乳腺横断位扫描定位方法

3. 矢状位(3D SPGR) 以横断位乳头层面做定位像,定位线包括整个乳腺及侧胸壁。相位编码方向上下向,增强扫描不受心脏搏动影响(图7-94)。

(五)推荐脉冲序列及扫描参数

乳腺平扫及动态增强扫描参数(1.5T)(表7-43)。

1. T2WI加脂肪抑制。
2. T1WI。
3. DWI。
4. 动态增强序列。

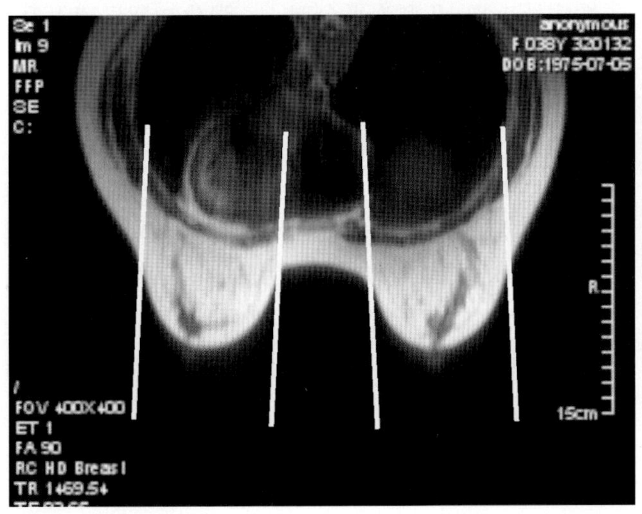

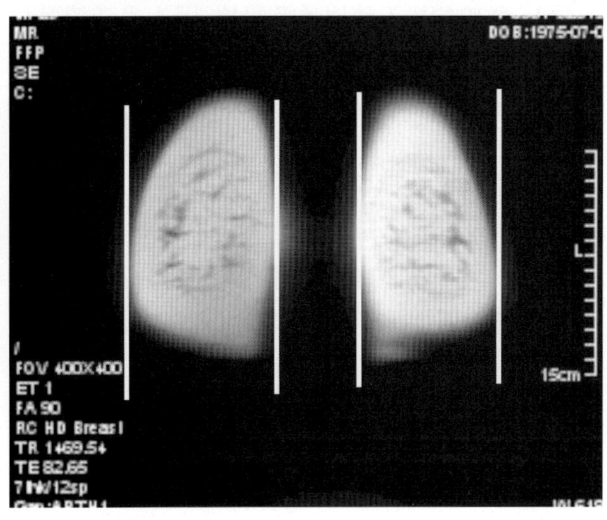

图7-93 乳腺矢状位扫描定位方法

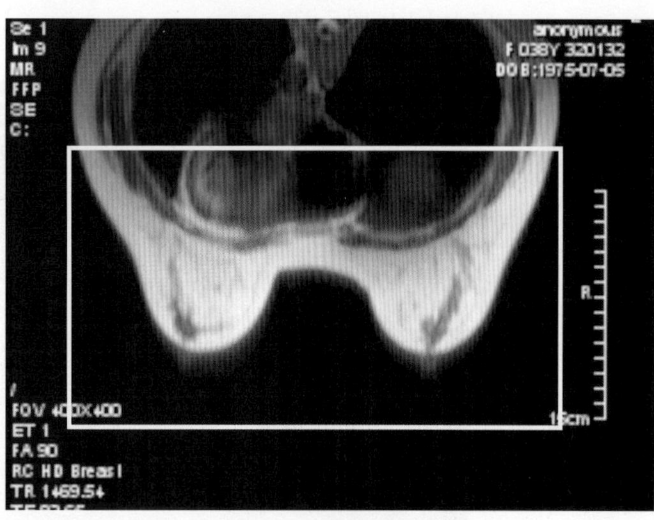

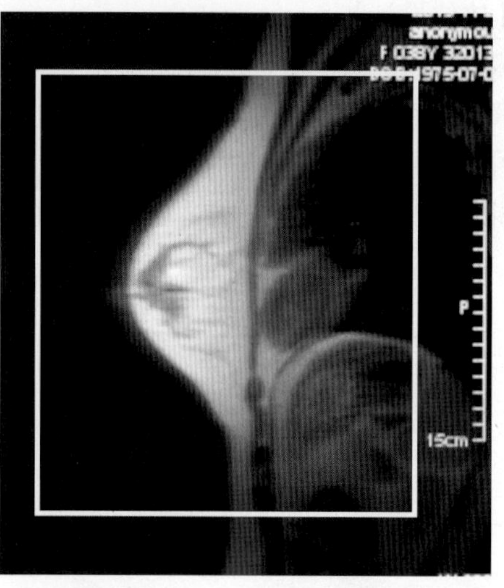

图 7-94 乳腺矢状位 3D SPGR 扫描定位方法

表 7-43 乳腺常规扫描序列与参数

序列	方位	TR (ms)	TE (ms)	层厚 (mm)	层间距 (mm)	NEX	矩阵	相位编码方向
定位	三平面							
T2WI-FS	轴位	3500	90	4	1	2	320×256	左右
T1WI	轴位	500	25	4	1	2	320×256	左右
ADW	轴位	6000	min	4	1	4	128×128	前后
L-T2WI-FS	矢状	2975	85	4	1	2	288×192	头足
R-T2WI-FS	矢状	2975	85	4	1	2	288×192	头足
3D SPGR(VABRANT)	轴位	4.8	2.3	4	0	1	256×128	左右
3D SPGR	矢状	4.8	2.3	3.6	0	1	384×256	头足

（六）乳腺扫描的特殊检查要求

1. 乳腺扫描不使用呼吸门控，因为患者俯卧位呼吸幅度小。

2. 乳腺内富含脂肪平扫 T2WI 及 T1 增强扫描一定要加脂肪抑制技术。

3. 乳腺病变定性诊断主要依赖于动态增强扫描。

（1）乳腺动态增强扫描：常使用 3D 模式，尽量使图像各向同性便于多平面重组观察病灶，如果不具备 3D 序列也可用 2D。先做增强前平扫，然后注射对比剂延迟 18～20 秒后连续扫描，共扫描 6～7 次。扫描后做时间-信号强度曲线后处理。

（2）时间-信号强度曲线：反映强化前后病灶信号强度的变化，分三型：Ⅰ型为增长型——信号强度迅速上升达到峰值后便呈平缓上升状态，多为良性病灶表现；Ⅱ型为平台型——强化初期迅速上升，在强化中后期呈平台状，为可疑病灶（可良性也可恶性）；Ⅲ型下降型——信号强度在中后期呈下降趋势，多为恶性病灶（图 7-95）。

4. DWI 序列（$b=1000mm^2/s$）为乳腺疾病的诊断及鉴别诊断提供参考，恶性病变在 DWI 表现为明显高信号，其 ADC 值标准以 $1.3s/mm^2$ 为界，低于此值多为恶性，高于此值多为良性，且恶性肿瘤 ADC 值明显小于良性病变和正常组织。这与恶性肿瘤细胞密度高水分子活动受限明显有关。

5. 乳腺病变扫描结果分析相关指标：病灶的形态、DWI 信号、ADC 值及动态增强扫描时间-信号强度曲线的类型等有关。

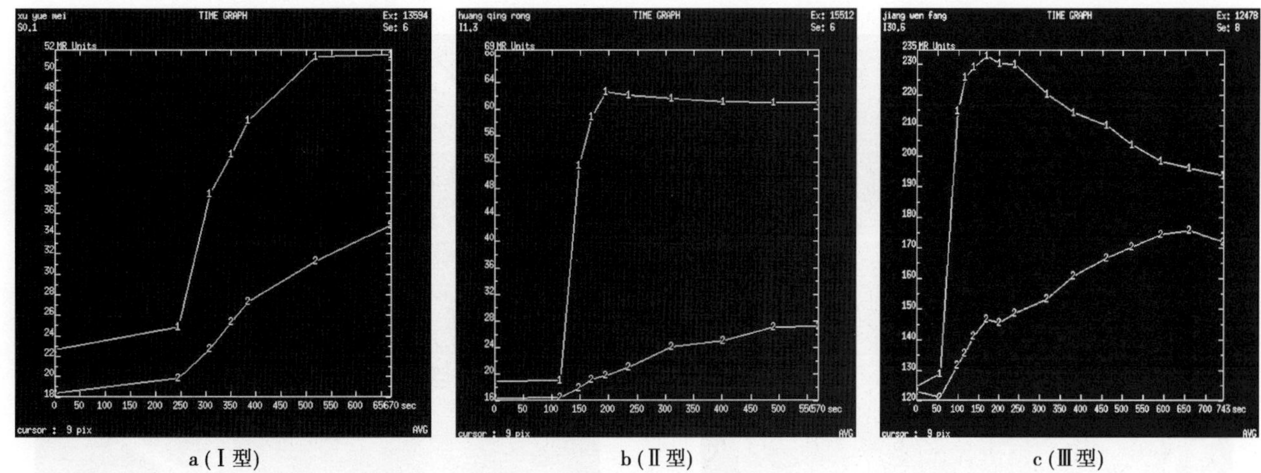

a(Ⅰ型)　　b(Ⅱ型)　　c(Ⅲ型)

图 7-95a、b、c　分别为三种类型时间信号强度曲线

第六节　心脏、血管磁共振检查技术

一、心脏 MR 检查技术

(一) 检查前准备

1. 接诊时,核对患者一般资料,明确检查目的和要求。对目的和要求不清的申请单,应请临床医师务必写清,以免检查部位出错。

2. 患者是否属禁忌证的范围。并嘱患者认真阅读检查注意事项,按要求准备。

3. 进入检查室之前,应除去患者身上一切能除去的金属物品、磁性物质及电子器件,以免引起伪影及对物品的损坏。

4. 控制患者的心率在 90 次/分以内,心律不齐者应用药物保持其心律整齐。训练患者的呼吸,根据每个患者的情况,可采用深吸气末屏气或吸气→呼气→屏气后 MR 开始扫描。

5. 按各厂家电极安放要求连接 VCG 或 ECG 电极。

6. 告诉患者所需检查的时间,扫描过程中不得随意运动,若有不适,可通过话筒和工作人员联系。

7. 婴幼儿、焦躁不安及幽闭恐惧症患者,应给适量的镇静剂或麻醉药物。一旦发生幽闭恐惧症立即停止检查,让患者脱离现场。

8. 急、危重患者必须做 MR 检查时,应有临床医师陪同观察。心包疾病患者检查时应密切观察患者的情况,患者感觉不适时及时终止检查,采取相应救治措施。

(二) 常见适应证与禁忌证

【适应证】

1. 先天性心脏病。
2. 心瓣膜病。
3. 冠状动脉性心脏病。
4. 心肌病。
5. 心包病。
6. 心脏肿瘤等。

【禁忌证】

1. 装有心电起搏器或带金属植入者。

2. 使用带金属的各种抢救用具而不能去除者。

3. 检查部位邻近体内有不能去除的金属植入物(产品说明适用于 MR 检查的血管支架除外)。

4. MRI 对比剂有关的禁忌证。严重心、肝、肾功能衰竭禁用对比剂。

5. 早期妊娠(3 个月内)的妇女应避免 MRI 扫描。

6. 幽闭症患者。

(三) 线圈选择及患者体位设计

1. 线圈　心脏专用相控阵线圈。

2. 体位　患者仰卧位,头先进,将心脏置于线圈中心,双手置于身体两侧,人体长轴与床面长轴一致。移动床面位置,开定位灯,使十字定位灯的纵横交点对准线圈纵、横轴中点,即以线圈中心为采集中心,锁定位置,并送至磁场中心。

(四) 扫描方位

先扫定位片,采用快速成像序列同时冠、矢、轴三方向定位图。用交互扫描的方式进行定位线的定位。横轴—两腔心—四腔心—短轴。见图 7-96a ~ e。

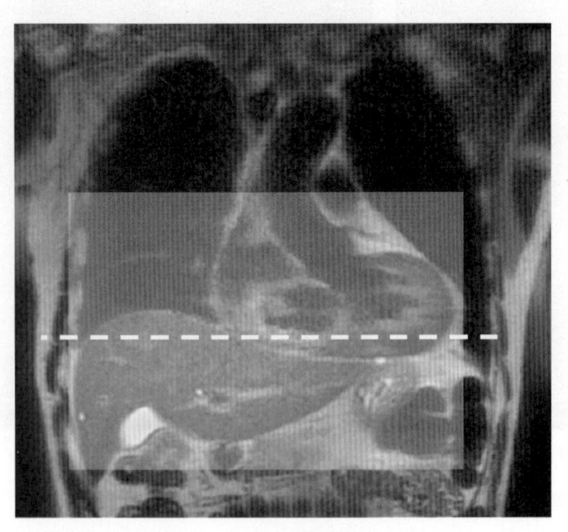
图 7-96a 心脏横断位定位

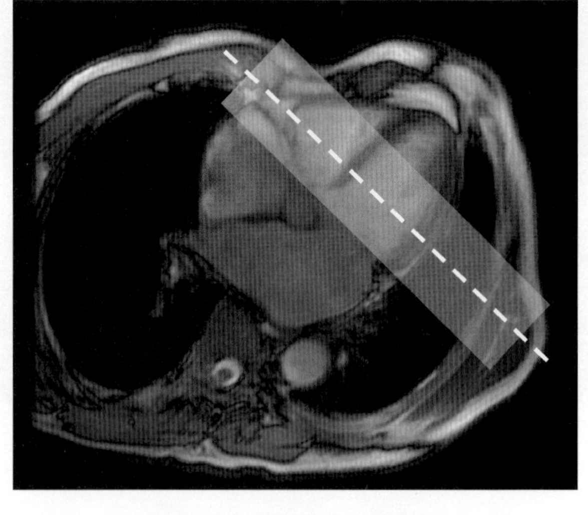
图 7-96d 四腔心定位短轴位

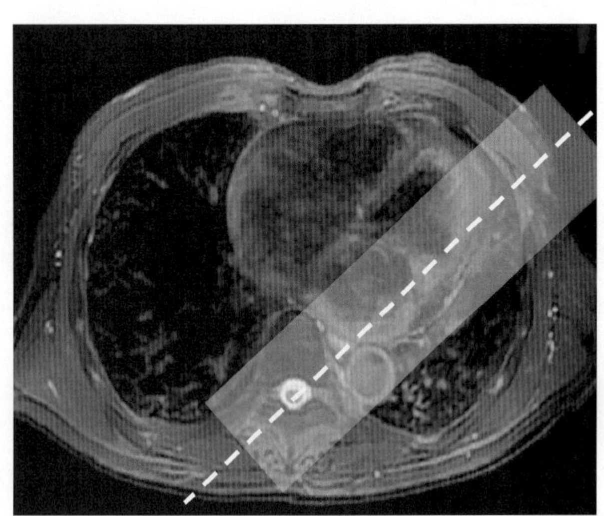
图 7-96b 横断位定位两腔心

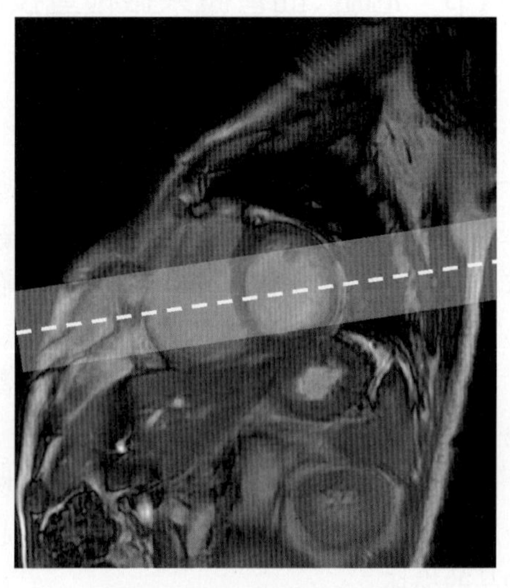
图 7-96e 短轴定位四腔心

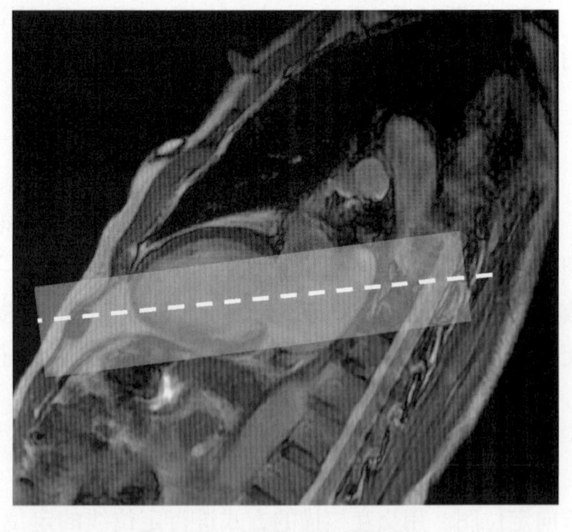
图 7-96c 两腔心定位四腔心

扫描完以上基本位置后，根据各疾病的不同需求，选择适当的体位进行结构或电影的成像；范围包括需显示的结构。

（五）推荐脉冲序列及参数

【脉冲序列】

1. 快速自旋回波
2. 快速梯度回波

【扫描参数】

心脏常用参考脉冲序列及扫描参数见表 7-44。

（六）图像优化（序列参数应用技巧）

1. 技术要点　在心脏 MR 检查过程中，患者的配合显得尤为重要。检查前向患者耐心细致地讲解注意事项、训练屏气情况；解释检查过程和大概的扫描时间，让患者消除恐惧积极配合，以减少因紧张导致采集数据时心率发生大的变化，来减少心肌搏动不稳定所带来的伪影。同时，使用呼吸、心电门控要注意更新心率。

VPS（view per segment，每段采集层数）调整方法：心率 95 次/分→VPS10、心率 85 次/分→VPS12、心率 75 次/分→VPS14、心率 65 次/分→VPS16、心率 55 次/分→VPS18。

表 7-44 心脏常规扫描参数

序列	方位	TR（ms）	TE（ms）	层厚（mm）	层间距（mm）	矩阵	FOV（cm）	NEX
定位	实时							
交互扫描	轴位						48	
FIESTA	两腔心	3.4	MIN	6～8	0.6～0.8	256×256	36	1
FIESTA	四腔心	3.4	MIN	6～8	0.6～0.8	256×256	36	1
FIESTA	短轴位	3.4	MIN	6～8	0.6～0.8	256×256	36	1
双反转	短轴位	—	102	6～8	0.6～0.8	256×256	36	1
灌注	短轴位	3.4	MIN	6～8		128×128	38～40	1
2D MDE 延迟	短轴位	3.4	MIN	6～8		256×192	36	1

使用表面线圈优化技术来纠正图像的不均匀性，心肌灌注不使用 PURE 或 SCIC 任何信号均匀性纠正技术。

2. 伪影问题 磁敏感伪影在 3.0T 磁共振中显得较为突出，尤其在偏共振中心时出现比低场强更为明显的黑带伪影。心脏电影可以发现邻近膈肌或肺等结构的心肌存在大片的信号缺失。对于磁敏感效应引起的磁场不均匀可以采用容积匀场技术，使局部磁场相对均匀，从而减轻消除磁敏感伪影，获得较为理想的图像。

（七）对比剂应用

3.0T 可以采用很少的对比剂剂量得到较 1.5T 更好的灌注及延迟增强图像。

（八）摄片和图像后处理

心脏 MRI 检查包括心脏形态、心脏功能（射血分数）、心肌灌注及心肌活性等多项后处理分析。

二、颈部血管 MR 检查技术

（一）检查前准备

1. 接诊时，核对患者一般资料，明确检查目的和要求。对目的和要求不清的申请单，应请临床医师务必写清，以免检查部位出错。

2. 患者是否属禁忌证的范围。并嘱患者认真阅读检查注意事项，按要求准备。

3. 进入检查室之前，应除去患者身上一切能除去的金属物品、磁性物质及电子器件，以免引起伪影及对物品的损坏。

4. 建立上肢静脉通道。

5. 告诉患者所需检查的时间，扫描过程中不得随意运动，尽可能避免吞咽动作；若有不适，可通过话筒和工作人员联系。

6. 婴幼儿、焦躁不安及幽闭恐惧症患者，应给适量的镇静剂或麻醉药物。一旦发生幽闭恐惧症立即停止检查，让患者脱离现场。

7. 急、危重患者必须做 MR 检查时，应有临床医师陪同观察。

（二）常见适应证与禁忌证

【适应证】

血管壁的病变：动脉粥样硬化、动脉炎、动脉瘤等。

血管腔的病变：斑块、栓子或肿瘤异常导致血管狭窄或闭塞；外源性病变包括肿瘤或非肿瘤病变压迫推移、侵犯血管而造成管腔狭窄或闭塞。

【禁忌证】

1. 装有心电起搏器或带金属植入者。

2. 使用带金属的各种抢救用具而不能去除者。

3. 检查部位邻近体内有不能去除的金属植入物（产品说明适用于 MR 检查的血管支架除外）。

4. MRI 对比剂有关的禁忌证。严重心、肝、肾功能衰竭禁用对比剂。

5. 早期妊娠（3 个月内）的妇女应避免 MRI 扫描。

6. 幽闭症患者。

（三）线圈选择及患者体位设计

1. 线圈 可采用头颈联合阵列线圈或全脊柱阵列线圈（颈胸腰联合阵列线圈）的颈段。

2. 体位 受检者仰卧，颈部位于颈线圈上，头先进，身体长轴与线圈（床）长轴一致，双臂置于身体两侧，受检者体位应舒适，头不可过仰，颈部放松与颈线圈自然贴近。使用软质表面线圈时，颈部两侧加软垫使线圈尽量贴近颈部并固定线圈。嘱受检者在检查过程中控制咳嗽及吞咽动作。矢状位定位光标对鼻尖与胸骨柄切迹连线，轴位定位光标对甲状软骨水平及线圈中心，锁定位置后，进床至磁体中心。

（四）扫描方位

三维 TOF 采用横断面扫描，扫描基线及范围见图 7-97a 所示。

三维增强 MRA 利用冠状位采集，扫描基线及范围见图 7-97b、c 所示。

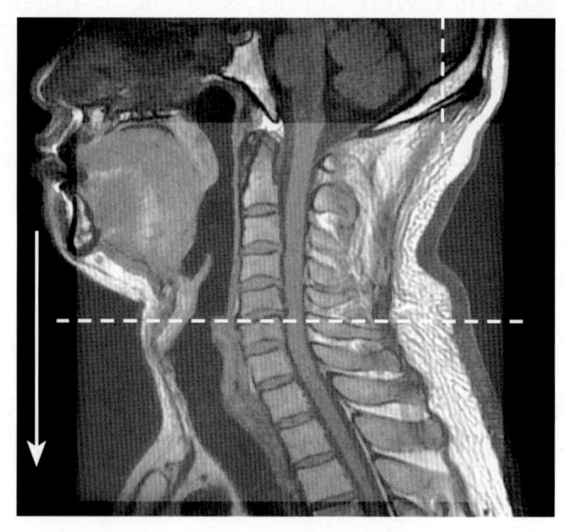

图 7-97a 3D TOF 颈部血管定位像

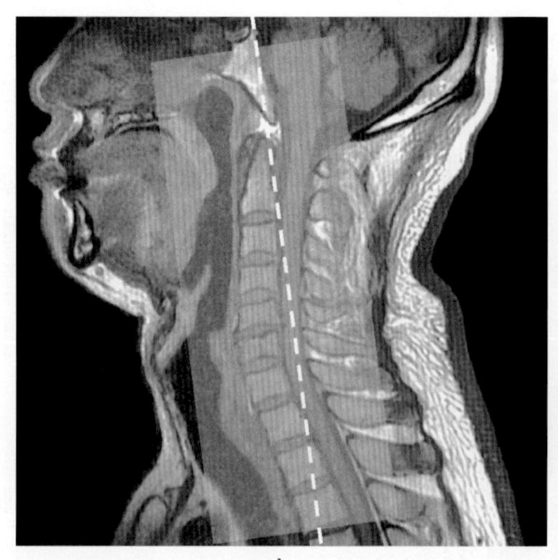

b

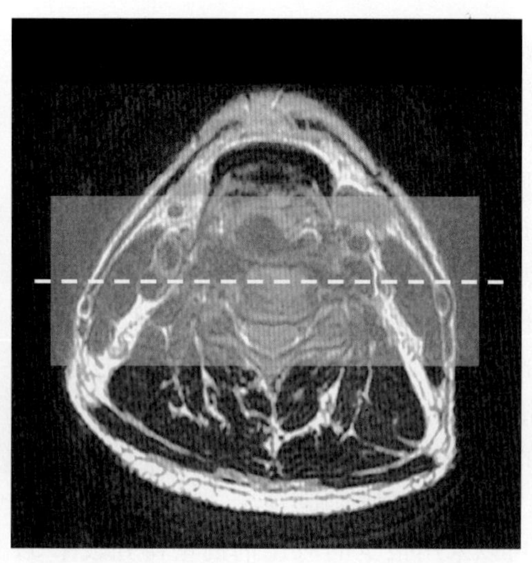

c

图 7-97b、c 3D-CEMRA 颈部血管定位像

（五）推荐脉冲序列及参数

【脉冲序列】

1. 3D TOF。

2. CE-MRA 采用三维扰相梯度回波 T1WI。

【扫描参数】

颈部血管常用参考脉冲序列及扫描参数见表 7-45。

（六）图像优化（序列参数应用技巧）

3D TOF MRA 的血流饱和现象不容忽视，饱和现象主要受两个方面因素的影响：慢血流信号明显减弱、容积内血流远侧的信号也明显减弱。为了减少血流饱和，可采用以下对策：

表 7-45 颈部血管扫描序列与参数

序列	方位	TR（ms）	TE（ms）	层厚（mm）	层间距（mm）	矩阵	FOV（cm）	反转角（°）
定位	三平面							
3D TOF	横断位	20	3.59	1.4	−0.7	320×256	22	18
CE-MRA	冠状	2.86	1.08	1.6	0	320×192	32	25

1. 缩小激发角度，但这将造成背景组织信号抑制不佳。

2. 采用多个薄层块重叠采集　把成像容积分成数个层块，每个层块厚度减薄，层块内的饱和效应就会减轻。

3. 逆血流采集　容积采集时先采集血流远端的信号，然后向血流的近端逐渐采集（图 7-97a 箭头所示），可有效减少血流饱和。

4. FOV 上缘加预饱和带消除静脉流动伪影。

颈部 CE-MRA 分为对比剂透视触发技术、对比剂团注测试技术和造影剂跟踪自动触发技术。下面就临床常用的前两种技术扫描启动时间概述如下：

1. 对比剂透视触发法　需采用 K 空间中心优先填充序列。扫描时实时监测透视窗口，观察对比剂到达情况，主动脉弓显影最亮时启动切换扫描序列，静脉期大约在对比剂注入后 40 秒左右扫描。

2. 对比剂团注测试法　根据不同的 K 空间填充方法确定对比剂团注后 3D GRE 序列的启动时间，即：①K 空间循序对称填充：启动时间 = 达峰时间 -1/4 采集时间；②K 空间中心优先填充：启动时间 = 达峰时间。

（七）对比剂应用

对于对比剂过敏患者采用颈部 3D TOF MRA。颈部 CE-MRA，使用双筒高压注射器，分别抽注对比剂和生理盐水，对比剂剂量 0.2mmol/kg，注射速率 3.0ml/s，15ml 生理盐水等速率冲刷静脉通路，维持团注效应。

（八）摄片和图像后处理

最大信号强度投影（MIP）：原始数据减影后行 MIP 重建，重建图像以 9°间隔，沿垂直轴旋转 180°，得到 20 幅图像，血管显示为高信号（图 7-97d）。

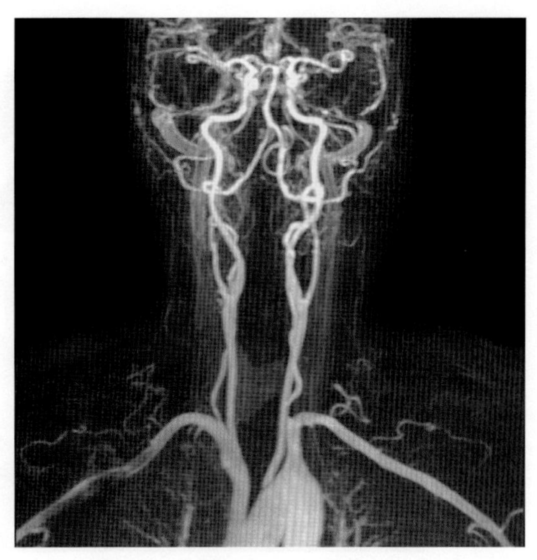

图 7-97d　颈部 CE-MRA 最大信号强度投影像（MIP）

三、胸、腹部大血管 MR 检查技术

（一）检查前准备

同颈部血管。

（二）常见适应证与禁忌证

【适应证】

血管壁的病变：动脉粥样硬化、动脉炎、动脉瘤及主动脉夹层等。

血管腔的病变：斑块、栓子或肿瘤异常导致血管狭窄或闭塞；外源性病变包括肿瘤或非肿瘤病变压迫推移、侵犯血管而造成管腔狭窄或闭塞。

【禁忌证】

同颈部血管。

（三）线圈选择及患者体位设计

1. 线圈　心脏线圈或体部相控阵线圈。

2. 体位　受检者仰卧，足先进，身体长轴与线圈（床）长轴一致，双臂举过头顶置于三角海绵垫上，受检者体位应舒适。使用呼吸门控，训练患者屏气。将受检目标血管置于线圈中心，锁定位置后，进床至磁体中心。

（四）扫描方位

三维增强 MRA 利用冠状位采集，扫描基线及范围见图 7-98a、b 所示。

（五）推荐脉冲序列及参数

【脉冲序列】

CE-MRA 采用三维扰相梯度回波 T1WI。

【扫描参数】

胸、腹部血管常用参考脉冲序列及扫描参数见表 7-46。

（六）图像优化（序列参数应用技巧）

胸腹部 CE-MRA 的扫描技术与颈部血管类似，但胸腹部血管成像受呼吸运动的影响，需屏气下采集数据。下面就临床常用的对比剂透视触发技术和对比剂团注测试技术的扫描启动时间概述如下：

1. 对比剂透视触发法需采用 K 空间中心优先填充序列。扫描时实时监测透视窗口，观察对比剂到达情况，左心室显影最亮时启动切换扫描序列，嘱患者直接屏气，连续扫描 2 个时相。

2. 对比剂团注测试法根据不同的 K 空间填充方法确定对比剂团注后 3D GRE 序列的启动时间，即：①K 空间循序对称填充：启动时间 = 达峰时间 -1/4采集时间；②K 空间中心优先填充：启动时间 = 达峰时间。

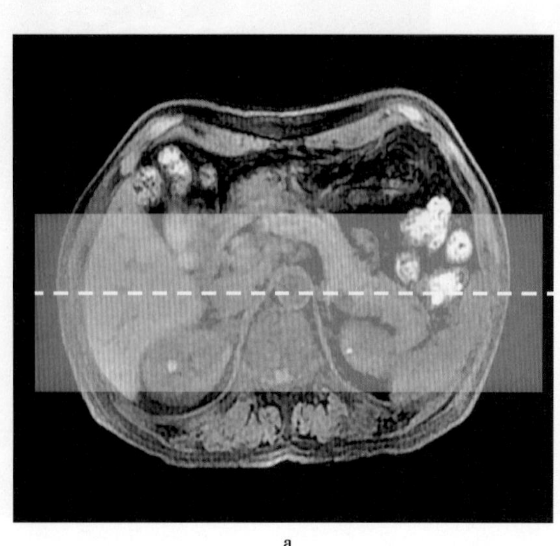
a

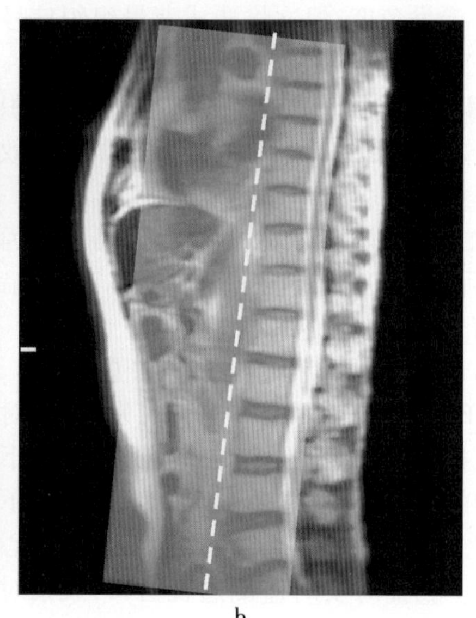
b

图 7-98a、b 3D-CEMRA 腹部血管定位像

表 7-46 颈部血管扫描序列与参数

序列	方位	TR (ms)	TE (ms)	层厚 (mm)	层间距 (mm)	矩阵	FOV (cm)	反转角 (°)
定位	三平面							
CE-MRA	冠状	2.86	MIN	1.6	0	320×192	42	25

团注造影剂后，血液的 T1 弛豫时间从 1200ms 缩短至 100ms 以下，但其持续的时间比较短暂，因此扫描启动时机的把握显得尤为重要，除了正确计算启动时间外，还必须结合每位患者呼、吸气及屏气的节奏因素，综合考量，精准触发。

（七）对比剂应用

胸腹部 CE-MRA，使用双筒高压注射器，分别抽注对比剂和生理盐水。对比剂剂量 0.2mmol/kg，注射速率 3.0ml/s，15ml 生理盐水等速率冲刷静脉通路，维持团注效应。

（八）摄片和图像后处理

最大信号强度投影（MIP）：原始数据减影后行 MIP 重建，重建图像以 9°间隔，沿垂直轴旋转 180°，得到 20 幅图像，血管显示为高信号（7-98c）。

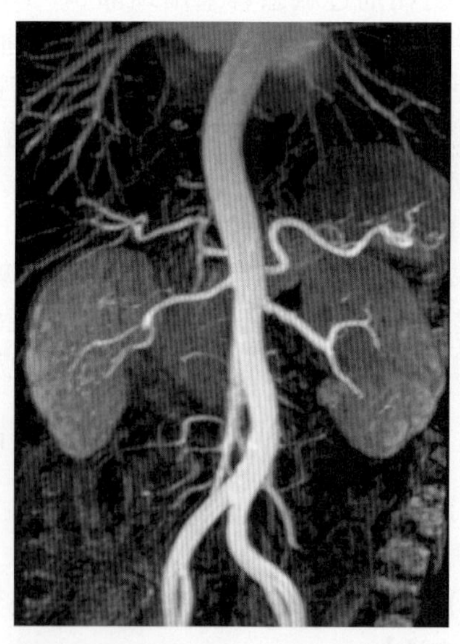

图 7-98c 腹部大血管 CE-MRA 成像

四、上、下肢血管 MR 检查技术

（一）检查前准备

同胸腹部血管。

（二）常见适应证与禁忌证

【适应证】

血管壁的病变：动脉粥样硬化、动脉炎、动脉瘤及夹层等。

血管腔的病变：斑块、栓子或肿瘤异常导致血管狭窄或闭塞；外源性病变包括肿瘤或非肿瘤病变压迫推移、侵犯血管而造成管腔狭窄或闭塞。

【禁忌证】

同胸腹部血管。

（三）线圈选择及患者体位设计

1. 线圈　上肢采用体部相控阵线圈；下肢采用

Body coil。

2. 体位　受检者仰卧，足先进，身体长轴与线圈（床）长轴一致，双臂举过头顶置于三角海绵垫上（上肢血管造影患侧置于身旁，并与胸腹壁之间衬以海绵垫），受检者体位应尽量舒适。将受检血管置于线圈中心（下肢血管造影两侧一并采集），锁定位置后，进床至磁体中心。

（四）扫描方位

上肢血管三维增强 MRA 一般采用矢状位采集，而下肢血管则采用冠状位扫描。

（五）推荐脉冲序列及参数

【脉冲序列】

CE-MRA 采用三维扰相梯度回波 T1WI。

【扫描参数】

上、下肢血管常用参考脉冲序列及扫描参数见表 7-47。

表 7-47　上、下肢血管扫描序列与参数

序列	方位	TR（ms）	TE（ms）	层厚（mm）	层间距（mm）	矩阵	FOV（cm）	反转角（°）
定位	三平面							
上肢 CE-MRA	矢状	2.86	MIN	1.2	0	320×256	48	25
下肢 CE-MRA	冠状	2.86	MIN	1.4	0	320×256	40	25

（六）图像优化（序列参数应用技巧）

大范围 CE-MRA（多段 CE-MRA），随着对比剂在动脉血循环中流动而不断跟进改变，采集视野从近心端的大动脉依次到远心端的四肢动脉血管，将多次采集的影像拼接联合而获得，从而全面评估动、静脉血管病变。

下面就临床常用的对比剂透视触发技术的扫描启动时间概述如下：对比剂透视触发法需采用 K 空间中心优先填充序列。扫描时实时监测透视窗口，观察对比剂到达情况，上肢动脉造影于主动脉弓显影最亮时启动切换扫描序列；下肢动脉造影于腹主动脉显像时启动切换扫描序列，自动进床连续扫描上、中、下 3 段血管相。

（七）对比剂应用

上、下肢 CE-MRA，使用双筒高压注射器，分别抽注对比剂和生理盐水。对比剂剂量 0.2mmol/kg，注射速率 3.0ml/s，15ml 生理盐水等速率冲刷静脉通路，维持团注效应。上、下肢磁共振静脉血管造影对比剂按 1∶15～20 稀释浓度，从远端静脉注入，并于腕或踝部止血带压迫浅静脉，对比剂剂量 120ml/侧，注射速率 1.0～2.0ml/s。

（八）摄片和图像后处理

最大信号强度投影（MIP）：原始数据减影后行 MIP 重建，重建图像以 9°间隔，沿垂直轴旋转 180°，得到 20 幅图像，血管显示为高信号（图 7-99a～e）。

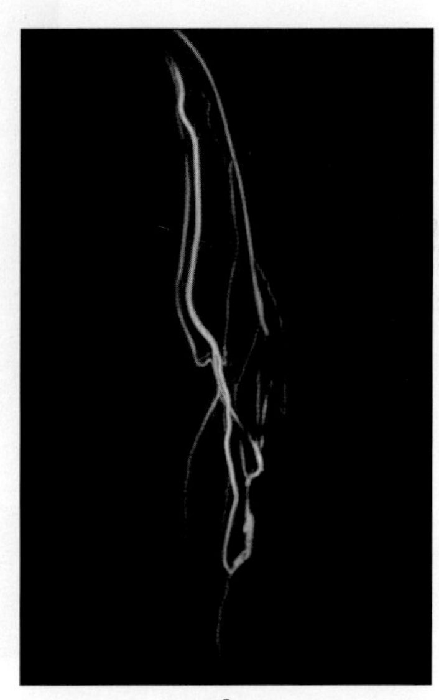

a

图 7-99a　左前臂中段动静脉瘘，回流静脉通畅

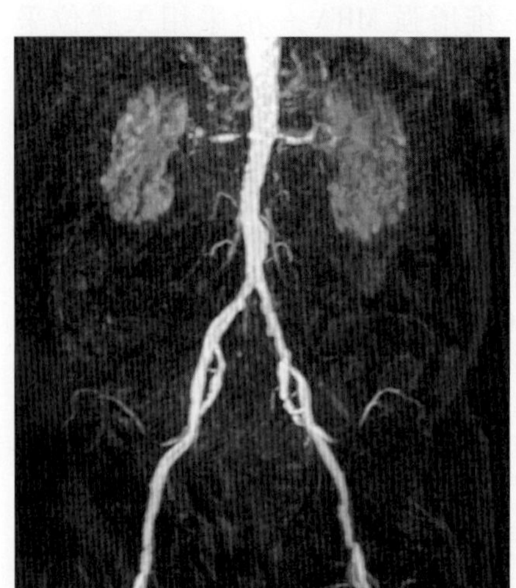
b

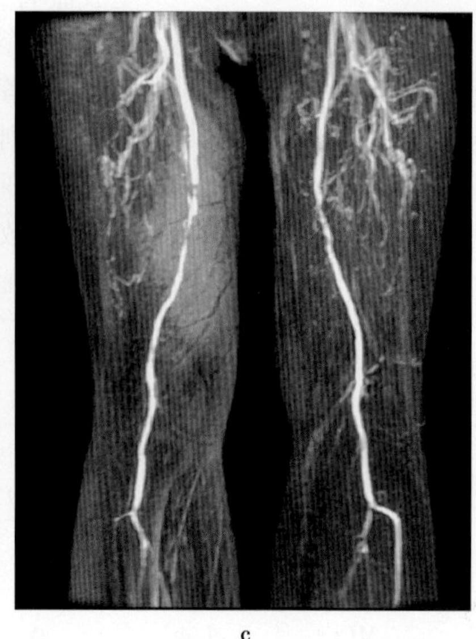
c

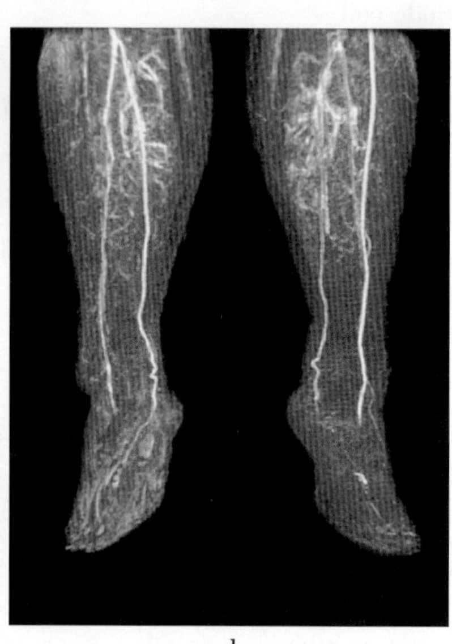
d

图 7-99b、c、d 分段采集双下肢 CE-MRA 图像

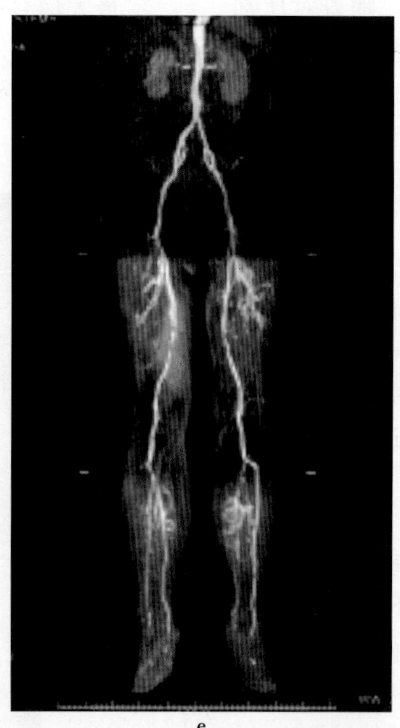
e

图 7-99e 三段血管的拼接图像

第八章

磁共振功能成像技术

第一节 弥散加权成像及弥散张量成像

弥散加权成像(diffusion weighted imaging,DWI)和弥散张量成像(diffusion tensor imaging,DTI)作为一种新MR成像技术,有别于传统的T1、T2加权成像技术。1965年Stejskai等提出一种对扩散敏感的短梯度脉冲序列。实现了水扩散的MR检测。1994年Basser等提出了弥散张量成像技术,实现了对规律行走的纤维束走行的观察。目前DWI及DTI是仅有的检测活体组织内水分子扩散运动的无创技术。

一、弥散加权成像技术

(一) DWI的物理基础

弥散是水分子在媒介中的布朗运动即自由移动。DWI成像技术基于水分子的微观运动,能反映组织中水分子无序扩散运动快慢的信息。水分子所在的组织不同,即所处的微环境不同其扩散能力也不同,DWI就是基于这种扩散能力差异转化图像的灰度信号或其他参数值。如脑脊液中水分子扩散能力强于脑灰质的水分子扩散能力。

(二) DWI成像基本原理

1. 最早用于成像的序列是由Stejskal等于1965年提出的自旋回波成对梯度序列。是在SE序列中加入一对大小和方向均相同的梯度场的梯度脉冲,置于常规SE序列中的180°脉冲的两侧(图8-1)。第一个梯度脉冲引起所有质子自旋,从而引起相位变化,而后一个梯度脉冲使其相位重聚,但此时相位分散不能完全重聚,而导致信号下降。但SE序列的一个回波只能填充K空间的一条相位编码线,因此成像时间较长。由于DWI成像序列对微米级的运动敏感,因此要求所用序列既要克服宏观运动的影响又要保持对微观运动的敏感性,尽量克服生理运动(如呼吸、心跳等)对成像的影响。

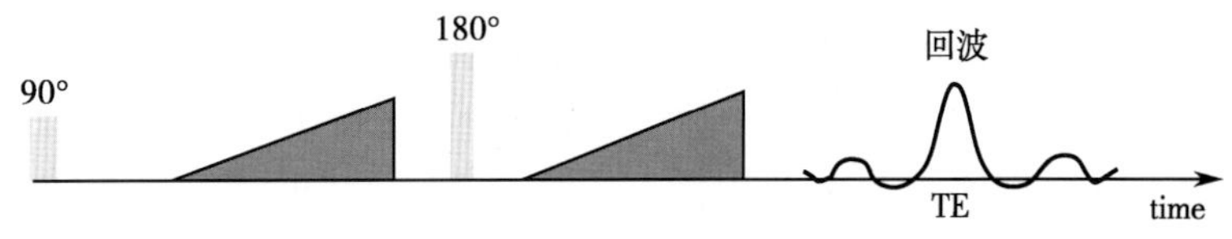

图8-1 SE DWI序列

在180°聚相脉冲的前后施加一对大小、方向及持续时间均相同的扩散敏感梯度场,第一个梯度使水分子去相位,第二个梯度使水分子复相位然后收集回波信号

2. 1977年Manfield等提出的平面回波成像技术(echo-planar imaging,EPI),单次激发SE EPI DWI序列,是在180°聚相脉冲前后加入一对大小和方向均相同的梯度场的梯度脉冲,并且在180°聚相脉冲后收集一连串回波,迂回填充K空间,可以在一个TR间期内将一幅图像所需的K空间数据填满,能在极短的时间内完成人体各部MR成像,基本上可以冻结人体的大部分生理活动所造成的伪影,但无法抑制组织内血流运动的影响。目前临床最常用的DWI扫描序列是单次激发自旋回波EPI序列(single shot SE EPI),见图8-2。

3. 线扫描(line scan,LS)自旋回波DWI序列的

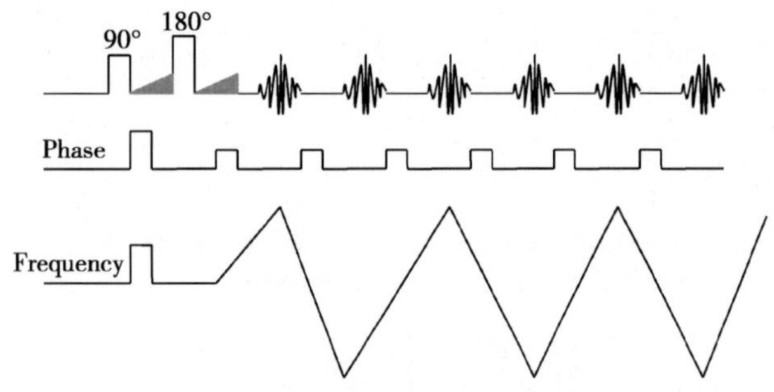

图 8-2 单次激发 SE EPI DWI 序列

在 180°聚相脉冲前后施加一对大小、方向及持续时间均相同的扩散敏感梯度场，并在 180°聚相脉冲后收集一连串回波，迂回填充 K 空间，在一个 TR 间期内就可把一幅图像所需要的 K 空间数据填满，成像时间较短，一般 40 秒左右。现临床常用此序列

原理与 SE-EPI DWI 相同，但采用的序列和 MR 信号采集方式有所不同，该技术主要用于低场磁共振机颅脑的 DWI。因为单次激发 SE-EPI 序列在低场磁共振机上效果较差。有些研究把 LS 技术用于高场磁共振机利用 SE-EPI DWI 序列难以实现或效果不佳的部位，如颅底或脊髓等。

LS-DWI 采用的是 SE 序列，也是在 180°聚相脉冲前后施加一对大小、方向及持续时间均相同的扩散敏感梯度场。以颅脑横断面为例，先在上下方向施加层面选择梯度场，在横断面施加 90°脉冲，然后在左右方向施加另一个层面选择梯度场，在矢状面施加 180°脉冲。由于施加 90°脉冲激发的横断面和 180°脉冲激发的矢状面相互垂直，只有两个平面相交的一条线上同时接受了 90°和 180°脉冲，因而回波来自于该两个平面相交的一条线上的组织，保持 90°激发层面的不变，而移动 180°激发的矢状面的位置，就采集到左右位置不同的许多条前后方向线状组织的信号，相互叠加即成为一个平面。由于每个回波信号采自层面中一条线样的组织，因此该技术称为线扫描技术，LS 采集的每一个回波是一维的，只有频率编码(此处为前后方向)，由于利用不断变换位置的矢状面激发来代替相位编码，因而 LS 没有相位编码。

4. Propeller DWI 是 K 空间放射填充轨迹与 FSE 序列相结合并用于 DWI，其主要优势在于可减轻磁敏感伪影，有利于颅底、眼眶等部位的观察，也可减轻义齿及术后留有金属异物伪影，同时图像的信噪比和空间分辨率也高于 SE-EPI DWI。Propeller DWI 的缺点是成像时间明显长于 SE-EPI DWI。

(三) 影响 DWI 的因素

1. D 值　D 为扩散系数(diffusion coefficient)，D 值反映水分子的扩散运动能力，指水分子单位时间内自由随机扩散运动的范围，单位 mm^2/s。D 值越大，水分子的扩散能力越强，信号下降越多。ADC 值：在活体中，扩散是多种因素的综合作用，因此所测 D 值不完全代表扩散，所以用表观弥散系数(apparent diffusion coefficient，ADC)来表示人体中所测得的 D 值，用 ADC 来描述每个体素内分子的综合微观运动。之所以加上“表观”二字是由于影响水分子运动(随机与非随机)的所有因素都被叠加成一个观察值。在评价病变时，同时测量病变及对侧相对部位的 ADC 值，并计算出相对 ADC 值(rADC)，用 rADC 值可部分消除绝对 ADC 值的个体差异。$ADC=\ln(S_{低}/S_{高})/(b_{高}-b_{低})$，$S_{低}$与 $S_{高}$分别为低 b 值及高 b 值所测得的 DWI 信号强度。影响 ADC 值的因素有组织灌注状态、细胞外水分子运动、细胞内水分子运动和细胞内外(跨膜)水分子运动，其中以组织灌注状态、细胞外水分子运动影响最大。

2. b 值　b 为扩散梯度因子，表示应用的扩散梯度磁场的时间、幅度、形状。用公式 $b=\gamma^2\times g^2\times\delta(\Delta-\delta/3)$表示，式中 γ 为磁旋比，g 和 δ 分别为扩散梯度脉冲的强度和持续时间，Δ 为两个梯度脉冲起始点的间隔时间，b 值可以看作为类似于自旋回波序列中的 TE，b 值越高扩散权重越大，对水分子的扩散运动越敏感，并且引起的信号下降越明显。b 值的单位为 s/mm^2。

3. DWI 信号、b 值和 ADC 值三者的关系　DWI 上信号强度 $SI=SI_0\times e^{-b\times ADC}$，其中 SI_0 为 b=0 时的信号强度。

4. b 值对 DWI 信号的影响　b 值越大水分子间相位离散越重，信号降低越明显，所以大 b 值会降低 DWI 图像的信噪比(图 8-3)。在 DWI 上组织信号衰减越明显则提示其中的水分子在梯度场方向上扩散越自由。DWI 通过测量施加扩散敏感梯度场前后组织发生的信号强度变化，来检测组织中水分子扩散状态。高 b 值(>$1500s/mm^2$)用于观察速度较慢的扩散运动，低 b 值(0～$1000s/mm^2$)则用于观察速度较快的扩散运动。通常 b 值为 $1000s/mm^2$时 DWI 图像即可以获得足够扩散梯度，如果 b 值过小易受 T2 加权的影响，产生所谓的 T2 透射效应(T2 shine through effect)。

5. b 值对 ADC 值测量的影响　一般说来用大 b 值差的图像测得的 ADC 值较准确，故测 ADC 值时宜选用较高 b 值，在 b=$1000s/mm^2$之前 ADC 值衰减相当快，而在 b>$1000s/mm^2$之后则衰减变得平缓。

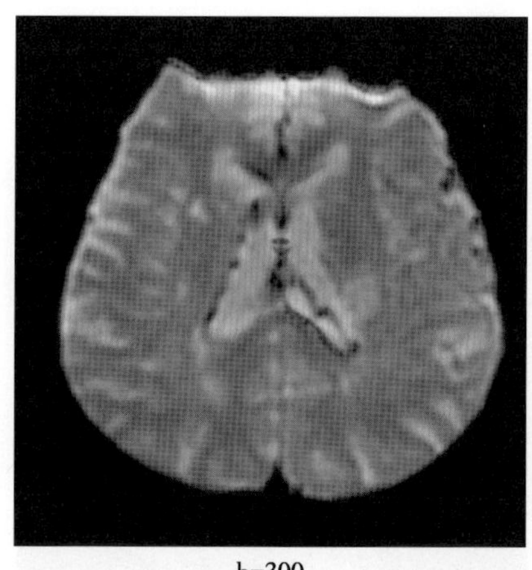
b=300

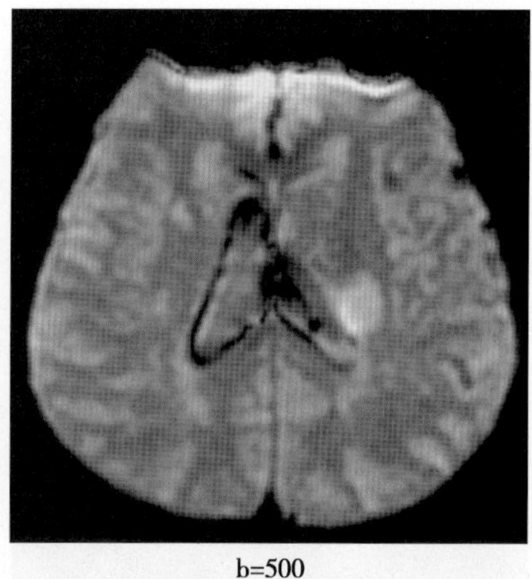
b=500

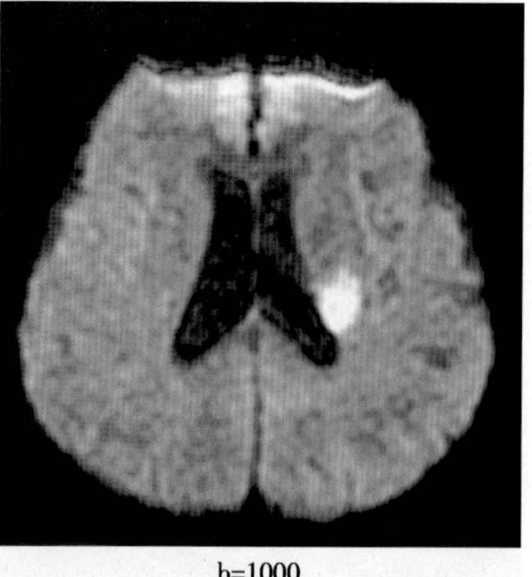
b=1000

图 8-3　男性 66 岁，右侧肢体无力伴言语不清 4 小时

随着 b 值的增加，水分子的弥散敏感性增加，但图像的信噪比则相应地下降，b 值 = 300s/mm^2 时图像的信噪比要好于 b 值 = 1000s/mm^2，而 b 值 = 1000s/mm^2 时图像信噪比差，但对水分子弥散敏感性增加

6. ADC 值对 DWI 信号的影响　ADC 值越大，则组织内水分子的运动越强，DWI 的相位离散越强。信号越弱。

7. ADC 图　以 ADC 值为图像信号强度可以拟合出 ADC 图，直接反映组织水扩散的快慢。故扩散速率快，ADC 值越大，ADC 图信号越强，灰度高(越亮)。

8. ADC 图与 DWI 图的区别　DWI 图像中信号的高低(灰度)不仅与组织的扩散速率有关，也与 b 值和 ADC 值有关，并受到组织 T1、T2 弛豫时间和质子密度的影响。而 ADC 图则不包含 T1、T2* 成分，只与 ADC 值有关。ADC 图信号与 DWI 的图像信号相反。如脑脊液在 ADC 图为高信号，在 DWI 图为低信号。但在脑梗死的演变过程中，在稳定期和慢性期，由于梗死组织坏死液化，ADC 值升高，部分 DWI 仍为高信号，此时其 ADC 值等于或大于相应区域，主要是 T2 透射效应的影响，临床上常联合应用 ADC 图与 DWI 图以便去除所谓的 T2 透射效应。

(四) DWI 的伪影

1. 磁敏感伪影　常发生于两种组织信号差异较大的部位如颅底、眼眶等部位，用并行采集技术及 Propeller 技术可降低此伪影。

2. N/2 伪影　由于读出梯度波形不理想或磁场不均匀等原因引起，用相位校正法可减轻此伪影。

(五) DWI 的临床应用

DWI 主要用于超急性期、急性期脑梗死的诊断及鉴别诊断，尤其是超急性脑梗死，有时常规 T1WI、T2WI 像还没有显示出病变时，DWI 图上已显示出病变。DWI 还可用于其他疾病如脑肿瘤性病变(如中枢神经系统淋巴瘤等)、感染性病变(如脑脓肿等)，在肿瘤鉴别诊断(如脑脓肿与坏死囊变脑转移瘤的鉴别)或囊肿的鉴别(表皮样囊肿与蛛网膜囊肿的鉴别)等及确定肿瘤范围方面显示出明显的优势，为临床治疗提供重要的参考信息(图 8-4，图 8-5)。

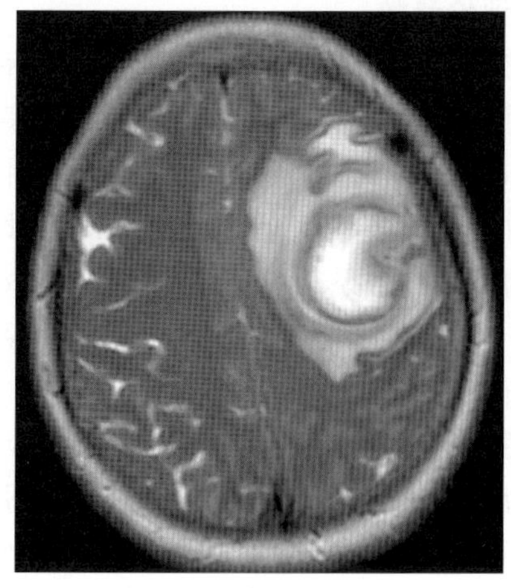

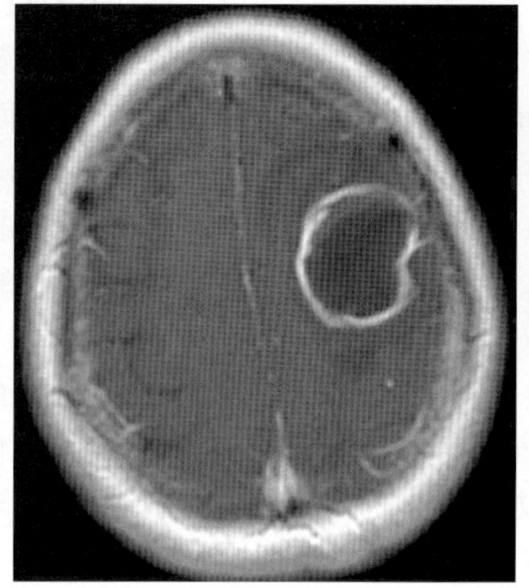

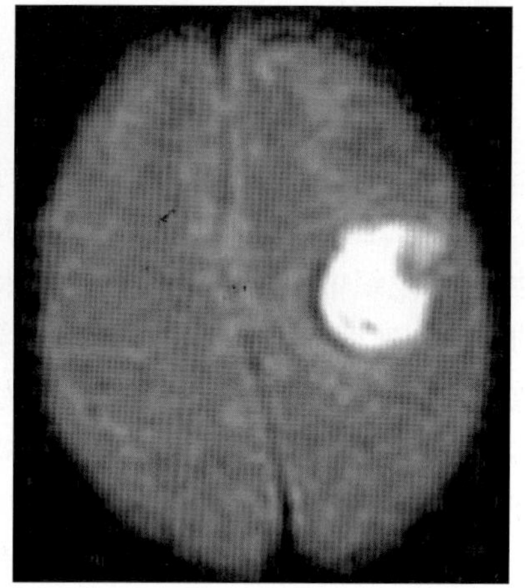

图 8-4　左额叶脑脓肿病例

T2WI 像脓腔呈现高信号，T1 增强病灶呈环形强化，DWI 脓腔呈高信号反映水分子活动受限

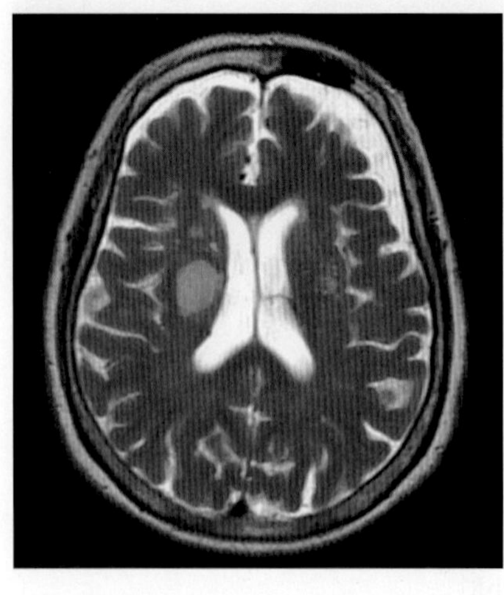
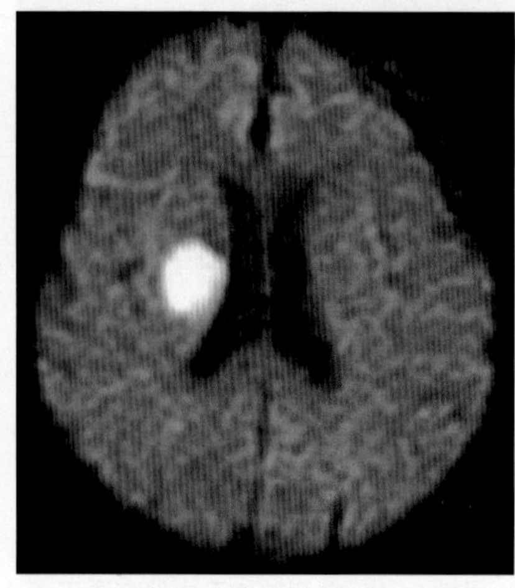
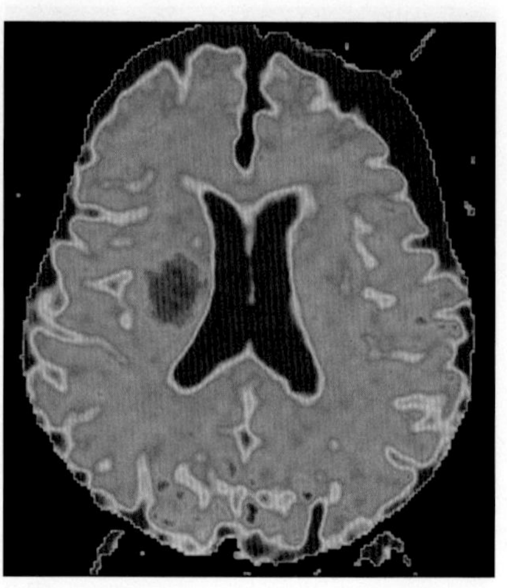

图 8-5 左侧侧脑室体旁急性脑梗死病例

T2WI 像两侧侧脑室旁发现多处病灶呈现稍高信号；DWI 仅右侧侧脑室体旁病灶呈高信号，其他病灶没有显示提示 DWI 可鉴别新旧梗死灶；ADC 图病灶信号正好与 DWI 信号相反，呈现低信号，反映新鲜梗死灶水分子活动受限明显，陈旧梗死灶因水分子活动受限不明显所以 DWI 信号不高

（六）全身 DWI

全身 DWI 对人体全长进行横断面的扫描，并采用 STIR（短 TI 反转恢复脉冲序列）进行脂肪抑制，然后采集到的图像进行 3D 重建，采用图像翻转技术（黑白互换），最后形成“类 PET”图像。全身 DWI 在 GE 和飞利浦设备上采用体线圈采集信号，而西门子用 Tim 相控阵线圈对人体进行分段扫描。扫描注意点：①各段扫描时层厚、层间距、FOV、矩阵、TR、TE、b 值等应保持一致；②相邻的两段之间应有一定的重叠；③各段预扫描时将各段中心频率设为同一数值，有利于提高 3D 重建图像的质量。目前全身 DWI 主要用于血液系统恶性肿瘤及晚期恶性肿瘤全身转移灶的发现，还可用于前两者治疗后疗效评价。

二、弥散张量成像技术

（一）DTI 成像基础

弥散张量成像（diffusion tensor imaging，DTI）是在 DWI 基础上发展起来的一种新的磁共振成像技术，可以在三维空间内分析组织内水分子的弥散特性，活体组织中结构的不同将影响水分子自由弥散的方向和速度，这种差异是 DTI 成像的基础。在弥散张量成像中，最主要的成像参数为本征向量 ν 和本征值 λ，每个本征向量对应一个本征值，如果一个方向上的本征值远远大于其他 2 个方向的本征值，则该向量为主要的扩散方向，本征值已知时便可计算出扩散张量的成像参数，如 FA、RV、VR 等。

通常使用的矢量具有 3 个成分（x、y、z），而张量则具有 9 个成分（xx，xy，xz，yx，yy，yz，zx，zy，zz），因此张量可以被排列成一个矩阵。由于张量具有 9 个成分，因此其通常被用来描述更加复杂的运动，即对水分子进行更加精细的描述。事实上矢量即为 xy，xz，yx，yz，zx，zy 6 个成分均为非零的张量，矢量具体的大小和方向由 x，y，z 三个方向的值来确定。

DTI 是在 DWI 基础上在 6～55 个非线性方向梯度场获取扩散张量图像。在 180°脉冲前后于相应的 Gx，Gy，Gz 3 个梯度通道上施加 2 个对称的斜方形扩散敏感梯度场，同时于相应的 6 个方向序贯施加扩散梯度，并对基础 T2WI-EPI 像及 DWI-EPI 像进行 5 次采集，将其信号平均，获得较高信噪比的弥散张量图像。每一方向上均使用相同的较大的 b 值（通常为 1000s/mm^2），计算出各个方向上的弥散张量。其主要参数如下：

（二）DTI 评价参数

1. 平均弥散率（mean diffusivity） 主要反映弥散运动的快慢而忽略弥散各向异性，因此采用弥散张量的痕量（trace），即三个本征值之和来表示，将各个方向的弥散张量的痕量汇总后取其平均值，即得到每一像素的平均弥散系数（average diffusion coefficient，DCavg），与表观弥散系数相比，平均弥散系数能够更加全面地反映弥散运动的快慢。

2. 各向同性（isotropy）与各向异性（anisotropy） 在体外无限均匀的液体中，水分子在各个方向上弥散运动的快慢相同称为各向同性，其运动轨迹类似一个圆球体。但是在人体生理条件下，水分子的自由运动受细胞本身特征及结构的影响，如组织的黏滞度、温度、分子的大小以及细胞膜、细胞器等生理性屏障，使其在三维空间内各个方向上弥散运动的速度不一致，致使在一个方向上弥散比另一个方向受更多的限制，具有限强的方向依赖性称之为各向异性，其运动轨迹类似于一个椭球体。圆球体、椭球体的半径称为本征向量，其数值大小称为本征值，而椭球体中最大半径为主本征向量，其数值大小称为主本征值。弥散各向异性在脑白质纤维束表现最明显，由于疏水的细胞膜和髓鞘的作用，水分子的弥散运动在与神经纤维走行一致的方向弥散运动最快，在与神经纤维垂直的方向弥散运动最慢。

各向异性分数（fractional anisotropy，FA）或称为部分各向异性、相对各向异性（relative anisotropy，RA）、容积比（volume rate，VR），均代表水分子弥散运动各向异性大小的参数，分别可建立 FA、RA、VR 图，即可对每个体素水分子弥散运动进行量化，又可描述弥散方向。FA 即弥散各向异性与整个弥散的比值，其数值在 0～1 之间，1 代表整个弥散运动中的最大各向异性，0 代表最小各向异性即最小各向同性。RA 即弥散各向异性与弥散各向同性的比值，数值在 0～$\sqrt{2}$之间，$\sqrt{2}$表示最大各向异性，0 表示最大各向同性。VR 即代表弥散各向异性椭球体的容积与代表弥散各向同性球体的容积之比，其数值在 0～1 之间，1 表示最大各向同性，0 表示最大各向异性，一般采用 1-VR 表示各向异性的情况，以便在数值上与 FA 保持一致。

3. 白质纤维素示踪图　通常情况下主本征向量与白质纤维走行方向一致，目前最常用于显示脑白质纤维束，用示踪技术三维显示白质纤维束的走行即弥散示踪图。弥散示踪图的基本原理是通过第一个体素主本征向量的方向寻找下一个主本征向量与其最接近的体素，将这些体素连接起来达到显示白质纤维束的目的。

（三）DTI 成像参数

采用单次激发自旋回波-平面回波序列（single shot spin echo-echo plane image，SSSE-EPI）进行扫描，参数为：TR＝5000～10 000，TE＝最短，层厚 3～4mm，一般层间距设置为 0mm，FOV-24，NEX＝2，矩阵＝128×128，b 值＝1000～1500s/mm^2，扩散敏感梯度场施加方向一般选择 13～25 个即可。

（四）DTI 的临床应用

DTI 技术是目前唯一能在活体中显示神经纤维束的走行、方向、排列、髓鞘等信息，被广泛应用于中枢神经系统的组织形态学和病理学研究，FA 图 FA 值在 T1、T2 加权正常时，就能发现白质早期损伤的病理改变。DTI 还可为临床治疗和预后提供重要参考价值。DTI 还有能精确了解心肌、骨骼肌的纤维显微结构，是目前活体内唯一显示肌纤维的方法（图 8-6）。

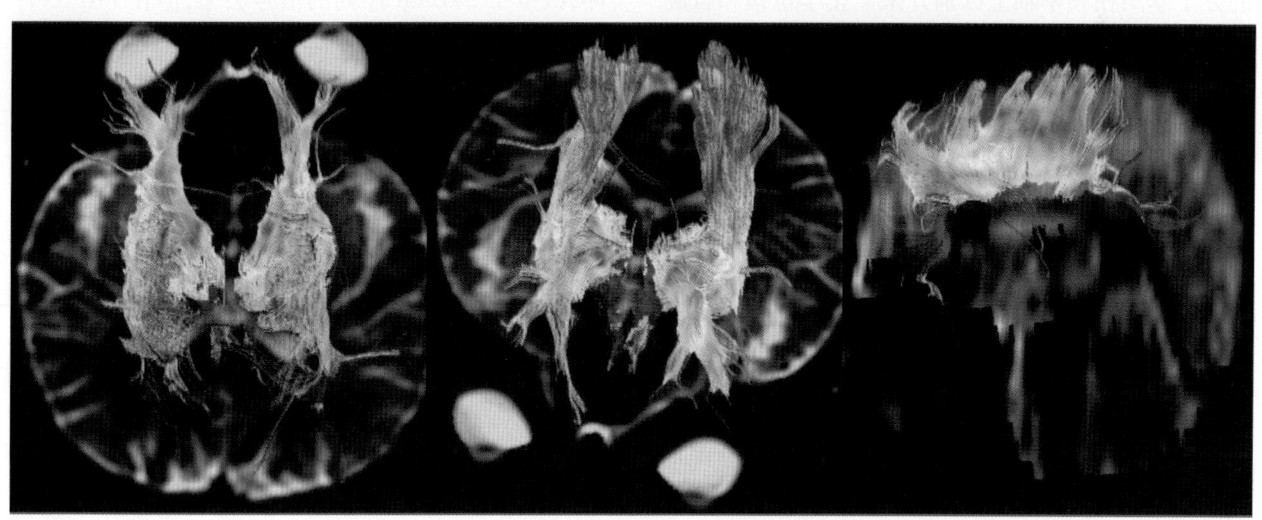

图 8-6　弥散方向为 25 个方向的白质纤维束示踪图

第二节　磁共振波谱成像技术

（一）基本原理

1. 磁共振波谱（magnetic resonance spectroscopy，MRS）是目前唯一能无创性观察活体组织代谢及生化变化的技术。其原理与 MRI 相同都遵循的是 Larmor 定律。要求短的射频脉冲以激励原子核，采集到的信号称为自由感应衰减信号，将这种信号通过傅立叶变换变成波谱。MRS 成像的基本原理是依据化学位移(chemical shift)和J-耦合(J coupling)两种物理现象。

2. 同一种原子核在不同的分子中，由于周围电子云的结构、分布、运动状态不同会产生不同的屏蔽作用，从而引起原子核局部磁场场强的改变。不同化合物的相同原子核由于其所处的化学环境不同，其周围磁场强度也会有细微的差别，同一种原子核的共振频率会因此有差别，这种现象称为化学位移。化学位移现象是形成 MRS 的重要理论基础。正是由于不同化合物之间存在着频率差别，MRS 才可能将不同的化合物分辨开来，在不同的静磁场中，化合物之间的频率差是不同的，如水分子与脂肪间的频率差在 1.5T 磁场中为 225Hz，而在 3T 磁场中为 450Hz。不同化合物的频率之间的绝对差值难以记忆，且因外加静磁场的不同而不同。而当以“百万分之几”(parts per million，ppm)来表示时，则化合物之间的频率差别是恒定的(无场强依赖)。以氢质子为例，位于水分子中的氢质子与位于长链脂肪酸中的氢质子的共振频率相差 3.5ppm，在任何外加磁场中均是如此。这有助于 MRS 频线的显示。

3. J-耦合现象是原子核之间存在共价键的自旋磁矩的相互作用形成自旋耦合，以 J 为常数，J 值越大耦合越强，波分离越宽。根据这两种物性可将含有同种原子核的不同化合物或将同一化合物中不同的分子基团在频率轴上区别开来。化学位移和自旋耦合两种现象构成了波谱的精细结构。

4. 不同的具有奇数质子的原子核具有不同的磁旋比，在外加静磁场中其进动频率不同，如 1H、31P、13C、19F、23N 等均可产生 MRS 信号，由于氢质子的旋磁比最大(42.58MHz)，在生物体中的含量也最多，因此产生的 MRS 信号最强，且与常规 MRI 所用的激发及接收频率一致，因此临床应用技术最成熟、最方便、最广泛。其他原子核的成像(MRI/MRS)需要相应共振频率的发射/接收硬件装置及相应软件。MRS 在所需信号的激发、空间定位、探测采集等技术上均与 MRI 类似，但其最终的表现形式不同，MRS 是按时间域分布的函数转变成按频率域分布的谱线。

(二) MRS 谱线

MRS 谱线的横轴代表化学位移(即频率)，纵轴是化合物的信号强度，其峰高度及峰下面积与该化合物的浓度成正比。化合物最大峰高一半处的谱线宽度称为线宽(linewidth)也称半高全宽(full width at half maximum，FWHM)。

(三) MRS 信噪比

MRS 的信噪比是决定谱线质量的重要因素，通常在频率域定义为最大代谢物的峰高度除以无信号区噪声振幅的均方根。

(四) MRS 特点

1. 得到是代谢产物的信息，通常以谱线及数值来表示，而非解剖图像。

2. 对磁场强度及磁场均匀度要求较高。

3. 外加磁场强度的升高有助于提高 MRS 的质量。

4. 信号较弱，常须多次平均才能获得足够的信噪比，因此检查时间较长。

5. 所得代谢产物的含量是相对的，常用两种或两种以上的代谢物含量比来反映组织的代谢变化。

6. 对于某一特定原子核，需要选择一种比较稳定的化学物质作为其相关代谢物进动频率的参照标准物，如 1H-MRS 选用三甲基硅烷、31P-MRS 选用磷酸肌酸作为参照物，它们频率设定为 0ppm。

(五) MRS 序列选择

1. 点解析波谱序列(point resolved spectroscopy sequence，PRESS)是用两个 180°射频脉冲和一个 90°射频脉冲产生一个自旋回波，从而选择感兴趣容积，而相应的打击梯度伴随在 180°射频脉冲的两旁。PRESS 序列主要是运用了重聚相位的 180°脉冲，减少了 STEAM 序列的信号丢失，但在 PRESS 序列选择长回波时间时(TE>50ms)会导致短 T2 代谢物的丢失，且导致信噪比的下降。

2. 激励回波采集模式(stimulated echo acquisition mode，STEAM) 是由三个互相垂直的选择性 90°射频脉冲分别激励三个互相垂直的层面，产生一个刺激回波，最后获取三者交叉部分的信号而完成定位。该序列 TE 较短(20～30ms)，对 T2 弛豫较敏感，适用于观察肌醇和脂质等短 T2 的代谢物。STEAM 可获得比 PRESS 多的代谢物波峰，而这些波峰对肿瘤的鉴别诊断很有意义。但是 STEAM 信噪比较低，并且对运动较敏感。

3. 化学位移成像序列(chemical shift imaging sequence，CSI)：为多体素成像技术，空间定位由选择性射频脉冲及三维梯度在每次扫描中递增而定，是多维相位编码技术，可同时编码多个体素，每个体素的大小由所选择的矩阵及扫描野(field of view，FOV)大小而定。在数据采集时不加梯度，并能采集来自化学位移的多层定位数据，在测量条件微小变化下，来自全部平面或容积的信号可多次测量。CSI

技术的优点是一次可采集多个感兴趣容积的信号,便于比较正常组织和病变组织的波谱。缺点是体素容积较小,信号强度较低,采集次数相对多,扫描时间较长,且该技术在进行化学位移序列数据采集时,必须要保持高场强磁场的均匀性,并且在测量较大体积时,由于磁场的不均匀性,难以获得较好的分辨率。

(六) 影响 MRS 信噪比及分辨力的因素

1. 感兴趣容积(volume of interest,VOI) VOI 太小,扫描时间长,所得信号相对低;反之 VOI 过大则容易受所测组织之外的其他信号影响,增大 VOI 可提高信噪比(signal noise ratio,SNR)。

2. 体素位置及大小 为提高敏感性,VOI 的设置要求避免来自邻近组织的干扰,尽量减少来自脑脊液、脂肪、骨骼、气体、血管等的影响。肿瘤内组织多为不均质,体素太小,如未放置在代谢活跃的肿瘤区则不能很好地反映肿瘤的特征;若体素太大,由于部分容积效应的作用导致正常脑组织的沾染而影响谱线的分析结果,因此体素增大可提高信噪比但也降低了空间分辨力,因此适当的体素位置及大小对 MRS 至关重要。

3. 磁场强度对 MRS 的影响 场强增高能提高不同峰之间的分辨力,对不同的代谢物的区分更加准确。同时场强增高还可提高 MRS 的信噪比。

4. 单体素及多体素 二者均可测出代谢物的弛豫时间及代谢物的浓度。多体素采集一次数据即可获得多个部位的谱线,反映同一时间不同部位不同代谢物的浓度,具有体素更小,覆盖面更大的特点。多体素包含了若干个单体素,可对其中任何一个点进行单体素分析。

(七) MRS 中常见代谢物的含义

1. N 乙酰天门冬氨酸(N-acetylaspartate,NAA) 正常颅脑 1HMRS 最高峰,位于 2.02ppm 处,主要存在于成熟的神经元内,是神经元的内标志物,含量的多少反映神经元的功能状况。NAA 含量降低代表神经元的缺失。肿瘤、多发性硬化、梗死、缺氧、神经细胞变性疾病、代谢性疾病及脱髓鞘疾病等均可引起 NAA 浓度的下降;不含神经元的脑部肿瘤(脑膜瘤、转移瘤、淋巴瘤等)MRS 显示 NAA 缺失。Canavan 病(中枢神经系统海绵状变性)是唯一引起 NAA 增高的疾病,是由于该患者体内缺乏 NAA 水解酶。

2. 胆碱(choline,Cho) 反映脑内总胆碱储备量,波峰位于 3.2ppm 处,是细胞膜磷脂代谢的成分之一,参与细胞膜的合成与代谢,Cho 峰的高低可以作为肿瘤细胞增殖的指标。是评价脑瘤的重要峰之一,在几乎所有的原发性和继发性脑瘤中(除颅咽管瘤外)均升高,是由于细胞膜转换和细胞增加所致。

3. 肌酸(creatine,Cr) 波峰位于 3.03ppm 处,是脑组织能量代谢的提示物,Cr 在能量代谢减退时增加,在能量代谢增加时降低。Cr 在许多疾病的发展过程中维持一定的稳定性,因此常以 Cr 作为参照物,和其他代谢物水平相比如 Cho/Cr、NAA/Cr。

4. 乳酸(Lactate,Lac) 波峰位于 1.32ppm 处,为双峰,是相邻质子 J 耦联间磁场相互作用所致。Lac 峰的出现提示正常细胞的有氧呼吸被抑制,是无氧糖酵解的终产物。在脑缺氧、缺血、癫痫和肿瘤等情况下会出现。

5. 脂质(lipids,Lip) 波峰位于 0.8、1.2、1.5 和 6.0ppm 处,由甲基、亚甲基和不饱和脂肪酸的乙烯基组成。在高级别星形细胞瘤中脂质峰升高,可反映坏死存在。

6. 谷氨酸和谷氨酰盐(Glu and Gln) 波峰位于 2.1~2.5ppm 处,两种代谢峰相邻很近,通常由谷氨酸复合物表示。谷氨酸是一种兴奋性神经递质,参与脑内氨的解毒。γ 氨基丁酸(GABA)是一种重要的谷氨酸的产物,是一种抑制性神经递质,参与脑内重要的神经生理功能,与许多重要的精神神经疾病发病机制有关。Gln 在解毒及神经递质调节中发挥重要作用,在肝性脑病和脑的缺血缺氧状态下增高。

7. 肌醇(myo-inositol,ML) 波峰位于 3.56ppm 处,是一种神经胶质细胞标志物和渗质,具有调节渗透压、营养细胞、抗老化作用及生成表面活性物质等功能,其功能与维持神经胶质细胞稳定体积的稳定有关,其水平升高提示胶质增生。

(八) 正常及异常 MRS 谱线的区分

如图 8-7 所示。

(九) MRS 的临床应用

目前 MRS 在颅内占位性病变、前列腺、乳腺等部位的诊断与鉴别诊断中起着重要的参考作用。有助于鉴别脑内原发肿瘤和脑外肿瘤如转移瘤、淋巴瘤等,并有助于判断星形细胞瘤的恶性程度(图 8-8~8-10)。在颅内囊性病变(脑脓肿)的鉴别诊断中 MRS 也有一定的参考作用。在前列腺 MRS 中通过观察枸橼酸盐的含量来鉴别癌和非癌组织。在乳腺 MRS 中可通过观察胆碱的含量来鉴别肿瘤的良恶性。

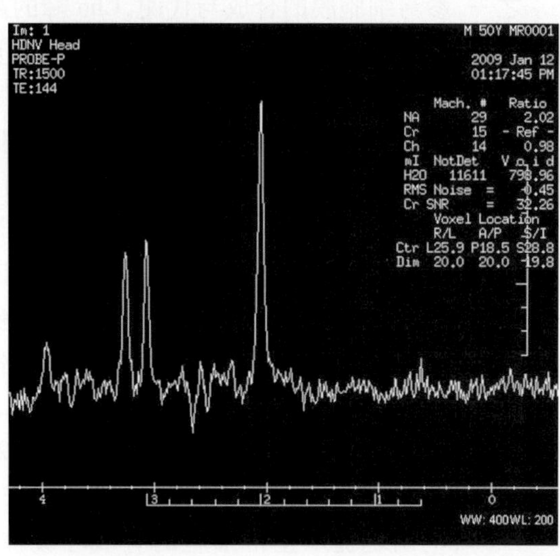

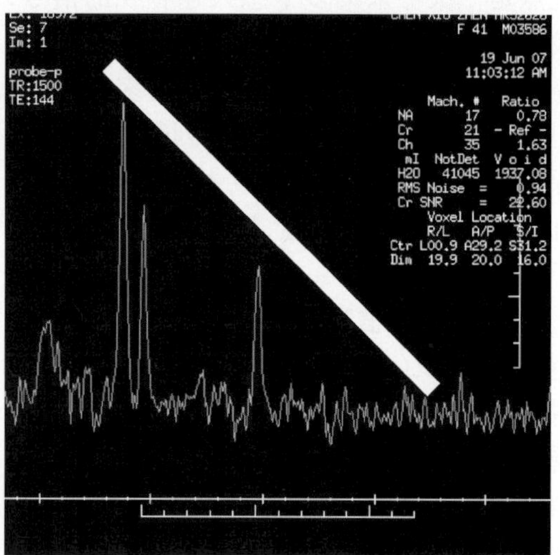

图 8-7 正常 MRS 谱线从右向左是向上的；而异常 MRS 谱线从右向左是向下的

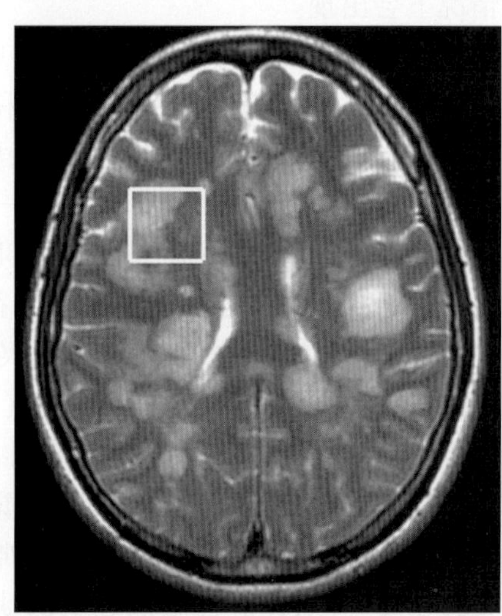

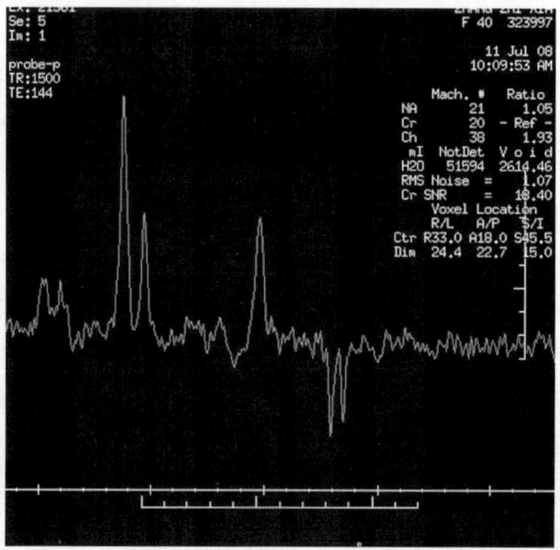

图 8-8 脱髓鞘病例

MRS 谱线示 NAA 下降，Cho 升高，在 1.32ppm 处可见 Lac 峰

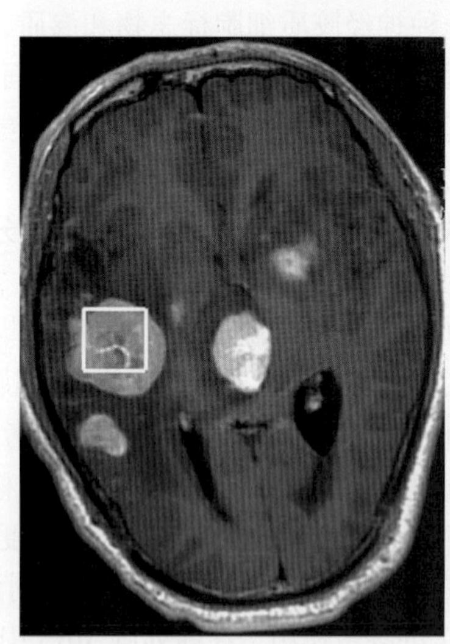

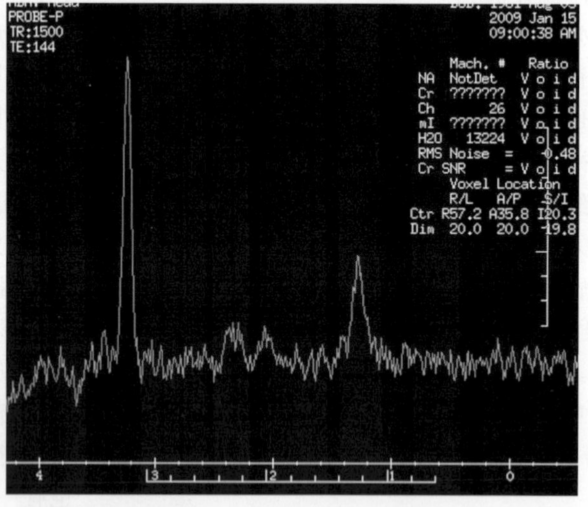

图 8-9 淋巴瘤病例

MRS 谱线无 NAA、Cr，提示为脑外来肿瘤；Lip 峰增高，提示恶性肿瘤

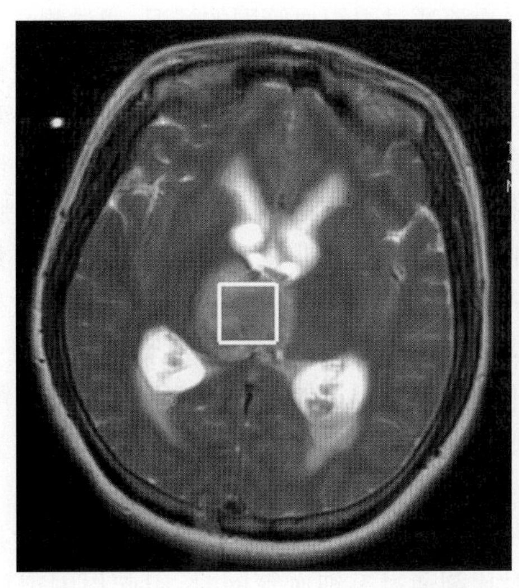

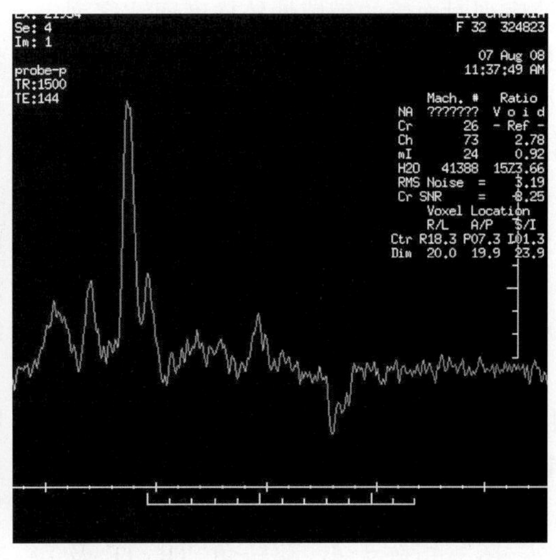

图 8-10　胶质母细胞瘤病例

MRS 示 NAA 未检测到，Cho 峰升高明显，提示细胞膜的合成与代谢旺盛，1.32ppm 处可见 Lac 峰，提示肿瘤

第三节　磁共振功能成像

血氧水平依赖成像(blood oxygenation level dependent effect，BOLD)是自 20 世纪 90 年代发展起来的一项磁共振新技术，可在脑活动的同时获得解剖学、生理学、病理学信息。

(一) 基本原理

血液中的脱氧血红蛋白具有顺磁性，可以缩短组织的 T2 或 $T2^*$ 值，血液中脱氧血红蛋白增多将导致相应组织在 T2WI 或 $T2^*$ WI 信号强度降低；氧合血红蛋白则具有轻度反磁性，可延长组织的 T2 或 $T2^*$ 值，血液中氧合血红蛋白增多将导致相应组织在 T2WI 或 $T2^*$ WI 信号强度增高。在其他因素不变的前提下，T2WI 或 $T2^*$ WI 上组织的信号强度取决于其血液中氧合血红蛋白与脱氧血红蛋白的比例，该比例越高，则组织的信号强度越高，这就是 BOLD 效应。

基于 BOLD 效应的 fMRI 是利用脑组织中血氧饱和度的变化来制造对比的 MRI 技术。当大脑某区域被激活时，该区域脑组织的耗氧量增多，脱氧血红蛋白随之增多；但相应区域脑组织内的血流灌注量也同时增多，带来更多的氧合血红蛋白，最后的结果是氧合血红蛋白与脱氧血红蛋白的比例增高，因此导致 T2WI 或 $T2^*$ WI 上相应区域脑组织的信号强度增高。一般认为脑组织被激活时其信号强度增高，而脑组织活动被抑制时其信号强度降低；通过比较执行某个刺激或任务前后脑组织信号强度的变化，从而获得 BOLD 对比，这就是基于 BOLD 效应 fMRI 的技术原理。

BOLD 加权成像基本过程是通过外在有规律的任务刺激与静止两种状态交互进行，将采集的原始数据传送到离线工作站进行离线处理，为了抑制图像中的各种噪声，将同一状态下反复获得的多幅图像叠加平均后得到图像，称之为均值图像，它不仅大大减少噪声，还使像素灰度值的标准差减少，图像更加平滑，参与均值运算的图像越多，均值图像就越接近于原始图像。

(二) 成像设备及技术

fMRI 需要高场强结合高梯度场及快速梯度切换率的 MR 设备。研究表明，在 3T 磁场中可获得比 1.5T 磁场中高 70% 的激活体素和高 20% 的 t 值，在高场强条件下，含有脱氧血红蛋白的血液与含有氧合血红蛋白的血液间磁敏感性差异较大，超高场对磁化率差异最敏感，能观察到一些激活后血流变化较小的皮层中枢。

fMRI 需要选择对磁化率变化最敏感的扫描序列。梯度回波序列是最早用于 fMRI 的扫描序列，该序列的优点是对设备要求低和应用方便。缺点是短 TR 产生信号饱和，降低了信噪比，扫描层面少(常为 1~2 层)时间分辨力相对低，只能用于单刺激简单运动的研究。FLASH 采用小角度(小于 90°)激发，结合梯度回波的信号采集方法，可使成像时间大大缩短。但因受到重复次数的限制，典型的 FLASH 成像仍需要数秒时间。虽然可通过减少扫描重复次数来提高时间分辨力，但会明显降低空间分辨力。

快速自旋回波序列对血管的敏感性较梯度回波序列强，能反映更多的脑皮质活动区，但时间分辨力低，采集层面较少。

EPI 是目前成像速度最快的 MR 成像方法，其优点是时间分辨率力高，运动伪影减少和信噪比提高。目前大多数高场强 MR 机都采用梯度回波与 EPI 相结合的序列。EPI 梯度场切换速度快，可达到 40～60mt/s，单次激发便可完成整个 K 空间的数据充填，成像时间可缩短至 30～100ms，因此 EPI 序列是目前国际 fMRI 研究最常用的序列。当然在具体 fMRI 研究中，应根据自己的实际需要选择合适的成像序列。fMRI 信号强度除与场强、成像序列有关外，还与矩阵大小、翻转角、TR、TE 及扫描层厚等因素有关，选择合适的 BOLD fMRI 序列参数能获得磁化敏感对比的最佳显示。目前多数 EPI 序列采用的参数为：TR/TE = 1000～3000ms/（40～90）ms，翻转角为 90°，矩阵 64×64，层厚 5～10mm。

（三）BOLD 技术的优缺点

优点：这项技术是完全无创的；BOLD 的噪声和灌注成像相比较小；技术上较易实现；很容易实现覆盖全脑的平面回波成像。

缺点：BOLD 信号的生理学机制是十分复杂的；与灌注和血容量测量不同，BOLD 中 $T2^*$ 与 T2 时间是由周围组织类型决定，故没有基态的血氧水平信息；磁敏感效应同样可以在 BOLD 效应中造成伪影，这些伪影包括组织交界处和颅底的信号丢失，这些信号丢失在高场磁共振系统尤为明显。

（四）BOLD fMRI 临床应用

fMRI 能在特定的脑功能活动时对脑组织进行实时功能成像，具有很高的时间和空间分辨率，利于 MRI 在获得其解剖学特征的同时可获得生理学信息。目前，在对正常脑 fMRI 已经做了大量研究，包括视觉、运动、感觉、听觉、语言及记忆等认知功能，证明 fMRI 能够确定各种刺激任务相应的脑功能区，并能在一定程度上判断各功能区间的相互联系。目前 fMRI 在脑肿瘤的研究主要包括肿瘤术前脑功能区的定位、手术或放射治疗方案的制订、肿瘤术中导航、肿瘤疗效评价和预后监测等。

第四节 磁共振灌注成像

（一）基本概念

灌注加权成像（perfusion weighted imaging，PWI）是血流通过组织血管网的情况，通过测量一些动力学参数，来无创地评价组织的血流状态。目前临床最常用的是脑部 PWI。灌注是指单位组织的营养性血液供应。人脑的正常神经生理活动和高级神经活动要求以一定的血流灌注为基础。对活体的脑血流灌注的检测技术具有非常重要的意义。在磁共振脑灌注成像中，灌注则主要以一些可以从动态数据中评估组织微循环血流动力学的参数，如脑血容量、脑血流量、平均通过时间等表示。脑血容量在评估颅内肿瘤中则是更为有用的参数。PWI 技术主要分为对比剂首过法和动脉自旋标记法。

动态对比增强磁共振灌注加权成像是利用团注对比剂通过毛细血管网时，引起周围组织局部磁场短暂变化所导致的磁共振信号强度变化的成像技术，目前应用较为广泛，技术较为成熟的是外源性示踪法灌注成像技术（对比剂首过法）。经静脉团注对比剂后，利用快速扫描序列对受检组织进行扫描，动态测量对比剂于首过受检组织时引起的组织内磁共振信号强度的变化，从而获得组织微血管分布及血流灌注等血流动力学情况。它的出现使评估大脑的微循环成为可能。

动态对比增强磁共振灌注加权成像可以反映生理和病理情况下脑组织血流动力学的变化情况，有较高的空间分辨力和时间分辨力，无放射性，操作相对简单，可在短时间内重复，检查费用相对较低，结合磁共振常规扫描，是一种较为理想的同时反映形态与功能的影像学方法。有非常好的临床应用价值。

动脉自旋标记（arterial spin labeling，ASL）技术无需注射对比剂，是一种利用血液作为内源性示踪剂的磁共振 PWI 方法。水在血液和组织间自由扩散；血液经动脉血管以一定的速度流入毛细血管床，假设进入毛细血管的血液中的水为 1，其中一部分水（E）与血管外间隙的组织水交换，剩下的水（1-E）流入毛细血管的静脉端，不与组织水交换；而且组织中的水会与组织大分子发生磁化矢量的交换或称磁化矢量转移。ASL 方法中最基本的问题是要区分流入动脉血液中和感兴趣组织中的水。ASL 技术中把感兴趣的层面称为扫描层面，而扫描层面的血流上游需要进行流入血液标记的层面称为标记层面。流入的动脉管血可被连续或间断标记，根据标记方法不同分为连续性 ASL 和脉冲式 ASL（GE 公司称 FAIR）。ASL 技术已在临床上尤其在颅脑的 MR 灌注中发挥作用（图 8-11）。

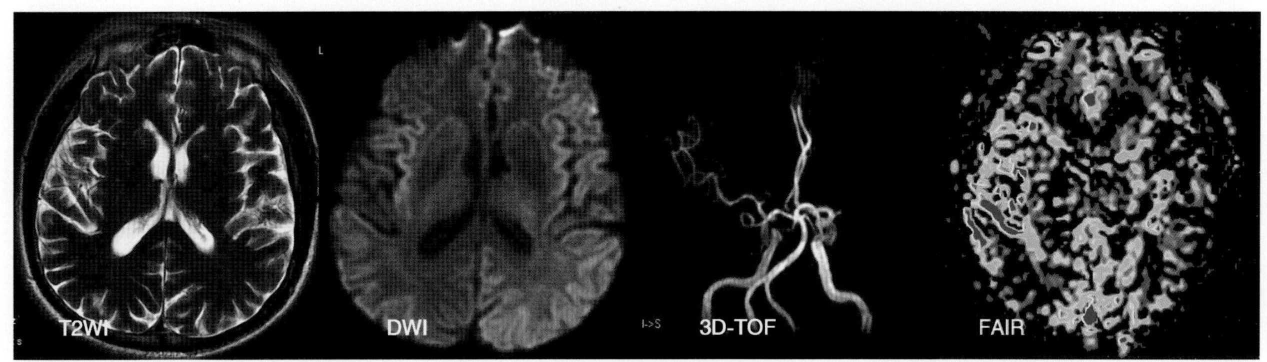

图 8-11　患者常规 T2WI 及 DWI 均未见异常，3D-TOF MRA 示左侧大脑中动脉闭塞，FAIR 示左侧大脑中动脉供血区血流低灌注

（二）测量指标

1. 相对脑血容量（relative cerebral blood volume，rCBV），是指在兴趣区内脑组织的血容量。

2. 相对脑血流量（relative cerebral blood flow，rCBF），是指在单位时间内通过兴趣区脑组织的血流体积。在上述两项功能图上，高血容量表现为红色，低血容量为蓝色或黑色。

3. 相对对比剂平均通过时间（relative mean transit time，rMTT），是指血流通过兴趣区脑组织所需的平均时间。

4. 达峰时间（time to peak，TTP），是指静脉注射对比剂团注达到兴趣区脑组织所用的时间。血运丰富的肿瘤明显强化，其中心肿瘤实性部分对比剂平均通过时间要比肿瘤周围和水肿区显示延长，表现为绿色区域，而达峰时间未见延长，肿瘤周围和水肿区显示达峰时间延长，表现为红色区域。

（三）对比剂及给药时间

动态对比强化灌注磁共振成像（对比剂首过法）使用最多的是外源性对比剂 GD-DTPA。该对比剂为顺磁性非弥散性对比剂，由于其含有不成对的电子，与原子核中的质子作用形成偶极子，具有较大的磁矩，可明显缩短 T1、T2 弛豫时间。GD-DTPA 不能通过完整的血脑屏障，因此通过研究对比剂的首次通过就可以获得局部组织灌注的定量信息。对比剂的用量通常为 0.1～0.2mmol/kg 体重。

磁共振灌注成像时，对比剂的给药方式应使用团注法，应以保证对比剂在很短的时间内进入血液，并使对比剂团注在流入兴趣区前保持稳定状态。使用高压注射器，注射流率为 5ml/s，4～5 秒注射完毕，注射后用等量的生理盐水冲洗。

（四）常用序列

团注对比剂经过脑组织的时间很短，为监测团注对比剂在脑组织中的首过效应，PWI 序列必须足够快速。PWI 可采用 T1WI 序列或 T2WI 序列，临床上脑部 PWI 通常采用 EPI 的 T2WI 序列。SE-EPI 获得的是 T2 加权对比，GRE-EPI 序列获得的是 $T2^*$ 加权对比。SE-EPI 序列能减少脑组织骨和脑组织气交界面的伪影，对小血管中的顺磁性对比剂引起的信号变化较敏感，但对大血管不敏感，而且 SE-EPI 序列需要更大量的对比剂，通常是标准剂量的 1.5～2 倍，以产生相当于 GRE-EPI 序列中标准剂量对比剂所引起的信号变化；GRE-EPI 序列几乎对所有管径血管中的对比剂引起的信号变化均敏感，因此 GRE-EPI $T2^*$ 加权是目前脑部首过法 PWI 最常用的序列。

（五）临床应用

早期该技术主要应用于判断急性缺血性脑血管病脑血流动力学的变化，以便尽早诊断并在治疗中动态检测受损组织的恢复情况。近来大量文献报道了该技术在颅内肿瘤方面的应用。